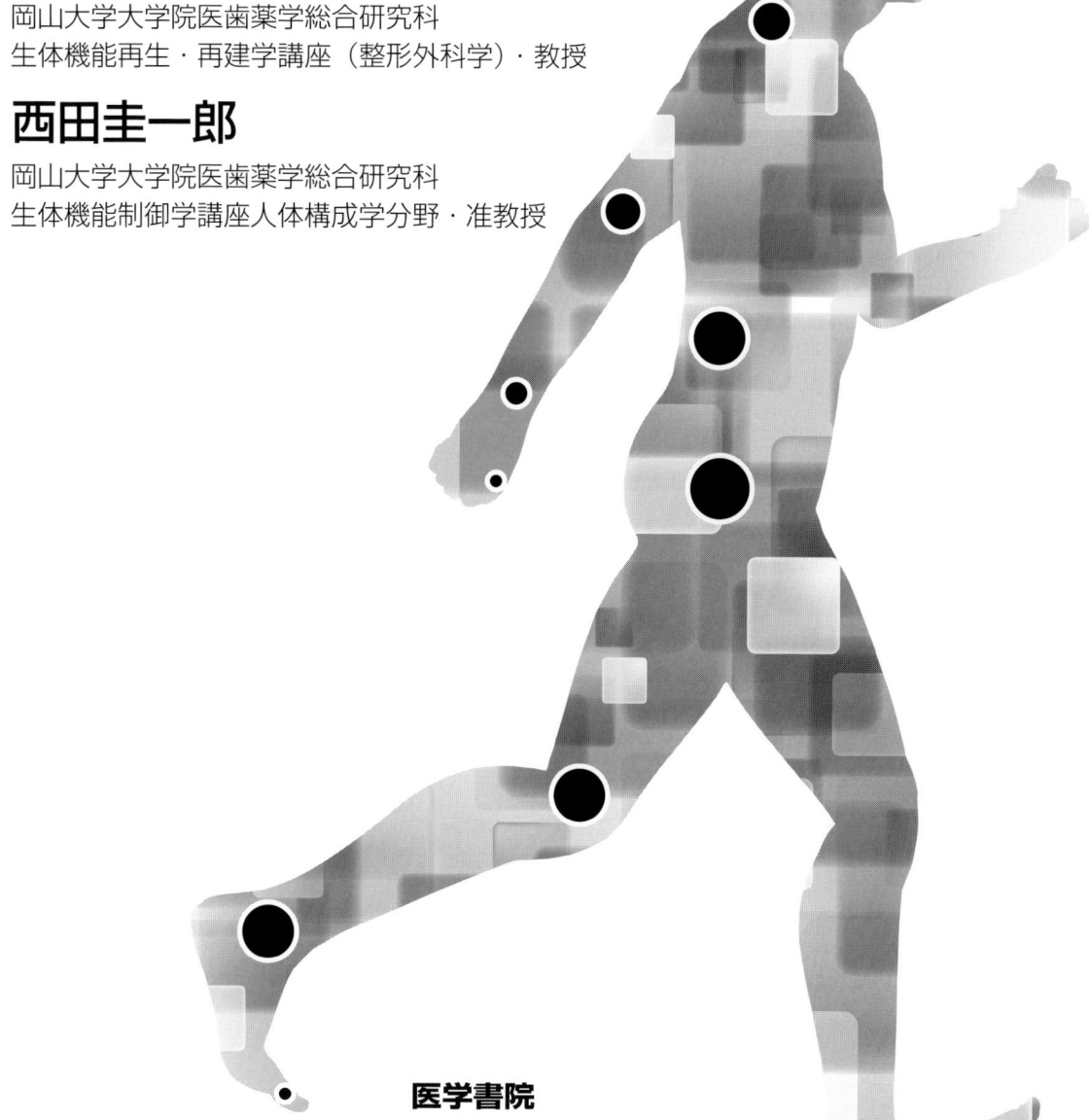

# 変形性関節症の診かたと治療 第2版

監修 **井上 一**
岡山大学・名誉教授

編集 **尾﨑敏文**
岡山大学大学院医歯薬学総合研究科
生体機能再生・再建学講座（整形外科学）・教授

**西田圭一郎**
岡山大学大学院医歯薬学総合研究科
生体機能制御学講座人体構成学分野・准教授

医学書院

**変形性関節症の診かたと治療**

| 発　行 | 1994年10月 1 日　第1版第1刷 |
|---|---|
| | 2003年12月 1 日　第1版第3刷 |
| | 2012年 9 月15日　第2版第1刷 © |

監　修　井上　一
　　　　いのうえ　はじめ

編　集　尾﨑敏文・西田圭一郎
　　　　おざきとしふみ　にしだけいいちろう

発行者　株式会社　医学書院
　　　　代表取締役　金原　優
　　　　〒113-8719　東京都文京区本郷 1-28-23
　　　　電話　03-3817-5600（社内案内）

印刷・製本　永和印刷

本書の複製権・翻訳権・上映権・譲渡権・公衆送信権（送信可能権を含む）は
㈱医学書院が保有します．

ISBN978-4-260-01602-5

本書を無断で複製する行為（複写，スキャン，デジタルデータ化など）は，「私
的使用のための複製」など著作権法上の限られた例外を除き禁じられています．
大学，病院，診療所，企業などにおいて，業務上使用する目的（診療，研究活
動を含む）で上記の行為を行うことは，その使用範囲が内部的であっても，私的
使用には該当せず，違法です．また私的使用に該当する場合であっても，代行
業者等の第三者に依頼して上記の行為を行うことは違法となります．

JCOPY　〈㈳出版者著作権管理機構　委託出版物〉
本書の無断複写は著作権法上での例外を除き禁じられています．
複写される場合は，そのつど事前に，㈳出版者著作権管理機構
（電話 03-3513-6969，FAX 03-3513-6979，info@jcopy.or.jp）の
許諾を得てください．

# 執筆者一覧

| | |
|---|---|
| 井上　一 | 岡山大学・名誉教授 |
| 古松毅之 | 岡山大学病院整形外科・助教 |
| 西田圭一郎 | 岡山大学大学院医歯薬学総合研究科生体機能制御学講座人体構成学分野・准教授 |
| 国定俊之 | 岡山大学大学院医歯薬学総合研究科運動器医療材料開発講座・准教授 |
| 中原龍一 | 岡山大学病院整形外科 |
| 橋詰謙三 | 岡山大学病院整形外科・助教 |
| 浅原弘嗣 | 東京医科歯科大学大学院医歯学総合研究科システム発生・再生医学分野・教授 |
| 千田益生 | 岡山大学病院総合リハビリテーション部・教授 |
| 河村顕治 | 吉備国際大学大学院保健科学研究科・教授 |
| 堅山佳美 | 岡山大学病院総合リハビリテーション部・助教 |
| 迫間巧将 | 岡山大学病院総合リハビリテーション部 |
| 馬﨑哲朗 | 岡山大学病院総合リハビリテーション部 |
| 島村安則 | 岡山大学病院整形外科・助教 |
| 橋詰博行 | 笠岡第一病院・院長 |
| 藤原一夫 | 岡山大学病院整形外科・助教 |
| 遠藤裕介 | 岡山大学大学院医歯薬学総合研究科運動器医療材料開発講座・助教 |
| 三谷　茂 | 川崎医科大学整形外科学(骨・関節)・教授 |
| 宮澤慎一 | 岡山大学病院整形外科・助教 |
| 阿部信寛 | 岡山大学大学院医歯薬学総合研究科運動器知能化システム開発講座・准教授 |
| 田中雅人 | 岡山大学大学院医歯薬学総合研究科生体機能再生・再建学講座(整形外科学)・准教授 |
| 杉本佳久 | 岡山大学病院整形外科・助教 |
| 三澤治夫 | 呉共済病院整形外科 |
| 野田知之 | 岡山大学病院整形外科・講師 |
| 尾﨑敏文 | 岡山大学大学院医歯薬学総合研究科生体機能再生・再建学講座(整形外科学)・教授 |

(執筆順)

# はじめに―改訂にあたって

　本書の初版が変形性関節症(OA)の疾患背景やその自然経過から，診断・治療に至る総括的な概略を通覧することを目的として，1994年に刊行されてから20年弱が過ぎた。初版は読者対象を整形外科医ならびに一般医，研修医，コメディカルとし，岡山大学整形外科学教室で積み重ねてきた関節軟骨・滑膜をはじめとしたOAの病態解析と，教室でのグループ別診療体制に基づく身体各部位におけるOA治療の各論をまとめた形で出版した。教室の総力を結集して編集・執筆したが，当時こういった試みはほとんどみられなかったこともあり，多くの方々に手にとっていただけることとなり，一定の評価をいただいた。

　その後この分野の研究発展も著しく，21世紀を迎えて情報伝達も早く広いものとなり，海外からのものも含めて多くの情報が溢れているが，真偽の定かでないものも多い。また，民間療法やサプリメントの有効性を謳ったものも多く，社会的影響も大きくなっている。OAは高齢化社会においてさらに頻度が増し，国民病の1つとまでいわれるようになった。最近では遺伝子や病態レベルでの新しい知見も多い。医療においては，特に臨床的・組織学的評価基準の改訂，診断基準，医療・工業技術の進歩による高解像度画像診断技術や新しい手術方法の開発など，OAへの対応も大きく進歩してきている。他方，いまだOAは原因不明の疾患であり，治療標的も多岐にわたることから，関節リウマチに対する生物学的製剤のような画期的な疾患修飾性治療薬の開発には至っていない。このような背景から，医療関係者に繁用されるまとまった最新の医学書のニーズが高まってきている。

　本書の改訂にあたっても教室挙げての作業となったが，執筆にあたっては初版のコンセプトに則って，重要事項は残しながら最新の情報を織り込むこと，初学者の入門書としてなるべく多くの図表や写真を用いて解説することとした。また，薬物療法，手術療法についても，教室独自の治療成績の詳細にはなるべく言及せず，エビデンスレベルの高いものを中立的立場から幅広く解説している。結果として各項目ともに読み応えのある内容となり，初学者の域をやや超えているところもあるかもしれない。しかし，OAのトータルマネジメントのための専門書として，最新の知識を整理していくうえで，より多くの方々に参考にしていただければ幸いである。

　最後になったが，本書第2版の刊行に多大なご理解をいただいた医学書院，ならびに企画の段階からご尽力いただいた医学書籍編集部 北條立人氏に深謝申し上げる。

2012年7月

西田圭一郎，尾﨑敏文，井上　一

# 初版の序

　骨・関節の変性に伴った障害は，ネアンデルタール人の人骨や，大森貝塚から発掘された中足骨にみられており，人類の生存とともに存在したといわれている．もちろん，こうした骨・関節の変性変化は加齢とともに発生してきた障害であることはよく理解されているが，巨大な恐竜の股関節にみられるように，支えきれないほどの体重によって（すなわち環境要因によって）起こってきたこともよく知られた事実である．こうした骨・関節の変性変化によって起こってくる変形性関節症 osteoarthritis は，高齢化社会の到来と生活様式の変化とともに急速にその数を増やしてきて，日常診療で最も頻繁に接する疾患となっている．

　変形性関節症は，あまりにもありふれた，また全身の可動関節ならどこにでも起こってくるものであり，よく理解されているように思われるが，わが国においては意外と不明瞭な疾患として取り扱われているようである．この疾患は一応非炎症性進行性の関節疾患ととらえられているが，山本真氏は「変形性関節症のすべて」の中で，その定義を「病理学的に摩耗相と増殖相の混在によって特徴づけられている慢性，進行性，非炎症性の変形疾患ということになるのであろうか」と述べている．したがって，一般に arthrosis deformans の呼称で一つの疾患群のようにとらえられているが，なお統一した定義はなく，日本整形外科学会（日整会）用語集では，さらに degenerative arthritis, hypertrophic arthritis, osteoarthritis, osteoarthrosis が同義語として挙げられている．一般に degenerative arthritis の中には，変形性脊椎症も含まれている．

　本症は極めて身近な疾患でありながら，高齢者における「生活の質」（quality of life）を大きく障害することもあり，この10年間この分野の研究に多くの力が注がれ，病態解明ばかりでなく治療手段も発展してきている．これまで本症を関節軟骨の wear and tear（摩耗と損耗）とする考えから，関節軟骨の代謝障害，もしくは軽度とはいえ本症への炎症性概念の導入，あるいは遺伝的背景の検索などから，その理解度は徐々に変わりつつある．したがって治療も華々しい手術的療法から関節の温存保護を目的とした保存的治療へ，さらには変性変化の防禦へと予防的手段の開発が進みつつある．もちろん，変形性関節症の晩期における手術的治療の信頼性が高いことは20世紀における整形外科学の金字塔であり，本症の自然経過を踏まえたうえで，よい適応を選んで優れた手技で行えば，障害された関節をうまく再建することが可能となってきている．

　加齢とともに避けて通ることのできない変形性関節症という疾患について，基礎的な背景から診断と治療に至る総括的な概略を通覧することは，整形外科医ばかりでなく，関連の分野，コメデイカルの領域においても大切なことではないかと思われる．本書がこのことに多少でも貢献できればと考える次第である．

1994年8月

井上　一

# 目次

## I 変形性関節症(OA)治療の歴史　（井上 一）1

## II 分類と診断基準　（古松毅之）5

### 1 分類　6
1. 一次性(特発性)OA　7
   - a. 四肢関節　7
   - b. 脊椎　7
   - c. 亜型　7
2. 二次性(続発性)OA　8
   - a. 外傷　8
   - b. 基礎関節疾患　8
   - c. 全身性内分泌・代謝疾患　8
   - d. 結晶沈着疾患　9
   - e. 神経病性疾患，Charcot 関節　9
   - f. その他　9

### 2 診断基準　9

## III 疫学　（井上 一）11

1. ヨーロッパの疫学調査　12
2. わが国の疫学調査　12

## IV 病態・病理　（西田圭一郎，古松毅之）15

### 1 変形性関節症における関節軟骨破壊と軟骨下骨の変化　16
1. 関節軟骨の構造　16
2. 変形性関節症における関節軟骨・軟骨下骨の病理・生化学的変化　18
   - a. OA の初期変化は何か　18
   - b. OA の軟骨変性の進展　20
   - c. OA における骨棘形成　21
   - d. OA における軟骨細胞の変化　21
   - e. OA の基質破壊の機序　21

### 2 変形性関節症における滑膜組織の変化　24
1. 関節滑膜の生理的機能　24
2. OA における二次性滑膜炎　26

## V 診断学　29

### A 画像診断　（国定俊之）30

#### 1 単純 X 線　30
1. 診断と病期分類　30
2. 関節裂隙の評価と撮影法　31

#### 2 MRI　32

## B 超音波診断　　　(中原龍一，西田圭一郎) 33

**1. 超音波用検査機** ………………………… 33
　a. 超音波プローブ ……………………… 33
　b. B-モードと PD モード ……………… 33
**2. 超音波所見** ……………………………… 34
**3. 関節の観察方法** ………………………… 35
**4. 超音波評価** ……………………………… 35

## C 関節マーカー　　　(西田圭一郎) 37

**1. 軟骨破壊の関節マーカー** ……………… 37
　a. アグリカン成分 ……………………… 37
　b. Ⅱ型コラーゲン C 末端架橋テロペプチド（CTX-Ⅱ） ……………………… 37
　c. 軟骨オリゴーマトリックス蛋白（COMP） … 38
**2. 軟骨合成の関節マーカー** ……………… 38
　a. コンドロカルシン（Ⅱ型コラーゲン C 末端プロペプチド，PⅡPC，pCOL Ⅱ-C） … 38
**3. その他の関節マーカー** ………………… 38
　a. ヒト軟骨グリコプロテイン（cartilage glycoprotein 39，YKL-40） … 38
　b. MMP，TIMP ………………………… 38

## D 臨床評価法　　　(古松毅之) 40

**1. QOL・関節機能評価** …………………… 40
　a. MOS 36-item Short Form Health Survey（SF-36®） ……………………… 40
　b. Western Ontario and McMaster Universities Osteoarthritis Index（WOMAC®） … 41
　c. Lequesne Index ……………………… 41
　d. 日本版変形性膝関節症患者機能評価表（JKOM） ……………………………… 41
　e. American Orthopaedic Foot and Ankle Society（AOFAS）Ankle-Hindfoot Scale … 42
　f. Disabilities of the Arm, Shoulder and Hand（DASH） ……………………… 42
　g. Roland-Morris Disability Questionnaire（RDQ） ………………………… 44
　h. その他の治療者立脚型・疾患特異的 QOL 評価尺度 ……………………… 45

## E 組織学的評価法　　　(西田圭一郎) 47

**1. HHGS** …………………………………… 47
**2. OARSI** …………………………………… 47

## F 鑑別診断　　　(橋詰謙三) 51

**1. 偽痛風** …………………………………… 51
**2. 特発性骨壊死** …………………………… 52
　a. 画像所見 ……………………………… 52
　b. 大腿骨頭壊死 ………………………… 52
　c. 大腿骨内顆骨壊死 …………………… 53
**3. 滑膜骨軟骨腫症** ………………………… 54
**4. 神経病性関節症** ………………………… 54
**5. 色素性絨毛結節性滑膜炎** ……………… 56
**6. 感染性関節炎** …………………………… 56
　a. 化膿性関節炎 ………………………… 56
　b. 結核性関節炎 ………………………… 58

# Ⅵ 治療　　63

## A 保存的療法　　64

### 1 薬物療法　　　(橋詰謙三) 64

**1. 非ステロイド性抗炎症薬（NSAIDs）** … 64
　a. 化学構造による違い ………………… 64
　b. 剤型による違い ……………………… 64
　c. 主な副作用とその対策 ……………… 65
**2. オピオイド** ……………………………… 66

## 2 リハビリテーション

(千田益生,河村顕治,堅山佳美,迫間巧将,馬﨑哲朗) 68

### 1. 評価 ... 68
- a. 関節可動域(ROM)の評価 ... 68
- b. 筋力の評価 ... 68
- c. 痛みの評価 ... 75
- d. バランス能力・移動能力の評価 ... 75
- e. 認知能力の評価 ... 76
- f. 日常生活動作(ADL)の評価 ... 76
- g. 生活の質(QOL)の評価 ... 76

### 2. 理学療法 ... 78
- a. 運動療法 ... 78
- b. 物理療法 ... 84

### 3. 作業療法 ... 85
- a. ADL障害に対する作業療法 ... 86
- b. 家屋改造 ... 87

### 4. 装具療法 ... 87
- a. 上肢・手の装具 ... 87
- b. 下肢装具 ... 89
- c. 体幹装具 ... 91
- d. 松葉杖 ... 92

### 5. クリニカルパスによる周術期リハビリテーション ... 94

### 6. リハビリテーション同意書 ... 94

### 7. 運動器不安定症とロコモティブシンドローム ... 96
- a. 運動器不安定症 ... 96
- b. ロコモティブシンドローム(ロコモ) ... 97

## 3 関節内注入療法 ... (古松毅之) 101

### 1. 関節穿刺法・関節内注入法 ... 101
- a. 関節液穿刺吸引 ... 102
- b. 関節内注入 ... 103

### 2. 関節内ヒアルロン酸注入療法 ... 103
- a. 弾性・粘性・潤滑機能の改善 ... 103
- b. 抗炎症作用 ... 103
- c. 軟骨保護効果 ... 104

### 3. 関節内ステロイド注入療法 ... 104
- a. 疼痛改善 ... 104
- b. 副作用 ... 105
- c. ヒアルロン酸注入療法との比較 ... 105

## 4 サプリメントの功罪 (中原龍一,西田圭一郎) 107

### 1. 位置付け ... 107
### 2. 報告 ... 107
### 3. 代表的サプリメント ... 108
- a. グルコサミン ... 108
- b. コンドロイチン ... 108
- c. アボカド大豆不鹸化物 ... 108
- d. キャッツクロー ... 108

## B 身体各部の変形性関節症と外科的治療 110

## 1 上肢の変形性関節症 110

### 1. 肩の変形性関節症 ... 110
【総論】 ... (島村安則) 110
- a. 分類 ... 110
- b. X線所見 ... 110

【治療各論】 ... 110
- a. 鏡視下デブリドマン ... (島村安則) 110
- b. 人工肩関節置換術 ... (西田圭一郎) 113

### 2. 肘の変形性関節症 ... 115
【総論】 ... (西田圭一郎) 115
- a. 原因・病態 ... 115
- b. 症状・所見 ... 115

【治療各論】 ... 117
- a. 肘部管症候群 ... (橋詰博行) 117
- b. 関節形成術 ... (島村安則) 122
- c. 人工肘関節置換術 ... (西田圭一郎) 126

### 3. 手の変形性関節症 ... 129
【総論】 ... (橋詰謙三) 129

【治療各論】 ... 131
- a. 変形性手関節症 ... (島村安則) 131
- b. 指節間関節の変形性関節症 ... (西田圭一郎) 135
- c. 母指CM関節症 ... (橋詰博行) 137

## 2 下肢の変形性関節症 … 142

### 1. 股の変形性関節症 … 142
【総論】………………（藤原一夫）142
　a. 疫学 … 142
　b. 発症年齢 … 142
　c. 診断 … 142
　d. X線学的指標 … 142
　e. 一次性，二次性の分類 … 144
　f. 治療 … 144
　おわりに … 145
【治療各論】… 146
　a. 鏡視下手術 ………（遠藤裕介）146
　b. FAI … 151
　c. 骨切り術 ……（遠藤裕介，三谷　茂）159
　d. 人工股関節全置換術 …（藤原一夫）167
　e. コンピュータ支援手術 … 172

### 2. 膝の変形性関節症 … 177
【総論】… 177
　a. 原因・病態 ………（古松毅之）177
　b. 症状・臨床所見・分類 …（宮澤慎一）182
【治療各論】… 185
　a. 膝関節鏡視下デブリドマン，骨髄刺激
　　 ……………………………（古松毅之）185
　b. 高位脛骨骨切り術 …（阿部信寛）190
　c. 自家軟骨細胞移植・間葉系幹細胞移植
　　 ……………………………（古松毅之）195
　d. 人工膝関節全置換術（TKA）…（阿部信寛）197
　e. 人工膝単顆置換術（UKA）… 205

### 3. 足の変形性関節症 … 207
　a. Ilizarovによる変形矯正 …（遠藤裕介）207
　b. 足関節固定術 ……（橋詰謙三）212

### 4. 足趾の変形性関節症 …（遠藤裕介）214
　a. 外反母趾手術 … 214

## 3 脊椎の変形性関節症 … 224

### 1. 頚椎の変形性関節症 … 224
【総論】………………（田中雅人）224
　a. 頚椎症性脊髄症 … 224
　b. 神経根症 … 225
　c. その他 … 226

【治療各論】………………（杉本佳久）227
　a. 頚椎の除圧術と固定術 … 227

### 2. 腰椎の変形性関節症 … 228
【総論】………………（田中雅人）228
　a. 変形性腰椎症（腰部脊柱管狭窄症）… 229
【治療各論】………………（三澤治夫）231
　a. 腰椎の除圧術と固定術 … 231

## 4 スポーツと変形性関節症 … 235

### 1. 肩のスポーツ外傷・障害と
　　 変形性肩関節症 ………（迫間巧将）235
　a. 発生要因 … 235
　b. 臨床症状 … 235
　c. 画像評価 … 235
　d. 保存療法 … 236
　e. 手術療法 … 236
　まとめ … 236

### 2. 肘のスポーツ外傷・障害と
　　 変形性肘関節症 ………（島村安則）237
　a. 肘内側側副靭帯（MCL）損傷 … 237
　b. 離断性骨軟骨炎（OCD）… 238
　c. 肘関節内遊離体（関節ネズミ）… 239
　d. 変形性肘関節症 … 240
　おわりに … 240

### 3. 膝のスポーツ外傷・障害と
　　 変形性膝関節症 ………（宮澤慎一，阿部信寛）240
　a. ACL損傷 … 240
　b. 半月板損傷 … 243

### 4. 足のスポーツ外傷・障害と
　　 変形性足関節症 ………（宮澤慎一，阿部信寛）247
　a. 足関節靭帯損傷 … 247
　b. 距骨滑車骨軟骨障害 … 250

## 5 外傷と変形性関節症 ………（野田知之）253

### 1. 関節内骨折による関節面不整，軟骨損傷 … 253
　a. 橈骨遠位端骨折 … 253
　b. 寛骨臼骨折，股関節脱臼または
　　 股関節脱臼骨折 … 253
　c. 大腿骨遠位部骨折 … 254
　d. 脛骨近位部骨折 … 254
　e. 脛骨遠位部骨折（ピロン骨折）… 255

2. 骨折後のアライメント変形 ………………… 255
3. 変形癒合, PTOA の治療 ……………………… 256
    a. 保存的療法 ………………………………… 256
    b. 矯正骨切り術 …………………………… 256
    c. 関節固定術 ………………………………… 257
    d. 人工関節置換術 ………………………… 257

### 変形性関節症の診断と治療の今後
……………………………（尾﨑敏文）263

### 索引 ………………………………………………… 265

### column
- 遺伝子変異マウスと疾患の病態解明
  ……………………………（浅原弘嗣）59
- 変形性関節症の病態究明—ゲノム解析による疾患感受性遺伝子の探索……（古松毅之）220
- メカニカルストレスと軟骨細胞
  ……………………………（西田圭一郎）260

**各部の治療**（数字は解説頁）

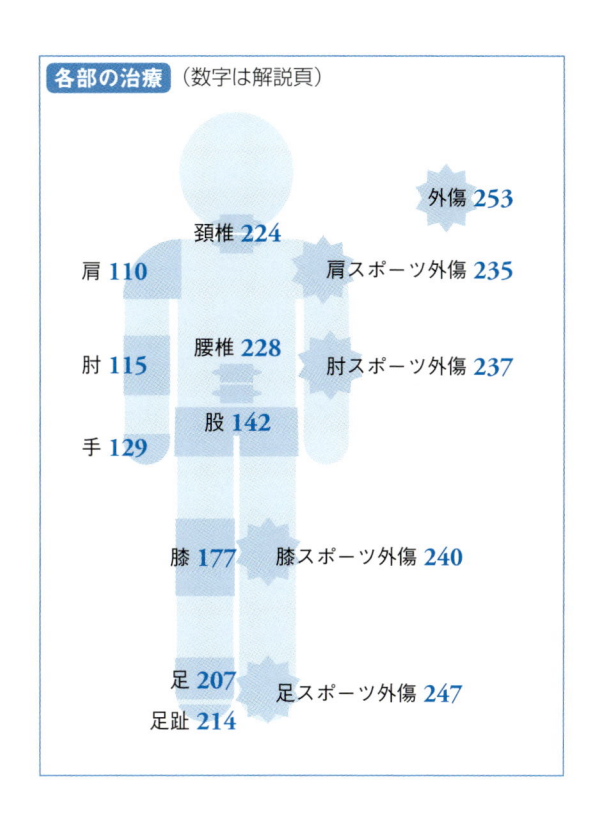

- 頚椎 224
- 肩 110
- 肩スポーツ外傷 235
- 外傷 253
- 肘 115
- 腰椎 228
- 肘スポーツ外傷 237
- 手 129
- 股 142
- 膝 177
- 膝スポーツ外傷 240
- 足 207
- 足スポーツ外傷 247
- 足趾 214

# 変形性関節症(OA)治療の歴史

変形性関節症という概念が生まれてくるまでには，古くからあった関節学 arthrology からの発展という経緯があったわけで，そうした歴史的背景をみてみると，本疾患の概略を理解しやすい。したがって，最初に関節学の歴史をふりかえることにする。

関節というものが非常に巧妙な機能をもつことは早くから興味をもたれていたようで，ギリシャ時代にすでに可動関節に粘液物質のあることが記されており，Hippocrates(460-370 B.C.)は，その異常な粘稠性が関節の脱臼につながるとしている。また，リウマチ(rheumatism)の "rheum" は，ギリシャ語の流れるの意 "rheuma" からきていることはよく知られている。また，Galen(130-201 A.D.)は，関節液が関節の潤滑剤として働いていることをすでに述べている。また，彼は rheumatismus という言葉を最初に用いたローマ人医師といわれている。その頃すでに痛風とリウマチとは区別して書かれており，痛風は足に多発する podagra(足痛風)といわれた。

あらゆる文化の発展がそうであったように，Galen 以後，中世においてはこの分野もほとんど記載がない。しかしこの頃はリウマチ性疾患の温泉療法が盛んで，ヨーロッパではいくつかの温泉地が有名となっている。

解剖学でも有名な da Vinci(1452-1519)，Vesalius(1514-1564)も，関節構造や関節疾患にはほとんど触れていない。その頃，Paracelsus(1493-1541)は初めて痛風の原因として滑液を考えている。彼はまた滑液に synovia という言葉を初めて用いた。少し遅れてドイツ外科学の父 Hildanus(1560-1634)も，synovia を Gliedwasser として記載した。

17 世紀に入ると医学の分野も目覚しい進歩をとげるが，英国の Hippocrates といわれる T. Sydenham(1624-1689)は，自分も痛風の強い発作にみまわれたこともあって，痛風とリウマチについて詳しい臨床報告をしている。また，C. Havers(1650-1702；骨の Havers 管の発見者)は，synovia が関節の特殊な腺によって分泌されると記し，関節の腫脹やこわばりと関係づけている。その頃，すでに B. Conner(1666-1698)によって強直性脊椎炎(ankylosing spondylitis；AS)の病理学的記載がなされている。腸骨・仙骨・第 5 腰椎の連結と強直性脊椎炎について初めて詳述した。

18 世紀に入って，エジンバラの解剖学者 M. Secundus(1738-1817)は，腱鞘と粘液囊について，初めて正確な記載をなした。靱帯には 40 近くの粘液囊があり，いくつかは関節腔に連続していることも述べている。また，腱鞘や粘液囊がリウマチで侵されることも記している。この世紀の終わりには 2 つの大きな発見があり，1 つは X. Bichat(1771-1802)による滑液の分泌腺産生の否定と，J. L. Marguerson(1764-1832)による滑液の化学分析(アルブミン量などの測定)である。また，Bichat は現在も用いられている関節の fat pad，meniscus，ligament などの語を初めて使用した。

19 世紀から 20 世紀初頭までには，関節疾患の病理や鑑別診断なども，多くはほぼ現在のレベルまで研究され尽くした感がある。W. Heberden(1710-1801)は手指の Heberden 結節で有名であるが，1802 年，痛風やリウマチとも違う変性によって起こってくる全身性関節症のことを述べ，そのなかに指の結節(digital nodes)が発表されている。また，この病気が閉経と関係あることもすでに記している。

B. C. Brodie(1783-1862)は，痛風とリウマチの関節の病理学的診断の重要性を指摘し，淋菌性関節炎についても触れている。また，彼は Reiter に先がけること 100 年にして現在いわれる Reiter 症候群の 1 例を報告している。強直性脊椎炎についても虹彩炎を含めよく記載している。

Brodie と同時代の人で，パリの病理解剖学の教授である J. Cruveilhier(1791-1874)はリウマチの関節破壊のことを詳細に調べ，une inflammation chronique de la synoviale として報告した。病的な軟骨の欠損を usure＝using up, wearing away という言葉で表している。

一方，R. Adams(1791-1875)はリウマチが貧困な人に発症し，体質的な疾病であり，多発性の関

節炎であるとした。また特徴像としてmorning stiffnessがあるとしたのは彼が最初である。

この頃より生化学的研究もぼつぼつみられるようになるが，Sir A. B. Garrod(1819-1907)は痛風患者血中の尿酸値上昇の発見から，痛風を他の関節炎から分離した。また，Garrodは，彼の息子によると，1858年の記録にリウマチに対しrheumatoid arthritis(RA)という語を初めて用いているという。

変形性関節症(osteoarthritis；OA)については，細胞病理学の父といわれるR. Virchow(1821-1902)ですら，arthritis deformansのなかにリウマチと現在でいうOAとを混同して記していた。OAについては，すでにHunter兄弟(1743, 1759)，Morgagni(1769)も記載しているが，19世紀に入って初めて，この疾患の概念ができてきた。Heberden(1802)(図I-1)の指の結節，Brodie(1822)の老人の関節軟骨における潰瘍，Cruveilhierらのusure，A. Ecker(1843)によるOA関節軟骨についての詳細な組織学的報告，G. A. Bannatyne(1867-1960)のリウマチとOAにおける病理所見の違いについての発表など，次々とOAについての記載が発表される。

これらの概念をもとにOAと関節リウマチ(RA)の明確な区別は，1910年代にヨーロッパとアメリカでほぼ確立されたといえる(Garrod, 1907：Hoff & Wollenberg, 1908)。またOAにmechanical factorの大きいことも少し遅れてPommer(1927)によって報告された。

またこの頃には，J-M. Charcot(1825-1893)の神経性関節症の発表(1878)，P. Marrie(1853-1940)によるASの発表も相次いでいる。

一方，19世紀初頭にはRAと同様にリウマチ

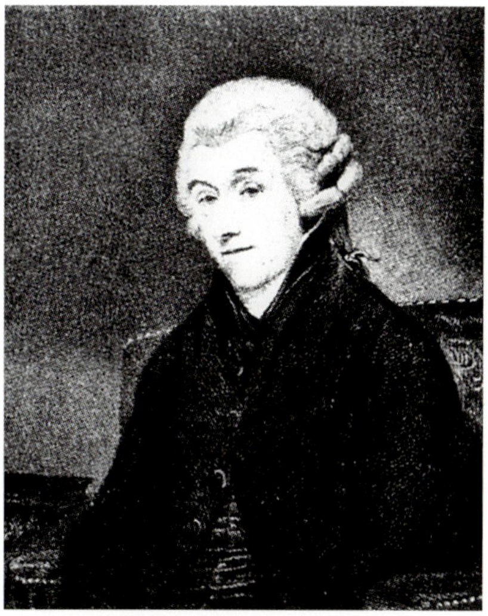

図I-1　W. Heberden(1710-1801)

熱にも関心がもたれ，RAと心障害の関係もD. Pitcair(1749-1817)，W. C. Wells(1757-1817)，E. Jenner(1749-1823)，J. B. Bouillard(1796-1881)らによってその位置が確立された。

また，1876年のT. J. Maclagan(1838-1903)による柳の樹皮からのsalicinの発見は，関節炎の治療上でも画期的な発展となった。もちろん，20世紀になってからのP. S. Hench(1896-1965)とE. C. Kendall(1886-1972)によるステロイド剤のリウマチ治療への導入は，さらにこの分野の発展をもたらしたことはいうまでもない。

関節の構造や生理に関する研究もこうした関節疾患の病態の解明と相まって，20世紀に入って大きく進展した。今世紀に入ってからの詳細な論理の展開は，個々の章で触れることにする。

〔井上　一〕

# 分類と診断基準

# 1 分類

　変形性関節症(osteoarthritis, osteoarthrosis；OA)は，「関節軟骨の変性・摩耗・破壊が生じ，それに続発する関節辺縁・軟骨下骨における骨の反応性増殖を伴う関節構成体の慢性退行性疾患」である[1,2]。また，罹患関節の関節痛・関節水腫・可動域制限・変形などを生じ，関節裂隙の狭小化・軟骨下骨の骨硬化・骨棘形成といった特徴的な単純X線像を呈する疾患である(図Ⅱ-1)。

　OAは多因子疾患であり，その発症と進展には，加齢，肥満，性別，遺伝的素因などの全身的要因と，関節の不安定性，関節への力学的ストレスなどの局所的要因など，さまざまな要因が関与している。これら多数の要因とOAとの関連を正確に判定することは困難であるが，一般的に，原疾患を認めないものを一次性(特発性)OA，何らかの原疾患に由来するものを二次性(続発性)OAに分類する(表Ⅱ-1)[1-4]。

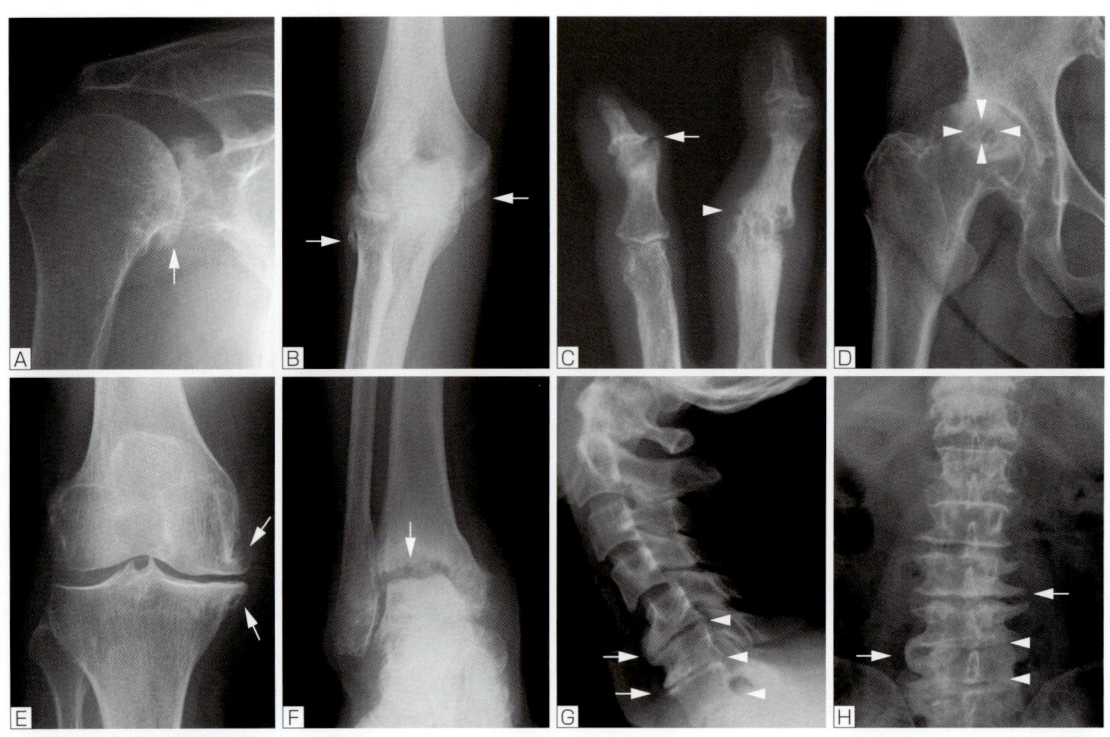

**図Ⅱ-1　変形性関節症**
A：右変形性肩関節症；関節面の不整，関節裂隙狭小化(矢印)
B：右変形性肘関節症；関節裂隙消失，骨棘形成(矢印)
C：変形性関節症(右手)；Heberden結節(矢印)，Bouchard結節(矢頭)
D：右変形性股関節症；関節裂隙狭小化，軟骨下骨の骨硬化・骨頭の骨囊胞(矢頭)
E：右変形性膝関節症；関節裂隙狭小化，骨棘形成(矢印)
F：右変形性足関節症；関節面の不整(矢印)，内側関節裂隙消失
G：変形性脊椎症(頚椎)；椎間間隙の狭小化(矢頭)，骨棘形成(矢印)
H：変形性脊椎症(腰椎)；椎間間隙の狭小化(矢頭)，骨棘形成(矢印)

表 II-1 変形性関節症の分類

| 一次性(特発性) | 二次性(続発性) |
|---|---|
| 1. 四肢関節<br>2. 脊椎<br>　椎間関節・椎体間<br>3. 亜型<br>　全身性変形性関節症(GOA)<br>　侵食性変形性関節症(EOA)<br>　びまん性特発性骨増殖症(DISH)<br>　膝蓋軟骨軟化症(CMP) | 1. 外傷(急性・慢性)<br>2. 基礎関節疾患<br>　局所性：感染，特発性骨壊死<br>　　　　　発育性股関節形成不全(DDH)<br>　全身性：関節リウマチ(RA)<br>3. 全身性内分泌・代謝疾患<br>　アルカプトン尿症，Wilson 病<br>　先端巨大症，副甲状腺機能亢進症<br>4. 結晶沈着疾患(痛風・偽痛風)<br>5. 神経病性疾患(Charcot 関節)<br>　脊髄癆，糖尿病，ステロイド関節症<br>6. その他<br>　骨異形成症 |

〔Sharma L, Kapoor D：Epidemiology of osteoarthritis. In：Moskowitz RW, Altman RD, Hochberg MC, et al（eds）：Osteoarthritis, Diagnosis and Medical/Surgical Management, 4th ed, pp3-26, Lippincott Williams & Wilkins, Philadelphia, 2007 および木村友厚：慢性関節疾患．中村利孝，松野丈夫，井樋栄二，他（編）：標準整形外科学, 第 11 版, pp253-267, 医学書院, 2011 より〕

# 1 一次性(特発性)OA

　一次性 OA は，外傷・感染などの局所性関節疾患，関節リウマチなどの全身性関節疾患，および痛風・偽痛風などの結晶沈着疾患などを除外したものである。変形性膝関節症・変形性足関節症には一次性のものが多いとされるが，複数の要因が長期にわたり可逆的に作用することで OA の発症・進展につながることから，狭義の特発性 OA の診断には，以下の特殊な一次性 OA と，二次性 OA をきたす要因を鑑別することが重要である（表 II-1）。

## a 四肢関節

　荷重関節として，股関節・膝関節・足関節が OA の好発部位となる。特に，変形性膝関節症の頻度は高い。非荷重関節では，肩関節・肘関節・手関節・手根中手(CM)関節・指節間(IP)関節などに OA を認める。なかでも，遠位指節間(DIP)関節に認める関節症性変化を Heberden 結節，近位指節間(PIP)関節における関節症を Bouchard 結節という。また，CM 関節症は母指に好発する。

## b 脊椎

　脊椎の OA を，変形性脊椎症と総称する。椎間板の退行性変化により，椎間板腔・椎間関節の狭小化，椎体辺縁の骨硬化・骨棘形成などをきたす。頸椎・腰椎の罹患頻度が高い。

## c 亜型

　特殊な一次性 OA としては，全身性変形性関節症(generalized osteoarthritis；GOA)，侵食性変形性関節症(erosive osteoarthritis；EOA)，びまん性特発性骨増殖症(diffuse idiopathic skeletal hyperostosis；DISH)，膝蓋軟骨軟化症(chondromalacia patellae；CMP)が挙げられる。
　全身性変形性関節症(GOA)は，手指の Heberden 結節や母指 CM 関節症に，他の OA を多発した疾患で，単純 X 線による膝関節・脊椎の関節症変化を認めるものと定義される[5]。侵食性変形性関節症(EOA)は IP 関節の滑膜炎と骨びらんを特

徴とするが，リウマチ因子・抗シトルリン化ペプチド抗体が陰性となる。また，50～55歳で発症し，患者の80～90％は女性である[6]。びまん性特発性骨増殖症（DISH）は，腱・靱帯-骨接合部を中心に石灰化もしくは骨化をきたす疾患であり，主に胸椎前外側部の骨増殖性変化を特徴とするが，椎体以外の腱・靱帯付着部においても肥大化した骨性隆起を認める[7]。膝蓋軟骨軟化症（CMP）は，膝蓋骨関節軟骨の軟化・膨隆・亀裂をきたす疾患で，10～20歳代の若年者に認められる。

## 2 二次性（続発性）OA

二次性OAは，何らかの原疾患と関節への力学的ストレスにより，関節構成体の退行性変化をきたした病態である。外傷に続発するもの，基礎関節疾患を有するもの，全身性内分泌・代謝疾患によるもの，結晶沈着に誘導されるもの，感覚神経障害に起因するもの，骨系統疾患に伴うものなどに大別される（表II-1）。

### a 外傷

外傷による関節内骨折，靱帯断裂，半月板損傷などに続発するものが多い。スポーツ活動・就労によるオーバーユースにおいても，二次性OAをきたす。

### b 基礎関節疾患

局所性のOAをきたす原因として，感染性関節炎，特発性骨壊死，発育性股関節形成不全などが挙げられる。感染性関節炎は，細菌・真菌などの病原性微生物が関節内に侵入することで発症する。化膿性関節炎は，小児・成人ともに股関節・膝関節に多発する。また，化膿性脊椎炎の好発部位は腰椎である。大腿骨頚部骨折や外傷性股関節脱臼などに続発する症候性骨壊死症を除き，明らかな原因のない特発性骨壊死症も，二次性OAの誘因となる。なかでも，特発性大腿骨頭壊死の頻度が高く，その他の好発部位としては，大腿骨顆部（膝関節特発性骨壊死），上腕骨頭，上腕小頭，手舟状骨，距骨がある。以前は先天性股関節脱臼と称されていた出生前後における股関節の脱臼も，現在では発育性股関節形成不全（developmental dysplasia of the hip；DDH）と総称され，股関節脱臼・亜脱臼，臼蓋形成不全，新生児股関節不安定症などの疾患が含まれる。わが国における変形性股関節症のうち，発育性股関節形成不全（DDH）に続発する二次性変形性股関節症は約80％を占める。

全身性の関節炎をきたす疾患として，関節リウマチ（rheumatoid arthritis；RA）が代表的である。関節リウマチは，関節の滑膜炎を主症状とする全身性の疾患で，滑膜の異常増殖に伴う骨・軟骨・軟部組織の破壊を特徴とする。関節リウマチによる関節破壊が進行すると，関節周辺支持組織の弛緩とともに関節動揺性が出現したり，周辺軟部組織の拘縮をきたし骨性強直に至る場合もある。

### c 全身性内分泌・代謝疾患

アルカプトン尿症（オクロノーシス，組織褐変症）は，ホモゲンチジン酸が蓄積する常染色体性劣性遺伝疾患である。肩・股・膝関節などの大関節に関節症性変化をきたし，関節症状は40～50歳代に発症する。脊椎では椎間板の石灰化症により強直に至る。Wilson病は，銅が蓄積する遺伝性疾患であり，3～15歳に肝障害をきたす。また，手・膝関節・脊椎に関節症性変化を認める。先端巨大症は，成長軟骨板閉鎖後に成長ホルモンを産生する下垂体腫瘍を発症することにより，全身性のOAをきたす。成長ホルモンの過剰分泌により，初期には関節軟骨の増殖と関節裂隙の拡大を認めるが，末期には関節裂隙が消失しOAに至る。副甲状腺（上皮小体）機能亢進症は，原発性，続発性，偽性副甲状腺機能亢進症に分けられる。原発性副甲状腺機能亢進症は，副甲状腺腺腫によるものが多く，副甲状腺ホルモン過剰分泌のため骨組織からのカルシウム放出が促進される。その

結果，高カルシウム血症・骨嚢腫・骨膜下骨吸収・関節軟骨への多発性石灰沈着などを認める。続発性副甲状腺機能亢進症は，慢性腎不全，くる病，骨軟化症などの低カルシウム血症を起こす基礎疾患のため，反応性に副甲状腺の過形成をきたした病態で，骨吸収，異所性石灰沈着などを認める。偽性副甲状腺機能亢進症は，乳癌，肺癌などの悪性腫瘍から，副甲状腺ホルモン様物質が産生され，原発性副甲状腺機能亢進症と同様の症状が認められる。

### d 結晶沈着疾患

関節内に結晶が沈着することによる急性関節炎で，結晶誘発性関節炎と総称される。痛風は，高尿酸血症により尿酸ナトリウム結晶が沈着し，突然の関節痛・関節腫脹・発赤などの急性関節炎（痛風発作）を起こす。再発を繰り返し慢性関節炎に移行すると，滑膜・関節軟骨・関節包に沈着した尿酸ナトリウム結晶により関節破壊が進行する。偽痛風は，ピロリン酸カルシウム結晶が沈着することで，痛風に似た急性関節炎を起こす疾患である。単純X線像で，膝関節半月板・椎間板などに石灰化を認める。

### e 神経病性疾患，Charcot関節

痛覚・深部感覚などの体性感覚障害により生じる関節の退行性疾患であり，不規則で広範な関節破壊を特徴とする。感覚障害のため疼痛による回避行動がなされず，関節に過度の力学的ストレスがかかるとともに，疲労骨折や外傷による関節障害が蓄積する。関節破壊は重度で，関節動揺性を伴う。原疾患として，脊髄癆，脊髄空洞症，多発性末梢神経炎，糖尿病などが挙げられる。

### f その他

多発性骨端異形成症・軟骨無形成症などの骨系統疾患によるもので，骨形成・関節形成の異常のため二次性OAをきたす。

## 2 診断基準

典型的な一次性OAは，40歳以上の中高年に徐々に認められ，高齢になるにつれその頻度が増す。関節症状として，初期には運動時の軽微な疼痛を認めるのみで，関節腫脹を呈することはまれである。中期には運動時・荷重時の疼痛が継続するようになり，関節の軋音や関節液貯留を認める。末期には関節可動域が制限され，関節変形が顕著となる。

関節症状の程度と単純X線像における変化とは必ずしも一致せず，OAの診断には既往歴・職業歴などの詳細な病歴聴取が重要である。また，原疾患を有する二次性OAの認識と鑑別診断がポイントとなる。一次性（特発性）OAの臨床的診断基準として，手・膝関節における診断基準が作成されている（表Ⅱ-2）[1,2,8-10]。

### 文献

1) Sharma L, Kapoor D：Epidemiology of osteoarthritis. In：Moskowitz RW, Altman RD, Hochberg MC, et al (eds)：Osteoarthritis, Diagnosis and Medical/Surgical Management, 4th ed, pp3-26, Lippincott Williams & Wilkins, Philadelphia, 2007
2) Altman R, Asch E, Bloch D, et al：Development of criteria for the classification and reporting of osteoarthritis. Classification of osteoarthritis of the knee. Arthritis Rheum 29：1039-1049, 1986
3) 井上 一（編）：変形性関節症の種類と鑑別診断．変形性関節症の診かたと治療，pp40-64, 医学書院, 1994
4) 木村友厚：慢性関節疾患．中村利孝, 松野丈夫, 井樋栄二, 他（編）：標準整形外科学, 第11版, pp253-267, 医学書院, 2011
5) 永島覚一, 星野 孝, 都丸高志, 他：Primary generalized osteoarthritisの臨床的検討．整・災外 25：787-793, 1982
6) Anandarajah A：Erosive osteoarthritis. Discov Med 9：468-477, 2010

表Ⅱ-2　変形性関節症(OA)の臨床的診断基準

| 関節 | 臨床・検査所見 | 感度・特異度 |
|---|---|---|
| 手 | 1. 疼痛・こわばり<br>2. 骨性肥大(2関節以上*)<br>3. MCP関節腫脹(2関節以下)<br>4a. 骨性肥大(DIP：2関節以上)<br>　　もしくは<br>4b. 関節変形(2関節以上*) | 1+2+3+4a<br>　もしくは<br>1+2+3+4b<br><br>感度：92%，特異度：98% |
| 股 | 1. 疼痛<br>2. 内旋(15°以上)<br>　　内旋時痛<br>　　朝のこわばり(60分以下)<br>　　年齢(51歳以上)<br>3. 内旋(15°未満)<br>4. 赤血球沈降速度(45 mm/時以下)<br>5. 屈曲(115°以下) | 1+2<br>　もしくは<br>1+3+4<br>　もしくは<br>1+3+5<br><br>感度：86%，特異度：75% |
| 膝 | 1. 疼痛<br>2. 軋音<br>3. 朝のこわばり(30分以下)<br>4. 年齢(38歳以上)<br>5. 骨性隆起 | 1+2+3+4<br>　もしくは<br>1+2+5(こわばり31分以上)<br>　もしくは<br>1+5(軋音なし，年齢38歳以下)<br><br>感度：89%，特異度：88% |

*両Ⅱ・Ⅲ指DIP/PIP関節，Ⅰ指CM関節：計10関節
手・膝は一次性(特発性)OAの臨床的診断基準．股は一次性・二次性OAを含めた臨床的診断基準．
〔文献1，2，8-10)より〕

7) Mader R, Sarzi-Puttini P, Atzeni F, et al：Extraspinal manifestations of diffuse idiopathic skeletal hyperostosis. Rheumatology (Oxford) 48：1478-1481, 2009
8) Altman RD, Meenan RF, Hochberg MC, et al：An approach to developing criteria for the clinical diagnosis and classification of osteoarthritis：a status report of the American Rheumatism Association Diagnostic Subcommittee on Osteoarthritis. J Rheumatol 10：180-183, 1983
9) Altman R, Alarcón G, Appelrouth D, et al：The American College of Rheumatology criteria for the classification and reporting of osteoarthritis of the hand. Arthritis Rheum 33：1601-1610, 1990
10) Altman R, Alarcón G, Appelrouth D, et al：The American College of Rheumatology criteria for the classification and reporting of osteoarthritis of the hip. Arthritis Rheum 34：505-514, 1991

〔古松毅之〕

# 疫 学

## 1 ヨーロッパの疫学調査

人口の高齢化とともに頻繁にみられるようになった変形性関節症であるが，わが国では発症頻度などの野外調査が十分になされていないのが現状であった。ヨーロッパでは比較的早くから，疫学的調査の報告がある。早くは解剖死体での病理学的調査であり，1950年代になって多数の住民を対象とした疫学調査がなされるようになった。

有名な J. Heine（1926）の関節軟骨の変性と解剖体における研究によると，関節軟骨は20歳を過ぎるとすでに変性が始まり，60歳を超すと膝，肘，股関節では80％以上の高頻度で何らかのOA（osteoarthritis）変化があるとしている（図Ⅲ-1）[1]。いずれにしても加齢とともに増加してくる関節の変性であるが，その臨床症状と形態的な変化，例えばX線所見とは一致していないことが多い。一般的にはそのうちでOAとして発症する頻度は約半数程度である。

しかしながら，1950年代に英国において本格的な疫学調査が行われるようになって，OAの有病率や疫学要因との関係，あるいは本症による社会的損失などが徐々に明らかになってきた。Kellgrenを中心としたManchester大学のグループはLancashireの住民検診から，男性では脊椎の椎間板変性が，女性では関節変性の頻度が高いことをみている。また，OAは45歳以下では男性に多く，55歳以上では女性に多いという。1963年のLawrenceらの報告では，65歳を超すと男性では58％，女性では68％の有病者があるという。他方，膝関節のOAでは，男性は職業などによる機械的負荷が，女性では肥満が関与していることを明らかにした。

## 2 わが国の疫学調査

わが国でも中条ら，小松原ら，古賀らが早くか

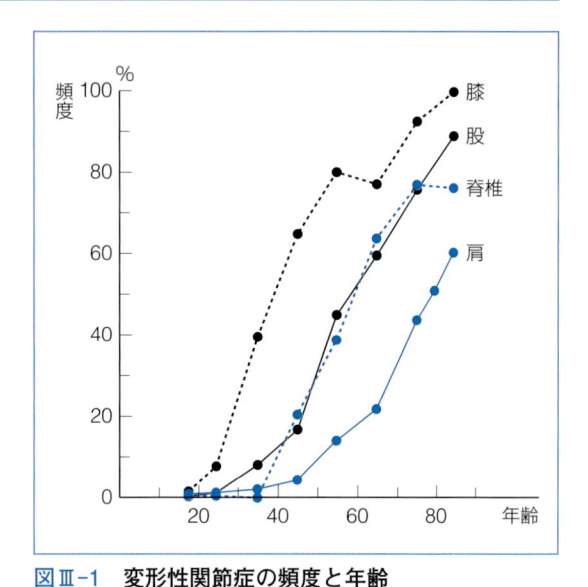

**図Ⅲ-1 変形性関節症の頻度と年齢**
（Heine J : Uber die Arthritis deformans. Virchows Arch 260 : 521-663, 1926 より）

らOAの住民調査を始めており，ほぼ同様の結果を得ている（図Ⅲ-2）[2]。最近の古賀らのグループによる報告では，膝OAの有病率は，女性では60歳代で30％，70歳代で60％，80歳代では80％以上に達しているという。他方，東京大学22世紀医療センターによる膝OAのコホート研究では，潜在的患者数は2,500万人に達すると報告されている[3]。

他方，疫学調査では，OAの悪化因子としてのいくつかの要因についてさらに詳細な調査もなされつつある。特に下肢の荷重関節である膝関節OAの検診では，肥満や職業，生活様式，スポーツ活動との関与が明らかとなってきている。炭鉱労働者や荷役などの重労働者には明らかに膝，脊椎などの変性所見が多くみられる。しかし，スポーツ活動とOAの有病者との関係は，外傷歴との関係はいわれているがスポーツそのものの関与はなお不明である。

一方，肥満は1つの全身的な代謝障害としてとらえられることもあり，関節軟骨の代謝自体に影響して全身的に非荷重関節にもOA変化をきたすといわれている。

日本人の下肢アライメントからすると，内反膝

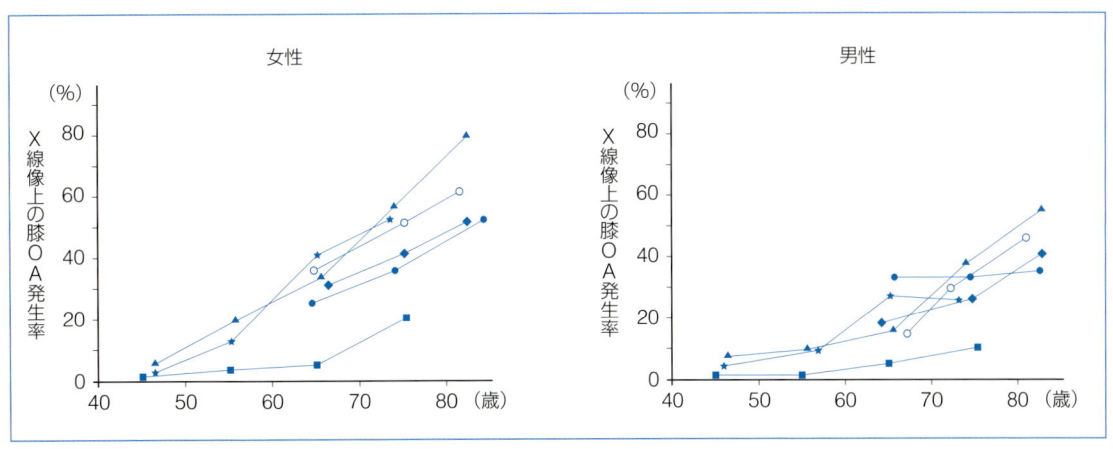

図Ⅲ-2　過去の代表的な疫学調査による，男女別，年齢別の膝OA発生率
- ★：Lawrence JS（英国）
- ●：Felson DT（Framingham study，米国）
- ■：Davis MA（NHANES-Ⅰ，米国）
- ◆：Schouten JSA（Zoetermeer study，オランダ）
- ▲：古賀良生（松代膝検診，日本）
- ○：Zhang Y（Beijing study，中国）

〔大森　豪：変形性膝関節症の疫学要因．古賀良生（編）：変形性膝関節症―病態と保存療法，p71，南江堂，2008 より許諾を得て改変し転載〕

によるO脚変形に伴った内側型OAの頻度が圧倒的に多いが，特に女性では年齢とともに軽度X脚からO脚に変化して，OAに進展するものと考えられている．これが遺伝的素因なのか，あるいは日本人特有の生活様式（坐位や和式トイレ動作など）によるのかはなお十分な調査はない．

一方，関節を構成する軟骨下骨組織あるいは関節周囲の関節全体としての荷重緩衝作用が，骨自体の性状によってOA変化を発症することも考えられており，いくつか調査報告もある．しかし，骨粗鬆症（osteoporosis）との直接的な関与などはみられていない．

OA変化はある程度の遺伝的素因があって発症するとの考えから，野外調査がなされてきた．例えばHeberdenらは遺伝的背景をもった全身性関節症（generalized osteoarthritis；GOA）の新しい概念を提唱した．確かにOA患者で詳細に各関節のX線検査を行ってみると，これに相当する患者群がある．これについては「分類と診断基準」の章（7頁）で述べるが，一応別の範疇として区別すべきであろう．

他方，OA患者では治療上用いる薬剤や理学療法，あるいは生活習慣の改善などによってもこの疾患の重症度が変わる．また個々の患者の老化に伴う全身的多因子的要因が加わり，疫学調査にはおのずから限界がある．しかし，本疾患のある程度の法則性を見出すには疫学調査に負うところが大きい．最近のわが国での検診や疫学調査から，膝の内反傾向，過度の力学的負荷（肥満を含む），関節の不安定性，遺伝的素因など多因子の危険要因が加わって，各関節や脊椎の変形性変化を引き起こすと考えられている．いずれにしても，OAは「国民病」との観点から，予防・治療に広範な取り組みがみられるようになった．

### 文献
1) Heine J：Uber die Arthritis deformans. Virchows Arch 260：521-663, 1926
2) 大森　豪：変形性膝関節症の疫学要因．古賀良生（編）：変形性膝関節症―病態と保存療法，p71，南江堂，2008
3) 大森　豪，古賀良生，遠藤和男，他：Ⅰ．大規模集団検診の縦断的調査による変形性膝関節症の発生要因と危険因子．BONE 23：27-30, 2009

（井上　一）

# IV

# 病態・病理

# 1 変形性関節症における関節軟骨破壊と軟骨下骨の変化

## 1 関節軟骨の構造

　関節軟骨は，滑膜性関節において骨端の表面を被覆する硝子軟骨である．表面は滑液で潤されており，非常に低い摩擦係数(0.005〜0.02)の関節潤滑に寄与している(表Ⅳ-1)[1]．加齢に伴う軟骨組織の変化には，基質産生能の低下や水分含量の低下に加え，advanced glycation end product (AGE，最終糖化反応物)の蓄積による弾性の低下などが含まれ，正常関節軟骨は青白色であるが，年齢や変性とともに黄白色を呈し，光沢も減少してくる[2]．

　関節軟骨中に存在する細胞は軟骨細胞のみであり，種々の分化段階の軟骨細胞により構成される．関節軟骨は組織学的には硝子軟骨であり，血管・リンパ管・神経組織の分布を認めないため，軟骨細胞は関節軟骨にかかる荷重と，それに伴い流入・流出する関節液によって栄養されている．したがって，軟骨組織は通常低酸素状態であり，軟骨表層で約7％，深層では1％程度であると考えられている[3]．また，関節液の平均酸素圧は正常状態で約63 mmHgであるが，関節炎が生じると関節軟骨における酸素分圧はさらに低下し，OAでは43 mmHg，さらに炎症が強い関節リウマチなどでは27 mmHgであったと報告されている[4]．

　関節軟骨の構成成分の約70％は水分であり，そのほかをコラーゲン(約20％)とプロテオグリカン(約10％)からなる細胞外基質(extracellular matrix；ECM)が占める．アグリカンはリンクプロテインとともにヒアルロン酸に結合してプロテオグリカン会合体を形成し，これがコラーゲン線維の網目構造内に絡まったかたちをとる(図Ⅳ-1)．アグリカン自身は多数のグリコサミノグリカン鎖(コンドロイチン硫酸鎖やケラタン硫酸鎖)をもち，強い負の電荷に帯電している．このため，ナトリウムイオンとともに水分子が引き寄せられてゲル状の性状をとることで膨張力を有する．一方，コラーゲンはⅡ型コラーゲンが主であり，その他，Ⅸ型，Ⅺ型が含まれる．コラーゲン線維は膨張力や剪断力に対して抵抗性であり，コラーゲンの網の中に存在するアグリカン分子の親水性とともに，硬いながらも柔軟性を備えた軟骨固有の性質をもっている．細胞成分はきわめて少なく，全容積の2％以下である．

　成熟した関節軟骨は，大関節においても2〜4 mm程度の厚さであり，軟骨細胞の形態とECMの性状から5層に区別される(図Ⅳ-2)[5-7]．関節軟骨表面は，骨膜，軟骨膜，滑膜などで覆われることはなく，非常に繊細なコラーゲン線維が主体をなす厚さ約350〜400 nmの輝板(lamina splendens)が存在し，これに関節液成分であるヒアルロン酸あるいはほかのプロテオグリカン，フィブロネクチンなどの糖蛋白が分子レベルで結合して，関節軟骨の潤滑に関与する[8]．この最表層のコラーゲン線維(300〜320 Å幅)は編み目を形成し，関節面と平行して走る(図Ⅳ-3)．表面の不整によって滑液をうまく関節表面に配分したり，凹みの部分に関節液を貯め，関節潤滑に寄与している．近年では，この最表層に存在する糖蛋白であるlubricinが潤滑維持に重要と考えられて

表Ⅳ-1　摩擦係数

| 組み合わせ | 摩擦係数 |
|---|---|
| 金-金 | 2.8 |
| 銀-金 | 1.5 |
| ガラス-ガラス | 0.9 |
| ナイロン-ナイロン | 0.2 |
| 氷-氷(0℃) | 0.1 |
| 軟骨-軟骨(ヒト膝関節) | 0.005〜0.02 |

〔Mow V, Flatow E, Foster R：Biomechanics. In：Simon S(ed)：Orthopaedic Basic Science, pp397-446, American Academy of Orthopaedic Surgeons, Rosemont, 1994 より〕

おり，*lubricin* 遺伝子の機能喪失型変異を有する患者およびノックアウトマウスでは滑膜増殖を伴う早期の関節軟骨変性を引き起こすことが報告されている[9]。

浅層(superficial/tangential layer)は，細い膠原線維で構成される線維層からなり，関節軟骨表面にかかる剪断力を緩衝しているものと考えられる。浅層の軟骨細胞は円盤状で，関節面に平行に配列する。一方，中間層(middle/transitional layer)は，II型を中心とするコラーゲン線維が網目構造をなし，関節軟骨にかかる圧迫力を分散・吸収しているものと考えられる。中間層に存在する軟骨細胞は球形もしくは楕円形で，軟骨小腔内に1〜2個収まって細胞周囲基質(pericellular matrix)および細胞領域基質(territorial matrix)に囲まれた軟骨単位(chondron)を形成する。この部分の軟骨細胞は細胞内小器官がよく発達し，基質産生能は高く，小腔内にはムコ多糖が充満し，それを細線維が取り囲む構造をとる(図IV-4)。深層(deep/radial layer)はII型コラーゲンとプロテオグリカンに富み，球形をなす軟骨細胞の一部は，いくつかの細胞が並んだ柱状構造をとる。深層の直下には，tidemark と呼ばれるヘマトキシリン

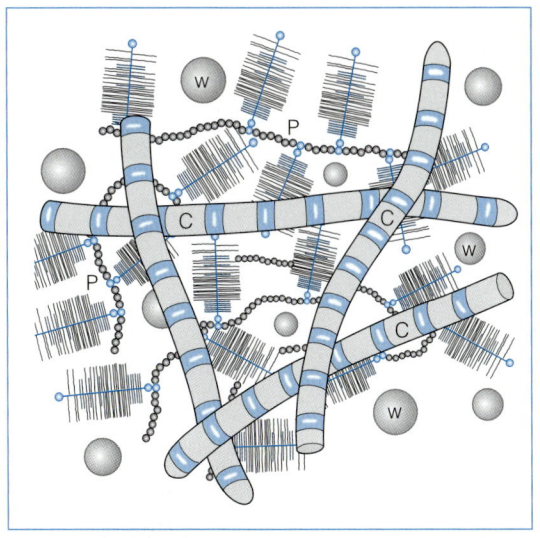

**図IV-1 軟骨基質におけるII型コラーゲンとプロテオグリカンの関係**
C：II型コラーゲン，P：プロテオグリカン，W：水分

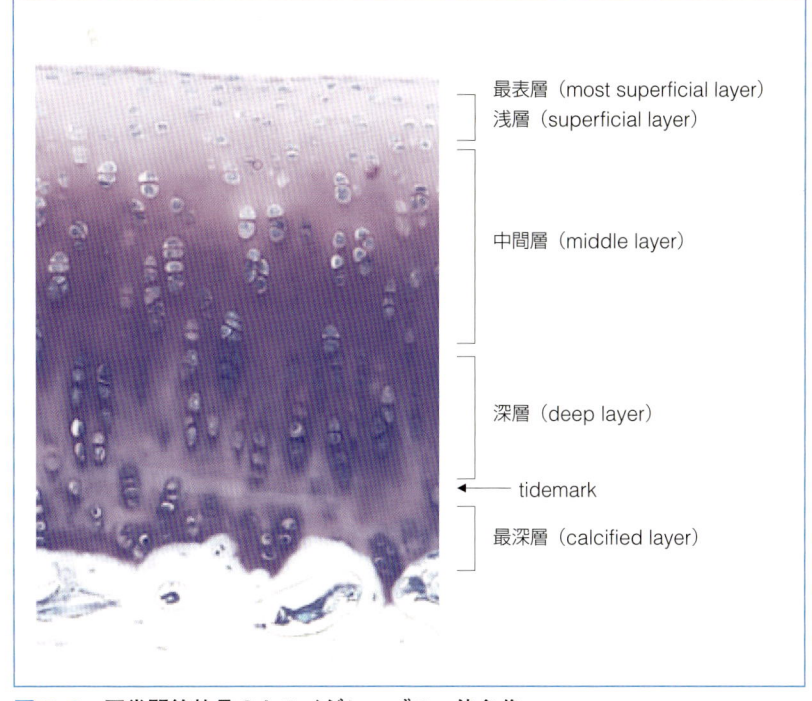

**図IV-2 正常関節軟骨のトルイジン・ブルー染色像**
表層の軟骨細胞は関節面に平行な平坦なかたちをとるが，中間層から深層にかけて軟骨細胞は次第に大きく球形となる。tidemark 以下の石灰化層は軟骨下骨へと移行する。

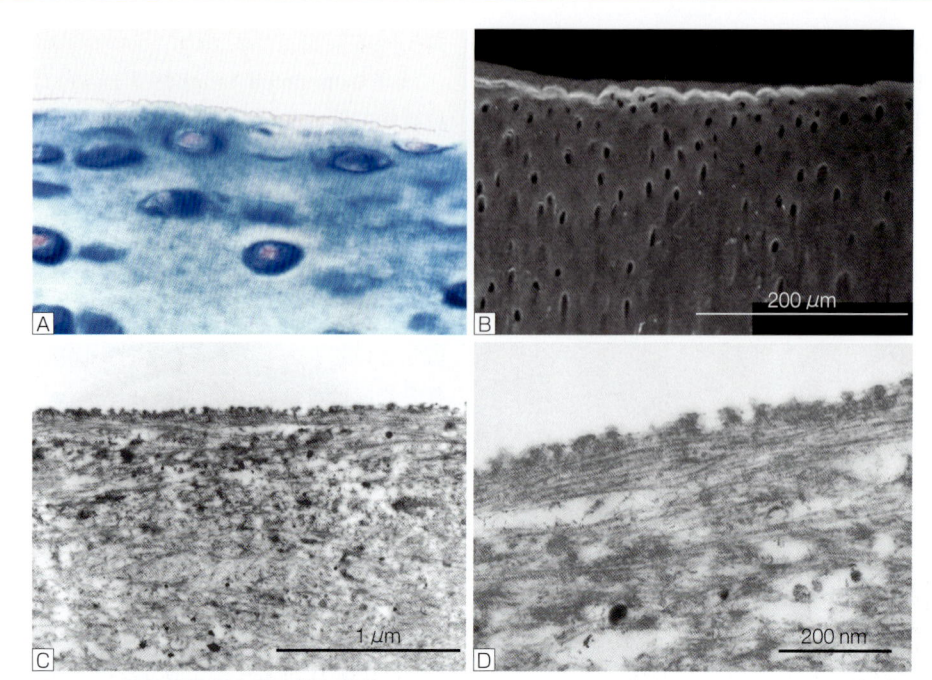

**図Ⅳ-3　関節軟骨最表層の微細構造**
A：光学顕微鏡像（トルイジン・ブルー染色），B：走査型電子顕微鏡像，C，D：透過型電子顕微鏡像
最表層を構成するamorphous layerがコラーゲン細線維の上に観察される。

に濃染する波状層が認められ，深層と石灰化層が関節運動によって剥離されないための緩衝機構をもつものと考えられている。tidemarkは本来1層であるが，加齢による重層化も認められる（図Ⅳ-5）。関節軟骨最深層（calcified layer）は石灰化層と称され，ECMにはハイドロキシアパタイトが沈着している。石灰化層の線維は垂直に配列し，軟骨と骨の移行部分として軟骨を骨に固着する役割をもつと考えられる。

## 2　変形性関節症における関節軟骨・軟骨下骨の病理・生化学的変化

### a　OAの初期変化は何か

変形性関節症の初期変化として，関節軟骨中の水分量の増加，アグリカンをはじめとするプロテオグリカンの減少，ムコ多糖（グリコサミノグリカン）鎖の短縮が認められる[6]。これらECM構成成分の変化により関節軟骨の浸透性が増加し，かつ関節軟骨の硬度は低下（軟化）する[10]。OAにおける軟骨破壊が表層から始まるか，軟骨下骨から始まるかは古くから論争がある。軟骨表層損傷説[11]はまず最表層の消失，表層の線維化（fibrillation）による関節潤滑の障害が生じ，軟骨の緩衝体としての機能低下によって軟骨下骨の反応性硬化が引き起こされて軟骨マトリックスの破壊に至るというものである。一方，軟骨下骨の微小骨折説[12]は，そもそも軟骨にクッションとしての役割は少なく，軟骨下骨の弾性による荷重緩衝がより重要であるという考えに基づいている。加齢に伴う骨脆弱性や力学的ストレスが軟骨下骨の微小骨折と修復の繰り返しによる骨硬化を誘導し，軟骨下骨の弾性板としての機能低下が生じる結果，軟骨にかかる荷重が増大して軟骨マトリックスの破壊へと至る。いずれの現象もOA関節でみられる病態であり，ほぼ同時に生じているとみなすのが妥当であろう。

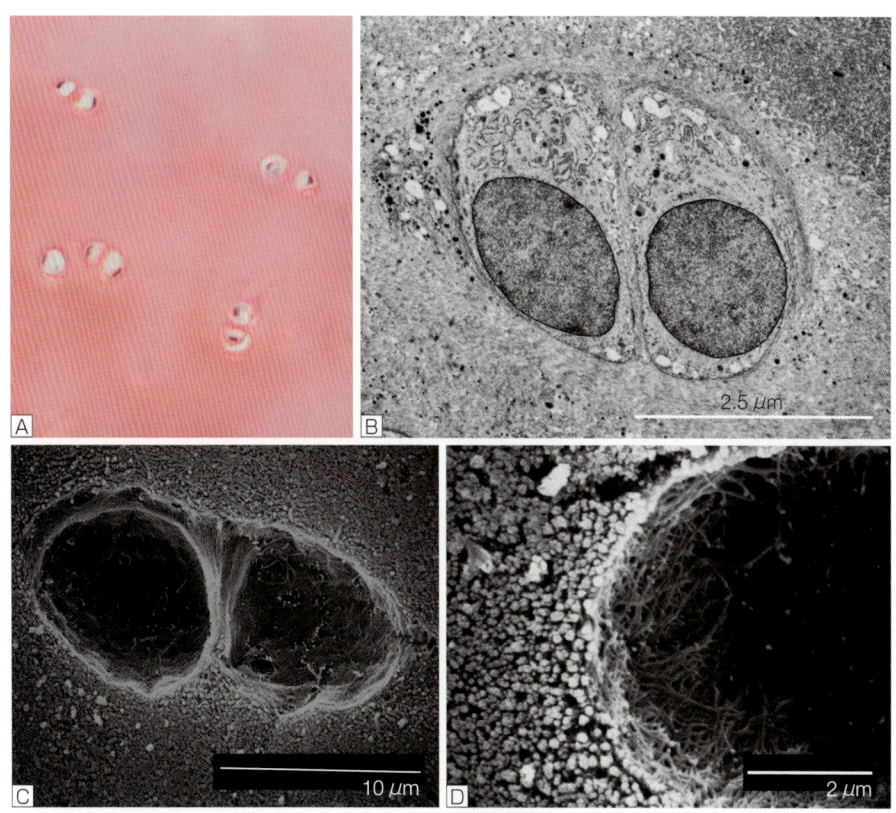

**図Ⅳ-4 軟骨細胞の微細構造(A, B)および周辺基質のコラーゲン構築(C, D)**
A：光学顕微鏡像(HE 染色)，B：透過型電子顕微鏡像，C, D：走査型電子顕微鏡像
コラーゲン細線維の籠につつまれた軟骨単位(chondron)とより太く束状に走行するⅡ型コラーゲン線維が観察される。

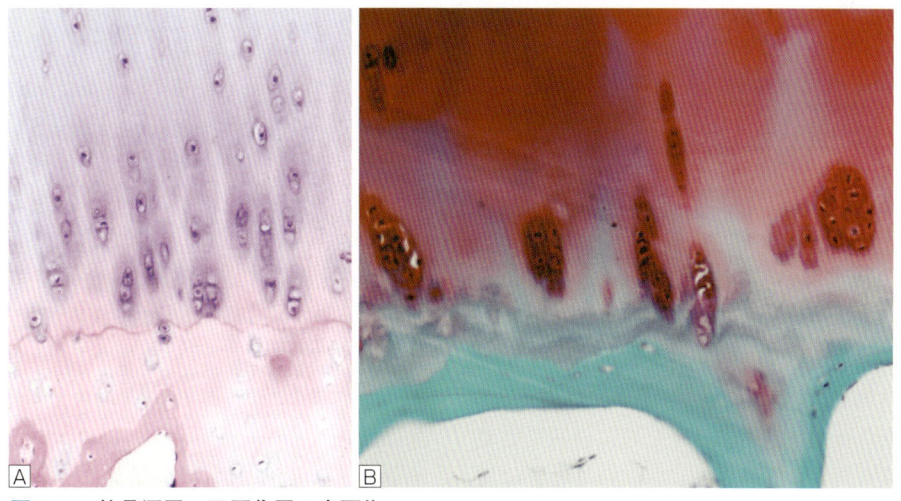

**図Ⅳ-5 軟骨深層～石灰化層の光顕像**
A：正常関節軟骨。深層と石灰化層の境界にある tidemark
B：OA 軟骨の深層。細胞のクラスター形成と tidemark の重層化を認める。

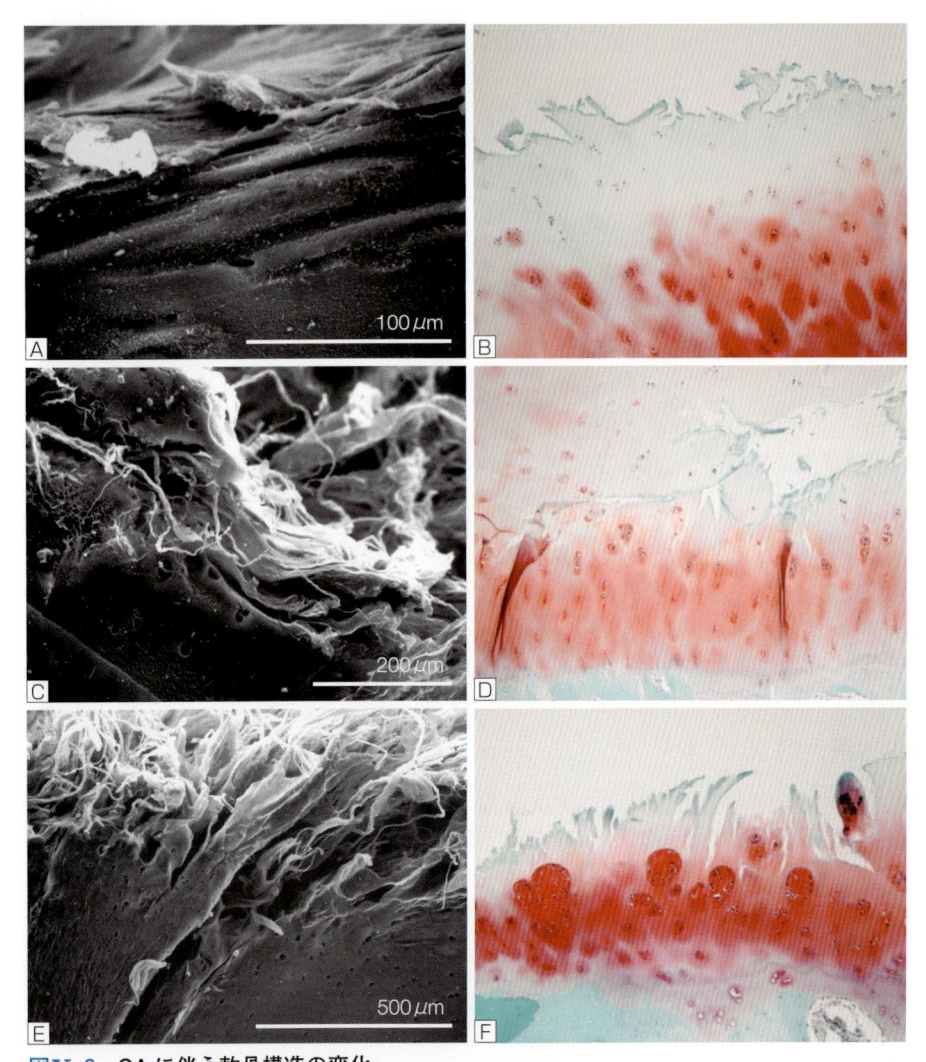

**図Ⅳ-6　OA に伴う軟骨構造の変化**
A, C, E：走査型電子顕微鏡像，B, D, F：光学顕微鏡像
表層の fibrillation（A, B），垂直および水平方向の fissure，深層に至る深い fissure を認める．

## b　OA の軟骨変性の進展

　実験的 OA では，ごく初期においては軟骨の水分含量は増加し，軟骨細胞は肥厚・増殖する．この軟骨軟化（chondromalacia）を OA の初期病変とする意見もある．病理学的には，OA 軟骨は初期には関節軟骨表面の粗糙化および fibrillation をきたし，さらに進行すると関節軟骨深部に達する亀裂（fissure）を認めるようになる（図Ⅳ-6）．基質ではプロテオグリカン分子サイズの減少，コンドロイチン硫酸／ケラタン硫酸比の増加，ヒアルロン酸の結合能の低下などが進行する．さらに，修復反応として局所的な軟骨細胞の増殖（クラスター形成）（図Ⅳ-7A, B），未熟な ECM 産生亢進が生じるものの，軟骨基質の破壊が次第に進行し，関節軟骨は摩耗・菲薄化する．クラスターを形成する軟骨細胞はⅠ型やⅢ型コラーゲンを産生する．また，深層の肥大化した軟骨細胞はⅩ型コラーゲンを産生するようになる．軟骨下骨への微小損傷は骨髄側からの血管侵入を誘導する．正常関節軟骨は血管侵入に対して抵抗性であるが[13]，

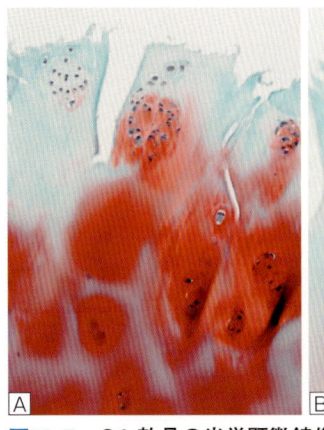

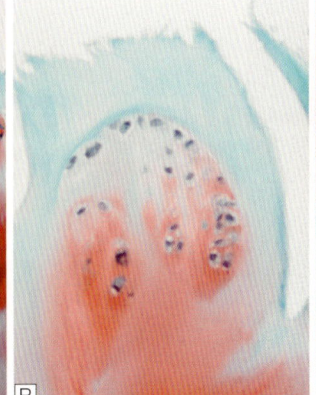

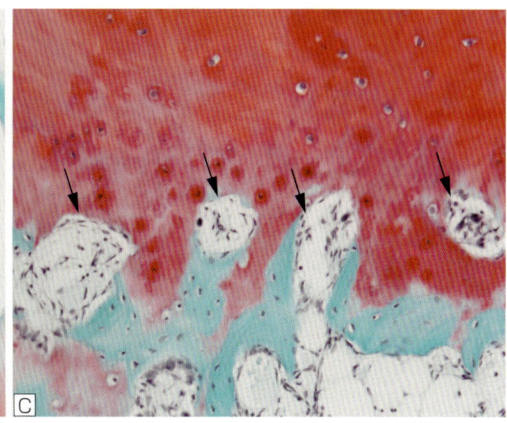

**図Ⅳ-7 OA軟骨の光学顕微鏡像**
A, B：軟骨細胞のクラスター形成，C：骨髄側からの血管侵入（矢印）

実験的OA軟骨においては血管侵入の部位でchondromodulin-Iの減少とVEGF(vascular endothelial growth factor)などの血管新生因子の産生亢進がみられる(図Ⅳ-7C)[14]。OAの進行とともに軟骨下骨梁は肥大・骨硬化(osteosclerosis)を生じ，最終的には関節軟骨が消失して象牙質化(eburnation)をきたす。

## c OAにおける骨棘形成

過剰な力学的ストレスは軟骨下骨梁の増殖をきたし，骨髄内血流障害の結果，部分的な骨組織の壊死を誘導し，軟骨下骨囊胞(subchondral bone cyst)が形成される。一方，骨膜と活性化した滑膜組織の境界において骨棘(osteophyte)が形成され，骨・軟骨の辺縁で増大する[15]。骨棘の表層は滑膜あるいは骨膜由来の未分化な間葉系細胞の層で被覆されるが，深部は軟骨細胞の配列の乱れを伴う内軟骨性骨化の様式を呈する(図Ⅳ-8)。骨棘は関節辺縁にかかる力学的負荷を分散させるための生理的反応と考えられるが，一方で関節の正常な可動性を損ない，疼痛の原因になる。骨棘形成にはTGFβやbFGF，BMP-2，CTGFなどの成長因子が関与するが[16]，軟骨細胞の分化・細胞死には一酸化窒素(nitric oxide；NO)などのガスメディエーターも関与する[17]。骨棘深層の肥大軟骨細胞層における最終分化した軟骨細胞の運命については明らかでなく，アポトーシスによるとの報告もあるが[18]，一方で多くの細胞が形態学的にはアポトーシスやネクローシスとは異なる細胞死を呈していることからオンコーシス[19]やオートファジー（type Ⅱ programmed cell death)によるとの考えもある[20]。

## d OAにおける軟骨細胞の変化

OA軟骨細胞の微視レベルでの変性所見として，粗面小胞体の不整化，Golgi装置の乱れ，大小の空胞(vacuoles)の出現，ミトコンドリアの腫大やクリスタの不整などがみられる。また，lipidやglycogen顆粒も増加する。軟骨細胞の小窩内は過剰に産生されたと思われる基質に富み，その周囲にelectron dense bodyが多数出現する(図Ⅳ-9)[11]。OA軟骨では軟骨細胞のアポトーシスによる細胞死が認められることから，その病態への関与が，誘導因子としてのNOや小胞体ストレスとともに盛んに研究された[21-24]。軟骨基質中に認められる基質小胞の生化学的組成はアポトーシス小体と一致するとの報告もあり[25]，実際，電顕レベルでは，崩壊した軟骨細胞がさらに断片化してコラーゲン線維内に分散していく様子も観察される。しかしながら，実際にはOA軟骨においてアポトーシスを生じている軟骨細胞の数は1％未満とかなり少ない[26]。OA軟骨における軟骨細胞

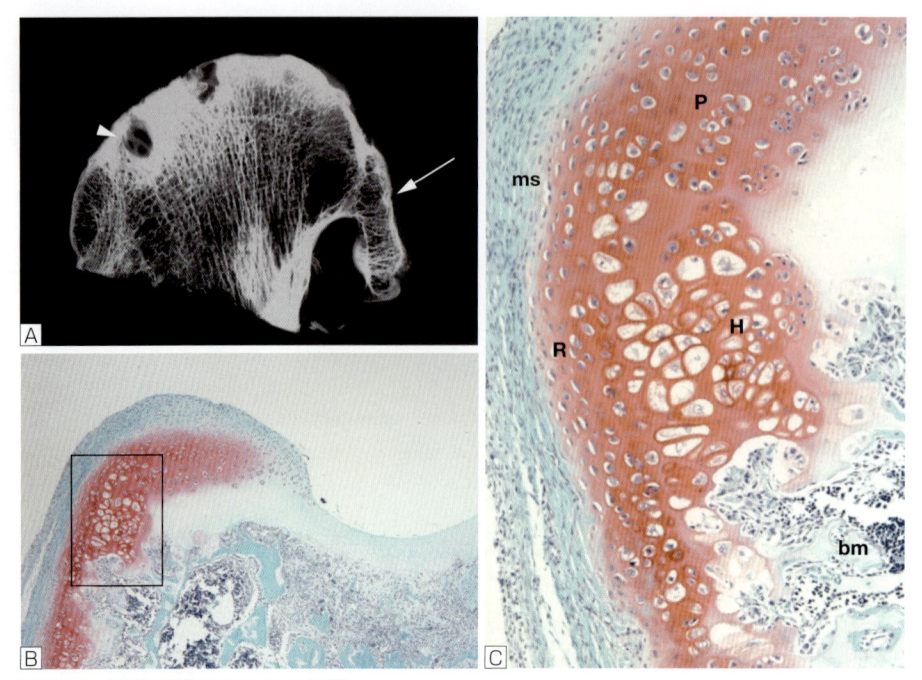

**図Ⅳ-8 関節辺縁にみられる骨棘**
A：手術時に切除したOAの大腿骨頭の軟X線像。矢印：骨棘，矢頭：骨嚢胞
B，C：骨棘の光学顕微鏡像
B：骨膜あるい滑膜由来の組織に被覆された軟骨性のキャップの深層で骨新生を認める。
C：未分化間葉系細胞から肥大軟骨細胞への分化をみる内軟骨性骨化の像を呈する。
**ms**：未分化間葉系細胞(mesenchimal cells)，**R**：静止細胞層(resting zone)，**P**：増殖細胞層(proliferative zone)，**H**：肥大軟骨細胞層(hypertrophic zone)，**bm**：骨髄(bone marrow)

の変性や細胞死により組織全体の恒常性維持が正常に保たれないことは明らかであるが，現状では細胞死の機序と病態に対する寄与の程度は十分に解明されていない[19]。

### e OAの基質破壊の機序

関節軟骨マトリックスの破壊は，プロテオグリカンの喪失と，それに伴うⅡ型コラーゲンの破壊によって生じる。こうした関節軟骨の分解に関与する因子には，軟骨細胞自身が産生するプロテアーゼ，グリコシダーゼなどの酵素のほか，NO，活性酸素，力学的ストレスや炎症があげられる[17, 27]。軟骨細胞がECMの崩壊に直接寄与するこの現象はchondrocytic chondrolysisと呼ばれる[28]。早期のOA軟骨組織ではアグリカンの減少が重要な所見の1つであり，軟骨基質の保水性を減少させ，コラーゲン鎖への機械的刺激に対する保護作用が減弱する。OA軟骨では蛋白分解酵素であるマトリックスメタロプロテアーゼ(MMP)によるものとは異なる部位でのアグリカンのコア蛋白の切断端の増加がみられることから，アグリカンを分解する酵素の探索が進められ，aggrecanase-1[29]およびaggrecanese-2がこの部位での切断に関与する酵素としてクローニングされた(図Ⅳ-10)[30]。これらはいずれもa disintegrin and metalloproteinase with thorombospondin motifs (ADAMTS) familyに属するADAMTS-4, 5であり，このほかにもADAMTS-1, 8, 9, 15やシステインプロテアーゼであるcathepsin Bなどがアグリカナーゼとして知られ，これらをターゲットとした治療も盛んに研究されるようになってきている。マウスではOA進展に最も重要なアグリカナーゼはADAMTS-5と

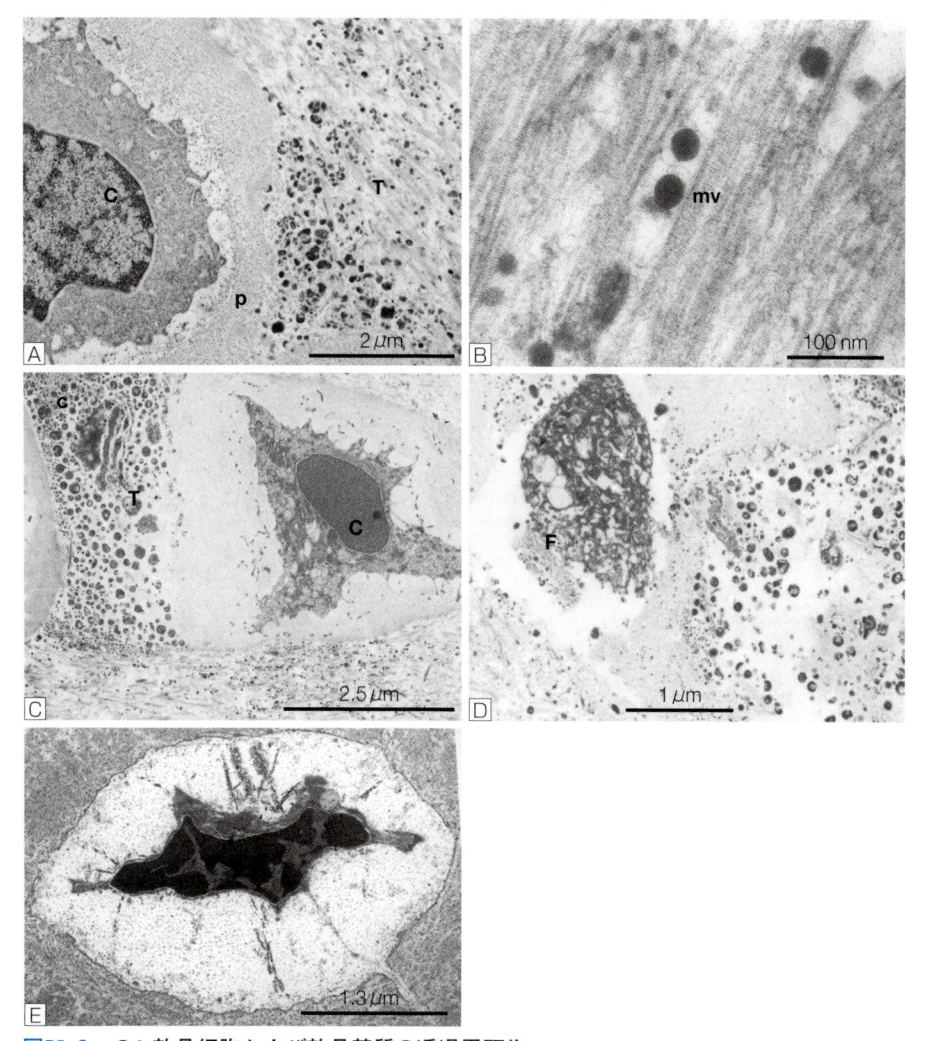

**図Ⅳ-9　OA軟骨細胞および軟骨基質の透過電顕像**
A：territorial matrix(**T**)に多数の electron dense な顆粒を認める。**C**：軟骨細胞，**P**：pericellular matrix
B：コラーゲン線維間にみられる基質小胞(matrix vesicle, **mv**)
C：変性した軟骨細胞(**C**)と territorial matrix(**T**)
D：軟骨基質中の変性・細胞死に陥った軟骨細胞の断片(**F**)
E：アポトーシスに陥った軟骨細胞。核の濃縮，細胞の縮小をみる。

されるが[31,32]，ヒトOAの病態形成においてどのアグリカナーゼが最も重要であるかはいまだ不明であり，また軟骨細胞におけるアグリカナーゼ発現とメカニカルストレスの関連についてもほとんど報告がない(260頁，コラム参照)。

MMPは現在までに，ヒトでは23種類が同定されており，分泌型と膜型，さらにその基質特異性の違いから5群に分類されている[27,33]。そのなかで，MMP-3(stromelysin-1)とMMP-13(collagenase-3)は関節軟骨ECM分解において中心的な役割をもつと考えられる。潜在型として分泌されたMMP-3は，セリンプロテアーゼを中心とする蛋白分解酵素によりプロペプチドドメインが切断されることで活性化される。活性型MMP-3はⅢ・Ⅳ・Ⅸ・Ⅺ型コラーゲンをはじめ，アグリカン，デコリン，フィブロネクチン，リンクプロテ

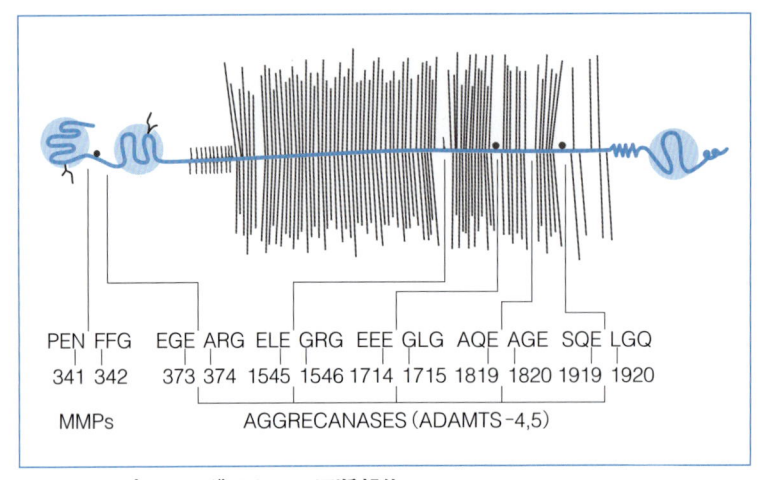

図Ⅳ-10　プロテオグリカンの切断部位
MMP およびアグリカナーゼによる特異的切断部位を示す。

インなどを切断することが報告されている[33]。一方，MMP-13 は膜型 MMP（MT1-MMP；MMP-14）による活性化を受け，強力なⅡ型コラーゲン分解作用を発揮する。Ⅱ型コラーゲンは主としてコラゲナーゼで切断された後，さらに MMP-2，-9 といったゼラチナーゼによって分解される[34]。他方，MMP-7，-8，-14 もほかの MMP を活性化することで OA 病態に関与する[35]。

## 2　変形性関節症における滑膜組織の変化

### 1　関節滑膜の生理的機能

　関節滑膜は関節腔内の軟骨や半月を除く部分を内側から覆っている。肉眼的には比較的平坦なところも多いが，時にはひだや隆起を形成して関節腔に伸びている。組織学的には表面を覆う滑膜表層細胞（synovial lining cell）とその下の滑膜下組織（subsynovial tissue）からなる。表層細胞は食細胞様細胞（A 細胞）と線維芽細胞様細胞（B 細胞）が 2〜3 層不規則に並んでいる。貪食機能をもった A 細胞は多数の細胞質突起，Golgi 装置，リソソーム，小胞に富む。B 細胞は粗面小胞体がよく発達しており，ヒアルロン酸などを産生，分泌する。両者の移行型である AB 細胞も存在する（図Ⅳ-11A）。滑膜下組織は血管やリンパ管に富む。この部の毛細血管は細かい網目を形成し，関節液と血液中の水分や蛋白，糖の活発な交換を行っている。また，滑膜組織中には神経線維も豊富に存在し，関節の捻れや緊張から生じる痛覚を敏感に感じとる。これら滑膜表層細胞や表層下の血管網は，関節腔内の老廃物や炎症産物の除去も行って，関節の恒常性の維持に関わる[36]。

### 2　OA における二次性滑膜炎

　OA 関節では，関節軟骨の変性に伴って，細胞片，コラーゲンやフィブロネクチンの断片などの炎症産物が二次性の滑膜炎を惹起し[37,38]，IL-1β や TNF-α などの炎症性サイトカインの産生が亢進する。これら炎症性サイトカインはさらに軟骨細胞による蛋白分解酵素の産生を誘導する。炎症によって関節液中のヒアルロン酸は分子量が低下

## 2. 変形性関節症における滑膜組織の変化

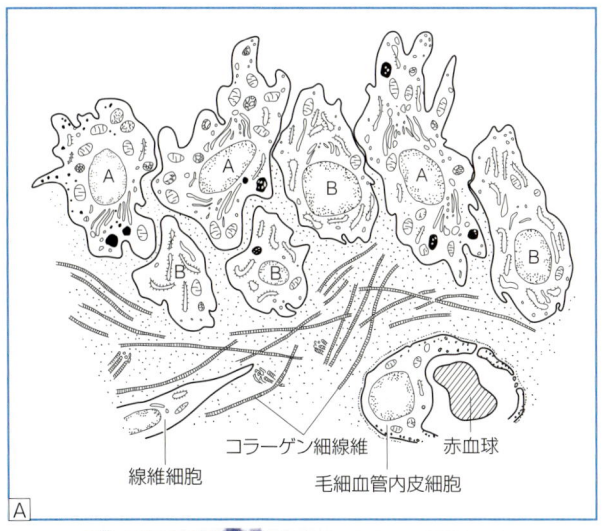

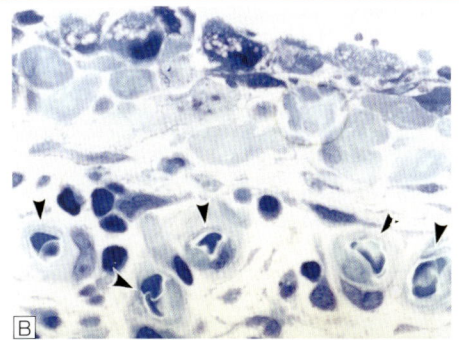

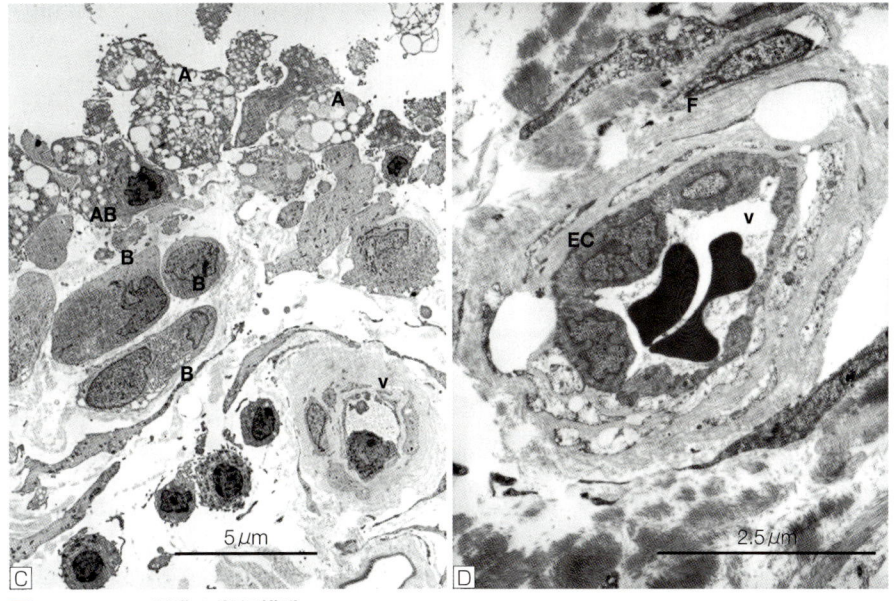

**図Ⅳ-11　OA 滑膜の微細構造**
A：正常滑膜の模式図。食細胞様細胞（A 細胞）と線維芽細胞様細胞（B 細胞）
B：OA 滑膜の光顕像（oil immersion）。矢頭：滑膜下に増生した微小血管
C：OA 滑膜の電顕像。**A**：滑膜 A 型細胞，**B**：滑膜 B 型細胞，**AB**：滑膜 AB 型細胞，**v**：血管
D：OA 滑膜にみられる微小血管（**v**）。**EC**：血管内皮細胞，**F**：線維芽細胞

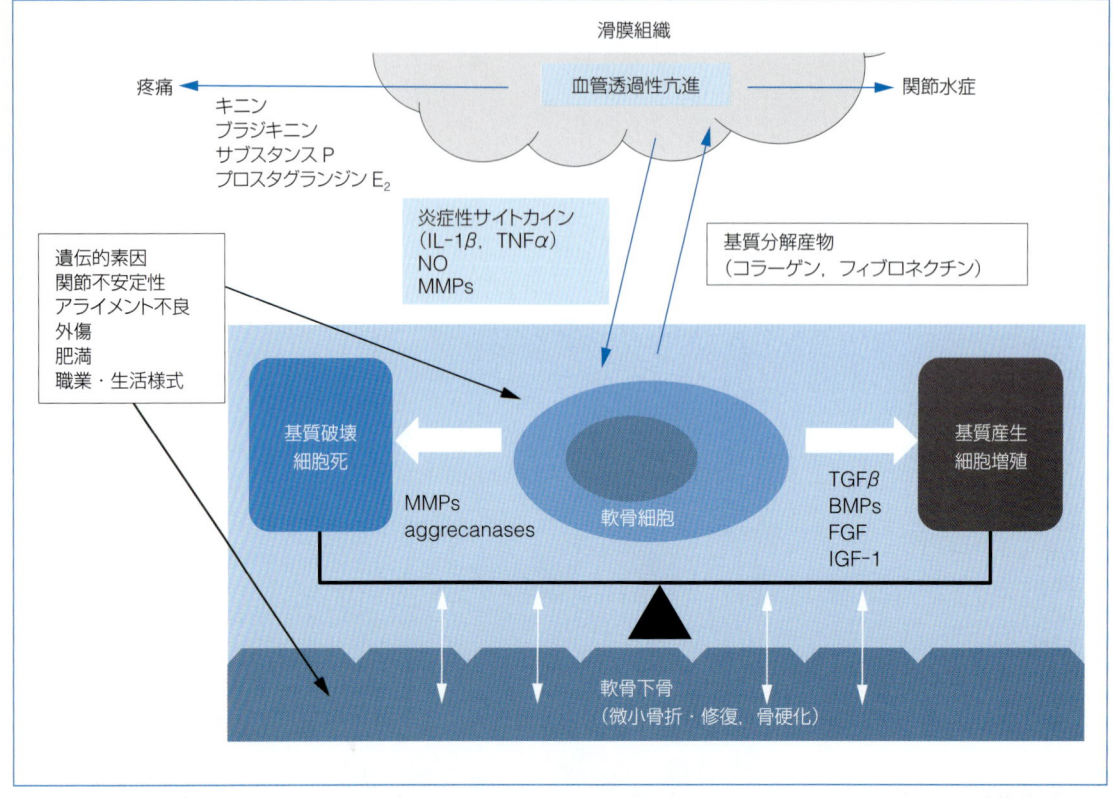

**図Ⅳ-12　OAの病態**
メカニカルストレスをはじめとする種々の要因を受けた軟骨細胞は基質産生と基質破壊のバランスが保てなくなり，サイトカインや成長因子の不均衡が生じる．軟骨マトリックスの分解産物は滑膜を刺激して二次性炎症を惹起し，疼痛や腫脹，関節水腫といった臨床像を呈する．

し，濃度低下とともに十分な潤滑機能を保てなくなる．組織学的には滑膜表層細胞は軽度に増殖し，血管の増生と充血像を呈する（図Ⅳ-11B～D）．なかには比較的強い炎症像を呈するものもあり，比較的高度の滑膜増殖やリンパ球，形質細胞などの炎症細胞浸潤を認める．また，関節破壊が進行すると滑膜内には骨・軟骨の断片が埋入する像がみられ，同時に異物巨細胞が出現する．OA滑膜では血管内皮細胞は丈が高くなり，血管透過性が亢進しており，血漿成分の滲出に伴う関節水症を呈することが多い．この血管透過性の亢進には滑膜細胞から分泌されるヒスタミンやブラジキニン，サブスタンスPなどの化学伝達因子によって引き起こされるが，OA滑膜にみられる肥満細胞の関与も指摘されている[39]．一方，プロスタグランジンを含めたこれら化学伝達因子は内因性発痛物質でもあり，C線維末端にある自由神経終末が興奮を引き起こして疼痛の原因となる（図Ⅳ-12）．

### 文献

1) Mow V, Flatow E, Foster R：Biomechanics. In：Simon S(ed)：Orthopaedic Basic Science, pp397-446, American Academy of Orthopaedic Surgeons, Rosemont, 1994
2) Bank RA, Bayliss MT, Lafeber FP, et al：Ageing and zonal variation in post-translational modification of collagen in normal human articular cartilage：The age-related increase in non-enzymatic glycation affects biomechanical properties of cartilage. Biochem J 330 (Pt 1)：345-351, 1998
3) Lajeunesse D, Reboul P：The role of bone in the development of osteoarthritis. In：Bronner F, Farach-Carson M(eds)：Bone and Osteoarthritis, pp19-39, Springer-Verlag, London, 2007

4) Lund-Olesen K : Oxygen tension in synovial fluids. Arthritis Rheum 13 : 769-776, 1970
5) 西田圭一郎：関節（硝子）軟骨. 藤井克之, 井上 一, （編）：骨と軟骨のバイオロジー―基礎から臨床への展開, pp85-88, 金原出版, 2002
6) Mankin H, Grodzinsky A, Buckwalter J : Articular cartilage and osteoarthritis. In : Einhorn T, O'Keefe R, Buckwalter J (eds) : Orthopaedic Basic Science: Foundations of Clinical Practice, 3rd ed, pp161-174, American Academy of Orthopaedic Surgeons, Rosemont, 2007
7) Thonar E, Masuda K, Manicourt D, et al : Structure and function of normal human adult articular cartilage. In : Reginster J, Pelletier J, Martel-Pelletier J, et al (eds) : Osteoarthritis : Clinical and Experimental Aspects, pp1-19, Springer, Germany, 1999
8) Nishida K, Inoue H, Murakami T : Immunohistochemical demonstration of fibronectin in the most superficial layer of normal rabbit articular cartilage. Ann Rheum Dis 54 : 995-998, 1995
9) Jay GD, Torres JR, Warman ML, et al : The role of lubricin in the mechanical behavior of synovial fluid. Proc Natl Acad Sci USA 104 : 6194-6199, 2011
10) Heinegård D, Saxne T : The role of the cartilage matrix in osteoarthritis. Nat Rev Rheumatol 7 : 50-56, 2011
11) Meachim G, Ghadially FN, Collins DH : Regressive changes in the superficial layer of human articular cartilage. Ann Rheum Dis 24 : 23-30, 1965
12) Radin EL, Parker HG, Pugh JW, et al : Response of joints to impact loading : 3. Relationship between trabecular microfractures and cartilage degeneration. J Biomech 6 : 51-57, 1973
13) Eisenstein R, Kuettner KE, Neapolitan C, et al : The resistance of certain tissues to invasion. III. Cartilage extracts inhibit the growth of fibroblasts and endothelial cells in culture. Am J Pathol 81 : 337-348, 1975
14) Hayami T, Funaki H, Yaoeda K, et al : Expression of the cartilage derived anti-angiogenic factor chondromodulin-I decreases in the early stage of experimental osteoarthritis. J Rheumatol 30 : 2207-2217, 2003
15) 豊島良太：関節の病態生理. 中村利孝, 松野丈夫, 井樋栄二, 他（編）：標準整形外科学, 第11版, pp48-51, 医学書院, 2011
16) Omoto S, Nishida K, Yamaai Y, et al : Expression and localization of connective tissue growth factor (CTGF/Hcs24/CCN2) in osteoarthritic cartilage. Osteoarthritis Cartilage 12 : 771-778, 2004
17) Nishida K, Doi T, Matsuo M, et al : Involvement of nitric oxide in chondrocyte cell death in chondro-osteophyte formation. Osteoarthritis Cartilage 9 : 232-237, 2001
18) Zenmyo M, Komiya S, Kawabata R, et al : Morphological and biochemical evidence for apoptosis in the terminal hypertrophic chondrocytes of the growth plate. J Pathol 180 : 430-433, 1996
19) Doi T, Nishida K, Matsuo M, et al : Evidence of oncotic cell death and DNA fragmentation in human hypertrophic chondrocytes in chondro-osteophyte. Osteoarthritis Cartilage 10 : 270-276, 2002
20) Gozuacik D, Kimchi A : Autophagy as a cell death and tumor suppressor mechanism. Oncogene 23 : 2891-2906, 2004
21) Matsuo M, Nishida K, Yoshida A, et al : Expression of caspase-3 and -9 relevant to cartilage destruction and chondrocyte apoptosis in human osteoarthritic cartilage. Acta Med Okayama 55 : 333-340, 2001
22) Lotz M, Hashimoto S, Kuhn K : Mechanisms of chondrocyte apoptosis. Osteoarthritis Cartilage 7 : 389-391, 1999
23) Hashimoto S, Ochs RL, Komiya S, et al : Linkage of chondrocyte apoptosis and cartilage degradation in human osteoarthritis. Arthritis Rheum 41 : 1632-1638, 1998
24) Heraud F, Heraud A, Harmand MF : Apoptosis in normal and osteoarthritic human articular cartilage. Ann Rheum Dis 59 : 959-965, 2000
25) Hashimoto S, Ochs RL, Rosen F, et al : Chondrocyte-derived apoptotic bodies and calcification of articular cartilage. Proc Natl Acad Sci USA 95 : 3094-3099, 1998
26) Aigner T, Soder S, Gebhard PM, et al : Mechanisms of disease : role of chondrocytes in the pathogenesis of osteoarthritis — structure, chaos and senescence. Nat Clin Pract Rheumatol 3 : 391-399, 2007
27) 辻美智子：軟骨基質の分解. 藤井克之, 井上 一（編）：骨と軟骨のバイオロジー―基礎から臨床への展開, pp115-126, 金原出版, 2002
28) Aydelotte M : Articular chondrocytes cultured in agarose gel for study of chondrocytic chondrolysis. In : Kuettner K, et al (eds) : Articular Cartilage Biochemistry. pp235-256, Raven Press, New York, 1986
29) Tortorella M, Burn T, Pratta M, et al : Purification and cloning of aggrecanase-1 : a member of the ADAMTS family of proteins. Science 284 : 1664-1666, 1999
30) Heinegård D : Cartilage matrix destruction. In : Bronner F, Farach-Carson M (eds) : Bone and Osteoarthritis. pp81-95, Springer-Verlag, London, 2007
31) Stanton H, Rogerson FM, East CJ, et al : ADAMTS5 is the major aggrecanase in mouse cartilage *in vivo* and *in vitro*. Nature 434 : 648-652, 2005
32) Rogerson FM, Stanton H, East CJ, et al : Evidence of a novel aggrecan-degrading activity in cartilage :

Studies of mice deficient in both ADAMTS-4 and ADAMTS-5. Arthritis Rheum 58：1664-1673, 2008
33) Shiomi T, Lemaître V, D'Armiento J, et al：Matrix metalloproteinases, a disintegrin and metalloproteinases, and a disintegrin and metalloproteinases with thrombospondin motifs in non-neoplastic diseases. Pathol Int 60：477-496, 2010
34) Smith GN Jr：The role of collagenolytic matrix metalloproteinases in the loss of articular cartilage in osteoarthritis. Front Biosci 11：3081-3095, 2006
35) Roach HST：The pathogenesis of osteoarthritis. In：Bronner F, Farach-Carson M(eds)：Bone and Osteoarthritis, pp1-18, Springer-Verlag, London, 2007
36) 西田圭一郎，難波良文，吉川　豪，他：関節破壊の病態．臨床リハ 5：895-901, 1996
37) Yasuda T, Poole AR：A fibronectin fragment induces type II collagen degradation by collagenase through an interleukin-1-mediated pathway. Arthritis Rheum 46：138-148, 2002
38) Homandberg GA, Wen C, Hui F：Cartilage damaging activities of fibronectin fragments derived from cartilage and synovial fluid. Osteoarthritis Cartilage 6：231-244, 1998
39) Pu J, Nishida K, Inoue H, et al：Mast cells in osteoarthritic and rheumatoid arthritic synovial tissues of the human knee. Acta Med Okayama 52：35-39, 1998

〔西田圭一郎，古松毅之〕

# V

# 診断学

# A 画像診断

## 1 単純X線

### 1 診断と病期分類

　変形性関節症(osteoarthritis, osteoarthrosis；OA)の診断は，歴史的に単純X線で行われてきた．OAと診断するため，およびOA病期の進行を評価するために，単純X線は臨床現場で最も有用な画像検査である．関節疾患におけるX線検査は最も簡便で，なおかつ診断や病期を判定するための優れた検査方法である．特にOA関節におけるX線所見は，その病理学的所見とよく一致することもあり，X線検査によってほぼその病態の把握が可能である．

　OA関節のX線所見として，関節裂隙の狭小化，軟骨下骨の硬化像，骨棘形成，骨嚢胞，関節内遊離体，あるいは脱臼・変形などの所見が挙げられるが，各関節におけるOAの進行程度によってさまざまな形態と大きさをみせる(図V-1)．単純X線を用いて関節裂隙の幅を検討することで，軟骨の厚みや半月板の適合性を間接的に評価することが可能である．一般的には，初期に関節裂隙の狭小化が生じ，次に骨の反応性変化が起こり，晩期に変形をみることになる．

　単純X線によるOA診断は，主に骨棘と関節裂隙の狭小化という所見を評価して行われる．骨棘は関節裂隙の狭小化よりも早期に診断可能であるが，OAの病期分類では，主に関節裂隙の狭小化や二次性の軟骨下骨変化が用いられている．単純X線によるOAの病期分類は，過去に半定量的なスコアリングシステムなどが行われてきた．いろいろな単純X線を用いたOA病期分類が報告されているが，現在ではKellgren-Lawrence分類(表V-1)[1]が単純X線のOA病期分類のスタンダードとなっており，最も広く用いられている(図V-2)．

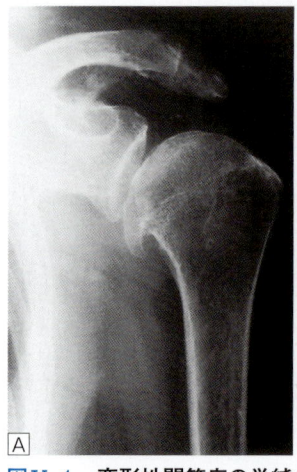

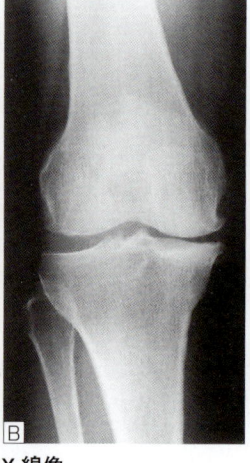

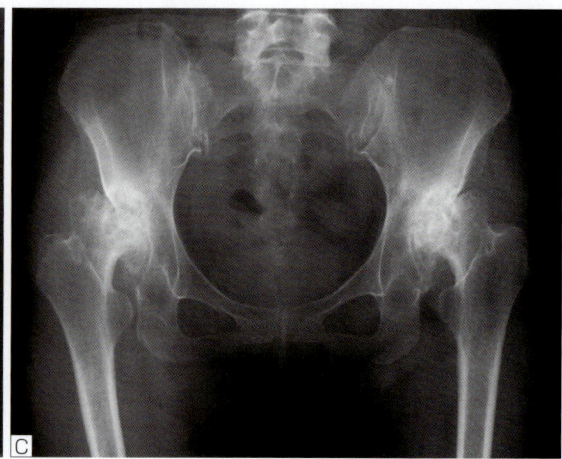

**図V-1 変形性関節症の単純X線像**
A：肩関節，B：膝関節，C：股関節

単純X線によるOA診断の主な欠点は，OAの病態を正確に反映していないことと，軟部組織の描出が不可能なことである．症状のある膝OA患者に対して，単純X線による関節裂隙狭小化の進行とMRIによる関節軟骨消失について検討した報告から，単純X線で関節裂隙狭小化を認めないが，MRIでは軟骨消失が存在することが判明した．単純X線による軟骨消失の評価は，特異度(91%)は高いが，感度(23%)は低いことが報告されている[2]．

## 2 関節裂隙の評価と撮影法

膝関節では，膝伸展位での前後像が長い間スタンダードな撮影法とされてきた．膝伸展位の単純X線は診断には有用であるが，経時的な関節裂隙の評価には再現性の観点から問題が出てきた．最近では，いくつかの研究グループが新しい膝関節撮影方法を報告しているが[3]，これらの撮影法の多くは，膝伸展位ではなく膝屈曲位で撮影することを提唱している．膝屈曲位は，脛骨と大腿骨後顆の関節裂隙の評価に有用である．しかし，屈曲角度，X線の照射方向，X線画像での計測方法などは，それぞれの報告で異なっている．

膝関節単純X線撮影法は臨床的にも有効な画像検査であり，OA治療薬を開発する際の評価法としても使用されている．一般的な膝伸展位での単純X線は，今でも臨床的によく使われており，膝OAの診断基準となる骨棘存在の診断には有効である．しかし，単純X線での膝OAの病期診断(骨棘や関節裂隙狭小化の詳細な評価)は，膝伸展位での画像では不十分である．現在では，ほとんどの放射線部で，膝軽度屈曲位で10°下方にX線入射角を設定したPA像を撮影することが可能である．これらの膝軽度屈曲位での単純X線

表V-1 Kellgren-Lawrence 分類

| Grade | 定義 |
|---|---|
| 0 | 正常 |
| 1 | 関節裂隙の狭小化のないわずかの骨棘形成，もしくは軟骨下骨硬化 |
| 2 | 関節裂隙の狭小化(25%以下)，骨棘形成あるも，骨形態の変化はない |
| 3 | 関節裂隙の狭小化(50〜75%)，骨棘形成や骨硬化を伴い，多少の骨形態の変化がある |
| 4 | 骨形態の変化が著しく，関節裂隙の狭小化(75%以上)を伴う |

(Kellgren JH, Lawrence JS：Radiological assessment of osteoarthrosis. Ann Rheum Dis 16：494-502, 1957 より)

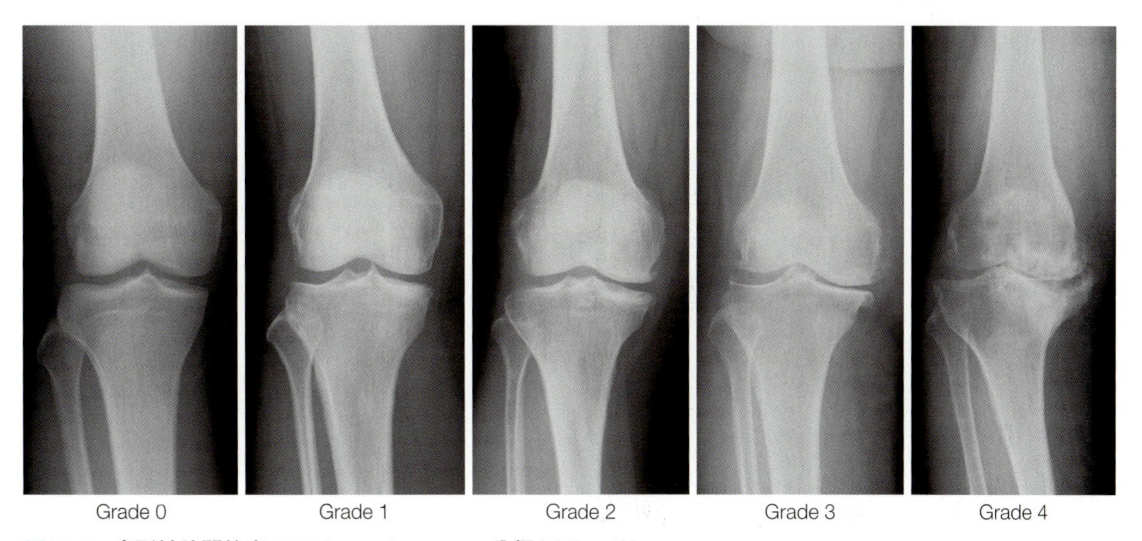

Grade 0　　　　Grade 1　　　　Grade 2　　　　Grade 3　　　　Grade 4

図V-2　変形性膝関節症の Kellgren-Lawrence 分類(単純X線)

画像は，一般的な膝伸展位での画像と比較して2つの有利な点がある。①膝屈曲位の画像では，一般的に大腿骨後方に生じる軟骨欠損が見えやすい。②屈曲位での画像は，膝伸展位での画像よりも関節面と平行にX線が入射しやすい。これらの理由で，大腿脛骨関節のOA変化を正確に評価可能であり，病期の進行を早期にとらえることが可能となる。

## 2 MRI

関節軟骨を評価するには多くの画像検査が利用可能である。単純X線は，関節を形成する骨どうしの距離を計測して，狭小化を確認することで関節軟骨の消失を評価可能である。しかし，単純X線は関節軟骨を直接画像化することはできない。単純X線は骨棘形成などの二次性変化の診断も可能だが，初期の関節軟骨損傷の診断は困難である。関節造影や造影CTは，やや侵襲的な検査であり，軟骨表面の性状変化の診断に限られる。

MRIは軟部組織の評価に優れており，関節軟骨の評価には，最も有用な画像診断法である。MRIは，被曝がなく三次元画像が得られるため，OAの画像検査としては理想的である。さらに重要なことは，MRIはコントラストに優れた画像検査であり，関節軟骨や半月板だけでなく，関節の構成体である骨，滑膜，靱帯も明瞭に画像化することが可能である。このため，MRIはOA関節のすべての構成体を画像化できる検査であり，OAによるさまざまな関節内変化を検査できる利点がある。

MRIでは，軟骨損傷として断裂や軟骨消失などの形態学的な異常所見が検査可能である。このように，MRIは関節軟骨疾患の診断や形態学的な評価を行うには有用な画像検査法であるが，変性軟骨を早期に診断したり，軟骨修復過程を評価したりすることは困難であった。しかし，MRIの信号強度を詳細に計算することで，生化学的，または生理的な軟骨変性の所見も検査可能となってきている[4]。近年，このような生化学的な変化を評価できるMRI撮影法(T2 mapping, dGEMRICなど)が新しく開発され，軟骨変性を早期に撮影することが可能となった(図V-3)。これらの撮影法は，関節軟骨の複雑な生化学的構造における変化をとらえることができ，従来のMRI撮影法よりも早期に形態学的な軟骨変性が撮影可能となる可能性をもっている[5]。

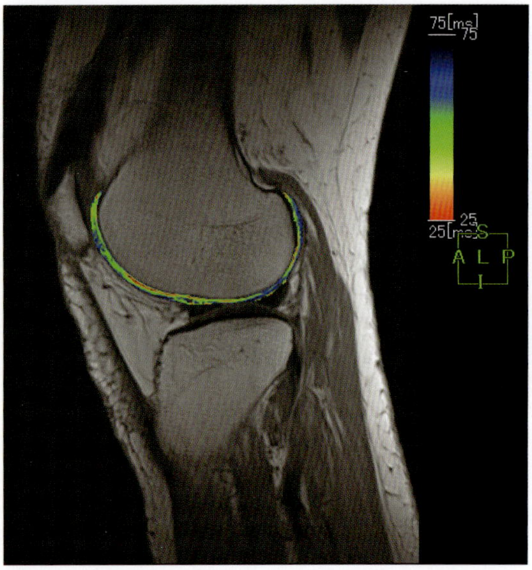

### 文献
1) Kellgren JH, Lawrence JS：Radiological assessment of osteo-arthrosis. Ann Rheum Dis 16：494-502, 1957
2) Messieh SS, Fowler PJ, Munro T：Anteroposterior radiographs of the osteoarthritic knee. J Bone Joint Surg 72-B：639-640, 1990
3) Roemer FW, Crema MD, Trattnig S, et al：Advances in imaging of osteoarthritis and cartilage. Radiology 260：332-354, 2011
4) Hunter DJ：Advanced imaging in osteoarthritis. Bull NYU Hosp Jt Dis 66：251-260, 2008
5) Jazrawi LM, Alaia MJ, Chang G, et al：Advances in magnetic resonance imaging of articular cartilage. J Am Acad Orthop Surg 19：420-429, 2011

(国定俊之)

図V-3　変形性膝関節症のT2 mapping MRI像

# B 超音波診断

超音波検査は非侵襲的で簡便であり，軟部組織の画像が得られる。最大の利点は動的画像を得ることができる点である。しかしCTやMRIに比較して画像が不鮮明であり，骨に囲まれた部分の描出が不能であるため，整形外科領域においては利用されることは少なかった。近年関節用の高周波プローブの機能が向上し，関節リウマチや整形外科領域の診断を目的とした関節用超音波検査機が市販されるようになってきた。そのため整形外科領域において急速に超音波検査が普及しており，多くの関節で利用されている。

## 1 超音波用検査機

### a 超音波プローブ

超音波プローブは，周波数を上げると高い分解能の画像を得ることができるが，透過深度が短くなる。これは腹部臓器ではジレンマとなるが，関節は内臓と比較して主要組織が浅い部分にあるため，周波数を上げることで関節評価能力を向上することが可能となる。超音波は，生体内では周波数が高くなると波長が短くなるため，分解能が高くなる。生体内での信号減衰は周波数依存性の減衰であるため，周波数が高くなるほど生体組織内で急激に減衰する[1]。30 dBほど減衰すると画像構成が困難となる（図V-4）。

関節領域では7.5～16 MHzの高周波リニア型のプローブが用いられる。関節ごとに適切な深度は異なるため，部位によってプローブを使い分けるとより詳細な情報を得ることができる。使用されるプローブは大きく分けて3種類ある（図V-5）。一般的には10 MHz以上の高周波プローブが使用されるが，膝の後方など関節が深い部分

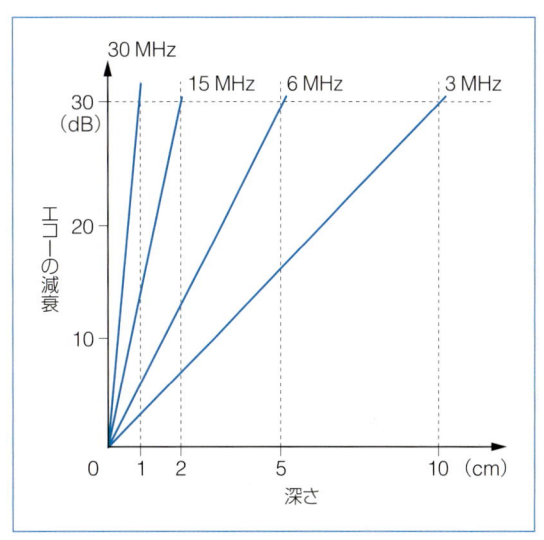

図V-4　生体内での超音波減衰特性

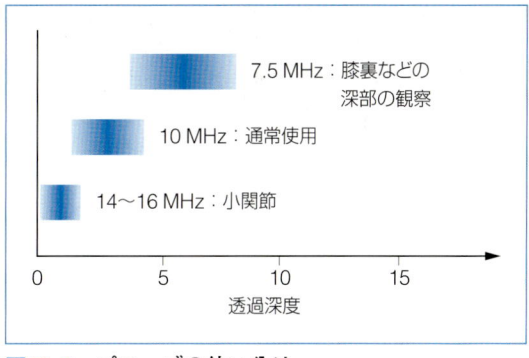

図V-5　プローブの使い分け

にある場所は7.5 MHzの比較的低周波のプローブが有用である。指などの関節が浅く対象が小さい部分では，小関節用の14～16 MHzの超高周波プローブが使用される。小関節用プローブは小さなホッケースティック型で，狭くて浅い部位を観察しやすい。

### b B-モードとPDモード

関節評価にはB-モードとパワードプラモード

(PDモード)が利用される。B-モードは時間解像度が高いため、関節液貯留や滑膜肥厚などの形態的な評価に有用である。滑膜炎などの炎症所見を観察するには、小さな血管の遅い血流を表示可能なPDモードが有用である。流速レンジの設定で表示が変わるため、評価には注意が必要である。最近の超音波機には、B-モードとPDモードを同時に表示する機能があるため、解剖学的構造と炎症の程度を同時に把握することが可能である(図V-6)。

## 2 超音波所見

変形性関節症で認められる超音波所見は、骨棘などの骨病変に加え、関節軟骨の摩耗、関節水症、滑膜肥厚とその炎症所見がある。正常関節軟骨は帯状の低エコーとして描出されるが、変形性関節症では関節軟骨の厚みの減少ないし消失や、軟骨表面の不鮮明が認められる。関節液は無エコー域として描出される(図V-7)。信号値が近いため両者の鑑別が困難なことがあるが、軟骨と関

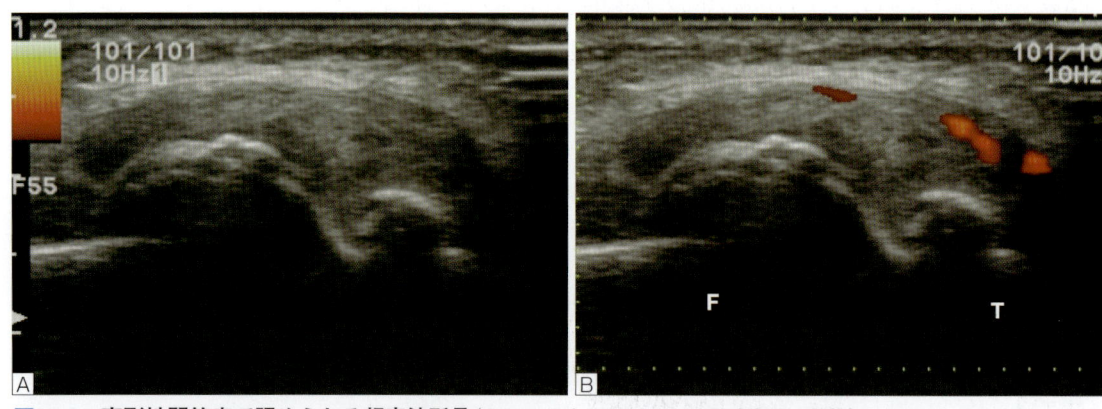

**図V-6 変形性関節症で認められる超音波所見**(B-モードとPDモードの同時表示、骨棘)
膝関節内側・縦断像(A:B-モード、B:PDモード)、**F**:大腿骨、**T**:脛骨
骨棘周囲に滑膜肥厚を認め、点状のPDシグナルを認める。

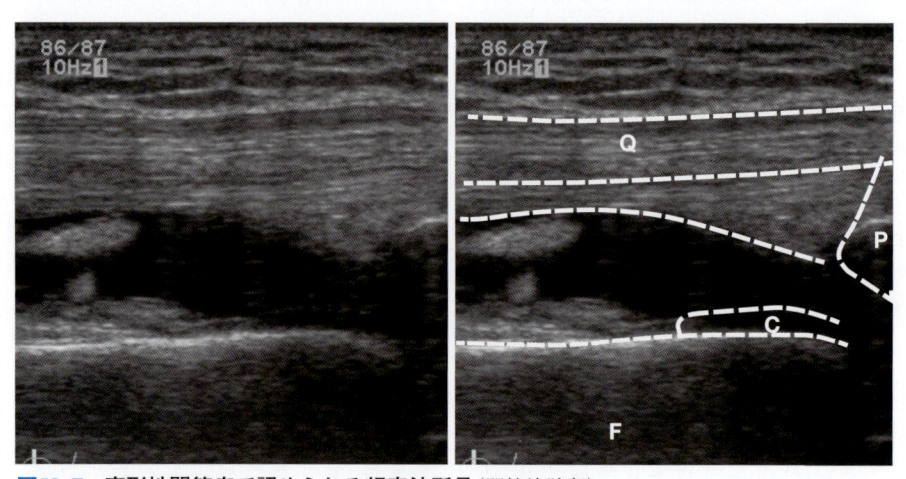

**図V-7 変形性関節症で認められる超音波所見**(関節液貯留)
膝蓋上窩・縦断像、**Q**:大腿四頭筋、**P**:膝蓋骨、**F**:大腿骨、**C**:関節軟骨
無信号の関節液が認められる。

節液の境界が認められないときもレンジを変えることでわずかな信号差として両者を鑑別することができる。滑膜の肥厚・増殖がある場合は低エコー域として描出される。PDモードで滑膜領域の血流シグナルを調べることで炎症の程度を評価することが可能である。

これらの超音波画像所見は、変形性関節症患者に多く認められる所見ではあるが、症状とどの程度相関するかは所見・部位ごとに異なり、まだ定説がないため注意が必要である。de Miguel Mendietaら[2]は、変形性膝関節症を疼痛あり・なし群に分けたところ、超音波検査での関節液貯留が疼痛群で有意に多かったと報告している。またKeenら[3]は、変形性指関節症患者ではB-モード画像所見（骨棘、滑膜肥厚）とPDモード画像所見（滑膜炎）を認めたが、症状の程度とは相関しなかったと報告している。

他の画像検査と比べると超音波検査は、骨棘の検出についてはX線に勝り、軟骨変化の検出はMRIと同程度と報告されているが、角度によっては見えない部位があることを常に考慮すべきである。Keenら[4]は、超音波検査は骨棘の検出においてX線より有用であると報告している。Ostergaardら[5]は超音波検査での関節軟骨の厚みとMRI画像での関節軟骨の厚みに相関があったと報告している。Tarhanら[6]は変形性関節症患者58名において、MRIで認められた軟骨変化の多くが超音波検査でも認められたと報告している。

## 3 関節の観察方法

関節の観察方法は日本リウマチ学会が策定した「リウマチ診療のための関節エコー撮像法ガイドライン」[7]が参考になる。観察肢位と観察手順が明示されており、各部位における正常画像と病的画像もある。膝関節を例にとると、仰臥位で膝関節を約30°屈曲した状態で、膝蓋上部、および関節内側と外側を観察し、腹臥位で膝関節を伸展して膝窩の観察を行う。より広い領域の関節軟骨の評価を行うには、関節を可動させることが重要である。膝関節では深屈曲で膝蓋上窩の縦断像、横断像を観察することで広い範囲の軟骨を観察することが可能である。

## 4 超音波評価

臨床評価に用いるにはスコアリングが必要であるが、疾患特異的で定量可能な評価項目が少なかった。当初は特定組織の厚さや最大径を計測したものであったが、再現性に問題があるため、半定量的なスコアリングが提案されている。関節リウマチの臨床評価組織であるOMERACT（Outcome Measures in Rheumatoid Arthritis Clinical Trials）[8]は関節リウマチの超音波評価法として4段階の評価法を提案している。単純な評価法ではあるが、定義が比較的明確であるため利用しやすい。これらの評価法を用いた関節注射の臨床研究報告が多くなされている。

Acebesら[9]は膝のBaker嚢腫に対してステロイドを投与したところ、超音波検査所見と臨床所見の改善は相関していたと報告している。逆に、Robinsonら[10]は、変形性股関節症患者120名を2群に分けてステロイド40 mgと80 mgを投与したところ、症状改善に差を認めたがB-モード画像所見（関節液貯留、関節包の肥厚）に差は認めなかったと報告している。また、Keenら[11]は、小関節用の超高周波数プローブを用いて変形性指関節症の滑膜炎に対するステロイド関節注射の効果判定をしたところ、症状の改善とPD所見との相関は認めなかったと報告している。

### おわりに

超音波画像技術の進歩により関節用の高周波プローブが開発され良好な関節画像を得ることができるようになり、関節用超音波機が市販されるようになった。変形性関節症特異的な所見はないが、診断の補助として有用である。関節リウマチ領域では超音波による滑膜炎評価が一般的になり

つつあるが，今後は変形性関節症領域においてもその利用が広まる可能性がある。

文献

1) 伊東正安, 望月 剛：超音波診断装置. コロナ社, 2002
2) de Miguel Mendieta E, Cobo Ibáñez T, Usón Jaeger J, et al：Clinical and ultrasonographic findings related to knee pain in osteoarthritis. Osteoarthritis Cartilage 14：540-544, 2006
3) Keen HI, Wakefield RJ, Grainger AJ, et al：An ultrasonographic study of osteoarthritis of the hand：synovitis and its relationship to structural pathology and symptoms. Arthritis Rheum 59：1756-1763, 2008
4) Keen HI, Wakefield RJ, Grainger AJ, et al：Can ultrasonography improve on radiographic assessment in osteoarthritis of the hands? A comparison between radiographic and ultrasonographic detected pathology. Ann Rheum Dis 67：1116-1120, 2008
5) Ostergaard M, Court-Payen M, Gideon P, et al：Ultrasonography in arthritis of the knee. A comparison with MR imaging. Acta Radiol 36：19-26, 1995
6) Tarhan S, Unlu Z：Magnetic resonance imaging and ultrasonographic evaluation of the patients with knee osteoarthritis：a comparative study. Clin Rheumatol 22：181-188, 2003
7) 日本リウマチ学会関節リウマチ超音波標準化委員会（編）：リウマチ診療のための関節エコー撮像法ガイドライン. 羊土社, 2011
8) Wakefield RJ, Balint PV, Szkudlarek M, et al：Musculoskeletal ultrasound including definitions for ultrasonographic pathology. J Rheumatol 32：2485-2487, 2005
9) Acebes JC, Sanchez-Pernaute O, Diaz-Oca A, et al：Ultrasonographic assessment of Baker's cysts after intra-articular corticosteroid injection in knee osteoarthritis. J Clin Ultrasound 34：113-117, 2006
10) Robinson P, Keenan AM, Conaghan PG：Clinical effectiveness and dose response of image-guided intra-articular corticosteroid injection for hip osteoarthritis. Rheumatology 46：285-291, 2007
11) Keen HI, Wakefield RJ, Hensor EM, et al：Response of symptoms and synovitis to intra-muscular methylprednisolone in osteoarthritis of the hand：an ultrasonographic study. Rheumatology 49：1093-1100, 2010

〈中原龍一, 西田圭一郎〉

# C 関節マーカー

変形性関節症(OA)では通常血液・生化学的検査値は正常である。診断は多くの場合，単純X線に頼ることになるが，早期では変化が現れにくいし，関節軟骨の早期変化はとらえられない。MRIを用いたT2 mappingやdGEMRIC(本章「A．画像診断」30頁参照)は軟骨の早期変化をとらえるのに有用であるが，診断機器へのアクセスや費用の面で問題がある。診断および薬物療法やリハビリテーションなどの治療評価，予後判定などの病態把握のためには血液，尿中，関節液中で測定可能なバイオマーカーが有用である。関節マーカーには軟骨基質の分解，破壊のマーカー，軟骨基質合成のマーカー，主に滑膜炎をみるマーカーが報告されている(表V-2)[1]。

## 1 軟骨破壊の関節マーカー

### a アグリカン成分

以前から，軟骨破壊の指標として，プロテオグリカンの断片であるコンドロイチン硫酸やケラタン硫酸などが関節マーカーとして考えられてきた。関節液中のコンドロイチン6硫酸(C6S)やケラタン硫酸濃度はOAの進行に伴って低下する。一方で，コンドロイチン4硫酸(C4S)は変性軟骨や滑膜に多く，OAの進行に伴ってC6S/C4S比は低下する[2]。

### b Ⅱ型コラーゲンC末端架橋テロペプチド(CTX-Ⅱ)

Ⅱ型コラーゲンC末端架橋テロペプチド(C-telopeptide of type Ⅱ collagen；CTX-Ⅱ)は，軟骨基質中でマトリックスメタロプロテアーゼ(MMP)-1やMMP-13などコラゲナーゼによって

表V-2 関節マーカー

| 軟骨マーカー |
|---|
| ①軟骨の分解・破壊のマーカー |
| ・アグリカン成分(ケラタン硫酸，コンドロイチン6硫酸) |
| ・Ⅱ型コラーゲン成分 |
| ・Ⅱ型コラーゲンC末端架橋テロペプチド(CTX-Ⅱ) |
| ・Ⅱ型コラーゲンコラゲナーゼネオエピトープ(C2C，C12C) |
| ・非コラーゲン蛋白 |
| ・軟骨オリゴーマトリックス蛋白(COMP) |
| ②軟骨の合成マーカー |
| ・Ⅱ型コラーゲン成分 |
| ・Ⅱ型コラーゲンN末端，C末端プロペプチド(PⅡCP，PⅡANP，PⅡBNP) |
| ・非コラーゲン性蛋白 |
| ・ヒト軟骨グリコプロテイン(YKL-40) |
| ・cartilage-derived retinoic acid-sensitive protein (CD-RAP) |
| 滑膜炎マーカー |
| ①Ⅲ型コラーゲン成分 |
| ・Ⅲ型コラーゲンプロペプチド(PⅢNP) |
| ②非コラーゲン性蛋白(ヒアルロン酸，YKL-40) |
| ③プロテアーゼ，炎症性サイトカイン(MMP-1, 2, 3, 9, TIMPs, IL-1, IL-6, TNFα) |

(森田充浩，山田治基，伊達秀樹：軟骨代謝マーカー．関節外科 29：995-999, 2010より一部改変)

分解を受けたⅡ型コラーゲンの分解産物が，生体内でさらに低分子化されて生じる。尿中CTX-Ⅱは，関節痛に加え，関節隙狭小化および軟骨下骨硬化や骨棘形成と関連する可能性がある[3,4]。さらに尿中CTX-Ⅱ高値は膝および股関節OAの進行と関連する[5]。実験動物レベルでは血清中CTX-Ⅱ濃度は軟骨破壊の程度と相関することが報告されており[6,7]，ヒトにおいてもKellgren-Lawrence(KL)分類でみた膝OAの病期と正の相関を示す[1]。また，尿中CTX-Ⅱが高値かつ軟骨の合成マーカーである血清中のN-propeptide of type ⅡA procollagen (PⅡANP)が低値の膝OA患者では，8倍の速さで破壊が急速に進行する[8]。

### c 軟骨オリゴーマトリックス蛋白（COMP）

COMP（cartilage oligomeric matrix protein）はthrombospondin gene family に属する分子量524 kDa の五量体蛋白である。CTX-Ⅱと比べて，性差や骨代謝の影響を受けない利点がある一方，軟骨特異性は低く，関節軟骨，腱，靱帯，滑膜に存在する。軟骨基質中ではⅡ型コラーゲンと結合し，コラーゲンネットワークを安定化する機能を有する。軟骨損傷に伴って，コラーゲンよりも先に分解されて関節液内に流出し，血中へ移行する。関節液中や血中の COMP 濃度を測定することで，軟骨破壊を早期に知ることができる。Johnston County Osteoarthritis Project の登録者3,189 例から，無作為に抽出した白人 145 例について検討した結果では，X 線像上関節症性変化のない者でも，股関節症状があると血清 COMP 値が高かったことが示されている[9]。また，関節液中の COMP 濃度は関節液中のケラタン硫酸濃度と有意に相関する[10]。さらに，血中 COMP はKL 分類でみた膝 OA の病期と正の相関を示すこと[1]，股関節症患者において血清 COMP 濃度は，関節裂隙幅および関節裂隙の狭小化速度と相関していたこと[11]が報告されている。

## 2 軟骨合成の関節マーカー

### a コンドロカルシン（Ⅱ型コラーゲンC末端プロペプチド，PⅡPC，pCOLⅡ-C）

コンドロカルシンは軟骨細胞によって合成されたⅡ型プロコラーゲン分子が細胞外で切断されたC末端であり，その関節液中濃度は，Ⅱ型プロコラーゲンからコラーゲンへの変換量を反映し，コラーゲン合成の指標となる。また，OA 軟骨においてはクラスターを形成する軟骨細胞や骨軟骨棘の軟骨細胞など基質代謝が盛んな軟骨細胞周囲に多く認められ，関節液中の PⅡPC 濃度は膝 OA のKL 分類，BMI（body mass index）と相関する[12]。

## 3 その他の関節マーカー

### a ヒト軟骨グリコプロテイン（cartilage glycoprotein 39, YKL-40）

細菌などのキチン分解酵素に似た構造を部分的に持つ分子量 39 kDa の可溶性蛋白で，主として関節軟骨や肝臓で発現・分泌される。軟骨では表層および中間層の軟骨細胞によって産生され，滑膜中では線維芽細胞やマクロファージに局在することが報告されているが[13]，その機能はまだよくわかっていない。血清中および関節液中の YKL-40 濃度は疾患の重症度に相関する[14]。また，股関節症の患者で増加しており，YKL-40 と C 反応性蛋白（C-reactive protein；CRP）とが正の相関を示していたとの報告がある[15]。

### b MMP, TIMP

マトリックスメタロプロテアーゼ（matrix metalloproteinase；MMP）はアグリカンやⅡ型コラーゲンの分解を担っており，炎症性滑膜で産生されるほか，軟骨細胞自身によっても産生される。組織性メタロプロテアーゼ阻害因子（tissue inhibitor of metalloproteinase；TIMP）は内因性のMMP 阻害因子であり，MMP と複合体を形成することにより MMP 活性を抑制する。Masuhara らは，年齢性別をマッチさせた急速破壊型股関節症（rapidly destructive coxopathy；RDC）群 16 例と，通常の股関節症群 20 例を用いて，人工関節置換術時に血中 MMP と TIMP を検討した。その結果，RDC 群では正常群，股関節症群に比べて MMP-3 と MMP-9 濃度は，有意に高かったことから，高齢の女性の片側性の OA で，激しい疼痛と可動域制限がある場合に，MMP-3と MMP-9 が高値であることは RDC の早期の補助診断として有用であるとしている[16]。Chevalier らは，米国リウマチ学会（ACR）基準を満たしKL 分類で grade 2 または 3 の股関節症患者 29 例について評価した。その結果，血清 TIMP-1 濃

度は対照群と比べて差がなく,追跡時の平均および最小関節裂隙幅とも関連がなかった.一方,エントリー時の血清TIMP-1濃度は関節裂隙の狭小化速度と相関があり,関節裂隙の狭小化速度が遅い群(0.6 mm/年未満)は,速い群(0.6 mm/年以上)と比べて有意に高値を示したことから,血清TIMP-1濃度は,OAの病勢の予後予測に有効である可能性があるとしている[17]。

文献

1) 森田充浩,山田治基,伊達秀樹:軟骨代謝マーカー.関節外科 29:995-999, 2010
2) Yamada H, Miyauchi S, Hotta H, et al:Levels of chondroitin sulfate isomers in synovial fluid of patients with hip osteoarthritis. J Orthop Sci 4:250-254, 1999
3) Garnero P, Mazieres B, Gueguen A, et al:Cross-sectional association of 10 molecular markers of bone, cartilage, and synovium with disease activity and radiological joint damage in patients with hip osteoarthritis: the ECHODIAH cohort. J Rheumatol 32:697-703, 2005
4) Jordan KM, Syddall HE, Garnero P, et al:Urinary CTX-II and glucosyl-galactosyl-pyridinoline are associated with the presence and severity of radiographic knee osteoarthritis in men. Ann Rheum Dis 65:871-877, 2006
5) Reijman M, Hazes JM, Bierma-Zeinstra SM, et al:A new marker for osteoarthritis: cross-sectional and longitudinal approach. Arthritis Rheum 50:2471-2478, 2004
6) Duclos ME, Roualdes O, Cararo R, et al:Significance of the serum CTX-II level in an osteoarthritis animal model: a 5-month longitudinal study. Osteoarthritis Cartilage 18:1467-1476, 2010
7) Mazieres B, Garnero P, Gueguen A, et al:Molecular markers of cartilage breakdown and synovitis at baseline as predictors of structural progression of hip osteoarthritis. The ECHODIAH Cohort. Ann Rheum Dis 65:354-359, 2006
8) Garnero P, Ayral X, Rousseau JC, et al:Uncoupling of type II collagen synthesis and degradation predicts progression of joint damage in patients with knee osteoarthritis. Arthritis Rheum 46:2613-2624, 2002
9) Dragomir AD, Kraus VB, Renner JB, et al:Serum cartilage oligomeric matrix protein and clinical signs and symptoms of potential pre-radiographic hip and knee pathology. Osteoarthritis Cartilage 10:687-691, 2002
10) Kato S, Yamada H, Terada N, et al:Joint biomarkers in idiopathic femoral head osteonecrosis: comparison with hip osteoarthritis. J Rheumatol 32:1518-1523, 2005
11) Conrozier T, Saxne T, Fan CS, et al:Serum concentrations of cartilage oligomeric matrix protein and bone sialoprotein in hip osteoarthritis: a one year prospective study. Ann Rheum Dis 57:527-532, 1998
12) Kobayashi T, Yoshihara Y, Samura A, et al:Synovial fluid concentrations of the C-propeptide of type II collagen correlate with body mass index in primary knee osteoarthritis. Ann Rheum Dis 56:500-503, 1997
13) Kawasaki M, Hasegawa Y, Kondo S, et al:Concentration and localization of YKL-40 in hip joint diseases. J Rheumatol 28:341-345, 2001
14) Huang K, Wu LD:YKL-40:A potential biomarker for osteoarthritis. J Int Med Res 37:18-24, 2009
15) Conrozier T, Carlier MC, Mathieu P, et al:Serum levels of YKL-40 and C reactive protein in patients with hip osteoarthritis and healthy subjects: a cross sectional study. Ann Rheum Dis 59:828-831, 2000
16) Masuhara K, Nakai T, Yamaguchi K, et al:Significant increases in serum and plasma concentrations of matrix metalloproteinases 3 and 9 in patients with rapidly destructive osteoarthritis of the hip. Arthritis Rheum 46:2625-2631, 2002
17) Chevalier X, Conrozier T, Gehrmann M, et al:Tissue inhibitor of metalloprotease-1 (TIMP-1) serum level may predict progression of hip osteoarthritis. Osteoarthritis Cartilage 9:300-307, 2001

〈西田圭一郎〉

# D 臨床評価法

変形性関節症における病態の程度および治療効果を判定するうえで，病期分類や臨床評価などの尺度が必要となる．最近では，治療効果の有効性確認において，統計学的に検証された構成概念の評価尺度を用いることが必須となっている．本項では，変形性関節症の臨床評価法について概説する．

## 1 QOL・関節機能評価（表V-3）

臨床評価法には，MOS 36-item Short Form Health Survey（SF-36®），Western Ontario and McMaster Universities Osteoarthritis Index（WOMAC®），Lequesne Index など患者自身が病態を自己評価する方法と，日本整形外科学会の治療成績判定基準・機能判定基準，Hospital for Special Surgery（HSS）Score，Knee Society Score，Harris Hip Score など医療者側で項目別に採点する評価法が存在する．また，生活の質（quality of life；QOL）を自己評価により判定する健康関連 QOL 尺度は，全身の健康状態を評価する SF-36®，EuroQol-5D などの包括的尺度と，WOMAC®，Lequesne Index などの疾患特異的尺度に分けられる．

### a MOS 36-item Short Form Health Survey（SF-36®）

SF-36® は健康状態に関連した主観的な QOL を評価する包括的尺度で，36項目の設問から構成される[1]．現在，わが国では SF-36v2™ 日本

表V-3 変形性関節症の臨床評価法

| QOL・関節機能評価 | | | |
|---|---|---|---|
| 患者立脚型 | | | 治療者立脚型 |
| 包括的尺度 | 疾患特異的尺度 | | |
| SF-36®<br>SF-36v2™<br>SF-36v1.2™<br>EuroQol-5D | 股 | WOMAC®<br>Lequesne Index | Harris Hip Score<br>股関節機能判定基準 |
| | 膝 | WOMAC®<br>Lequesne Index<br>JKOM<br>KOS | HSS Score<br>Knee Society Score<br>OA 膝治療成績判定基準 |
| | 足 | | AOFAS Ankle-Hindfoot Scale<br>足部疾患治療成績判定基準 |
| | 上肢 | DASH(-JSSH)<br>Shoulder 36(V1.3)<br>PRWE(-J) | 肩関節疾患治療成績判定基準<br>肘機能評価法<br>手関節障害の機能評価基準（日手会） |
| | 脊椎 | RDQ(Jpn. ver.)<br>ODI<br>JOABPEQ<br>JOACMEQ | 腰痛疾患治療成績判定基準<br>頚髄症治療成績判定基準 |

（判定基準は日本整形外科学会制定）

語版が使用されており，身体機能・日常役割機能（身体）・体の痛み・全体的健康感・活力・社会生活機能・日常役割機能（精神）・心の健康の8つの下位尺度から国民標準値に基づいた国際的標準得点として表す[2, 3]。このSF-36®を評価法として用いることで，異なる疾患もしくはさまざまな要因が関与する変形性関節症においてもQOLを比較検討することが可能となる。これまでに，変形性股関節症・変形性膝関節症における健康関連QOLの包括的尺度としてSF-36®が最も有用であることが確認されており，さまざまな治療の効果判定・術後成績評価に利用されている（http://www.i-hope.jp/activities/qol/list/sf-36.html）。

その他の包括的尺度としてEuroQol-5Dが挙げられ，変形性膝関節症患者においてSF-36®およびWOMAC®と高い相関をもつことが確認されている[4]。

## b Western Ontario and McMaster Universities Osteoarthritis Index（WOMAC®）

WOMAC®は，変形性股関節症もしくは変形性膝関節症の患者がQOLを自己評価するための疾患特異的な尺度である[5]。股関節もしくは膝関節の疼痛や日常生活動作における困難度に対する患者の主観的評価を点数化したもので，疼痛5項目，こわばり2項目，身体機能17項目の計24項目に，それぞれ0～4点（悪いほど点数が高い）の5段階評価で回答する。

WOMAC®は変形性股関節症の臨床評価においてLequesne Indexより優れていると報告されており，変形性膝関節症においてもさまざまな治療成績の評価に利用されている。ただし，患者主導型アンケート形式をとるWOMAC®の日本語への翻訳においては，言語・文化・臨床的背景などの問題を克服し，互いに比較可能であるものを作成しなければならない。現段階では，人工膝関節置換術後の成績評価のためにWOMAC® version LK3.0に基づいて開発された日本版（疼痛5項目，膝関節機能17項目）の比較検討がなされ，その妥当性が確認されている[6]（表V-4）[7]。

## c Lequesne Index

Lequesne Indexは，変形性股関節症・変形性膝関節症における患者立脚型の健康関連QOL尺度である[8]。これまでに，変形性関節症に対するNSAIDsや関節内ヒアルロン酸注入療法などの疼痛抑制効果の判定に利用され，その信頼性も高い[9, 10]。また，WOMAC®ともよく相関することが確認されている[5]。疼痛5項目（0～8点），歩行可能距離1項目（0～8点），日常生活動作4項目（0～8点）に分けられ，その合計点数に応じて不自由度を5段階に分類している（病態が深刻になるほど点数が高い）。

## d 日本版変形性膝関節症患者機能評価表（JKOM）

Japanese Knee Osteoarthritis Measure（JKOM）は日本の生活環境・文化を考慮し，かつ国際的な比較が可能であるように開発された変形性膝関節症患者に対する疾患特異的・患者立脚型QOL評価尺度である（表V-5）[11, 12]。SF-36®とWOMAC®を参考に，日本の生活環境において変形性膝関節症患者が経験している痛みやこわばり，日常生活の状態，ふだんの活動，健康状態の項目を5段階（1～5点）で評価し，痛みの程度を表す視覚評価法（Visual Analogue Scale；VAS）を加えた自己記入式の健康関連QOL尺度である（重症であるほど点数が高い）。JKOMを用いて変形性膝関節症患者を対象にSF-36®とWOMAC®との並行調査を行ったところ，対応分野間で高い相関を示した[11]。このことから，JKOMは信頼性・妥当性が統計学的に検証された，日本人に適した患者立脚型の変形性膝関節症患者機能評価尺度であると考えられる。

変形性膝関節症患者の主観的QOL評価尺度として，その他にKnee Outcome Survey（KOS）が挙げられる[13]。KOSは，日常生活動作スケール（Activities of Daily Living Scale；KOS-ADLS）とスポーツ活動スケール（Sports Activity Scale；KOS-SAS）から構成される質問項目と，膝の全

表V-4 WOMAC®と機能的に等価な膝関節置換患者QOL評価尺度(準WOMAC®)

**過去2週間の疼痛評価(左右それぞれの膝)**
 1. 平地を歩くときにどの程度の痛みを覚えましたか？
 2. 階段を昇り降りするときにどの程度の痛みを覚えましたか？
 3. 夜，床についているときにどの程度の痛みを覚えましたか？
 4. 椅子に坐ったり床に横になっているときにどの程度の痛みを覚えましたか？
 5. まっすぐ立っているときにどの程度の痛みを覚えましたか？

**過去2週間の機能評価(膝の症状のために，どの程度むずかしかったか)**
 1. 階段を降りる
 2. 階段を昇る
 3. 椅子から立ち上がる
 4. 立っている
 5. 床に向かって体をかがめる
 6. 平地を歩く
 7. 乗用車に乗り降りする
 8. 買い物に出かける
 9. 靴下をはく
 10. 寝床から起き上がる
 11. 靴下を脱ぐ
 12. 寝床に横になる
 13. 浴槽に出入りする
 14. 椅子に坐っている
 15. 洋式トイレで用をたす
 16. 重いものを片づける
 17. 炊事・洗濯など家事をする

〔羽生忠正：変形性関節症の健康関連QOL. 整形外科 54(8)：968-969, 2003 より許諾を得て抜粋改変し転載〕

体的な機能を採点するGlobal Rating Scale，および活動レベルの評価が付加されている。また，KOSはSF-36®とも相関が高く，全体的な膝機能を反映する評価法として有用である。

### e American Orthopaedic Foot and Ankle Society (AOFAS) Ankle-Hindfoot Scale

現在のところ，足関節および足部の変形性関節症に対する患者立脚型の疾患特異的評価尺度は一般的に利用されていない。臨床評価法としては，治療者立脚型のAmerican Orthopaedic Foot and Ankle Society (AOFAS) Ankle-Hindfoot Scaleが利用される。疼痛40点，歩行能力・不安定性を含めた足部機能50点，アライメント10点の計100点で，足関節および足部の機能とQOLを評価する[14]。

### f Disabilities of the Arm, Shoulder and Hand (DASH)

DASHは，上肢の変形性関節症に対する疾患特異的・患者立脚型QOL評価尺度である。日本手の外科学会(日手会)機能評価委員会が日本の生活様式を反映させて作成したDASH-JSSH(Japanese Society for Surgery of the Hand)も利用可能である[15]。DASH-JSSHは，機能障害/症状に関する30項目の質問(表V-6)と，選択項目としてスポーツ/芸術活動および仕事(家事を含む)における能力低下を評価するそれぞれ4項目の質問から構成される。各項目5段階評価(1～5点)で点数が加算され，計算される。点数が高いほど上肢におけるQOL低下が著しいことを示す。DASH-JSSHにおける機能障害/症状スコアと仕事におけるスコアは，ともにSF-36v1.2™の下位尺度〔身体機能・日常役割機能(身体)・体の

### 表V-5 膝の状態についての質問表（JKOM）

**I 膝の痛みの程度**

次の線は痛みの程度をおたずねするものです。左の端を「痛みなし」，右の端をこれまでに経験した「最も激しい痛み」としたときに，この数日間のあなたの痛みの程度はどのあたりでしょうか。
　線の上でこのあたりと思われるところに。×印をつけてください。

　　痛みなし　　　　　　　　　　　　　　　　　これまでに経験した
　　　　　　　　　　　　　　　　　　　　　　　最も激しい痛み

**II 膝の痛みやこわばり**
1. この数日間，朝，起きて動き出すとき膝がこわばりますか。
2. この数日間，朝，起きて動き出すとき膝が痛みますか。
3. この数日間，夜間，睡眠中に膝が痛くて目がさめることがありますか。
4. この数日間，平らなところを歩くとき膝が痛みますか。
5. この数日間，階段を昇るときに膝が痛みますか。
6. この数日間，階段を降るときに膝が痛みますか。
7. この数日間，しゃがみこみや立ち上がりのとき膝が痛みますか。
8. この数日間，ずっと立っているとき膝が痛みますか。

**III 日常生活の状態**
9. この数日間，階段の昇り降りはどの程度困難ですか。
10. この数日間，しゃがみこみや立ち上がりはどの程度困難ですか。
11. この数日間，洋式トイレからの立ち上がりはどの程度困難ですか。
12. この数日間，ズボン，スカート，パンツなどの着替えはどの程度困難ですか。
13. この数日間，靴下をはいたり脱いだりすることはどの程度困難ですか。
14. この数日間，平らなところを休まずにどれくらい歩けますか。
15. この数日間，杖を使っていますか。
16. この数日間，日用品などの買い物はどの程度困難ですか。
17. この数日間，簡単な家事（食卓の後かたづけや部屋の整理など）はどの程度困難ですか。
18. この数日間，負担のかかる家事（掃除機の使用，布団の上げ下ろしなど）はどの程度困難ですか。

**IV ふだんの活動など**
19. この1か月，催し物やデパートなどへ行きましたか。
20. この1か月，膝の痛みのため，ふだんしていること（おけいこごと，お友達とのつきあいなど）が困難でしたか。
21. この1か月，膝の痛みのため，ふだんしていること（おけいこごと，お友達とのつきあいなど）を制限しましたか。
22. この1か月，膝の痛みのため，近所への外出をあきらめたことがありますか。
23. この1か月，膝の痛みのため，遠くへの外出をあきらめたことがありますか。

**V 健康状態について**
24. この1か月，ご自分の健康状態は人並みによいと思いますか。
25. この1か月，膝の状態はあなたの健康状態に悪く影響していると思いますか。

（赤居正美，岩谷　力，黒澤　尚，他：運動器疾患に対する運動療法の効果に関する実証研究―無作為化比較試験による変形性膝関節症に対する運動療法の効果．日整会誌 80：307-315, 2006 より）

痛み」と高い相関を認めることが確認されており，日本人に適した上肢QOL評価尺度として有用である[15]。

肩関節疾患特異的な評価尺度として，日本整形外科学会・日本肩関節学会が作成した患者立脚肩関節評価法 Shoulder 36（V1.3）がある。36項目の質問は，疼痛・可動域・筋力・健康感・日常生活機能・スポーツ能力の6つの領域から構成され，5段階評価（0〜4点）で回答し，それぞれの領域の重症度得点の平均値を計算する。点数が高いほどQOLが維持されていることを示すが，各領域の平均値を合計することはせず，領域ごとに比較検

表V-6 DASH-JSSH

**機能障害/症状**
1. きつめのまたは新しいビンのフタを開ける
2. 書く
3. カギを回す
4. 食事の支度をする
5. 重いドアを開ける
6. 頭上の棚に物を置く
7. 重労働の家事をする(壁ふきや床掃除など)
8. 庭仕事をする
9. ベッドメーキングまたは布団を敷く
10. 買い物バックや書類かばんを持ち運ぶ
11. 重い物を運ぶ(5 kg以上)
12. 頭上の電球を交換する
13. 洗髪やヘアードライヤーを使用する
14. 背中を洗う
15. 頭からかぶるセーターを着る
16. 食事でナイフを使う
17. 軽いレクリェーションをする(例:トランプ,編み物,碁,将棋など)
18. 肩,腕や手に筋力を必要とするか,それらに衝撃のかかるレクリェーション活動をする
    (ゴルフ・テニス・キャッチボールをする,ハンマーを使うなど)
19. 腕を自由に動かすレクリェーション活動をする(フリスビー,バドミントンなど)
20. 交通機関の利用が自由にできる(移動の際に)
21. 性生活をする
    (1:全く困難なし 2:やや困難 3:中等度困難 4:かなり困難 5:できなかった)
22. 腕・肩・手の障害が,家族,友人,隣人,あるいは仲間との正常な社会生活をどの程度妨げましたか
    (1:まったくなかった 2:ややあった 3:中等度あった 4:かなりあった 5:極度にあった)
23. 腕・肩・手の障害によって先週の仕事・日常生活に制限がありましたか
    (1:制限なし 2:やや制限 3:中等度制限 4:かなり制限 5:極度に制限)
24. 腕・肩・手に痛みがある
25. 特定の運動をしたときに腕・肩・手に痛みがある
26. 腕・肩・手がチクチク痛む(ピンや針を刺したような痛み)
27. 腕・肩・手に力がはいらない
28. 腕・肩・手にこわばり感がある
29. 腕・肩・手の痛みによって眠れないときがありましたか
    (1:まったくなかった 2:ややあった 3:中等度あった 4:かなりあった 5:極度にあった)
30. 腕・肩・手の障害のために,自分の能力に自信がないとか,使いづらいと思っていますか
    (1:まったく思わない 2:あまり思わない 3:何とも言えない 4:そう思う 5:非常に思う)

(日本手外科学会:THE DASH — The JSSH Version. 2006 より)

討する。

また,手関節部の疾患に特異的な患者立脚型QOL評価尺度として,Patient-Rated Wrist Evaluation(PRWE)が存在する[16]。主に,橈骨遠位端骨折の成績評価に用いられてきたが,遠位橈尺関節や舟状骨偽関節のQOL評価にも利用されている。日本版PRWE(PRWE-J)も作成され,DASH-JSSHとの相関も高いことが報告されている[17]。

## g Roland-Morris Disability Questionnaire (RDQ)

腰痛に対する患者立脚型QOL評価法として,Roland-Morris Disability Questionnaire (RDQ)[18],Oswestry Disability Index(ODI)[19]が代表的である。RDQは,腰痛患者の日常生活や動作の障害,および健康状態を評価するための質問(24項目)から構成され,2段階評価(0,1点)

の合計点数からQOLを判定する[18]。日本版のRDQ（Japanese version）も開発されており，腰痛患者においてSF-36v1.2™と高い相関を認めている[20]。ODIは，腰痛疾患特異的なQOL評価法で，10項目（0〜5点）の質問で構成される[19]。また，日本整形外科学会が作成した患者立脚型の腰痛評価質問票（JOA Back Pain Evaluation Questionnaire；JOABPEQ），および頚部脊髄症評価質問票（JOA Cervical Myelopathy Evaluation Questionnaire；JOACMEQ）も脊椎疾患のQOL評価尺度として有用である[21-23]。

## h その他の治療者立脚型・疾患特異的QOL評価尺度

医療者側で項目別に採点する疾患特異的尺度として，わが国においては日本整形外科学会が作成した股関節機能判定基準，OA膝治療成績判定基準，足部疾患治療成績判定基準，肩関節疾患治療成績判定基準，肘機能評価法，腰痛疾患治療成績判定基準，頚髄症治療成績判定基準，および日本手の外科学会が作成した手関節障害の機能評価基準による評価が有用である。これら機能評価項目の詳細については，他書を参考にされたい[24]。

## 文献

1) Ware JE Jr, Sherbourne CD：The MOS 36-item short-form health survey (SF-36). I. Conceptual framework and item selection. Med Care 30：473-483, 1992
2) Fukuhara S, Bito S, Green J, et al：Translation, adaptation, and validation of the SF-36 Health Survey for use in Japan. J Clin Epidemiol 51：1037-1044, 1998
3) 福原俊一，鈴鴨よしみ：SF-36v2™日本語版マニュアル．認定NPO法人健康医療評価研究機構, 2009
4) Fransen M, Edmonds J：Reliability and validity of the EuroQol in patients with osteoarthritis of the knee. Rheumatology 38：807-813, 1999
5) Bellamy N, Buchanan WW, Goldsmith CH, et al：Validation study of WOMAC：a health status instrument for measuring clinically important patient relevant outcomes to antirheumatic drug therapy in patients with osteoarthritis of the hip or knee. J Rheumatol 15：1833-1840, 1988
6) Hashimoto H, Hanyu T, Sledge CB, et al：Validation of a Japanese patient-derived outcome scale for assessing total knee arthroplasty：comparison with Western Ontario and McMaster Universities osteoarthritis index (WOMAC). J Orthop Sci 8：288-293, 2003
7) 羽生忠正：変形性関節症の健康関連QOL. 整形外科 54(8)：968-969, 2003
8) Lequesne MG, Mery C, Samson M, et al：Indexes of severity for osteoarthritis of the hip and knee. Validation：value in comparison with other assessment tests. Scand J Rheumatol (Suppl 65)：85-89, 1987
9) Zhang W, Nuki G, Moskowitz RW, et al：OARSI recommendations for the management of hip and knee osteoarthritis：part III：Changes in evidence following systematic cumulative update of research published through January 2009. Osteoarthritis Cartilage 18：476-499, 2010
10) Lequesne MG：The algofunctional indices for hip and knee osteoarthritis. J Rheumatol 24：779-781, 1997
11) Akai M, Doi T, Fujino K, et al：An outcome measure for Japanese people with knee osteoarthritis. J Rheumatol 32：1524-1532, 2005
12) 赤居正美，岩谷　力，黒澤　尚，他：運動器疾患に対する運動療法の効果に関する実証研究—無作為化比較試験による変形性膝関節症に対する運動療法の効果. 日整会誌 80：307-315, 2006
13) Irrgang JJ, Snyder-Mackler L, Wainner RS, et al：Development of a patient-reported measure of function of the knee. J Bone Joint Surg 80-A：1132-1145, 1998
14) Kitaoka HB, Alexander IJ, Adelaar RS, et al：Clinical rating systems for the ankle-hindfoot, midfoot, hallux, and lesser toes. Foot Ankle Int 15：349-353, 1994
15) 日本手外科学会：THE DASH — The JSSH Version. 2006
16) MacDermid JC, Turgeon T, Richards RS, et al：Patient rating of wrist pain and disability：a reliable and valid measurement tool. J Orthop Trauma 12：577-586, 1998
17) Imaeda T, Uchiyama S, Wada T, et al：Reliability, validity, and responsiveness of the Japanese version of the Patient-Rated Wrist Evaluation. J Orthop Sci 15：509-517, 2010
18) Roland M, Morris R：A study of the natural history of back pain. Part I：development of a reliable and sensitive measure of disability in low-back pain. Spine 8：141-144, 1983
19) Fairbank JC, Couper J, Davies JB, et al：The Oswestry low back pain disability questionnaire. Physiotherapy 66：271-273, 1980
20) Suzukamo Y, Fukuhara S, Kikuchi S, et al：Validation of the Japanese version of the Roland-Morris Disability Questionnaire. J Orthop Sci 8：543-548, 2003
21) 日本整形外科学会診断・評価等基準委員会腰痛疾患お

よび頚部脊髄症小委員会：JOABPEQ/JOACMEQ 作成報告書. 日整会誌 82：62-86, 2008
22) Fukui M, Chiba K, Kawakami M, et al：JOA back pain evaluation questionnaire：initial report. J Orthop Sci 12：443-450, 2007
23) Fukui M, Chiba K, Kawakami M, et al：An outcome measure for patients with cervical myelopathy：Japanese Orthopaedic Association Cervical Myelopathy Evaluation Questionnaire（JOACMEQ）：Part 1. J Orthop Sci 12：227-240, 2007
24) 資料3 治療成績判定基準. 中村利孝, 松野丈夫, 井樋栄二, 他（編）：標準整形外科学, 第 11 版, pp823-832, 医学書院, 2011

（古松毅之）

# E 組織学的評価法

## 1 HHGS

軟骨破壊の組織学的評価としては Mankin らが報告した "Histologic Histochemical Grading System (HHGS)[1)]" がよく知られている(表V-7)。組織構築(0〜6)，軟骨細胞の状態(0〜3)，サフラニンO染色性(0〜4)，tidemark の不整(0〜1)のそれぞれで評価し，合計点で正常軟骨(Score 0)から重度の変性(Score 14)までを評価する(図V-8)。

## 2 OARSI

最近 OARSI (Osteoarthritis Research Society International)が新しい病理組織学的スコア(OARSI Osteoarthritis Cartilage Histopathology Assessment System)を発表した[2)]。OARSI score は Grade と Stage からなり，OA の程度と広がりを総合的にスコアリングする。Grade 分類は基本的に OA 所見の深さをみるもので，正常軟骨を Grade 0 とし(図V-9)，OA 軟骨を 6 段階で評価する。Grade 1〜4 は軟骨組織の構造，細胞状態，サフラニンO染色性を評価し，Grade 5, 6 は軟骨下骨の硬化や微小骨折，修復像などを評価する(表V-8)。同じ Grade 内でより進行したものは，0.5 を加えた subgrade で評価するオプションが追記されており(表V-9)，典型的組織像のテンプレートとともに報告されている(図V-10)。一方，Stage は Grade とは別に関節コンパートメントの一側における OA 病変の広がりを評価するもので，10％未満を Stage 1, 10〜25％未満を Stage 2, 25〜50％を Stage 3, 50％以上を Stage 4 とし，4 段階で評価する(表V-10)。総合的な OA スコアは例えば G1S4, G3S2 のように定性的に表記可能であるが，grade×stage の 0〜24 点(欠落点数あり)で半定量的に評価することを推奨している(表V-11)。この OARSI スコアは，診断，薬効評価，関節マーカーの評価，動物モデルの OA 評価[3)]への応用が可能である。

表V-7 Histologic Histochemical Grading System (HHGS)

| Category<br>Subcategory | Score |
|---|---|
| **Structure** | |
| Normal | 0 |
| Surface irregularities | 1 |
| Pannus and surface irregularities | 2 |
| Clefts to transitional zone | 3 |
| Clefts to radial zone | 4 |
| Clefts to calcified zone | 5 |
| Complete disorganization | 6 |
| **Cells** | |
| Normal | 0 |
| Diffuse hypercellularity | 1 |
| Cloning | 2 |
| Hypocellularity | 3 |
| **Proteoglycan staining (Safranin O)** | |
| Normal | 0 |
| Slight reduction | 1 |
| Moderate reduction | 2 |
| Severe reduction | 3 |
| No dye noted | 4 |
| **Tidemark integrity** | |
| Intact | 0 |
| Crossed by blood vessels | 1 |
| Total | 0〜14 |

(Mankin HJ, Dorfman H, Lippiello L, et al : Biochemical and metabolic abnormalities in articular cartilage from osteoarthritic human hips. II. Correlation of morphology with biochemical and metabolic data. J Bone Joint Surg 53-A : 523-537, 1971 より)

48　V．診断学

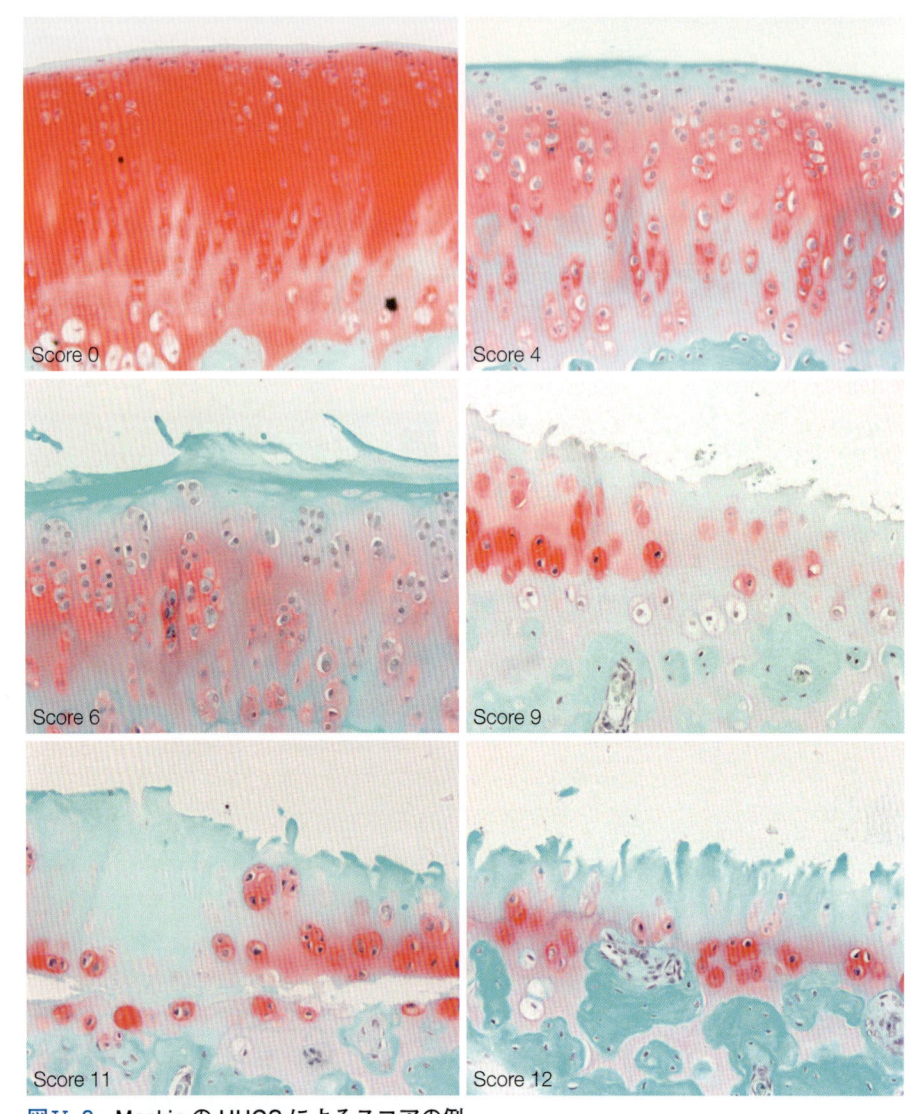

**図V-8　Mankin の HHGS によるスコアの例**
正常ラットの前十字靱帯切離，内側側副靱帯切離，内側半月板切除による実験的 OA を作成，パラフィン切片を作成し，サフラニン O-Fastgreen 染色を行った(original magnification：×50)。

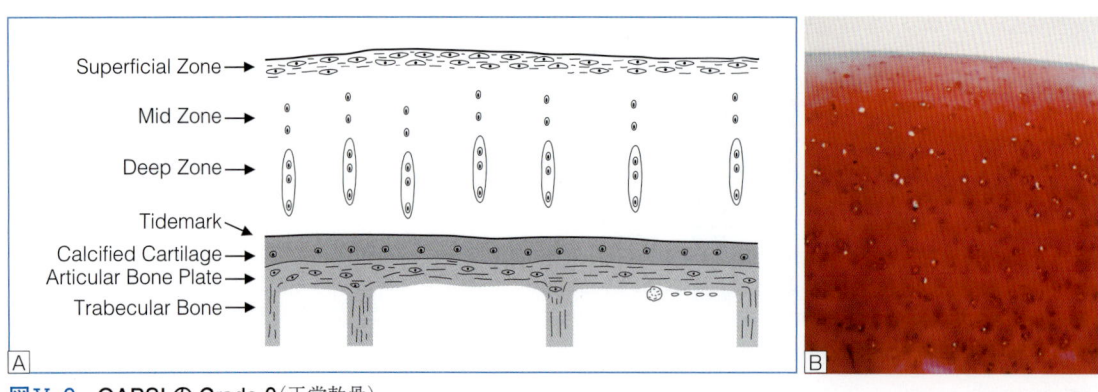

**図V-9　OARSI の Grade 0（正常軟骨）**

表V-8　OARSI の Grade 分類

| Grade | 基準（組織反応） |
|---|---|
| Grade 0<br>表層正常，<br>軟骨構造正常 | 軟骨基質：正常構築<br>細胞：正常，配列異常なし |
| Grade 1<br>表層正常 | 軟骨基質：表層は正常，浮腫 and/or 表層の粗糙化，部分的な表層基質の凝縮<br>細胞：細胞死，増殖（クラスター），肥大，表層の線維化のみにとどまらない反応 |
| Grade 2<br>表層の不連続性 | 上記の変化に加えて：<br>表層における軟骨基質の不連続性（深い亀裂）<br>軟骨の 1/3 まで（深層）の陽性荷電染色の染色性低下（サフラニン O あるいはトルイジン・ブルー染色）<br>＋/－部分的な軟骨周囲の染色性の増加（中間層）<br>＋/－軟骨単位配列の不規則性<br>細胞：細胞死，増殖（クラスター），肥大 |
| Grade 3<br>垂直方向の亀裂 | 上記の変化に加えて：<br>中間層に至る垂直亀裂，亀裂の枝分かれ<br>軟骨の 2/3 まで（深層）の陽性荷電染色の染色性低下（サフラニン O あるいはトルイジン・ブルー染色）<br>新規のコラーゲン構築（偏光顕微鏡，ピクロ・シリウス・レッド染色）<br>細胞：細胞死，再生（クラスター），肥大，亀裂近傍の軟骨細胞 |
| Grade 4<br>びらん | 軟骨基質の消失：表層の剥離，中間層の嚢胞形成<br>基質消失：表層および中間層 |
| Grade 5<br>露出 | 表層：骨硬化あるいは露出した骨表面の線維軟骨を含む再生組織<br>骨表面に限局した修復を伴う微小骨折 |
| Grade 6<br>変形 | 骨棘形成にとどまらない骨の再造形（リモデリング）<br>（もともとの骨表面を被覆する線維軟骨性および骨性の修復を伴う微小骨折を含む） |

表V-9　各 Grade 内での subgrade

| Grade | subgrade |
|---|---|
| Grade 0<br>軟骨表面は正常，軟骨組織は正常 | subgrade　なし |
| Grade 1<br>表層正常 | Grade 1：細胞が正常<br>Grade 1.5：細胞死 |
| Grade 2<br>軟骨表面の不連続性 | Grade 2：表層までの線維化（finrillation）<br>Grade 2.5：表層における基質破壊と粗糙化 |
| Grade 3<br>垂直方向の亀裂 | Grade 3：単純な亀裂（fissure）<br>Grade 3.5：亀裂の枝分かれや複雑化 |
| Grade 4<br>びらん | Grade 4：表層の剥離<br>Grade 4.5：中間層までの消失 |
| Grade 5<br>軟骨下骨の露出 | Grade 5：骨表面は正常<br>Grade 5.5：骨表面に修復組織の存在 |
| Grade 6<br>軟骨下骨の変形 | Grade 6：関節辺縁の骨棘<br>Grade 6.5：関節辺縁および中央部の骨棘形成 |

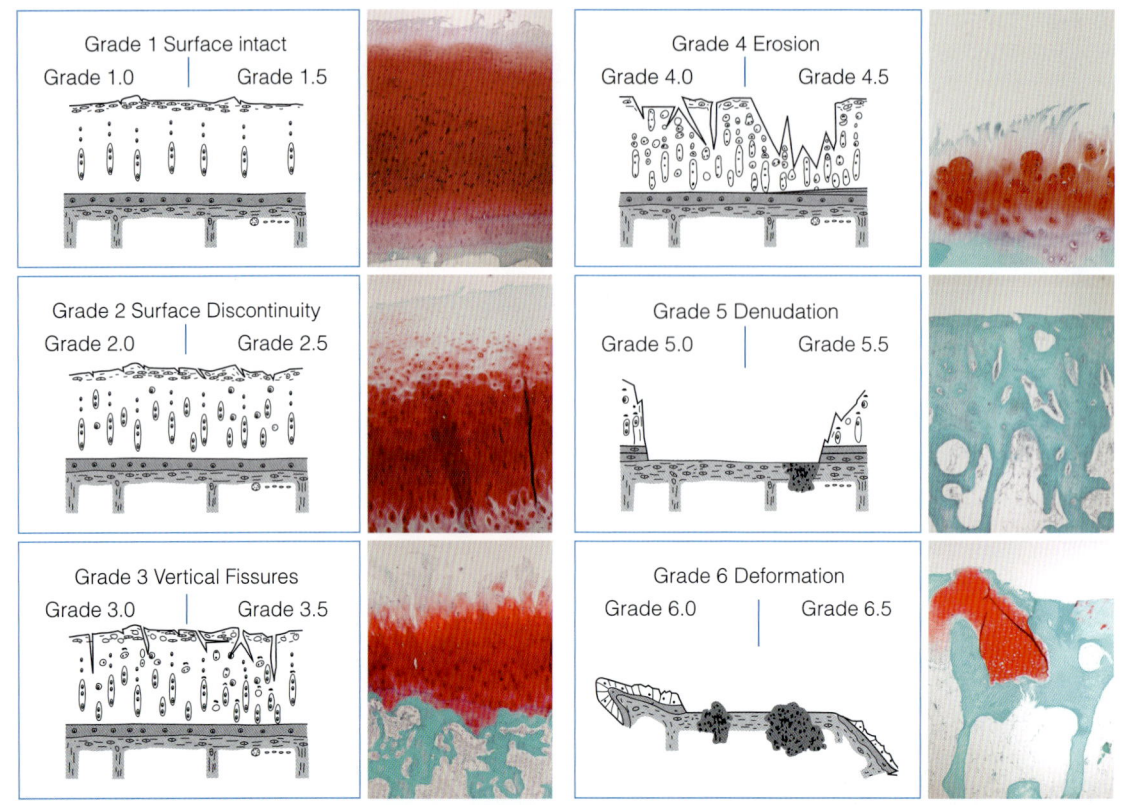

図 V-10　OARSI の Grade 1〜6 のシェーマおよび各 Grade に相当する組織像
(Pritzker KP, Gay S, Jimenez SA. et al：Osteoarthritis cartilage histopathology：grading and staging. Osteoarthritis Cartilage 14：13-29, 2006 より改変)

表 V-10　OARSI の Stage 分類

| Stage | % involvement (surface, area, volume) |
|---|---|
| 0 | No OA activity seen |
| 1 | <10% |
| 2 | 10〜25% |
| 3 | 25〜50% |
| 4 | >50% |

Stage = OA 病変の広がり

表 V-11　OARSI による半定量的 OA スコア

| Grade | Stage | | | |
|---|---|---|---|---|
| | S1 | S2 | S3 | S4 |
| G1 | 1 | 2 | 3 | 4 |
| G2 | 2 | 4 | 6 | 8 |
| G3 | 3 | 6 | 9 | 12 |
| G4 | 4 | 8 | 12 | 16 |
| G5 | 5 | 10 | 15 | 20 |
| G6 | 6 | 12 | 18 | 24 |

Score = grade × stage

## 文献

1) Mankin HJ, Dorfman H, Lippiello L, et al：Biochemical and metabolic abnormalities in articular cartilage from osteo-arthritic human hips. Ⅱ. Correlation of morphology with biochemical and metabolic data. J Bone Joint Surg 53-A：523-537, 1971
2) Pritzker KP, Gay S, Jimenez SA, et al：Osteoarthritis cartilage histopathology：grading and staging. Osteoarthritis Cartilage 14：13-29, 2006
3) Yorimitsu M, Nishida K, Shimizu A, et al：Intra-articular injection of interleukin-4 decreases nitric oxide production by chondrocytes and ameliorates subsequent destruction of cartilage in instability-induced osteoarthritis in rat knee joints. Osteoarthritis Cartilage 16：764-771, 2008

(西田圭一郎)

# F 鑑別診断

## 1 偽痛風

　偽痛風（pseudogout）はピロリン酸カルシウム2水和物（calcium pyrophosphate dihydrate；CPPD）が原因となり痛風に類似した急性関節炎症状を呈する。病因からCPPD結晶沈着症，X線所見からは軟骨石灰化症とよばれる。CPPDの沈着は線維軟骨や関節の硝子軟骨に起こり，膝関節の半月板や軟骨，股関節などの関節包や関節唇，恥骨結合や椎間板線維輪にも認められることがある（図V-11）。

　CPPDの集合体は白色であるが，光顕的には直方体もしくは菱形の単斜晶または三斜晶の結晶構造を，偏光顕微鏡下では弱い正の複屈折性を示す。

### 1）症状・診断

　偽痛風は高齢者に好発し，男女差はあまりないとされる。罹患関節は膝関節など大関節に多い。関節炎は数日から2週間程度持続して軽快する。時に発熱や白血球増多，CRP上昇，血沈値の亢進を認める。関節液の性状は関節液中の好中球の増加に伴って混濁する。McCartyは臨床像によってA～Fの6型に分類している（表V-12）[1]。

### 2）治療

　現在のところCPPDをコントロールする方法はないため，対症療法を行う。一般に急性関節炎発作に対しては，局所の安静のほか，関節液の排液や関節洗浄，NSAIDsの経口投与を行う。確定診断を行ったあとで関節炎症状の強い場合には，副腎皮質ステロイドの関節内投与も有効である。慢性期で変形性関節炎症状が中心となれば，変形

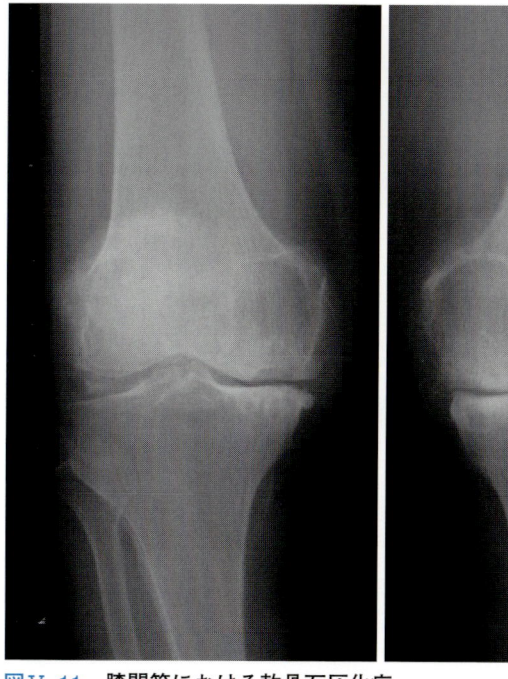

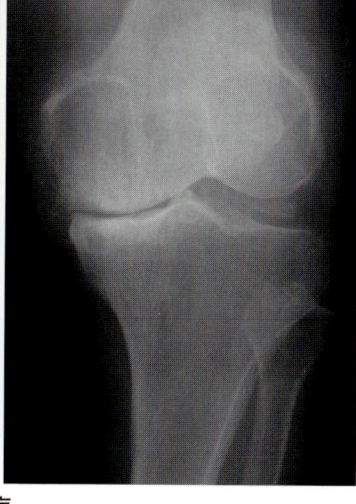

図V-11　膝関節における軟骨石灰化症

表V-12 McCartyによる偽痛風の分類

| | | 臨床像 |
|---|---|---|
| A型 | 偽性痛風型 | CPPD結晶による急性もしくは亜急性の関節炎。痛風と同じく間欠的に急性発作を繰り返す。 |
| B型 | 偽RA型 | 亜急性で多発性の関節炎を生じ、大関節に発生する。 |
| C型 | 関節炎発作を伴う偽OA型 | 退行性変化を伴ったもので、時に急性関節炎発作を伴うもの。 |
| D型 | 関節炎発作を伴わない偽OA型 | C型の急性関節炎発作を伴わないもの。 |
| E型 | 関節炎発作を伴わない亜症候型 | 最も多い型で、主にX線により診断される。 |
| F型 | 偽神経病性関節症型 | 神経学的異常所見がないにもかかわらず、神経病性関節症と同様の破壊性関節炎を生じるもの。 |

(McCarty DJ：Calcium pyrophosphate dihydrate crystal deposition disease. Arthritis Rheum 19：275-285, 1976 より)

性関節症に準じて治療を行う。

## 2 特発性骨壊死

無腐性骨壊死(osteonecrosis)はOA、外傷、関節炎とともに関節痛と関節機能障害の原因の1つである。骨壊死は骨の細胞(骨細胞、骨髄細胞)を含む骨組織の壊死をきたした状態であり、何らかの原因によって骨細胞を栄養する血流が障害されて骨壊死となったものや、放射線などによって骨細胞に対する直接作用で骨壊死を生じたものをいう。骨壊死は大腿骨頭に最も多いが、上腕骨頭、大腿骨顆部、距骨、手の舟状骨などにもみられる。骨壊死が発生しても必ずしも症状を伴わず、壊死部が圧潰してはじめて症状が現れることが多い。

### a 画像所見

#### 1)単純X線検査
超早期には変化を認めないが、壊死発生後数か月を経過するとX線上の変化を認める。軟骨下骨の弧状透亮像(crescent sign)、帯状硬化像などを認め、進行して壊死骨の吸収が進むと透過陰影像を呈し、さらに関節裂隙の狭小化や骨棘の形成を認める(図V-12, 13)。

#### 2)MRI
単純X線において異常の認められない早期の骨壊死も診断可能である。T1強調像では分界部の修復組織に脂肪組織が乏しいため、低信号域として描出される(図V-12)。

#### 3)骨シンチグラム
骨のturnoverの高い部分に集積するため、骨壊死部分に取り込みがなく、壊死部周辺の分界部に異常集積像を認める。従来より骨壊死の早期診断に対して用いられてきたが、早期診断には近年MRIが用いられるようになってきている。

### b 大腿骨頭壊死

大腿骨頭壊死は狭義の特発性大腿骨頭壊死とアルコール性、ステロイド性に分類される。青壮年に好発し、ステロイド性は20歳代、アルコール性は40歳代に多く発生する。ステロイド使用、アルコール多飲者、狭義の特発性大腿骨頭壊死がそれぞれ1/3ずつ発生する。

症状は股関節痛を呈することが多いが、股関節痛に限らず腰部や大腿部、膝部の疼痛を主訴に来院することもある。Patrick testやScarpa三角の圧痛など、通常の股関節疾患と同様の所見を認

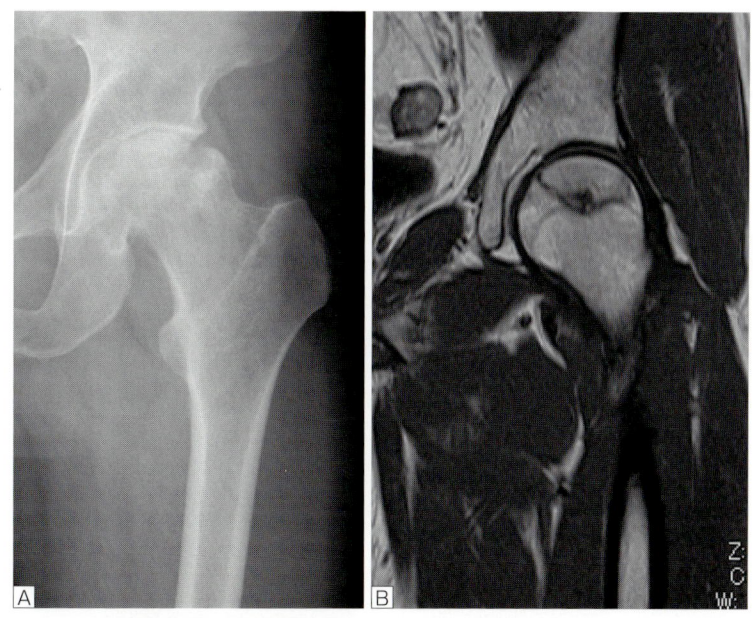

図V-12　**大腿骨頭壊死**(40歳，男性，type C-2，stage 3)

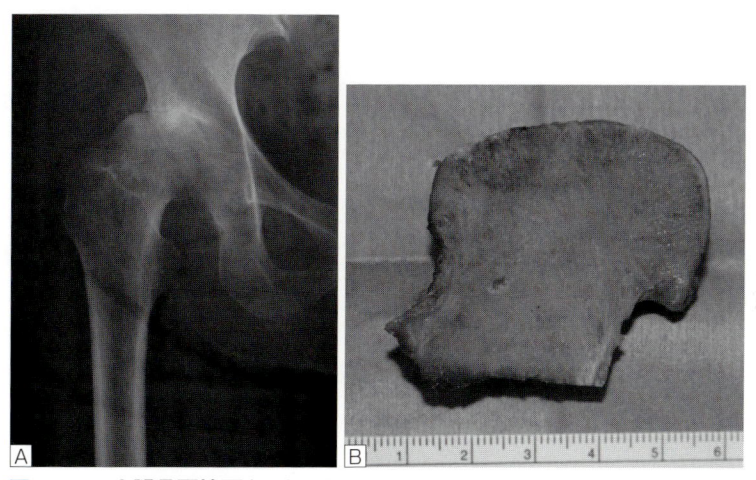

図V-13　**大腿骨頭壊死**(55歳，女性，type C-2，stage 4)

める。

　診断には厚生労働省特発性大腿骨頭壊死症調査研究班による診断基準を用いる。X線所見2項目（骨頭圧潰，骨頭内の帯状硬化帯），検査所見3項目（骨シンチグラムにおけるcold in hot，MRIのT1強調像における帯状低信号帯，骨生検による骨壊死層像）の計5項目のうち，2つ以上を満たすものを確定診断する（表V-13）[2)]。

### c 大腿骨内顆骨壊死

　ほとんどが特発性に発生し，50歳以上の女性に好発する。特に誘因なく夜間痛や自発痛などの膝関節の激しい痛みを訴えることもある。大腿骨顆部のうち内側に発生することが多い。

　症状は上述の関節痛のほか，関節裂隙の圧痛と，関節液貯留を認める。また内反強制位で膝関

表V-13 特発性大腿骨頭壊死症の診断基準

**X線所見**
1. 骨頭圧潰 あるいは crescent sign（骨頭軟骨下骨折線像）
2. 骨頭内の帯状硬化像の形成
   （1，2については stage 4 を除いて関節裂隙の狭小化がないこと，臼蓋には異常所見がないことを要する）

**検査所見**
3. 骨シンチグラム：骨頭の cold in hot 像
4. MRI：骨頭内帯状低信号域
   （T1強調像でのいずれかの断面で骨髄組織の正常信号域を分画する画像）
5. 骨生検標本での骨壊死像
   （連続した切片標本内に骨および骨髄組織の壊死が存在し，健常域との海綿に線維性組織や添加骨組織などの修復反応を認める像）

**診断の判定**
上記項目のうち，2つ以上を満たせば確定診断とする。

**除外項目**
腫瘍および腫瘍性疾患，骨端異形成症は基準を満たすことがあるが除外する。
なお，外傷（大腿骨頚部骨折，外傷性股関節脱臼），大腿骨頭すべり症，骨盤部放射線照射，減圧症などに合併する大腿骨頭壊死，および小児に発生するペルテス病は除外する。

(http://www.nanbyou.or.jp/upload_files/080z_s.pdf；厚生労働省特発性大腿骨頭壊死症調査研究班, 2001 より)

節を伸展させると疼痛を誘発できる。

X線像において早期には異常所見を認めないが，MRIでは骨髄内の異常信号をとらえることが可能である。経時的に大腿骨内顆の荷重部関節面に限局性の扁平化を認め，その後軟骨下骨に骨透亮像が出現し，透亮像の関節面には板状石灰化を認める。さらに進行すると関節裂隙の狭小化や骨棘の形成などを認める（図V-14）。

## 3 滑膜骨軟骨腫症

滑膜骨軟骨腫症（synovial osteochondromatosis）は，滑膜の未分化細胞が化生して軟骨を生じるもので，多くは多発性で石灰化や骨化を起こす。骨化せず軟骨のままで発見されることもある。成因は明らかでなく，炎症説と外傷説がある。腫瘤は発育すると滑膜内から関節腔に突出するが，滑膜から血液の供給を受ける。成熟すると脱落し遊離体となる。

**1）症状・診断**

10歳以降の男女にみられ，特に誘因なく関節に慢性の腫脹と疼痛をきたす。関節によっては移動性の腫瘤を触知できる。遊離体を生じた例ではしばしば嵌頓症状を引き起こす。石灰化や骨化を認める症例では単純X線で容易に診断できる。またCTやMRIは病変の把握に有用である（図V-15）。腫瘤が関節内に多数ある場合は滑膜を含めて腫瘤を摘出するが，腫瘤をすべて摘出するのは困難であり，再発することが多い。

## 4 神経病性関節症

神経病性関節症（neuropathic arthropathy）は，神経障害性関節症，Charcot関節とも呼ばれ，種々の原因で起こる中枢性または末梢性神経障害に随伴して高度な関節破壊と変形を生じるものである。関節の破壊と増殖という点では変形性関節症に類似しており，その程度はきわめて高度であるが，

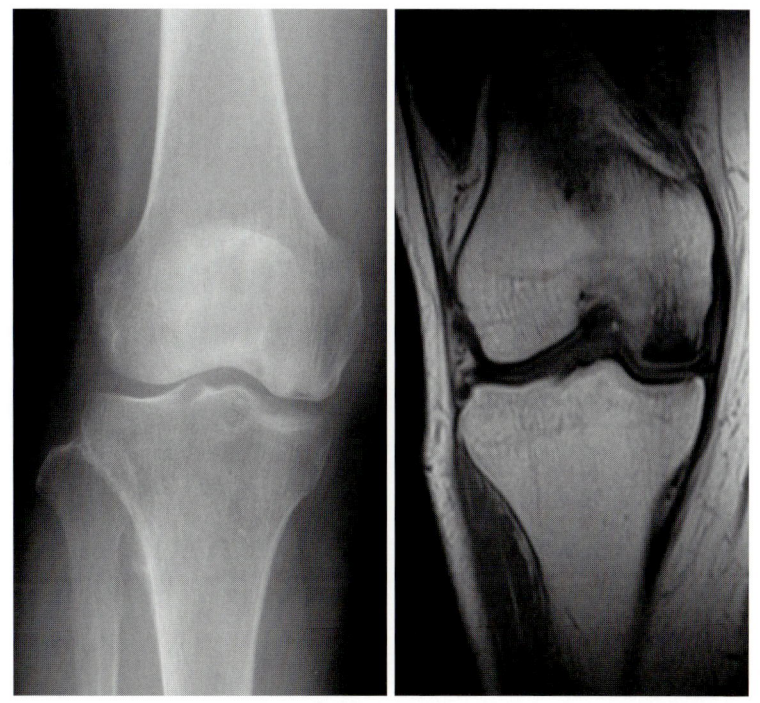

図V-14 大腿骨内顆骨壊死(73歳，女性)

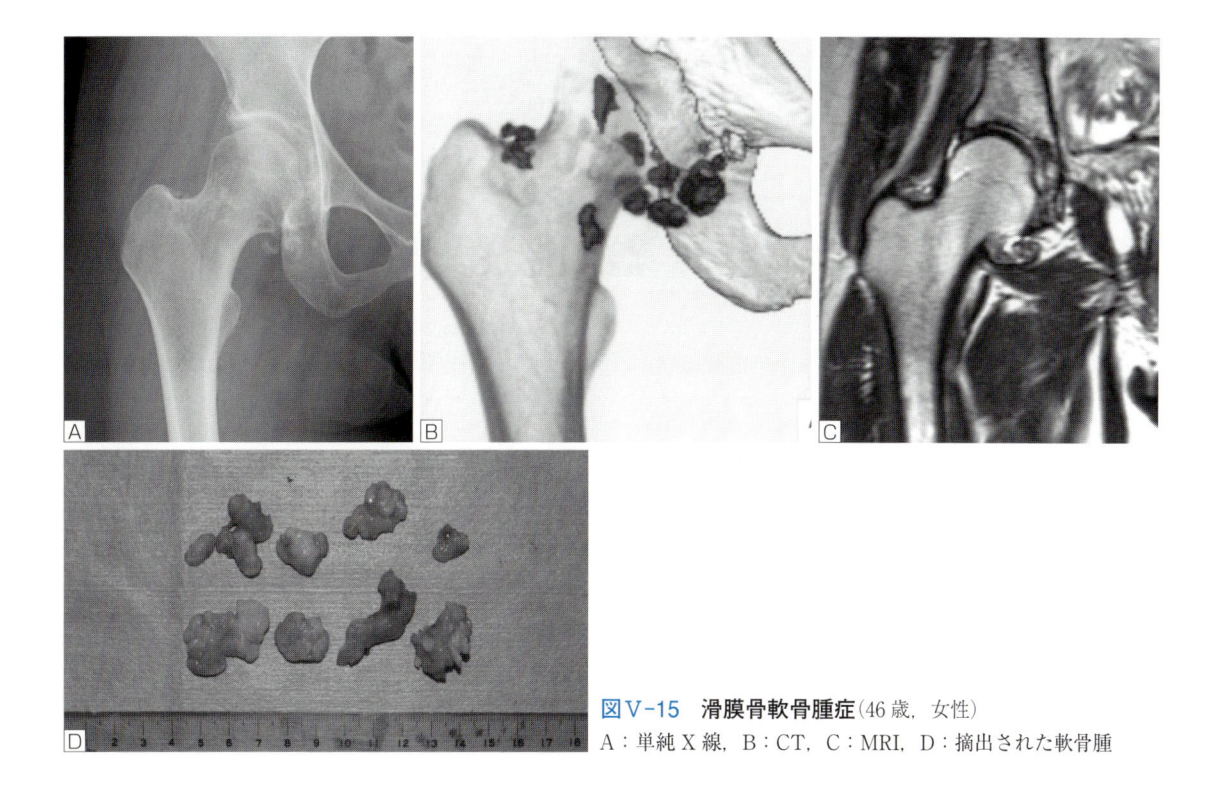

図V-15 滑膜骨軟骨腫症(46歳，女性)
A：単純X線，B：CT，C：MRI，D：摘出された軟骨腫

疼痛が軽微である点が異なっている。

### 1）症状・診断

基礎疾患となる脊髄癆，糖尿病，脊髄空洞症，脊椎披裂，脊髄損傷，先天性無痛覚症などに伴う脊髄後索や末梢神経の変性を示唆する神経障害の症候がみられる。一般に無痛性であり，多量の関節液貯留を認める。進行すると内外反変形，亜脱臼，脱臼など高度な変形を呈するが，変形が高度なわりに屈曲拘縮や可動域制限がないことが特徴である。基礎疾患を裏付ける種々の検査所見を有する。X線では，軟部組織の著しい腫脹，高度な関節面の破壊と増殖性変化，奇異な異所性骨化，亜脱臼や内外反変形などのアライメント異常などを認める。

### 2）治療

保存的治療としては松葉杖をつかせ装具を装着させて支持性を得る。手術的に行うとすれば関節固定術が推奨される。神経障害性関節症に対する人工関節置換術は人工関節の折損や弛みが生じやすいため，その適応は議論の分かれるところである。

## 5 色素性絨毛結節性滑膜炎

色素性絨毛結節性滑膜炎（pigmented villonodular synovitis；PVNS）は滑膜に絨毛状増殖と結節を形成する疾患で膝関節に好発する。滑膜全体に赤褐色の絨毛増殖と褐色の結節が混在するびまん型と孤立性の結節のみの限局型がある。びまん型では関節全体の腫脹と慢性の関節血腫を認め，進行した症例では絨毛状に増殖した滑膜が骨内に侵入し囊胞を形成する。病因は不明で腫瘍説や炎症説がある。

### 1）症状・診断

20〜30代に好発し，びまん型では関節全体の腫脹と鈍痛がみられ，関節血腫を繰り返して赤褐色の関節液が認められるようになる。X線では軟骨下骨に骨囊胞様の透亮像を認めることがある。限局型では結節が嵌頓して半月損傷に類似した症状を呈する。MRIで病変の部位と大きさが詳細に把握できる。また関節鏡を用いれば生検のみでなく鏡視下に切除などの処置を行うことができる（図V-16）。

## 6 感染性関節炎

### a 化膿性関節炎

種々の病原微生物が関節内に侵入して発症する関節炎である。侵入経路には血行性，周囲組織からの感染の波及，外傷や関節内注入（ステロイドなど）による直接の侵入の3つが挙げられる。起炎菌は黄色ブドウ球菌を中心にグラム陽性球菌が多く，副腎皮質ステロイドや免疫抑制薬などによる長期の薬物療法，糖尿病などが危険因子である。

#### 1）症状・診断

発赤，熱感，腫脹，疼痛などの局所炎症所見とともに発熱，食欲不振，全身倦怠感など全身症状を伴う。血液学的には核の左方移動を伴う白血球増多，CRP（C反応性蛋白）上昇，血沈の亢進がみられる。X線学的所見として，早期には軟部組織腫脹などを認めるのみであるが，進行すれば関節周囲の骨萎縮，関節裂隙の狭小化や軟骨下骨の骨融解像などがみられる。

診断は関節液中に病原体を証明することによる。関節穿刺を行うと濃緑色から黄色の混濁した関節液が穿刺され，関節液検査を行うと100,000/$\mu$L以上の白血球が観察される。抗菌薬を投与されている場合には病原体を同定できないことがあるため注意を要する。

F．鑑別診断　57

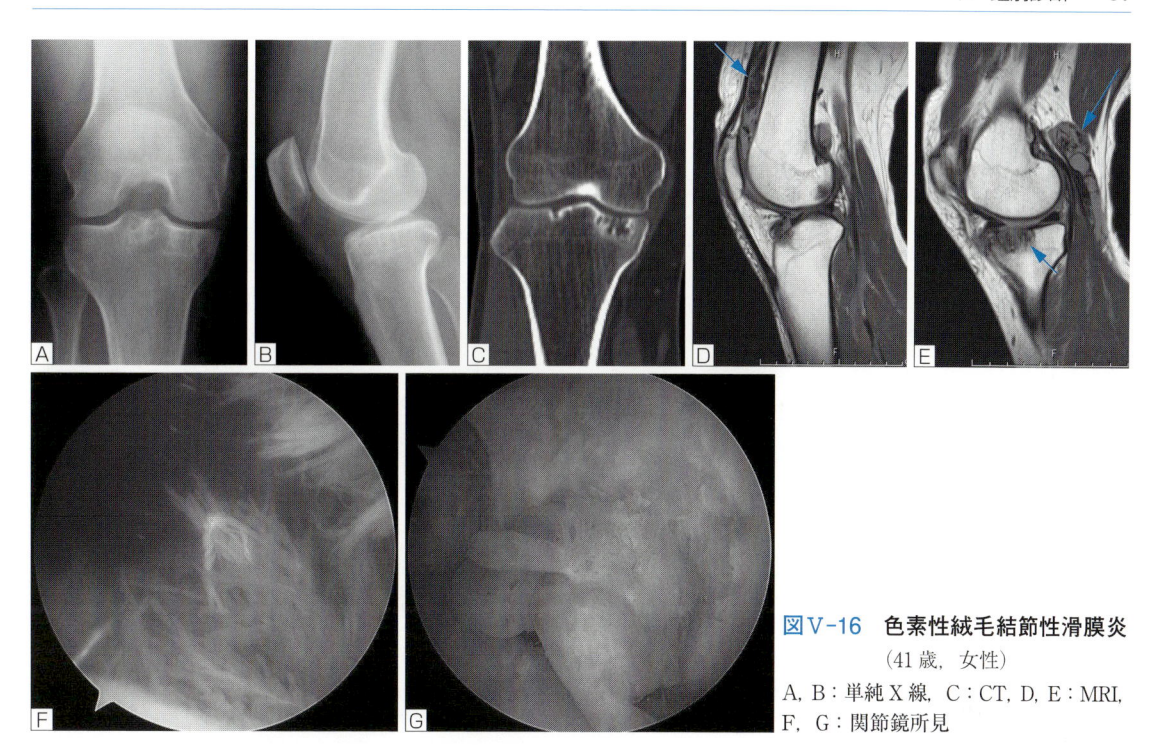

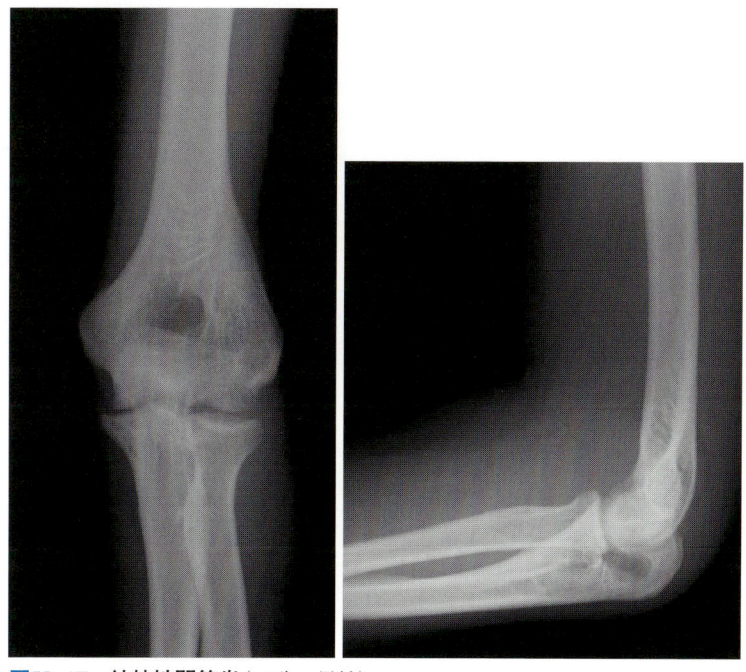

図V-16　**色素性絨毛結節性滑膜炎**（41歳，女性）
A, B：単純X線，C：CT, D, E：MRI，F, G：関節鏡所見

図V-17　**結核性関節炎**（39歳，男性）

## b 結核性関節炎

関節結核は肺結核症の減少とともに激減しているが，近年高齢者や易感染性宿主の増加に伴って肺結核症の減少率は鈍化してきており，いまなお注意が必要な疾患である．

### 1)症状・診断

全身症状としては食欲減退，全身倦怠感，体重減少，微熱などを認める．局所症状としては化膿性関節炎のような急性の炎症症状は呈さず，疼痛や関節機能障害が徐々に進行する．また，関節水症，筋萎縮，関節拘縮，膝蓋上嚢や膝窩部に瘻孔形成などをみることがある．

診断は関節液中の結核菌の同定，組織診断による結核病変の確認のほか，抗酸菌に特異的なDNA領域をポリメラーゼ連鎖反応(PCR)で検査する方法が使用される．血液検査では血沈の亢進，貧血，総蛋白量の減少，CRPの上昇をみる．ツベルクリン反応以外に，近年全血インターフェロンγ応答測定法クォンティフェロン第2世代が開発され，診断に有用である．

単純X線で初期は関節の骨萎縮がみられ，皮質骨や骨端海綿骨の菲薄化，関節輪郭の不鮮明化などがみられる．関節破壊が進行すると関節裂隙が狭小化し，骨破壊の進展に伴って骨欠損像や骨侵食像がみられる(図V-17)．

### 文献

1) McCarty DJ：Calcium pyrophosphate dihydrate crystal deposition disease. Arthritis Rheum 19：275-285, 1976
2) http://www.nanbyou.or.jp/upload_files/080z_s.pdf

（橋詰謙三）

## column 遺伝子変異マウスと疾患の病態解明

変形性関節症の病態を解明し，治療に結びつけていくうえで，モデル動物を使った研究は不可欠である．ヒトの変形性関節症は，2足歩行という運動システムや数十年という加齢によることが多く，単純に他の哺乳類をモデルにすることはできないが，多くの研究の積み重ねにより，例えばマウスを用いて，変形性関節症の研究が進められるようになってきた．マウスは小動物（実験スペースをとらない）であること，遺伝的背景が解明，整備されている（まったく同じゲノムをもつ系統が用意されている）ことから，関節炎に限らずおおよそすべての医学研究分野で主流となる動物モデルである．マウスは4足歩行で寿命もせいぜい2年ほどではあるため，ヒトのような変形性関節症は普通では発症しないが，マウスの膝関節の半月板や靱帯を麻酔下に切除することによって，実験的（手術的）に変形性関節症を数週間で誘導することができる．

### 1. 遺伝子変異マウス

マウスを用いる最大の利点は，ある特定の遺伝子を詳しく解析する技術が確立されていることであろう．最近の分子生物学的手法の飛躍的進歩によって，マウスにおける遺伝子プログラムを人為的に書き換えることで，その遺伝子の機能を解析することが可能になっている．いわゆる遺伝子というものは，マウスとヒトでその数に大きな差はなく，2万程度といわれており，多くの遺伝子がマウスとヒトで共通である．マウスのなかの特定の遺伝子の機能を強めたり，弱めたりすることで，変形性関節症になりやすい，もしくは，なりにくいということがあれば，変形性関節症の病態に関わり，治療のターゲットともなりうる遺伝子であることが強く示唆される．最近，ADAMTS-5というプロテオグリカンの分解酵素が全くないマウスが作られ，そのマウスは実験的な変形性関節症を起こしにくいということが報告され，大きな注目を浴びた[1]．ここから，ADAMTS-5を抑制する薬剤があれば，ヒトの変形性関節症にも効果があるのではないかという期待が生まれたのである．

### 2. マイクロRNA-140

われわれは，このADAMTS-5の抑制に，蛋白とならずRNAのまま働く新しいカテゴリーの遺伝子"マイクロRNA-140"が関与していることを明らかにした[2,3]．この"マイクロRNA-140"は健常人の軟骨においては多く存在し，変形性関節症の患者の軟骨においては減少していることもわかった[2]．さらに，"マイクロRNA-140"が全くない遺伝子変異マウスを作製したところ，このマウスは加齢に伴ってヒトの変形性関節症様の病態を示すことがわかった（図1～3）[3]．興味深いことに，"マイクロRNA-140"はADAMTS-5以外にも複数の関節炎増悪因子を抑制する働きがあるようだ．このような遺伝子変異マウスを用いた研究結果より変形性関節症の治療として"マイクロRNA-140"を関節において増やすような薬剤の開

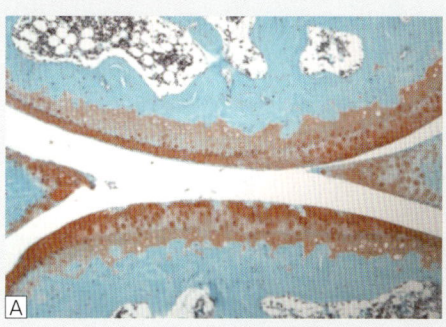

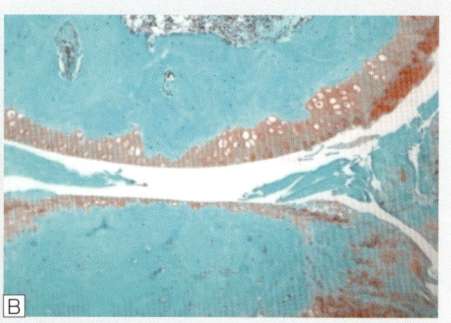

**図1 マイクロRNA-140の変異マウスの変形性関節症様の変化**
マイクロRNA-140の変異マウスは12か月齢の膝関節軟骨が変形性関節症様の病態を自然発症する（B）．Aは野生型マウスの12か月齢の膝関節軟骨．
(Miyaki S, Sato T, Inoue A, et al：MicroRNA-140 plays dual roles in both cartilage development and homeostasis. Genes Dev 24：1173-1185, 2010 より改変，許可を得て転載)

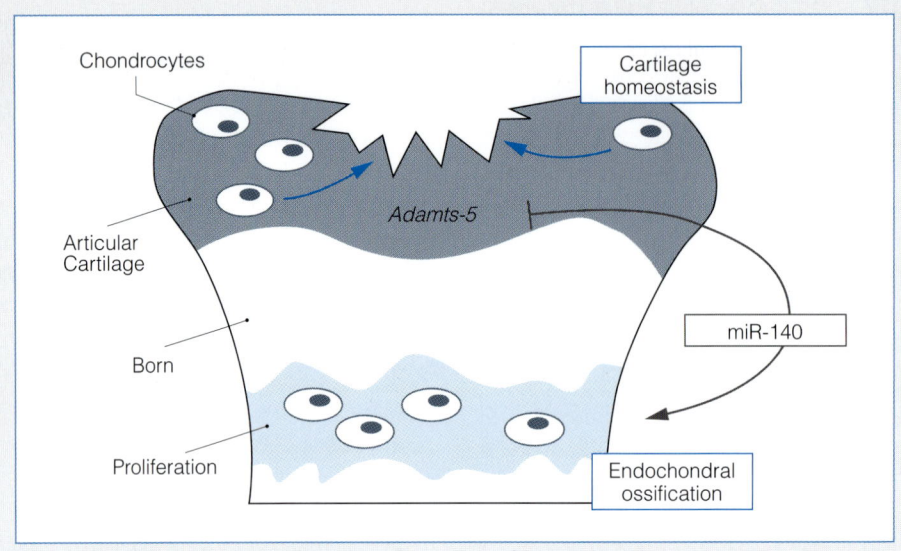

**図2 骨成長と軟骨の恒常性維持に必要とされるマイクロRNA-140によるADAMTS-5の制御**
(Miyaki S, Sato T, Inoue A, et al：MicroRNA-140 plays dual roles in both cartilage development and homeostasis. Genes Dev 24：1173-1185, 2010 より改変，許可を得て転載)

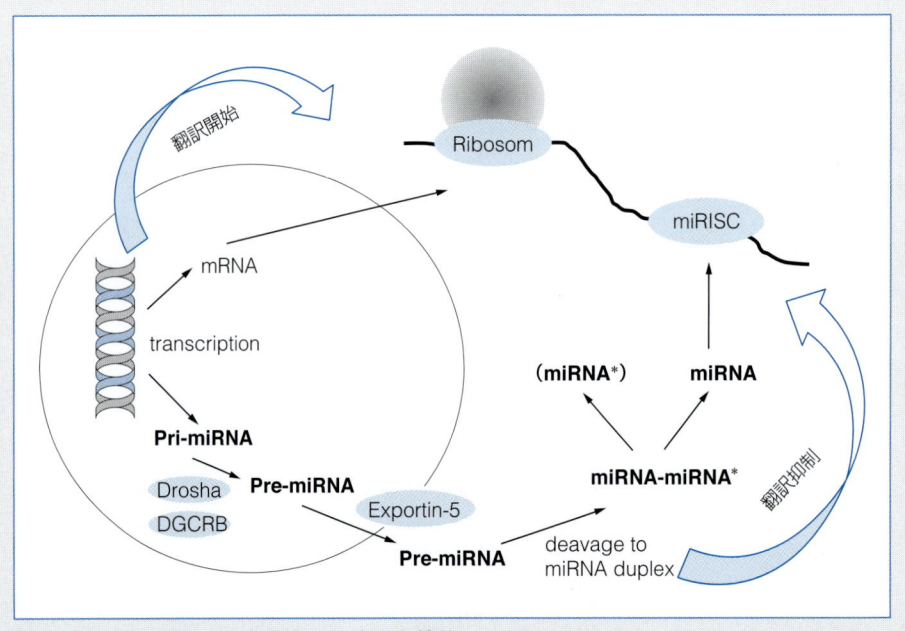

**図3 マイクロRNAの生合成のしくみと機能**

発が考えられる．
　今後さらに，多くの遺伝子改変マウスを用いた変形性関節症の研究が進み，そこから薬剤の開発に発展することが期待される．

**文献**
1) Stanton H, Rogerson FM, East CJ, et al：ADAMTS5 is the major aggrecanase in mouse cartilage *in vivo* and *in vitro*. Nature 434：648-

652, 2005
2) Miyaki S, Nakasa T, Otsuki S, et al：MicroRNA-140 is expressed in differentiated human articular chondrocytes and modulates interleukin-1 responses. Arthritis Rheum 60：2723-2730, 2009

3) Miyaki S, Sato T, Inoue A, et al：MicroRNA-140 plays dual roles in both cartilage development and homeostasis. Genes Dev 24：1173-1185, 2010

（浅原弘嗣）

# VI

# 治　療

# A 保存的療法

## 1 薬物療法

　変形性関節症(OA)に対する保存的治療の薬物療法としては，消炎鎮痛薬の経口薬，外皮用剤，関節内注射などがあるが，本項では経口薬と外皮用剤の種類と効果について述べることとし，関節内注入療法に用いるステロイド剤やヒアルロン酸，サプリメントなどについては他項を参照されたい。現在行われているOAの薬物療法は，関節軟骨の摩耗とそれに伴う滑膜炎の疼痛，水腫に対する治療にすぎず，日常生活指導や運動療法，装具療法などと組み合わせて行うことが推奨される。

### 1 非ステロイド性抗炎症薬(non-steroidal anti-inflammatory drugs；NSAIDs)

　細胞膜に物理的，化学的刺激が加わるとホスホリパーゼ$A_2$によって細胞膜のリン脂質からアラキドン酸が細胞外へ遊離される。アラキドン酸は膜結合蛋白であるシクロオキシゲナーゼ(cyclooxygenase；COX)のCOX活性部位によってプロスタグランジン$G_2$(prostagrandin $G_2$；$PGG_2$)に代謝されて膜内へ移行する。移行した$PGG_2$はCOXのペルオキシダーゼ活性部位によって$PGH_2$へと変換され，その後細胞質へと移行した$PGH_2$は各種酵素によって$PGE_2$や$PGI_2$およびトロンボキサン$A_2$(thromboxane $A_2$；$TXA_2$)へ代謝され，種々の生理活性を示す。$PGE_2$や$PGI_2$は血管拡張作用，血管透過性増加作用を有するため，浮腫，白血球遊走による細胞浸潤を生じ炎症が出現する。また，$PGE_2$は炎症局所で産生されたブラジキニン(bradykinin；BK)の痛覚受容体感受性の閾値を低下させて疼痛を増悪させる。NSAIDsはCOXをブロックすることによってPGの生合成を抑制して速やかに鎮痛・解熱作用をもたらす。

　COXにはCOX-1とCOX-2のアイソフォームがある。COX-1は構造型COXと呼ばれ，血小板凝集，胃酸分泌抑制，胃粘膜保護，利尿，発熱などの生理的作用を有するのに対して，COX-2は誘導型COXと呼ばれ，炎症，血管新生，骨吸収，胃潰瘍の修復などに関与している。COX-2選択的阻害薬は胃腸障害などの副作用が少なく，局所に発現するCOX-2のみを抑制するとされる。

　NSAIDs内服薬は，Osteoarthritis Cartilage Research Society International (OARSI)のガイドラインにおいて，エビデンスレベルIaと高く評価されている(表Ⅵ-1)[1]。ただし，長期の服用においてはその有効性だけでなく副作用が問題となってくるため，リスクを有する場合には慎重に投与するとともに，必要最小限の使用を心がけ，漫然と長期に服用することは避けるべきである。

#### a 化学構造による違い

　化学構造による分類としては大きく酸性と塩基性に分かれ，酸性NSAIDsはサリチル酸系，フェナム酸系，アリール酢酸系，プロピオン酸系，オキシカム系に分かれる(表Ⅵ-2)。

#### b 剤型による違い

　NSAIDsは経口薬以外に坐剤と外皮用剤が使用可能である。坐剤は直腸粘膜からの薬剤を吸収することによって，上部消化管への直接的な障害を

表Ⅵ-1 OARSIガイドラインでの薬物療法に関する勧告

| 薬剤 | | エビデンスレベル | 推奨の強さ |
|---|---|---|---|
| アセトアミノフェン<br>（≦4 g/日） | 軽度〜中等度の疼痛のある患者に対して有効 | Ia | 92<br>(88〜99) |
| NSAIDs | 最小有効用量で用い，長期の服用は避ける<br>消化管障害リスクの高い患者にはCOX-2選択的阻害薬または非選択的NSAIDsとプロトンポンプ阻害薬もしくはミソプロストールを併用<br>心血管リスクのある患者には慎重に投与する | Ia | 93<br>(88〜99) |
| NSAIDs外皮用剤 | 経口NSAIDsとの併用または代替薬として有効 | Ia | 85<br>(75〜95) |
| ステロイド関節内注射 | 経口薬が無効な中等度〜重度の疼痛<br>関節水症などの局所炎症が認められる場合に考慮 | Ia | 78<br>(61〜85) |
| ヒアルロン酸関節内注射 | 変形性関節症に有効と考えられている<br>ステロイドに比べて効果の発現が遅いものの持続時間は長い | Ia | 64<br>(43〜85) |
| オピオイド | 弱オピオイド薬や麻薬性鎮痛薬はその他の薬剤が無効または禁忌の場合に考慮されてもよい。より強力な強オピオイドは激痛のある場合に限り用いるべきである。このような患者では非薬物療法や外科的治療を考慮すべきである | Ia<br>（弱オピオイド） | 82<br>(74〜90) |

（Zhang W, Moskowitz RW, Nuki G, et al：OARSI recommendations for the management of hip and knee osteoarthritis, Part Ⅱ：OARSI evidence-based, expert consensus guidelines. Osteoarthritis Cartilage 16：137-162, 2008 より）

減らすことを狙った薬剤であり，一般に吸収が良好で即効性がある。ただし吸収された薬剤が血流に乗って胃粘膜に達するので，現在では胃粘膜障害の軽減にはつながらないと考えられるようになった。

外皮用剤は有効成分が経皮的に吸収されるように作られており，局所作用のみで副作用も重篤なものが少ないとされる。経皮的に薬物を吸収させる外用薬として運動器疾患で用いられるものは，軟膏，クリーム，ローション，パップやテープなどの貼付剤などがある。外皮用剤は疼痛緩和やこわばり，機能改善がプラセボより有意に有効であることが示されている。

## c 主な副作用とその対策

1）胃腸障害

NSAIDsによる副作用の代表的なものであり，また薬剤性消化管潰瘍のなかで最も頻度が高い。また上部消化管のみでなく，NSAIDsによる下部消化管障害も認められるため，消化管全体に起こ

表Ⅵ-2 化学構造によるNSAIDs分類

| | | 主な薬剤（一般名） |
|---|---|---|
| 酸性 | サリチル酸系 | アスピリン |
| | フェナム酸系 | メフェナム酸<br>トルフェナム酸 |
| | アリール酢酸系 | ジクロフェナクナトリウム<br>スリンダク<br>インドメタシン<br>インドメタシン ファルネシル<br>プログルメタシン<br>エトドラク |
| | プロピオン酸系 | イブプロフェン<br>ナプロキセン<br>ケトプロフェン<br>フルルビプロフェン<br>プラノプロフェン<br>ロキソプロフェンナトリウム<br>ザルトプロフェン<br>チアプロフェン酸 |
| | オキシカム系 | ピロキシカム<br>アンピロキシカム<br>テノキシカム<br>メロキシカム<br>ロルノキシカム |
| 塩基性 | | チアラミド |

りうることを認識する必要がある．消化管潰瘍や消化管出血の既往があるもの，ステロイドや抗凝固薬の併用例，高齢者，喫煙，飲酒などが危険因子とされる．*Helicobacter pylori* は，初回投与前には除菌による潰瘍の予防効果を認めるが，長期投与患者における潰瘍予防効果は報告されていない．

胃潰瘍診療ガイドラインによると，NSAIDs 潰瘍の予防にはプロトンポンプ阻害薬（proton pump inhibitor；PPI），プロスタグランジン（PG）製剤，高用量の $H_2$ 受容体拮抗薬を用いることが推奨されており，また OARSI ガイドラインにおいては，①COX-2 選択的阻害薬もしくは②NSAIDs と PPI の併用，③NSAIDs とプロスタグランジン製剤の併用が推奨されている．

### 2）腎障害

PG は腎において腎血管を拡張，腎血流量を増大させて，近位尿細管での Na 再吸収を抑制するとともに，ヘンレループでの Na 再吸収を抑制する．NSAIDs 投与によって PG 合成が抑制されると，腎血流量の低下から糸球体濾過量が低下して腎機能障害を生じ，またヘンレループでの Na 再吸収の増加によって Na および水の貯留を生じる．

腎機能障害の危険因子として，高齢，もともとの腎機能障害，発熱，脱水などが挙げられる．危険因子を有する場合には血中半減期の短い薬剤を選択する，腎機能の定期的なチェックを行う，浮腫や体重増加などに注意する，など慎重な投与が求められる．

### 3）肝障害

NSAIDs においても他の薬剤と同様に，アレルギー性の機序による肝障害を生じることがあり，治療開始後2～12週以内に出現することが多い．症状としては発熱，倦怠感，皮膚症状（発熱，発疹，発赤）や黄疸などがある．症状が現れた場合には直ちに服用を中止することが重要であり，中止が遅れた場合には不可逆的な病変を生じたり，致死的な病変となることがある．

### 4）喘息（アスピリン喘息）

アスピリンのみならず種々の NSAIDs により誘発される喘息であり，気管支喘息患者の10%に存在するといわれる．原因は COX 阻害によりアラキドン酸代謝がロイコトリエン代謝経路に傾くことによるといわれ，NSAIDs 服用から数分～1時間後に鼻汁過多，鼻閉，喘息発作を生じる．アスピリン喘息の既往があれば当然 NSAIDs を投与すべきではないが，喘息患者に対しても NSAIDs の使用は避けることが望ましい．

### 5）心血管系

NSAIDs による心血管系イベントの増加は，COX-2 選択的阻害薬である rofecoxib の大腸腺腫再発予防試験において18か月を超える長期投与で心血管系イベントが有意に増加したとの報告から注目されることとなった[2]．その後，COX-2 選択的阻害薬と心血管系イベントについて多くの試験が行われ，COX-2 阻害薬のみならず従来型の NSAIDs においても心血管系イベントのリスクを増加させることがわかった．

心血管系イベントを有する患者に対しては NSAIDs の使用を最小限とし，少なくとも長期投与は避けるべきである．

## 2 オピオイド

オピオイドとオピオイドレセプターとの結合によって神経細胞の過分極を生じ，シナプス伝達を抑制することによって鎮痛作用を発現する．経口薬とパッチ製剤があり，軽度～中等度の疼痛には弱オピオイドを用い，中等度～重度の疼痛には強オピオイドを用いる（表Ⅵ-3）．

変形性関節症をはじめとする慢性疼痛疾患で，持続的な疼痛を有するが手術適応とならない場合，従来の鎮痛薬，NSAIDs で鎮痛効果が得られない疼痛などに対して用いる．処方する際には麻薬に指定された薬剤であることを十分説明する．副作用として，悪心，嘔吐，便秘などがある．

**表Ⅵ-3　わが国で変形性関節症に使用可能なオピオイド**

| | 薬剤名 | 適応症 |
|---|---|---|
| 弱オピオイド | トラマドール<br>+アセトアミノフェン<br>(トラムセット®) | 非オピオイド鎮痛薬で治療困難な非がん性疼痛と抜歯後の疼痛 |
| | ブプレノルフィン<br>(ノルスパン®テープ) | 非オピオイド鎮痛薬で治療困難な変形性関節症および腰痛症に伴う慢性疼痛における鎮痛 |
| 強オピオイド | フェンタニル<br>(デュロテップ®パッチ) | 非オピオイド鎮痛薬および弱オピオイド鎮痛薬で治療困難な中等度～高度の慢性疼痛における鎮痛 |

### 文献

1) Zhang W, Moskowitz RW, Nuki G, et al：OARSI recommendations for the management of hip and knee osteoarthritis, Part Ⅱ：OARSI evidence-based, expert consensus guidelines. Osteoarthritis Cartilage 16：137-162, 2008

2) Bresalier RS, Sandler RS, Quan H, et al：Cardiovascular events associated with rofecoxib in a colorectal adenoma chemoprevention trial. N Engl J Med 352：1092-1102, 2005

〈橋詰謙三〉

# 2 リハビリテーション

変形性関節症のリハビリテーション（以下リハ）を行う場合，まずしっかりした変形性関節症の診断また進行度を認識しなければならない．進行度によって，目的とするリハも異なる．高齢者が対象となる場合が多いため，糖尿病，高血圧，心疾患や肺疾患などの合併などの有無を確かめたうえで，リハを施行する．

まず，変形性関節症である関節の評価，全身的な評価を行い，評価をもとに生活指導，そして治療である理学療法（運動療法，物理療法），作業法，装具療法などを行う．生活指導では，変形性膝関節症を例にとると，太らないこと，痛みが起きる動作（正座，和式トイレ）を避ける，杖を持つことを勧めるなどがある．太らないこと，体重を減少させることは，変形性膝関節症による膝痛を軽減していくうえで非常に重要である．しっかりした正しい食生活の重要性を認識してもらう．正座や和式トイレは，膝関節の痛みを伴う場合は，避けるべきである．できれば洋式トイレに変えることを勧め，お葬式のときなど正座がどうしても必要な場合は，お尻に敷くようなパッドを使うことを勧める．また歩行の際は，健側に杖をつくことで，患側下肢にかかる負荷を軽減でき，転倒予防にもなる．杖を嫌がる高齢者には，きれいな日傘やステッキなどを勧めてみるのも効果がある．膝以外の関節の場合でも，痛みを誘発するような動作はできるだけ避け，痛みが少なくなるような生活の工夫を勧めることが大切である．生活指導は，変形性関節症の部位により多少異なるが共通する面も多い．

変形性関節症のリハとして，まず評価について記載し，次いで理学療法（運動療法，物理療法），作業療法，装具療法について記載する．

## 1 評価

変形性関節症のリハを施行する場合，まず評価を行う．評価すべき項目としては，関節可動域（拘縮の程度），筋力，痛み，バランス能力・移動能力，認知能力，日常生活動作（activities of daily living；ADL），生活の質（quality of life；QOL）などである．評価を行うことで，問題点を明らかにする．

### a 関節可動域（ROM）の評価

関節可動域（range of motion；ROM）は，日本整形外科学会，日本リハビリテーション医学会による測定法を用いて測定する（表Ⅵ-4）[1]．ROM制限を評価し，記載する．軟部組織による可動域減少を拘縮と呼ぶ．可動域が全くないものを強直と呼び，関節が骨性に癒合したものを骨性強直と呼ぶ．

### b 筋力の評価

徒手筋力テスト（manual muscle testing；MMT）による評価[2]が一般的である．0～5までの6段階評価であり，筋肉によって測定法が決まっている．6段階で，0は収縮を認めないもの，1は収縮は認めるが動かないもの，2は重力を除いた状態で動くもの，3は重力に抗して完全可動域が動くもの，4はある程度の抵抗に抗して完全可動域が動くもの，5は正常である．段階的評価であり，連続した数値ではない．定量的に測定する目的では，握力計や背筋力計といった筋力計を用いる方法や，用手力量計[3]や等運動性測定装置（Cybex®など）を用いて測定する．

表Ⅵ-4 関節可動域表示ならびに測定法
## Ⅱ．上肢測定

| 部位名 | 運動方向 | 参考可動域角度 | 基本軸 | 移動軸 | 測定肢位および注意点 | 参考図 |
|---|---|---|---|---|---|---|
| 肩甲帯 shoulder girdle | 屈曲 flexion | 20 | 両側の肩峰を結ぶ線 | 頭頂と肩峰を結ぶ線 | | |
| | 伸展 extension | 20 | | | | |
| | 挙上 elevation | 20 | 両側の肩峰を結ぶ線 | 肩峰と胸骨上縁を結ぶ線 | 前面から測定する | |
| | 引き下げ（下制） depression | 10 | | | | |
| 肩 shoulder（肩甲帯の動きを含む） | 屈曲（前方挙上） flexion (forward elevation) | 180 | 肩峰を通る床への垂直線（立位または座位） | 上腕骨 | 前腕は中間位とする 体幹が動かないように固定する 脊柱が前後屈しないように注意する | |
| | 伸展（後方挙上） extension (backward elevation) | 50 | | | | |
| | 外転（側方挙上） abduction (lateral elevation) | 180 | 肩峰を通る床への垂直線（立位または座位） | 上腕骨 | 体幹の側屈が起こらないように90°以上になったら前腕を回外することを原則とする ⇨［Ⅵ．その他の検査法］参照 | |
| | 内転 adduction | 0 | | | | |
| | 外旋 external rotation | 60 | 肘を通る前額面への垂直線 | 尺骨 | 上腕を体幹に接して，肘関節を前方90°に屈曲した肢位で行う 前腕は中間位とする ⇨［Ⅵ．その他の検査法］参照 | |
| | 内旋 internal rotation | 80 | | | | |
| | 水平屈曲（水平内転） horizontal flexion (horizontal adduction) | 135 | 肩峰を通る矢状面への垂直線 | 上腕骨 | 肩関節を90°外転位とする | |
| | 水平伸展（水平外転） horizontal extension (horizontal abduction) | 30 | | | | |

（つづく）

## 表Ⅵ-4　つづき

| 部位名 | 運動方向 | 参考可動域角度 | 基本軸 | 移動軸 | 測定肢位および注意点 | 参考図 |
|---|---|---|---|---|---|---|
| 肘 elbow | 屈曲 flexion | 145 | 上腕骨 | 橈骨 | 前腕は回外位とする | |
| | 伸展 extension | 5 | | | | |
| 前腕 forearm | 回内 pronation | 90 | 上腕骨 | 手指を伸展した手掌面 | 肩の回旋が入らないように肘を90°に屈曲する | |
| | 回外 supination | 90 | | | | |
| 手 wrist | 屈曲(掌屈) flexion (palmarflexion) | 90 | 橈骨 | 第2中手骨 | 前腕は中間位とする | |
| | 伸展(背屈) extension (dorsiflexion) | 70 | | | | |
| | 橈屈 radial deviation | 25 | 前腕の中央線 | 第3中手骨 | 前腕を回内位で行う | |
| | 尺屈 ulnar deviation | 55 | | | | |

## Ⅲ. 手指測定

| 部位名 | 運動方向 | 参考可動域角度 | 基本軸 | 移動軸 | 測定肢位および注意点 | 参考図 |
|---|---|---|---|---|---|---|
| 母指 thumb | 橈側外転 radial abduction | 60 | 示指（橈骨の延長上） | 母指 | 運動は手掌面とする 以下の手指の運動は，原則として手指の背側に角度計をあてる | |
| | 尺側内転 ulnar adduction | 0 | | | | |
| | 掌側外転 palmar abduction | 90 | | | 運動は手掌面に直角な面とする | |
| | 掌側内転 palmar adduction | 0 | | | | |

(つづく)

表Ⅵ-4 つづき

| 部位名 | 運動方向 | 参考可動域角度 | 基本軸 | 移動軸 | 測定肢位および注意点 | 参考図 |
|---|---|---|---|---|---|---|
| 母指 thumb | 屈曲(MCP) flexion | 60 | 第1中手骨 | 第1基節骨 | | |
| | 伸展(MCP) extension | 10 | | | | |
| | 屈曲(IP) flexion | 80 | 第1基節骨 | 第1末節骨 | | |
| | 伸展(IP) extension | 10 | | | | |
| 指 fingers | 屈曲(MCP) flexion | 90 | 第2～5中手骨 | 第2～5基節骨 | ⇨[Ⅵ．その他の検査法]参照 | |
| | 伸展(MCP) extension | 45 | | | | |
| | 屈曲(PIP) flexion | 100 | 第2～5基節骨 | 第2～5中節骨 | | |
| | 伸展(PIP) extension | 0 | | | | |
| | 屈曲(DIP) flexion | 80 | 第2～5中節骨 | 第2～5末節骨 | | |
| | 伸展(DIP) extension | 0 | | | DIPは10°の過伸展をとりうる | |
| | 外転 abduction | | 第3中手骨延長線 | 第2, 4, 5指軸 | 中指の運動は橈側外転，尺側外転とする ⇨[Ⅵ．その他の検査法]参照 | |
| | 内転 adduction | | | | | |

## Ⅳ．下肢測定

| 部位名 | 運動方向 | 参考可動域角度 | 基本軸 | 移動軸 | 測定肢位および注意点 | 参考図 |
|---|---|---|---|---|---|---|
| 股 hip | 屈曲 flexion | 125 | 体幹と平行な線 | 大腿骨（大転子と大腿骨外顆の中心を結ぶ線） | 骨盤と脊柱を十分に固定する 屈曲は背臥位，膝屈曲位で行う 伸展は腹臥位，膝伸展位で行う | |
| | 伸展 extension | 15 | | | | |

（つづく）

## 表Ⅵ-4 つづき

| 部位名 | 運動方向 | 参考可動域角度 | 基本軸 | 移動軸 | 測定肢位および注意点 | 参考図 |
|---|---|---|---|---|---|---|
| 股 hip | 外転 abduction | 45 | 両側の上前腸骨棘を結ぶ線への垂直線 | 大腿中央線（上前腸骨棘より膝蓋骨中心を結ぶ線） | 背臥位で骨盤を固定する 下肢を外旋しないようにする 内転の場合は，反対側の下肢を屈曲挙上してその下を通して内転させる | |
| | 内転 adduction | 20 | | | | |
| | 外旋 external rotation | 45 | 膝蓋骨より下ろした垂直線 | 下腿中央線（膝蓋骨中心より足関節内外果中央を結ぶ線） | 背臥位で，股関節と膝関節を90°屈曲位にして行う 骨盤の代償を少なくする | |
| | 内旋 internal rotation | 45 | | | | |
| 膝 knees | 屈曲 flexion | 130 | 大腿骨 | 腓骨（腓骨頭と外果を結ぶ線） | 屈曲は股関節を屈曲位で行う | |
| | 伸展 extension | 0 | | | | |
| 足 ankle | 屈曲（底屈） flexion (plantar flexion) | 45 | 腓骨への垂直線 | 第5中足骨 | 膝関節を屈曲位で行う | |
| | 伸展（背屈） extension (dorsiflexion) | 20 | | | | |
| 足部 foot | 外がえし eversion | 20 | 下腿軸への垂直線 | 足底面 | 膝関節を屈曲位で行う | |
| | 内がえし inversion | 30 | | | | |
| | 外転 abduction | 10 | 第1，第2中足骨の間の中央線 | 同左 | 足底で足の外縁または内縁で行うこともある | |
| | 内転 adduction | 20 | | | | |
| 母指（趾） great toe | 屈曲(MTP) flexion | 35 | 第1中足骨 | 第1基節骨 | | |
| | 伸展(MTP) extension | 60 | | | | |

（つづく）

表Ⅵ-4 つづき

| 部位名 | 運動方向 | | 参考可動域角度 | 基本軸 | 移動軸 | 測定肢位および注意点 | 参考図 |
|---|---|---|---|---|---|---|---|
| 母指(趾) great toe | 屈曲(IP) flexion | | 60 | 第1基節骨 | 第1末節骨 | | |
| | 伸展(IP) extension | | 0 | | | | |
| 足指 toes | 屈曲(MTP) flexion | | 35 | 第2〜5中足骨 | 第2〜5基節骨 | | |
| | 伸展(MTP) extension | | 40 | | | | |
| | 屈曲(PIP) flexion | | 35 | 第2〜5基節骨 | 第2〜5中節骨 | | |
| | 伸展(PIP) extension | | 0 | | | | |
| | 屈曲(DIP) flexion | | 50 | 第2〜5中節骨 | 第2〜5末節骨 | | |
| | 伸展(DIP) extension | | 0 | | | | |

## Ⅴ. 体幹測定

| 部位名 | 運動方向 | | 参考可動域角度 | 基本軸 | 移動軸 | 測定肢位および注意点 | 参考図 |
|---|---|---|---|---|---|---|---|
| 頸部 cervical spines | 屈曲(前屈) flexion | | 60 | 肩峰を通る床への垂直線 | 外耳孔と頭頂を結ぶ線 | 頭部体幹の側面で行う 原則として腰かけ座位とする | |
| | 伸展(後屈) extension | | 50 | | | | |
| | 回旋 rotation | 左回旋 | 60 | 両側の肩峰を結ぶ線への垂直線 | 鼻梁と後頭結節を結ぶ線 | 腰かけ座位で行う | |
| | | 右回旋 | 60 | | | | |
| | 側屈 lateral bending | 左側屈 | 50 | 第7頸椎棘突起と第1仙椎の棘突起を結ぶ線 | 頭頂と第7頸椎棘突起を結ぶ線 | 体幹の背面で行う 腰かけ座位とする | |
| | | 右側屈 | 50 | | | | |

(つづく)

## 表Ⅵ-4 つづき

| 部位名 | 運動方向 | | 参考可動域角度 | 基本軸 | 移動軸 | 測定肢位および注意点 | 参考図 |
|---|---|---|---|---|---|---|---|
| 胸腰部 thoracic and lumbar spines | 屈曲（前屈）flexion | | 45 | 仙骨後面 | 第1胸椎棘突起と第5腰椎棘突起を結ぶ線 | 体幹側面より行う 立位，腰かけ座位または側臥位で行う 股関節の運動が入らないように行う ⇨［Ⅵ．その他の検査法］参照 | |
| | 伸展（後屈）extension | | 30 | | | | |
| | 回旋 rotation | 左回旋 | 40 | 両側の後上腸骨棘を結ぶ線 | 両側の肩峰を結ぶ線 | 座位で骨盤を固定して行う | |
| | | 右回旋 | 40 | | | | |
| | 側屈 lateral bending | 左側屈 | 50 | ヤコビー（Jacoby）線の中点にたてた垂直線 | 第1胸椎棘突起と第5腰椎棘突起を結ぶ線 | 体幹の背面で行う 腰かけ座位または立位で行う | |
| | | 右側屈 | 50 | | | | |

## Ⅵ. その他の検査法

| 部位名 | 運動方向 | 参考可動域角度 | 基本軸 | 移動軸 | 測定肢位および注意点 | 参考図 |
|---|---|---|---|---|---|---|
| 肩 shoulder（肩甲骨の動きを含む） | 外旋 external rotation | 90 | 肘を通る前額面への垂直線 | 尺骨 | 前腕は中間位とする 肩関節は90°外転し，かつ肘関節は90°屈曲した肢位で行う | |
| | 内旋 internal rotation | 70 | | | | |
| | 内転 adduction | 75 | 肩峰を通る床への垂直線 | 上腕骨 | 20°または45°肩関節屈曲位で行う 立位で行う | |

（つづく）

表Ⅵ-4 つづき

| 部位名 | 運動方向 | 参考可動域角度 | 基本軸 | 移動軸 | 測定肢位および注意点 | 参考図 |
|---|---|---|---|---|---|---|
| 母指 thumb | 対立 opposition | | | | 母指先端と小指基部(または先端)との距離(cm)で表示する | |
| 指 fingers | 外転 abduction | | 第3中手骨延長線 | 2, 4, 5指軸 | 中指先端と2, 4, 5指先端との距離(cm)で表示する | |
| | 内転 adduction | | | | | |
| | 屈曲 flexion | | | | 指尖と近位手掌皮線(proximal palmar crease)または遠位手掌皮線(distal palmar crease)との距離(cm)で表示する | |
| 胸腰部 thoracic and lumbar spines | 屈曲 flexion | | | | 最大屈曲は，指先と床との間の距離(cm)で表示する | |

**Ⅶ．顎関節計測**

| 顎関節 temporo-mandibular joint | 開口位で上顎の正中線で上歯と下歯の先端との間の距離(cm)で表示する<br>左右偏位(lateral deviation)は上顎の正中線を軸として下歯列の動きの距離を左右とも cm で表示する<br>参考値は上下第1切歯列対向縁線間の距離5.0 cm，左右偏位は1.0 cm である |
|---|---|

(日本リハビリテーション医学会：関節可動域表示ならびに測定法．リハ医学 32：207-217, 1995 より)

### c 痛みの評価

　VAS(Visual Analogue Scale)を用いる場合が多い．全く痛くない状態を0，最大限の痛みの状態を10 cmとして，現在の痛みを10 cmの線上に表現し数値化する(図Ⅵ-1)．フェイススケールを用いる場合もある(図Ⅵ-2)．何種類かの表情で，自分の痛みを表現する．どちらも自覚的な評価であり，客観的評価ではない．

### d バランス能力・移動能力の評価

❶開眼片脚立ち時間[4]：開眼で片脚起立が何秒維持できるかを測定する．15秒以下で運動器不安定症と診断する．

❷3 m Timed Up and Go Test[5]：椅子から立ち上がり，通常の速度で3 m歩行し，方向転換

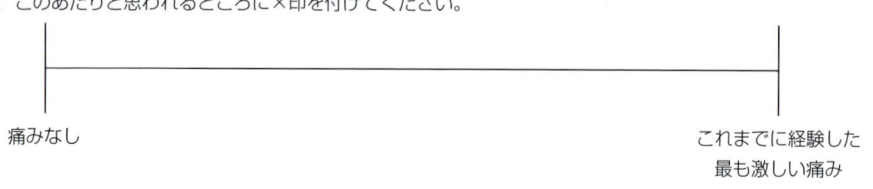

**図Ⅵ-1** VAS(Visual Analogue Scale)

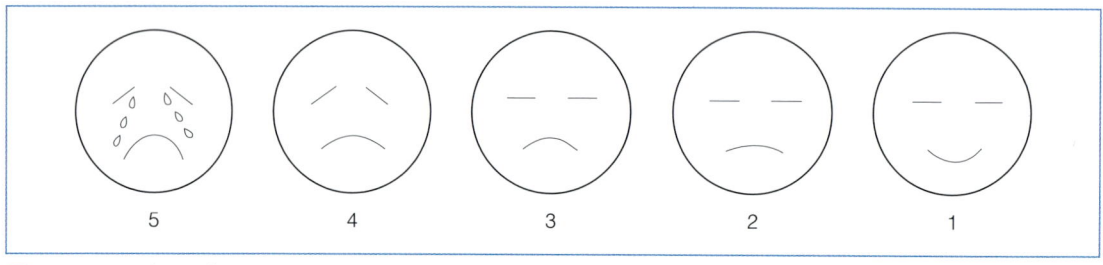

- この数日間のあなたの痛みの程度をお聞きします。
- 次の線は痛みの程度をおたずねするものです。左の端を「痛みなし」，右の端を「これまでに経験した最も激しい痛み」としたとき，この数日間のあなたの痛みの程度はどのあたりでしょうか。
- 線の上で，このあたりと思われるところに×印を付けてください。

痛みなし　　　これまでに経験した最も激しい痛み

**図Ⅵ-2** フェイススケール
4～7枚の顔の絵を使用し，痛みの程度がどの顔の表現に相当するかを示してもらう。関節リウマチでは20枚のスケールも使用される。

し，3m歩行して椅子に腰かけるまでの時間を測定する。11秒以上で運動器不安定症と診断する。

❸Functional Reach Test[6]：肩幅に足を開いた立位姿勢で，上肢を前方90°挙上する。できるだけ前方にリーチし，その距離を測定する。

### e 認知能力の評価

改訂長谷川式簡易知能評価スケール(HDS-R)を用いて評価することが簡便である(表Ⅵ-5)[7]。満点は30点であり，20点以下で認知症を疑う。

### f 日常生活動作(ADL)の評価

#### 1)基本的ADL(basic ADL)

❶Barthel Index(表Ⅵ-6)[8]：食事，移乗，整容，トイレ動作，入浴，移動，階段，更衣，排便コントロール，排尿のコントロールの10項目で100点満点である。85点がADL自立のめどである。

❷Functional Independence Measure(FIM)(表Ⅵ-7)[9]：18項目あり，介護度を示す。126点満点で18点が最低。高い点数のほうが自立度が高い。

#### 2)手段的ADL(instrumental ADL)

老研式活動能力指標：外出，買い物，食事の用意，銀行手続き，書類記載，新聞・読書など，instrumental ADLを評価する。

### g 生活の質(QOL)の評価

#### 1)包括的QOL評価

SF-36(Short Form 36)[10]：世界的に治療効果の判定に用いられている患者立脚型評価法である。身体機能，日常役割(身体)，日常役割(精神)，全体的健康感，社会生活機能，身体の痛み，活力，心の健康の8領域に関する36の質問からできており，日本人の標準値が示されている。

#### 2)疾患特異的QOL評価

❶WOMAC(Western Ontario and McMaster Universities Osteoarthritis Index)[11]：変形性股

表Ⅵ-5 改訂長谷川式簡易知能評価スケール(HDS-R)

| | 質問内容 | | 配点 | | |
|---|---|---|---|---|---|
| 1 | お歳はいくつですか？（2年までの誤差は正解） | | 0 | 1 | |
| 2 | 今日は何年の何月何日ですか？ 何曜日ですか？（年月日，曜日の正解でそれぞれ1点ずつ） | 年<br>月<br>日<br>曜日 | 0<br>0<br>0<br>0 | 1<br>1<br>1<br>1 | |
| 3 | 私たちがいまいるところはどこですか？（自発的にでれば2点，5秒おいて家ですか？ 病院ですか？ 施設ですか？ のなかから正しい選択をすれば1点） | | 0 | 1 | 2 |
| 4 | これから言う3つの言葉を言ってみてください．あとでまた聞きますのでよく覚えておいてください．（以下の系列のいずれか1つで，採用した系列に○をつけておく）<br>1：a) 桜　B) 猫　C) 電車　2：a) 梅　b) 犬　c) 自動車 | | 0<br>0<br>0 | 1<br>1<br>1 | |
| 5 | 100から7を順番に引いてください．（100−7は？，それからまた7を引くと？ と質問する．最初の答えが不正解の場合，打ち切る） | | 0<br>0 | 1<br>1 | |
| 6 | 私がこれから言う数字を逆から言ってください．（6-8-2, 3-5-2-9を逆に言ってもらう．3桁逆唱に失敗したら，打ち切る） | | 0<br>0 | 1<br>1 | |
| 7 | さきほど覚えてもらった言葉をもう一度言ってみてください．（自発的に回答があれば各2点，もし回答がない場合以下のヒントを与え正解であれば1点） a) 植物　b) 動物　c) 乗り物 | | a：0<br>b：0<br>c：0 | 1<br>1<br>1 | 2<br>2<br>2 |
| 8 | これから5つの品物を見せます．それを隠しますのでなにがあったか言ってください．<br>（時計，鍵，タバコ，ペン，硬貨など必ず相互に無関係なもの） | | 0<br>3 | 1<br>4 | 2<br>5 |
| 9 | 知っている野菜の名前をできるだけ多く言ってください．（答えた野菜の名前を右欄に記入する．途中で詰まり，約10秒間待ってもでない場合にはそこで打ち切る）<br>0〜5＝0点，6＝1点，7＝2点，8＝3点，9＝4点，10＝5点 | | 0<br>3 | 1<br>4 | 2<br>5 |
| | | 合計得点 | | | |

〔加藤伸司, 下垣 光, 小野寺敦志, 他：改訂長谷川式簡易知能評価スケール(HDS-R)の作成. 老年精神医学雑誌 2：1339-1347, 1991 より〕

関節症，変形性膝関節症を対象。痛み，こわばり，日常生活の困難度を評価する．

❷RDQ(Roland-Morris Disability Questionnaire)[12]：腰痛を対象．立つ，歩く，身辺処理，仕事のどの腰痛による障害度であるかを評価する．

❸AIMS2(Arthritis Impact Measuring Scales)[13]：関節リウマチが対象となる．移動，歩行，手指機能，上肢機能，身辺動作，家事，社交，支援，痛み，仕事，精神的緊張感，気分，健康満足度，疾患関連度，改善優先度，自覚的健康

表Ⅵ-6 Barthel Index

| | 介助 | 自立 |
|---|---|---|
| 1. 食事をすること(食物を刻んであげるとき＝介助) | 5 | 10 |
| 2. 車椅子・ベッド間の移乗を行うこと(ベッド上の起き上がりを含む) | 5〜10 | 15 |
| 3. 洗面・整容を行うこと(洗顔，髪の櫛入れ，髭剃り，歯磨き) | 0 | 5 |
| 4. トイレへ出入りすること(衣服の着脱，拭く，水を流す) | 5 | 10 |
| 5. 自分で入浴すること | 0 | 5 |
| 6. 平坦地を歩くこと(あるいは歩行不能であれば，車椅子を駆動する) | 10 | 15 |
| 　*歩行不能の場合にはこちらの得点 | 0* | 5* |
| 7. 階段を昇降すること | 5 | 10 |
| 8. 更衣(靴紐の結び，ファスナー操作を含む) | 5 | 10 |
| 9. 便禁制 | 5 | 10 |
| 10. 尿禁制 | 5 | 10 |

(Mahoney FI, Barthel D：Functional evaluation；The Barthel Index. Md State Med J 14：61-65, 1965 より)

度を評価する。

❹DASH(Disability of the Arm, Shoulder, and Hand)[14]：上肢機能に関するQOL評価表である。上肢に関連する日常生活動作，レクリエーション，交通機関の利用，性生活，痛み，筋力低下，知覚異常，スポーツ/芸術活動，仕事などを評価する。

❺JKOM(Japanese Knee Osteoarthritis Measure)[15]：変形性膝関節症が対象となる。膝痛，痛み，こわばり，日常生活，普段の活動状態，健康状態を評価する。日本で作成された。

❻JLEQ(Japan Low-back pain Evaluation Questionaire)[16]：慢性腰痛患者を対象とする。痛み，動作時の痛み，動作の困難度，生活活動の制限，精神状態，健康状態を評価する。日本で作成された。

## 2 理学療法

運動や物理刺激に対する生体の生理学的反応を利用して，鎮痛，柔軟性・可動性の獲得，循環の改善，身体アライメントの改善，拘縮変形の改善，筋力増強，持続性の向上などの生体機能の改善・向上をはかる治療技術である。運動療法と物理療法に分けられる。

### a 運動療法

運動療法とは，「運動によって身体機能障害を改善，維持したり，運動機能を改善する療法」と定義される。運動療法の適応となる対象疾患は，運動器疾患をはじめ，神経系疾患，循環器疾患，呼吸器疾患，および慢性内部疾患(糖尿病，メタボリックシンドローム)と，非常に幅広い。運動療法の禁忌としては，アンダーソン・土肥の基準(表Ⅵ-8)[17]が有名である。その他の禁忌としては，眼疾患，腎疾患，肝疾患，発熱，化膿性疾患などで安静が必要な場合がある。

#### 1)関節可動域エクササイズ

関節可動域(ROM)の維持・改善のために行う。患者自身が行う自動運動，患者の動きに介助を加えて行う自動介助運動，介助による他動運動などがある。

❶自動運動：自動運動が可能な場合，まず選択すべき方法である。手術後などでは，関節の運動方向・角度に制限が必要な場合もある。

❷自動介助運動：自動運動が十分できない場合や，可動域に制限があり，可動域を獲得したい場合などに用いる。

❸他動運動：麻痺や手術後の疼痛などで関節を動かすことができない場合，意識障害や疼痛が強

表Ⅵ-7 FIM

| レベル | | |
|---|---|---|
| 7 完全自立（時間，安全性含めて）<br>6 修正自立（補助具使用） | | 介助者なし |
| **部分介助**<br>5 監視<br>4 最小介助（患者自身で75％以上）<br>3 中等度介助（50％以上）<br>**完全介助**<br>2 最大介助（25％以上）<br>1 全介助（25％未満） | | 介助者あり |

| | | 入院時 | 退院時 | フォロー<br>アップ時 |
|---|---|---|---|---|
| セルフケア | | | | |
| A．食事 | 箸<br>スプーンなど | | | |
| B．整容 | | | | |
| C．清拭 | | | | |
| D．更衣（上半身） | | | | |
| E．更衣（下半身） | | | | |
| F．トイレ動作，更衣（上半身） | | | | |
| 排泄コントロール | | | | |
| G．排尿コントロール | | | | |
| H．排便コントロール | | | | |
| 移　乗 | | | | |
| I．ベッド，椅子，車椅子 | | | | |
| J．トイレ | | | | |
| K．浴槽，シャワー | 浴槽<br>シャワー | | | |
| 移　動 | | | | |
| L．歩行，車椅子 | 歩行<br>車椅子 | | | |
| M．階段 | | | | |
| コミュニケーション | | | | |
| N．理解 | 聴覚<br>視覚 | | | |
| O．表出 | 音声<br>非音声 | | | |
| 社会的認知 | | | | |
| P．社会的交流 | | | | |
| Q．問題解決 | | | | |
| R．記憶 | | | | |
| 合　計 | | | | |

注意：空欄は残さないこと，リスクのために検査不能の場合はレベル1とする。

〔千野直一（監訳）：FIM―医学的リハビリテーションのための統一データセット利用の手引き，原著第3版．慶應義塾大学医学部リハビリテーション科，1991より〕

い場合など自動運動が困難な場合に介助による他動運動を行う。

❹ストレッチ：関節拘縮や関節の動きが悪い場合にはストレッチを行う。温熱を加えると効果的である。

**注意事項**　可動域が思うように改善しないからといって暴力的に可動域を獲得しようとすることは禁忌である。意識がない場合や麻痺のある場合に無理な可動域エクササイズを行うと異所性化骨の原因になるため，注意を要する。

### 2）筋力維持・強化エクササイズ

体の各部位の筋力を向上させるためのエクササイズである。筋力を向上させることで，機能の向

表Ⅵ-8 アンダーソン・土肥の基準

**1）訓練を行わないほうがよい場合**
- 安静時脈拍：120/ 分以上
- 安静時血圧：収縮期 200 mmHg 以上，または拡張期 120 mmHg 以上
- 労作性狭心症または1か月以内の心筋梗塞
- 明らかな心不全や著しい不整脈
- 訓練前すでに動悸や息切れのあるもの

**2）途中で訓練を中止する場合**
- 脈拍：140/ 分を超えた場合
- 血圧：収縮期 40 mmHg，または拡張期 20 mmHg 以上の上昇
- 1分間 10 以上の期外収縮や頻脈性不整脈あるいは徐脈
- 中等度の呼吸困難，めまい，嘔気，狭心痛の出現

**3）訓練を一時中止し，回復を待って再開する場合**
- 脈拍：運動前の 30%，または 120/ 分を超えた場合（ただし2分間の安静で 10% 以下にならねば中止，または負荷を軽くする）
- 1分間 10 以下の期外収縮の出現
- 軽い動悸や息切れ

（土肥信之：リハビリテーションの臨床とケア．ライフ・サイエンス・センター，1987 より）

上や疼痛の緩和を期待し，その結果として ADL・QOL を向上させる。変形性関節症など，運動器疾患のすべてに適応がある。

**(1) 徒手筋力テストが0（筋収縮を認めない）の場合**

他動運動を行う。患者の関節を他動的に動かす運動であるが，筋力が0であっても意識を集中させ，動かそうと努力しながら行うことが重要である。

**(2) 徒手筋力テストが1あるいは2（筋収縮は認める，あるいは重力を除けば全可動域動く）の場合**

自動介助運動を行う。筋収縮を行わせながら，関節運動を介助する。患者は筋収縮の感覚を覚え，繰り返す。ゆっくりとした運動で，筋収縮の感覚を把握する。

**(3) 徒手筋力テストが3（重力に抗して全可動域運動できる）の場合**

自動運動を行う。関節を自動的に動かす運動を行う。筋疲労に注意しながら，繰り返して行うことで，筋力向上を目指す。

**(4) 徒手筋力テストが4以上（抵抗を加えても重力に抗して全可動域動かせる）の場合**

筋力増強エクササイズとして，等尺性，等張性，あるいは等運動性エクササイズを行うことが一般的である。新しいトレーニング法として，加圧トレーニング，ハイブリッドトレーニング法などがある。変形性膝関節症に対する Open Kinetic Chain Exercise（OKC）と Closed Kinetic Chain Exercise（CKC）については以下に詳しく記載したい。

**❶等尺性筋力増強訓練（isometric exercise）**

関節の運動を伴わない，筋肉の長さが一定の運動による筋力強化訓練である。例えば，腕相撲のときの上腕二頭筋，大腿四頭筋 setting 時の大腿四頭筋などである。変形性膝関節症に対する大腿四頭筋 setting，下肢伸展挙上エクササイズ（straight leg raising；SLR）は，有効性がランダム化比較試験（randomized controlled trial；RCT）により証明された[18]。筋力増強の効果は比較的早期に得られるが，血圧を上昇させるため，循環器疾患の患者には注意を要する。

**❷等張性筋力増強訓練（isotonic exercise）**

筋肉に対する張力は一定で，関節の動きを伴う運動による筋力増強訓練である。筋肉の長さが短縮し，筋肉の起始と停止が近づく求心性収縮と，筋肉が伸張し起始と停止が遠ざかる遠心性収縮がある。筋力増加の効果としては，遠心性＞等尺性＞求心性の順である。

**❸等運動性筋力増強訓練（isokinetic exercise）**

等運動性負荷装置（Cybex®など）を用いた，角速度が一定の運動による筋力強化訓練である。等尺性，等張性より筋活動は増加しており，運動に参加する運動単位の数がより多い。角速度では，収縮速度が速いほど筋トルク，活動電位とも減少する。収縮速度が速い運動を数多く行うほうが，筋持久力は向上しやすい。

**❹加圧トレーニング[19]**

「圧を加えた」状態で行う筋力トレーニングである。四肢の基部を加圧し，主として静脈の血流を一時的かつ適度に制限する。加圧することにより，軽い運動でも激しい運動したときと同じような効果が得られる。加圧した状態では，筋への酸素供給が低下し，乳酸などの代謝産物のクリアランスが阻害され，速筋線維を含む多くの運動単位

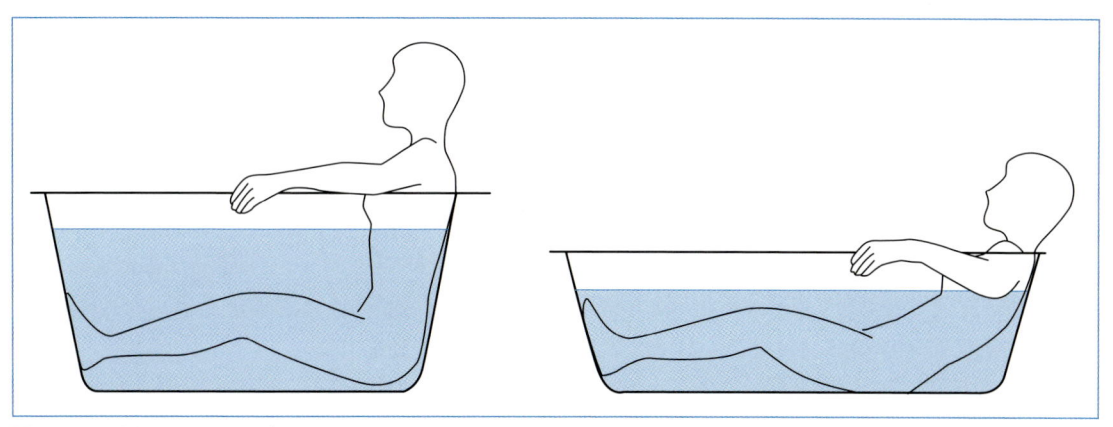

**図Ⅵ-3　入浴エクササイズ**(NY Ex.)
(河村顕治：Closed Kinetic Chain Exercise の臨床応用—変形性膝関節症における入浴エクササイズ. 臨床リハ 7：544-547, 1998 より)

が動員される．その結果，タイプⅠ，Ⅱ両線維またはタイプⅡ線維の肥大が起こる．激しい運動ができない場合でも，加圧トレーニングを適切に行うと効率的な筋力増強が得られる可能性がある．

❺ハイブリッドトレーニング[20]

筋を収縮させる際に，電気刺激を対向する拮抗筋に与えることにより，収縮させる筋に運動抵抗を起こし，収縮すべき筋に負荷を与えることで筋力増強を目論むトレーニング法である．宇宙空間での骨格筋廃用萎縮予防目的に開発された．

❻変形性膝関節症に対する Closed Kinetic Chain Exercise

変形性膝関節症（以下膝 OA）の運動療法としては従来 Open Kinetic Chain(OKC) での大腿四頭筋筋力増強訓練が指導されてきた．一方，1955 年に Steindler によって紹介された Closed Kinetic Chain(CKC) のコンセプト[21]は，1980 年代後半から欧米を中心として前十字靱帯再建術後のリハビリテーションとして注目を集めることになった[22]．OKC においては四肢の最遠位に位置する体節の動きは自由であり，CKC は最遠位部の体節に自由な動きを制限する外力がかけられた状態とされている．OKC 運動の例としては手を振っている動作や歩行中の遊脚期の状態などが挙げられ，座位での膝関節伸展運動が OKC の定義を代表する運動である．CKC 運動の例としては歩行中の立脚期などが挙げられ，スクワット運動が代表的な運動である．

CKC の基本的理論は大腿四頭筋とハムストリングの共同収縮によって膝関節が安定し保護されるというものである[23]．人間にとって最も日常的な運動である歩行や椅子からの立ち上がりなどは，すべて CKC の運動であることから，近年膝 OA の運動療法としても CKC に分類される歩行や自転車エルゴメーターなどが取り入れられ，その有効性を支持する報告が次第に増えている[24]．入浴好きの日本人のホームエクササイズとしては入浴時にバスタブでレッグプレスを行う入浴エクササイズ(NY Ex.)が効果的である(図Ⅵ-3)[25]．

筋収縮については CKC で出力が行われるときには下肢筋群は共同収縮を示すが，広筋群などの単関節筋が筋収縮を示す一方で大腿直筋などの二関節筋は抑制される[26]．OKC の運動では膝伸筋，膝屈筋いずれかの単独収縮であるが単関節筋と二関節筋の別なく同様の収縮を示す．高齢者の運動としては，OKC は時にオーバーユースとなることがあり，CKC のほうが適している．CKC の運動では大腿四頭筋のうち単関節筋である広筋群を効果的に鍛えることができる．内側広筋斜頭は従来膝関節伸筋と考えられていたが，筋電図学的研究により膝蓋骨が外側へ脱臼しないように制御・支持する役割を担っていることが判明した[27]．単関節筋は機能的な運動時に関節を直接固定して保護する役割を果たしている．このような筋群は膝

OAにおいて，ダイナミックなスタビライザーとして関節を制御する。

生体力学的には，膝OAでは関節軟骨が損傷しているので特定の部位に過大な負荷がかかることは極力避けなければならない。通常のOKC運動を行ったときにみられる大腿四頭筋の単独収縮時には，大腿脛骨関節面では荷重面が不均一で関節面の前方部分に過大な負荷がかかり，後方部分には不安定性が生じる(図Ⅵ-4A)[28]。レッグプレスのようなCKCでは大腿四頭筋とハムストリングの共同収縮を引き起こし，OKCでみられた荷重の不均一は解消される。関節面全体としてはより大きな力が働くが，均等に負荷がかかるので，単位面積あたりでは特定の部位に高い圧が加わるということはなくなる(図Ⅵ-4B)[28]。

膝関節軟骨に着目すると，歩行においては約4 MPaの圧縮刺激を繰り返し受けている。関節軟骨は血管やリンパ管をもたず，荷重による圧縮刺激が引き起こす関節液の流れが軟骨代謝に貢献していると考えられている。

膝OA患者では，NY Ex.のように膝関節軟骨に過大な圧迫刺激が加わらないように工夫すれば，CKC運動は非常に有効な運動療法になりうる。

### 3)バランスエクササイズ

立位(座位)の不安定性，易転倒性に対して安定性を得るために行うエクササイズである。代表的なバランスエクササイズの方法を示す。

❶片脚起立練習(ダイナミックフラミンゴ療法)：1分間の開眼片脚起立運動を左右とも1日3回施行する。片足で立ち他方の足を軽く上げる(図Ⅵ-5)。転倒しないように必ずつかまるものがある場所で，床に足がつかない程度に片足を上げる。片脚起立ができない場合は，何かにつかまって行う。

❷不安定板による練習：不安定板(板の下にボールを半切したものを装着したもの)などを用いて立位訓練を行う(図Ⅵ-6)。平行棒内で行うと安全に行える

❸バランスボールによる練習：ボールの上に乗り，両手を離し，体を支える。あるいは，ボール

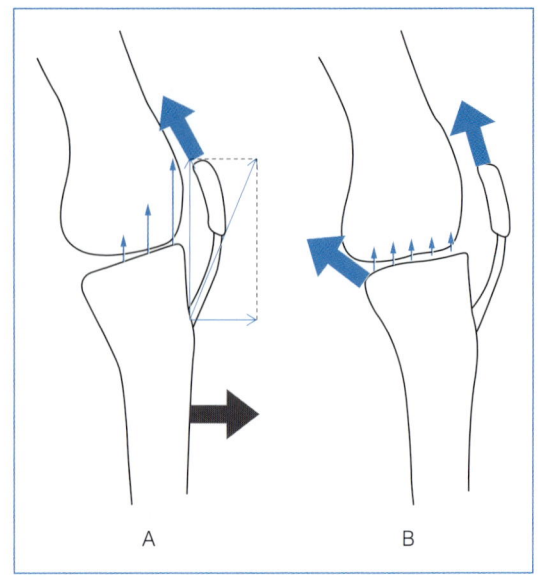

図Ⅵ-4 OKC運動およびCKC運動における生体力学的負荷
A：OKC運動，B：CKC運動

上で四つ這いポジションをとる。体幹筋を鍛えバランス能力を得る体操である(図Ⅵ-7)。

❹太極拳：単独で転倒予防のエビデンスを有している。目と手・目と足の協調運動に特徴があり，足のステップには必ず両手が連動し視線も連動する。上肢でバランスをとるだけでなく，転倒時の受け身にもつながる。通常の歩行の際には，足を出す時点で重心は支持脚から前方に移動するが，太極拳ウォーキングでは，出した足が正しく接地するまで重心は支持脚にある(図Ⅵ-8)。太極拳での歩行では，常に重心は支持面の領域にあるため安定している。ゆっくりした動きであり，多くの筋肉が作用しており筋力向上にも効果的である。

**注意事項** 易転倒性がある患者が多く，転倒についての安全を確認しながら行う必要がある。たとえば，片脚立位を行う場合には，壁，机，しっかりした椅子などを配置したうえで行うことや，訓練時に倒れそうな場合に対処できるように配慮する。

図Ⅵ-5　片脚起立運動

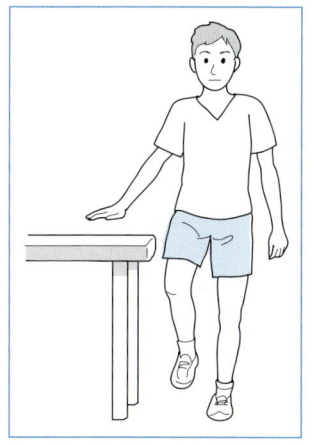

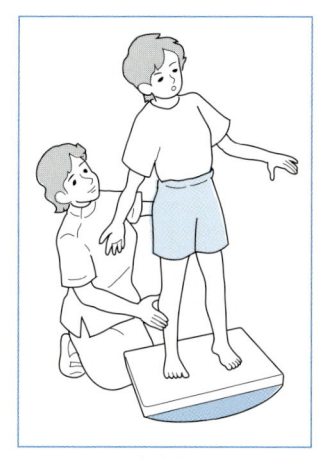

図Ⅵ-6　不安定板による練習

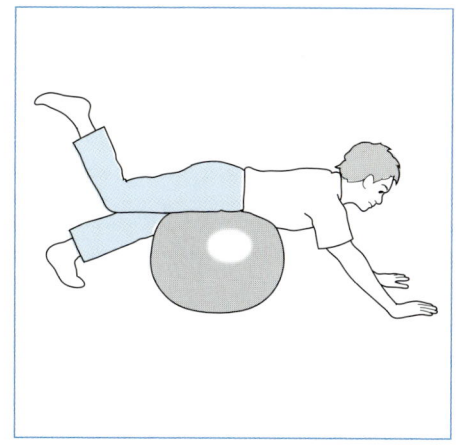

図Ⅵ-7　バランスボールによる練習

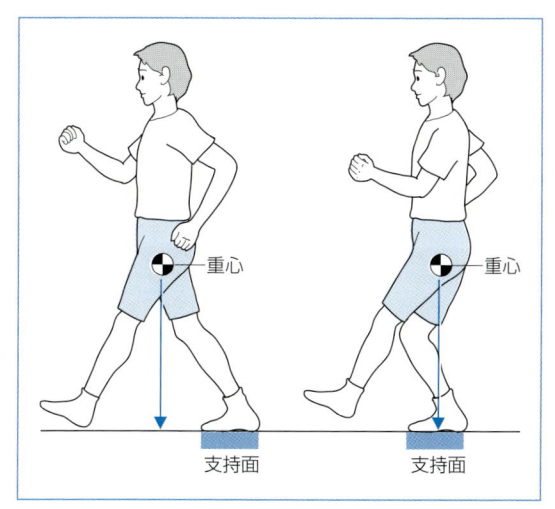

図Ⅵ-8　太極拳ウォーキング

### 4）運動療法のEBM（evidence based medicine）

#### (1) 慢性腰痛に対する運動療法のEBM

慢性腰痛についての報告を記載する。Donchinら[29]は，Williams体操群(46名)，腰痛教室群(46名)，コントロール群(50名)に対し3か月の介入を行い，Williams体操群で筋力・可動域が有意に改善したと報告した。Rischら[30]は，運動群として等尺性伸展運動を31名に，コントロール群として23名に介入を行い，運動群のほうが疼痛・筋力ともコントロール群に比較し有意に改善したと報告した。Frost[31]は，腰痛教室にfitnessとstretchを加えた群を第1群(36名)，腰痛教室のみを第2群(35名)としてRCTを行った。その結果，第1群で疼痛，活動状況，歩行などが有意に改善したと報告した。Bentsenら[32]は，指導下の背筋筋力強化とホームエクササイズを比較し，指導下に行うほうが長続きしたと述べた。Mannionら[33]は，慢性腰痛患者148名に対して，①運動療法，②トレーニング機器による筋力強化，③低負荷のエアロビクスを行った。その結果，3群とも痛みの程度，頻度，障害の程度が有意に改善し群間の差異はなかった。エアロビクスが最も費用が安価であったと報告した。Koolら[34]は，14 RCTのmeta-analysisを行い，運動療法と通常のリハを比較検討し，運動療法のほうが，疼痛などで障害のある日数が最初の1年で有意に減少していたと報告した。Broxら[35]は，慢性腰痛患者に対し，腰椎固定術群(32例)と運動療法群(32例)を比較したRCTを報告した。その結果，腰椎固定術群と運動療法群は差を認めなかった。Fairbankら[36]は，慢性腰痛患者に対し腰椎固定術(176例)と積極的リハ群(173例)のRCTを行った。その結果，SF-36，Shuttle Walk Test，Disability Indexにおいて差を認めなかった。腰椎固定術は，リハを上回っていないと結論した。Campbellら[37]は，Fairbankらと同じ対象のRCTにおいて要した費用について報告した。脊椎固定術群は155万円でリハ群は90万円であり，リハ群のほうが安い経費で同様の効果が得られた

と報告した．日本整形外科学会が行った慢性腰痛に対するRCT[38]では，運動療法群(103例)とNSAIDs群(98例)を比較した．評価は，SF-36やJLEQ，Roland-MorrisといったQOL評価を用い，結果として両群間に差を認めなかった．変化率では運動療法群のほうが良好であった．また，van Middelkoopら[39]は，systemic reviewから非特異的慢性腰痛に対して，抽出した37のRCTから，運動療法は有効であると述べている．

(2) 変形性膝関節症に対する運動療法のEBM

適切な指導のもとに行われた運動療法は，膝OAの疼痛をはじめとする機能障害の改善に有効であり，ADLやQOLの改善につながることがRCTにより証明されている．Ettingerら[40]は，60歳以上の膝OAに対するRCTで，エアロビックエクササイズ(117名)，抵抗運動(120名)，健康教育(127名)の介入を行った．その結果，エアロビックエクササイズと抵抗運動で痛みや機能の改善を認めたと報告した．Maurerら[41]は，50～80歳までの膝OAに対するRCTで，等運動性エクササイズ(49名)と教育的講義(49名)を比較し，等運動性エクササイズのほうが有効であったと報告した．Pettrellaら[42]は，65歳以上の片側膝OAに対し，漸増的エクササイズ(91名)とNSAIDs(88名)を比較するRCTを行った．その結果，エクササイズ群のほうが，疼痛，機能とも有意に改善したと報告した．van Baarら[43]は，systemic reviewから膝OAに対し，運動療法が有効であることを報告した．日本整形外科学会は，151名の膝OAに対し大腿四頭筋訓練，SLR訓練とNSAIDsを比較するRCTを行い，運動療法とNSAIDsが同様の効果があると報告した[18]．変形性膝関節症の保存的治療において，運動療法は主たる治療手段として位置付けられる．

## b 物理療法

物理療法とは，温熱，電気，光線，水などの物理的エネルギーを生体に与えて疾患の治療や予防を行う治療体系である．

### 1) 温熱療法

温熱療法の効果は，①軟部組織の伸張性増加作用，②鎮痛作用，③局所血流増加作用，④炎症賦活作用，⑤組織代謝亢進作用，⑥筋のリラクセーション，⑦腹部臓器への血流減少作用などがある．

**禁忌** 温熱療法の禁忌は，①感覚障害，②意識障害，③循環障害，④急性炎症，⑤悪性腫瘍，⑥出血傾向，⑦適応禁止部位(脳実質，性腺，子宮，胎児など)．

(1) 表在性温熱療法

❶ホットパック

湿熱式ホットパックでは，シリコンゲルが入ったパックを加温槽で65℃程度に温めて，6～7枚のタオルで包んで患部に用いる．15～20分温める．乾熱式ホットパックでもタオルに包んで用いる．過熱に対する注意が必要であり，低温熱傷にも注意する．

❷パラフィン浴

パラフィンとミネラルオイルの混合(7：1)したものを50～55℃に温めて溶かす．患部を5～10秒浸し，外気でパラフィンを固まらせ，また浸す．この動作を10回繰り返し，ビニールで包んで15～20分動かさない．凹凸のある部位でも均等に加温できるので，手足の治療によく用いられる．引火しやすいので注意が必要である．

(2) 深達性温熱療法

❶超短波療法(超短波ジアテルミー療法)

通常27 MHzで，10～20分主観的な温かさを確認しながら行う．深達度は2～3 cmである．

**禁忌** 心ペースメーカー，人工関節などの生体内金属，眼球など．

❷極超短波療法(マイクロウェーブ療法)

通常2,456 MHzで，アプリケータを皮膚から10 cm離して20分程度照射する．深達度は2～3 cmである．

**禁忌** 心ペースメーカー，人工関節などの生体内金属，眼球など．

❸超音波療法

通常0.8～1.5 MHzで，超音波用のクリームを患部に塗り，アプリケータを直接当てて円を描く

ように5分間程度行う。深達度は5cm程度まで期待できる。生体内金属があっても使用可能である。

## 2）電気刺激療法
### (1) 低周波パルス電流（低周波治療）
目的は，筋力の維持・増強，持久力の向上あるいは痛みの軽減である。筋力の維持・強化に関しては，正常な筋肉の場合，自動抵抗運動のほうが効果的である。通常100 Hz以下が用いられる。

### (2) 機能的電気刺激法（functional electrical stimulation；FES）
麻痺した神経・筋を電気刺激し制御することで，失われた機能を回復しようとする方法である。筋疲労が起こりにくい20 Hz前後の周波数を用いることが多い。

### (3) 治療的電気刺激法（therapeutic electrical stimulation；TES）
FESと同様に電気刺激により麻痺筋を治療するが，筋力の強化，筋痙縮の抑制，不随意運動の抑制などの治療効果をはかるという面で異なる。

### (4) 経皮的電気刺激療法（transcutaneous electrical nerve stimulation；TENS）
経皮的に電気刺激を行い，痛みを緩和する方法である。刺激していない部位での疼痛緩和効果や効果の持続から，内因性エンドルフィンの関与が考えられている。

**電気刺激療法の禁忌** ①心ペースメーカー装着，②重篤な不整脈，③血栓性静脈炎，④刺激部位での皮膚疾患，⑤妊娠，⑥頸動脈洞の上での刺激。

## 3）光線療法
### (1) 低出力レーザー
人工的に作られた同一波長，同一位相であり，高い指向性を持つ光線である。波長は830 nm前後，一般的には100 mW以下が用いられる。疼痛緩和，血行改善，抗炎症，創傷治癒促進目的に用いられる。

**禁忌** 眼球，性腺，甲状腺，胎児への照射。

## 4）水治療法
水治療は，水の浮力，粘性抵抗，静水圧，水流，温熱などを利用して行う物理療法である。水温は33～36℃前後とする。股関節の免荷程度は首まで浸かって約90％，胸まで浸かって約60％である。腋下まで浸かったときの，低速歩行（2.5 km/時）では陸上歩行の約3倍の負荷であり最大酸素摂取量の60～70％の運動に相当する。静水圧は深いほど強く，静脈還流が増し，右心負荷が増す。

**注意事項** レジオネラ菌，緑膿菌などの細菌感染に注意する。排水口付近，噴流装置内で増殖しやすい。ハバードタンクは毎日水を入れ替えて消毒し，プールでは1/100万程度の塩素濃度を保つ。

## 5）寒冷療法
寒冷療法の作用は，末梢血管収縮，浮腫進展抑制，代謝抑制，痙縮抑制，疼痛閾値上昇などがある。対象疾患としては，外傷・熱傷の急性期，関節手術直後，関節炎（関節リウマチ），痙縮などである。

**禁忌** ①虚血，②感覚障害，③Raynaud現象，④寒冷に対する昇圧反応，⑤寒冷アレルギーなど。

# 3 作業療法

作業療法とは，社会生活を営むうえで患者が必要とするあるいは目標とする機能を，作業を通じて獲得したり障害の程度を和らげたりする療法である。作業療法の目的としては，①可動域，筋力，持久力，協調性などの機能の改善，②ADLと家事・生活関連動作の改善，③職業前評価と訓練，④認知行動の改善などである。

変形性関節症に対する作業療法の適応は，関節可動域の制限，関節周囲の筋力低下，そのために起こるADL障害である。人工関節置換術後のADL障害に対し，退院後の生活が円滑にまた安

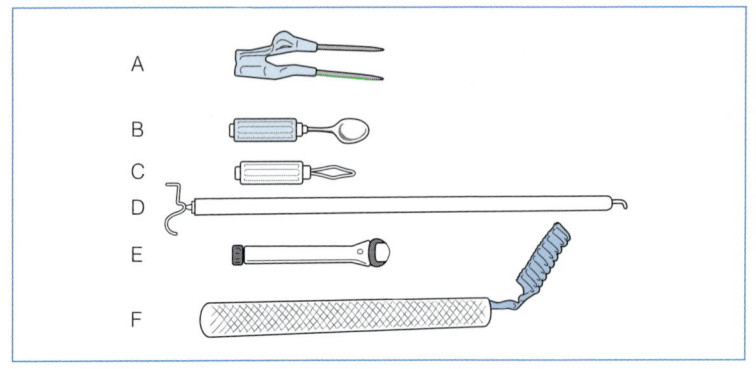

**図Ⅵ-9 自助具**
A：箸，B：柄の太いスプーン，C：ボタン付け用自助具，D：リーチャー，E：蓋の開閉用自助具，F：長柄のブラシ

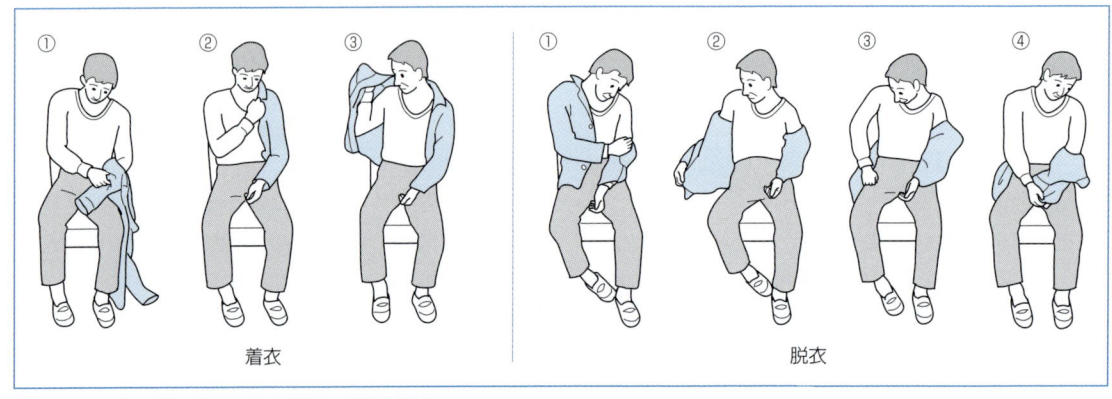

**図Ⅵ-10 左上肢が不自由な場合の更衣動作**
着衣：①左上肢を袖に通す，②左肩まで十分に引き上げる，③右上肢を後ろにまわして袖を通す。
脱衣：①左肩をぬぐ，②右肩をぬぐ，裾を尻に敷く，③右上肢をぬぐ，④左上肢をぬぐ。

全にできるよう作業療法を処方する場合が多い。まず評価を行うが，特にADL評価を行いADL上の問題点を明確にする。ADLを向上させるために，自助具(図Ⅵ-9)や装具も検討する。ADLの改善を主たる目的とするが，疼痛や変形に対する抑うつ症状などの心理的影響に対して行うこともある。

### a ADL障害に対する作業療法

#### 1) 食事動作
筋力や可動域が制限されている場合に，使いやすく工夫されている箸がある(図Ⅵ-9A)。握力が低下している場合や手指の可動域制限や疼痛がある場合には，太柄のスプーンやフォークが有効な場合がある(図Ⅵ-9B)。肘関節，肩関節の可動域が制限されている場合には，スプーンやフォークの角度や長さを調整することもよい。

#### 2) 更衣動作
股関節や膝関節の可動域制限・疼痛で，靴下を履くのが困難な場合ボタンがかけにくい場合には自助具(図Ⅵ-9C)が有効な場合がある。便利棒などのリーチャー(図Ⅵ-9D)が助けになる場合が多い。化粧品や食料品のビンの蓋を開閉するための自助具(図Ⅵ-9E)，長柄のブラシ(図Ⅵ-9F)などもある。また，片側が不自由な場合の更衣動作を習得する必要がある(図Ⅵ-10)。

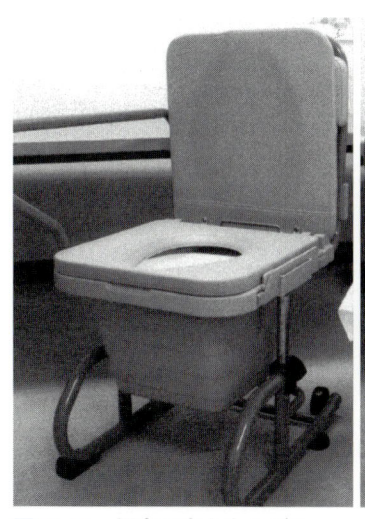

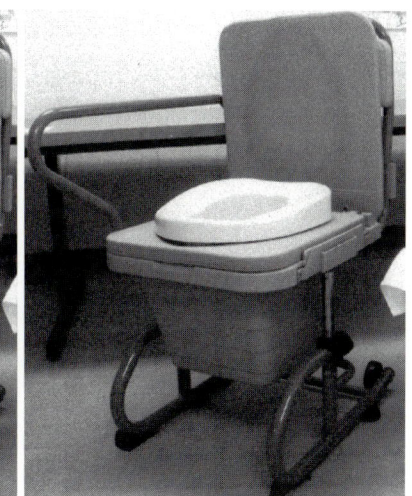

図Ⅵ-11 便座の高さを上げる

### 3) トイレ動作

　股関節,膝関節の可動域制限・疼痛がある場合や,股関節や膝関節の人工関節置換術後には和式トイレは使用すべきではない。洋式トイレに変える。洋式トイレでも,便器からの立ち上がりが困難な場合は,便座を高くする(図Ⅵ-11)と立ち上がりやすい。

### 4) 入浴動作

　股関節や膝関節の人工関節置換術後の入浴動作は重要である。特に股関節の場合,バスタブを跨いで入るわけであるが,股関節の深屈曲や内旋・内転が禁止肢位であり,入りかたを工夫する必要がある。バスタブの縁に腰かけ,健側から跨いで入るようにするなど指導する。浴槽に入れない場合はシャワー椅子を用いてシャワーのみとするか,どうしても浴槽につかることを希望する場合は,ヘルパーなどに介護してもらうか,大がかりな入浴装置が必要である。

### b 家屋改造

　股関節や膝関節の人工関節置換術後や変形性脊椎症術後で麻痺がある場合など,退院後に自宅へ帰る場合には家屋改造が必要となることがある。玄関の段差,家のなかの手すり,ベッドへの変更,トイレ・風呂場の改造など,自宅訪問をして計画する場合もある。

## 4 装具療法

　装具(orthosis, brace)とは,「身体の一部を外部から支え,運動機能の向上や疼痛の軽減をはかるもの」と定義される。目的は,①関節の保持,②変形の矯正・予防,③機能の代行,④歩行の介助,⑤免荷などである。できれば試行用の装具があり,患者が装具を試着して納得したうえで処方するのがよい。装具の給付制度として,装具装着の時期により治療用装具と更生用装具に大別される。治療用装具は,医療上の治療として給付されるものであり医療保険が適用される。通常病院で処方する装具は,治療用装具となる。更生用装具は,治療が終了し機能障害が固定した時期に処方されるものであり,福祉法適用となる。通常,指定施設で処方,作成される。

### a 上肢・手の装具(図Ⅵ-12)[44]

　上肢・手の装具の適応となる疾患は,関節リウマチ,末梢神経障害による麻痺手,頚髄損傷,

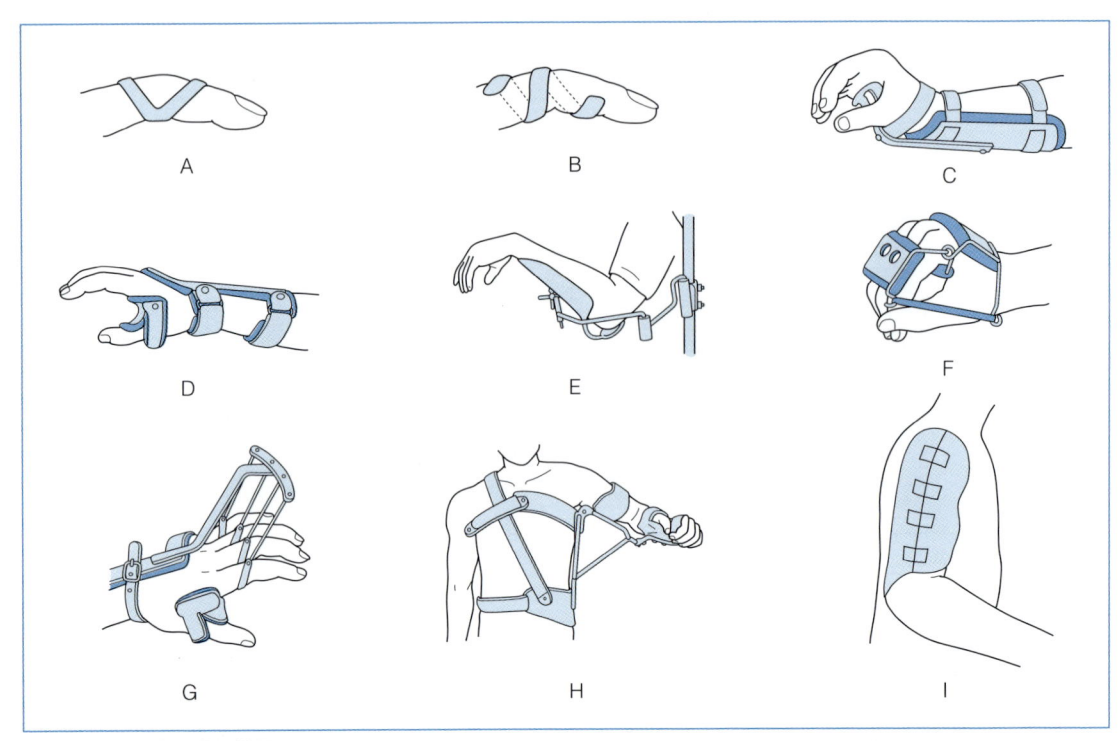

図Ⅵ-12　上肢・手の装具
A：リング型装具，B：螺旋型装具，C：コックアップ装具，D：長・短対立装具，E：BFO(balanced forearm orthosis)，F：ナックルベンダ，G：アウトリガー型動的装具，H：肩外転装具，I：functional brace
〔千田益生：上肢・手の装具. 二ノ宮節夫，冨士川恭輔，越智隆弘，他(編)：今日の整形外科治療指針，第5版，医学書院，pp339-341，2004 より〕

手・指や肘などの変形性関節症などによる拘縮・変形，上肢の術後，骨折などが挙げられる。関節リウマチでは，指のボタンホール変形に対するリング型装具(図Ⅵ-12A)，スワンネック変形に対する螺旋型装具(図Ⅵ-12B)，手関節における尺側偏位防止装具や疼痛・不安定性に対する手関節固定装具，肘関節における疼痛・不安定性に対する肘装具などさまざまな装具の適応があり，装具の装着により変形予防や機能改善が期待できる。橈骨神経麻痺に対しては，トーマス型懸垂装具やオッペンハイマー型装具，コックアップ装具(図Ⅵ-12C)などが適応となる。正中神経麻痺には長・短対立装具(ランチョ型など)(図Ⅵ-12D)，尺骨神経麻痺には第4，5指のMP関節過伸展防止装具が適応となる。頸髄損傷では，第5頸髄の機能残存例にはBFO(balanced forearm orthosis)(図Ⅵ-12E)，第6頸髄レベルでは手関節駆動式把持装具，第7頸髄レベルでは指駆動式把持装具や対立装具などの適応がある。拘縮・変形に対する装具療法では，MP関節の伸展拘縮に対するナックルベンダ(図Ⅵ-12F)，屈曲拘縮には逆ナックルベンダが適応であり，伸筋腱や屈筋腱による拘縮にはアウトリガー型動的装具(図Ⅵ-12G)も用いる。肘関節の屈曲あるいは伸展拘縮にはバネやピアノ線を利用した伸展・屈曲補助装具など動的な装具を用いる場合が多い。肩腱板損傷の術後には肩外転装具(図Ⅵ-12H)が適応であり，上腕骨骨幹部骨折に対してfunctional brace(図Ⅵ-12I)が適応となる場合もある。

上肢・手の装具の場合，装具を用いることによる機能的効果は当然であるが，軽いこと，装着が容易であること，装着感がよいこと，外観がよいこと，手や指の感覚を阻害しないことなどを考慮しなければならない。

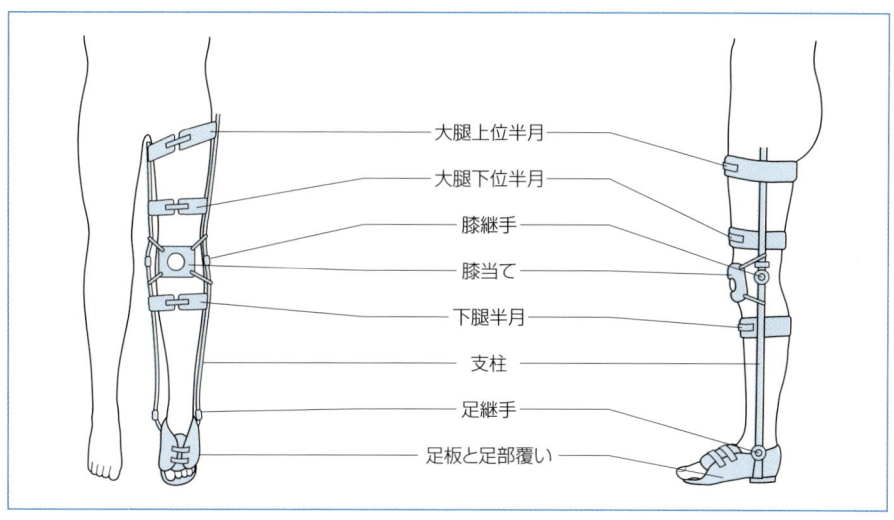

図Ⅵ-13　長下肢装具
〔吉永勝訓：下肢装具，二ノ宮節夫，冨士川恭輔，越智隆弘，他（編）：今日の整形外科治療指針第5版，医学書院，pp341-342，2004より〕

## b　下肢装具

下肢装具の目的は，①変形の予防・矯正，②支持性の獲得（免荷），③可動域の制限，④運動の補助と代償などである。目的によって装具はいろいろあるが，下肢は歩行を担っているので歩行運動の代償を可能にすることが期待される。

### 1）長下肢装具

構造は，大腿部から足部までであり，両側に金属製の支柱があり，大腿部，膝継手，下腿部，足継手，足部からなる。膝にパッドをあてる場合もある。膝関節，足関節の支持性を得ることを目的とする。下肢全体の免荷を目的とするときには，坐骨支持を行う必要がある（図Ⅵ-13）[45]。

### 2）股関節装具

股関節の制動・固定性を得る目的で用いる。骨盤から大腿部にかけて存在し，股継手がある場合とない場合がある。人工股関節置換術などで，外転位に股関節を固定し脱臼を予防する目的において用いる（図Ⅵ-14）。

### 3）膝装具

膝関節の支持性獲得，制動を目的とする装具である。前十字靱帯損傷に用いる装具や内側・外側側副靱帯損傷のための装具，また変形性膝関節症に用いる装具などがある（図Ⅵ-15）。膝関節の手術後などに用いる簡易膝装具は，可動域はないが軽く安価なのでよく用いられる（図Ⅵ-16）。リウマチの膝関節には，膝蓋大腿関節を保護する目的で，Duke Simpson装具が用いられる。不安定性が強い場合には，両側支柱のある膝装具（図Ⅵ-17）を用いる場合もある。

### 4）短下肢装具

足関節の支持性獲得，体重負荷を目的とする装具である。下腿部，足継手，足部からなる。下垂足ではプラスチック製の短下肢装具（図Ⅵ-18）を用いる。足関節の不安定性が強い場合には，両側支柱付き装具（図Ⅵ-19）がよい。尖足位に拘縮を認める場合には補高を加える場合もある。脛骨の偽関節などで下腿への体重負荷を避けたい場合には，膝蓋靱帯で体重を支えるPTB（patella tendon bearing）装具を用いる（図Ⅵ-20）。前距腓靱帯損傷では，底背屈は許し内外反を制動する足関節装具が有効である（図Ⅵ-21）。

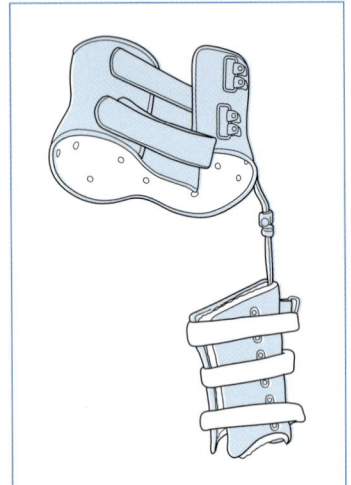

図Ⅵ-14　股関節装具

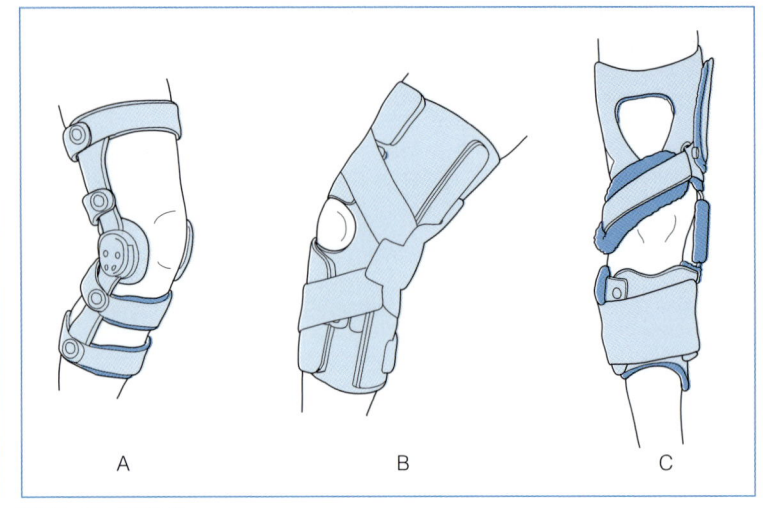

図Ⅵ-15　膝装具
A：前十字靱帯損傷用，B：内側・外側側副靱帯損傷用，C：変形性膝関節用

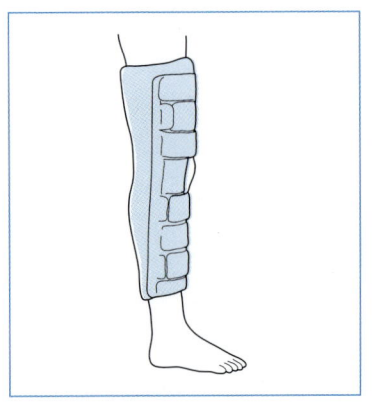

図Ⅵ-16　簡易膝装具

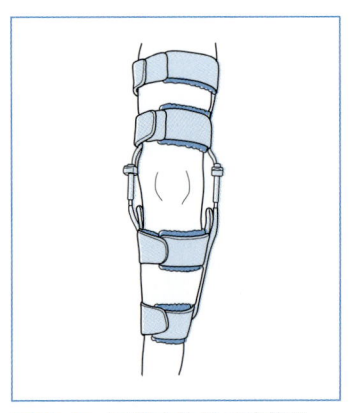

図Ⅵ-17　両側支柱付き膝装具

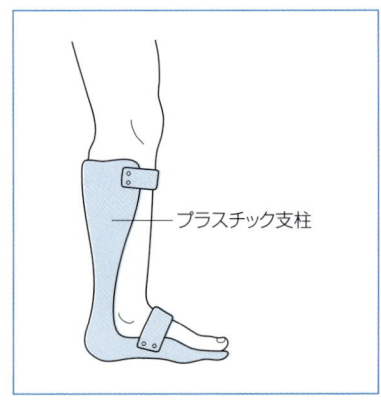

図Ⅵ-18　プラスチック製短下肢装具

プラスチック支柱

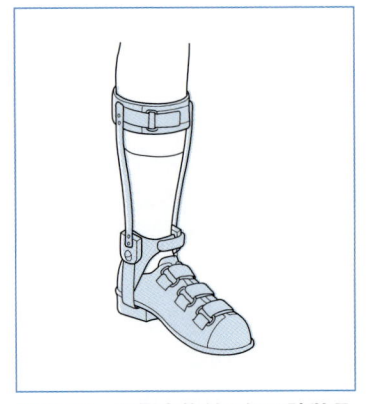

図Ⅵ-19　両側支柱付き短下肢装具

図Ⅵ-20　PTB装具

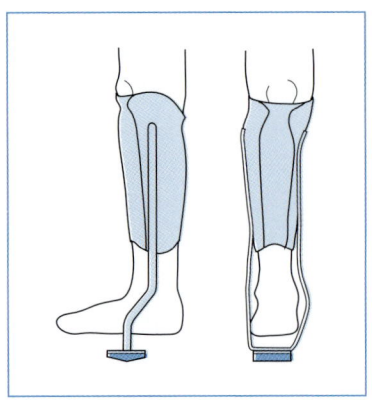

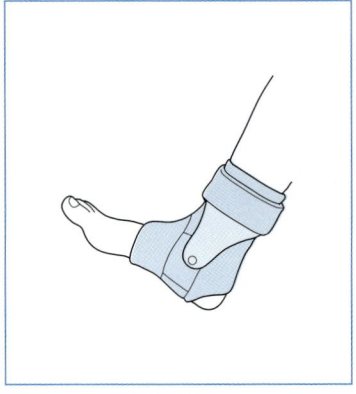

図Ⅵ-21　足関節装具

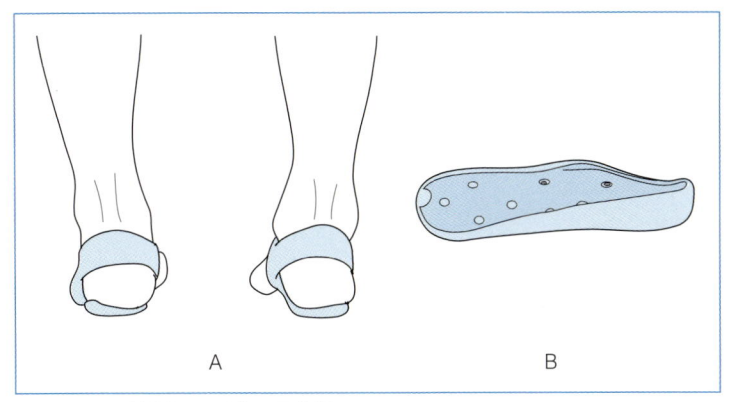

図Ⅵ-22 外側ウェッジの足底板

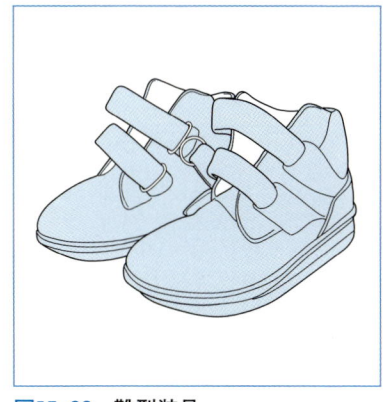

図Ⅵ-23 靴型装具

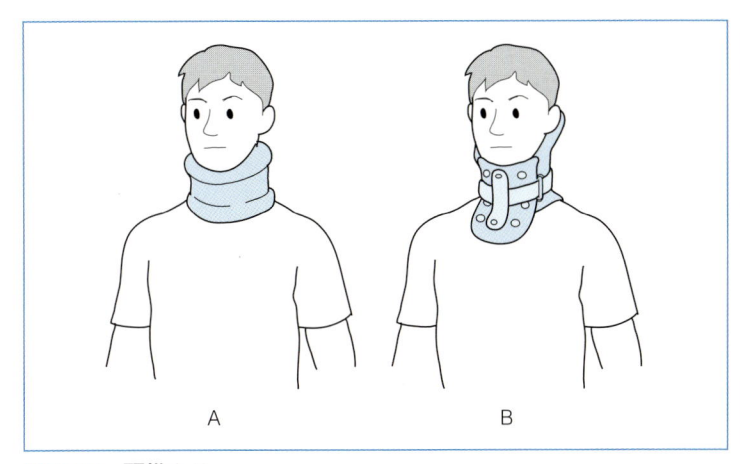

図Ⅵ-24 頚椎カラー
A：ソフトカラー，B：フィラデルフィア型

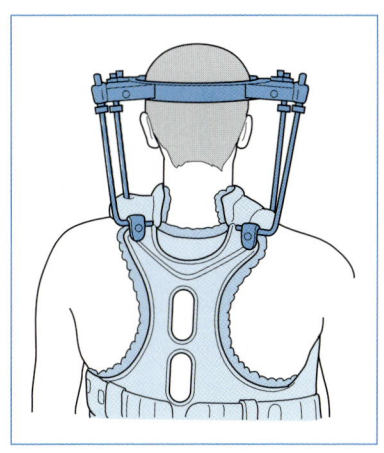

図Ⅵ-25 ハローベスト

## 5）足底板

内反膝による変形性膝関節症に対する下肢のアライメント矯正目的で，外側ウェッジを用いる場合がある（図Ⅵ-22）。外反母趾に対する横アーチのサポート，また扁平足に対する内側縦アーチのサポートの目的でアーチサポートを用いる。

## 6）靴装具

足部の変形矯正や歩行時の疼痛軽減，脚長差の補正目的で用いる。関節リウマチなどで足部変形が著しい場合には，靴装具（図Ⅵ-23）がないと痛くて歩けない。装着しやすく軽いものであり，見た目もよいものにするように配慮する。

## C 体幹装具

体幹装具の目的は，①固定（可動域の制限），②脊柱にかかる負荷の軽減，③脊柱アライメントの維持・矯正などである。

### 1）頚椎装具

ソフトカラー（図Ⅵ-24A）は，下顎骨，後頭骨と鎖骨・肩部で，頭部の重量を頚椎から免荷する目的で用いる。フィラデルフィア型（図Ⅵ-24B）は，顎受けと後頭部に支えがあり，ネックカラーに比較して固定性がよい。ハローベスト（図Ⅵ-25）は，頭蓋骨にピンを刺入しリングと頭蓋を固定し，プラスチック製のベストとリングを支柱

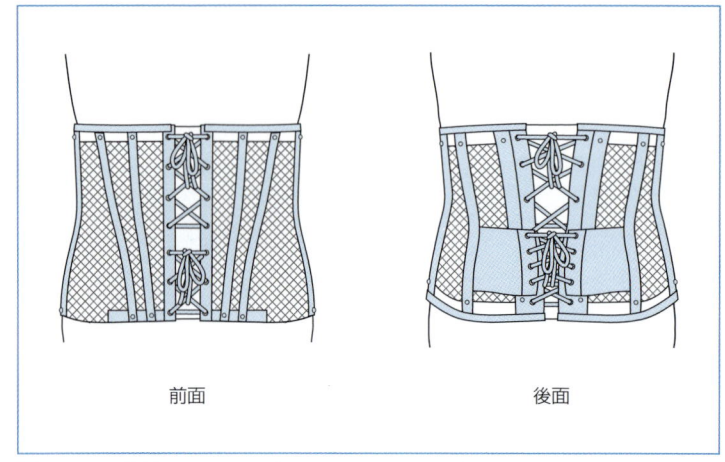

図Ⅵ-26　軟性コルセット（ダーメンコルセット）

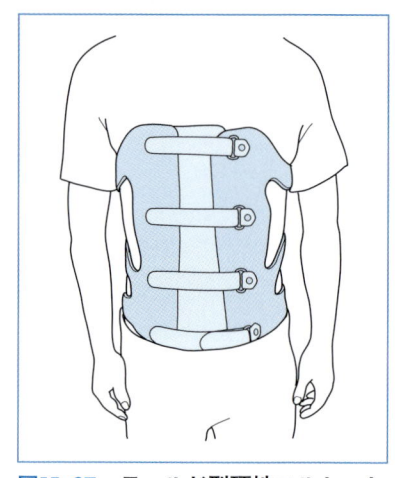

図Ⅵ-27　モールド型硬性コルセット

で連結し胸郭から頭蓋を支持する装具である。

### 2)胸腰仙椎装具

適応は，変形性脊椎症，骨粗鬆症による変形・疼痛，圧迫骨折後の変形などがある。また，悪性腫瘍などで固定性を必要とする場合には装着する。ジュエット型は，圧迫骨折後などに装着し，変形の進行を予防する。高齢者の圧迫骨折後では，軟性のダーメンコルセット（図Ⅵ-26）を受傷後2〜3週に作製し，立位訓練などを行う。65歳以前の圧迫骨折で変形を最小限にしたい場合や悪性腫瘍など不安定な要素がある場合には，モールド型の硬性コルセット（図Ⅵ-27）を処方する。

### d 松葉杖

松葉杖の合わせかたは，立位姿勢をとり足先から15 cm外側，15 cm前方に松葉杖の杖先ゴムを置き，松葉杖の長さを腋窩から2横指下方になるように合わせる。握りの高さは，立位姿勢で握ったときに，肘関節の角度が30°屈曲位になるように調整する（図Ⅵ-28）。腋窩で支えるのではなく，手で支えるように指導する。松葉杖を使うときには，接地部分のゴムが擦り切れていないか，各杖のパーツは大丈夫かといった点を点検して使う。床が濡れている場合は非常に滑りやすいので，十分注意が必要である。

### 1)松葉杖を2本用いる場合

#### (1)片方の下肢を免荷する場合

例えば，2本松葉杖で左下肢を完全に免荷する場合，まず2本松葉杖を前方に出し，次いで右下肢を前方に移動する（図Ⅵ-29）。当初は，松葉杖を越えないように右下肢を出すが，慣れてくれば松葉杖を越えて出してもいい。

#### (2)片方の下肢の部分体重負荷を行う場合

部分的に体重負荷を行う場合，たとえば，左下肢に体重の1/3の体重をかけて歩行する場合は，まず体重の1/3とはどの程度の負荷なのかを体重計に乗って確認する。その後に，2本松葉杖と左下肢を一緒に出し，体重計で確認した負荷を左下肢に掛ける。次に右下肢を前方に進める（図Ⅵ-30）。

#### (3)両下肢の問題で歩行が不安定な場合に松葉杖2本を用いて歩く方法

まず，左松葉杖を前に出し，次いで右下肢，その次に右松葉杖，最後に左下肢を出す（4点歩行）（図Ⅵ-31）。慣れてきたら，左松葉杖と右下肢，右松葉杖と左下肢を一緒に出して進む（2点歩行）。

### 2)松葉杖を1本用いる場合

#### (1)片方の下肢が免荷は必要ないが，痛みがある場合

右下肢が不自由な場合，左手に松葉杖を持ち，

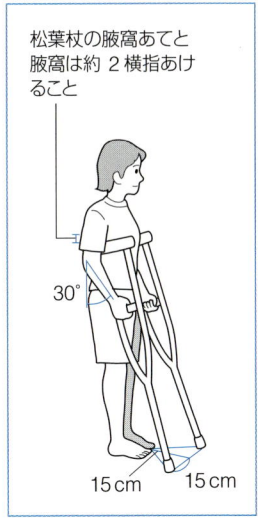

図Ⅵ-28 松葉杖の合わせかた

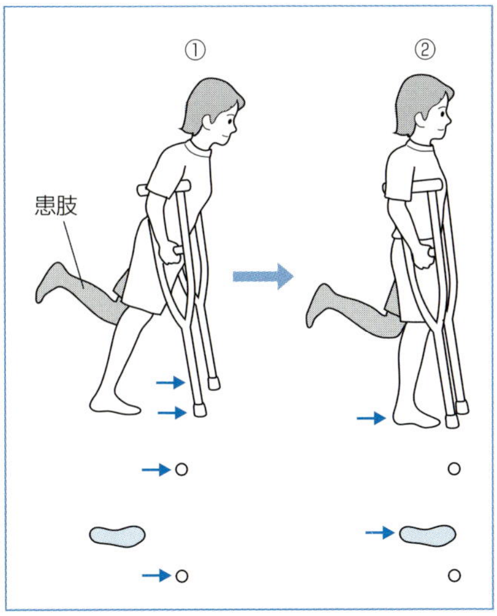

図Ⅵ-29 2本松葉杖で左下肢を免荷する場合
①2本松葉杖を出す→②右下肢を出す。

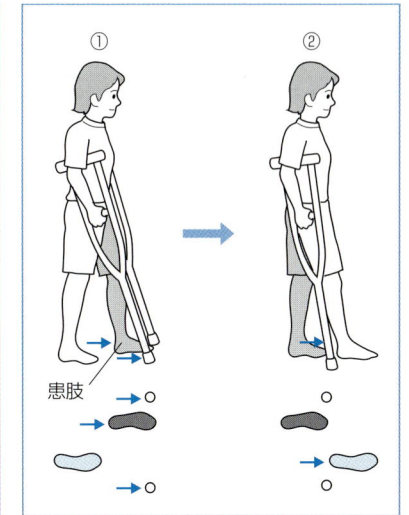

図Ⅵ-30 2本松葉杖で左下肢に部分体重負荷を行う場合
①左下肢と2本松葉杖を一緒に出す→②右下肢を出す。

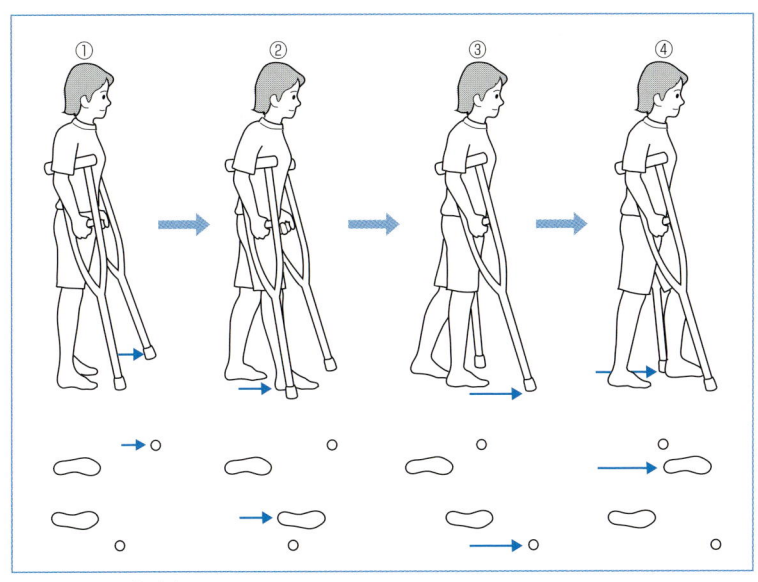

図Ⅵ-31 4点歩行
①左松葉杖を出す→②右下肢を出す→③右松葉杖を出す→④左下肢を出す。

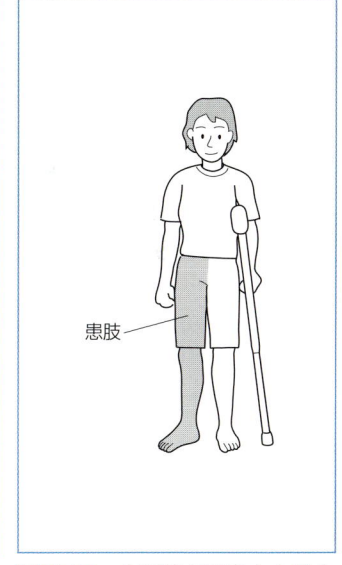

図Ⅵ-32 右下肢が不自由な場合
左手に松葉杖をつく。

右下肢と同時に出して，右下肢にかかる負荷を軽減する（図Ⅵ-32）。T字杖やロフストランド杖でも同様である。

## 5 クリニカルパスによる周術期リハビリテーション

変形性関節症に対する全人工股関節置換術(total hip arthroplasty；THA)，全人工膝関節置換術(total knee arthroplasty；TKA)あるいは全人工肘関節置換術(total elbow arthroplasty；TEA)などは，代表的な手術療法であり，安定した成績が得られている。クリニカルパスに馴染みやすい手術であり，各施設でパスを作成し，それに従ったリハを施行している。バリアンスが生じなければ，型通りのパスに従ったリハで問題はない。しかし対象患者のほとんどが高齢者であり，心疾患，呼吸器疾患，消化器疾患，糖尿病といった疾患を合併している場合が非常に多い。また，消炎鎮痛薬，睡眠薬，安定剤などの薬を内服している高齢者も多い。安易にクリニカルパスに従ってリハを施行すると，思わぬ落とし穴に落ちる可能性がある。術前に十分な患者評価を行い，コミュニケーションを十分にとることで，お互いの信頼を得ておくことは重要である。

THA のクリニカルパス(図VI-33)，TKA のクリニカルパス(図VI-34)，TEA のクリニカルパス(図VI-35)を示す。

注意事項として，重篤な合併症として，深部静脈血栓症(deep vein thrombosis；DVT)および肺塞栓(pulmonary embolism；PE)がある。TKA，THA は DVT の高リスク手術であり[46]，非常に DVT が発生しやすい状態であるといえる。Shiota ら[47]は，D-dimer 値が 10 μg/mL を術後 7 日目に超えた場合，DVT の発生が強く疑われると報告し，われわれはその報告をもとに術後 7 日目の D-dimer 値が 10 μg/mL を超えた場合，DVT フローチャートに従いリハを中止し精査・血栓溶解療法を行っている(図VI-36)。

## 6 リハビリテーション同意書

岡山大学では，変形性関節症をはじめ，すべての疾患に対するリハを開始する前に，リハの効果，リハを受けなかった場合，リハにおける合併症などを説明し，患者に理解してもらっている。合併症として，リハ訓練中の転倒，DVT 発生，心肺機能異常などを記載している。リハ訓練中に痛みや疲労などの異常を感じた場合には，必ず担当

| 経過 | 手術当日 | 術後1日 | 術後2日 | 術後3日 | | 1週 | 2週 | | 2週末頃 |
|---|---|---|---|---|---|---|---|---|---|
| 日付 | 11月18日 | 11月19日 | 11月20日 | 11月21日 | | 11月25日 | 12月2日 | | 12月5日 |
| 安静度 | ベッドアップ30°まで許可 | 背もたれなしでの座位許可 | 歩行器開始<br>足をたらしての座位許可 | トイレ・洗面許可 | 車椅子でリハビリへ | できるようになったら歩いてリハビリにいく | | 病棟内1本杖練習 | 退院おめでとう |
| リハビリ | 大腿四頭筋セッティング<br>足首の運動 | → | スリングを用いて股・膝の屈伸運動<br>→ | →（足が挙上できるまで）<br>→ | 痛みに応じて体重をかけて歩行訓練（平行棒→松葉杖→1本杖）階段昇降<br>可動域訓練・筋力強化訓練など | | | 床上訓練 | |
| 血栓予防 | ポンプ装着 | → | → | 終了 | | | | | |
| 処置<br>X線 | | 採血 | ドレーン，バルーン抜去 | 採血<br>ガーゼ交換 | 採血<br>→ | 採血<br>X線，CT<br>抜鉤（術後10日頃） | 採血<br>静脈造影<br>適宜終了 | 採血<br>X線 | |
| 点滴 | 術後点滴 | 抗生剤点滴 | → | 適宜終了 | | | | | |
| 入浴<br>その他 | | 清拭 | 清拭 | 清拭→2回/週<br>洗髪・足浴→1回/週 | | | 介助入浴 | シャワー浴許可 | |

図VI-33　THA のクリニカルパスの例

| 経過 | 術前 | 手術当日 | 術後1日 | 術後2日 | 術後3日〜5日 | 1週 | 2週 | 3週 | 3週末 |
|---|---|---|---|---|---|---|---|---|---|
| 日付 | | ( / ) | | | ( / ) | ( / ) | ( / ) | ( / ) | ( / ) |
| 安静度 | | ベッドアップ30°まで | 背もたれなしでの座位許可 | 足をたらしての座位許可 | 病棟内車椅子許可リハビリ室へ | 病棟内車椅子許可 | 病棟内松葉杖許可 | | |
| 評価リハビリ装具目標 | アンケート調査 術前訓練 筋力強化 松葉杖・車椅子 徒手筋力評価 重心動揺 | AV・インパルス 膝装具装着 | 大腿四頭筋セッティング 下肢伸展挙上 | CPM・スリングによる可動域訓練 | リハビリ室で歩行訓練開始 一部体重をかけて松葉杖歩行 膝装具,車椅子 夜間のみ | 全体重をかけて松葉杖歩行／膝屈曲90°以上 | | 1本杖歩行 床上訓練 階段昇降 | 退院おめでとう |
| 処置検査 | 採血・検尿 X線撮影 肺機能・心電図 (CT・MRI・関節液培養) 抗生剤テスト | 状況により培養 | 採血 抗生剤点滴 | 硬膜外チューブ, 採血 ドレーン, バルーン除去 | | 採血 ガーゼ交換 | 採血 抜糸 | 採血 透視下にX線撮影 | |
| 入浴 その他 | (手術前日) 剃毛・麻酔科受診 PM 9:00より絶食 AM 0:00より絶飲食 | 患肢冷却 | | 清拭 車椅子乗れたらトイレ許可 | 清拭 洗髪 足浴 ＞ 回/週 陰部洗浄 | 清拭 → 回/週 洗面許可 | 介助入浴 | 入浴許可 | |

図Ⅵ-34　TKAのクリニカルパスの例

| 経過 | 術前 | 手術当日 | 術後1日 | 術後2日 | 術後3〜7日 | 第2週 | 第3週 | |
|---|---|---|---|---|---|---|---|---|
| 日付 | | ( / ) | | | | ( / )-( / ) | ( / )-( / ) | |
| 安静度 | | ストッキネット挙上 砂嚢固定 | 三角巾でトイレ歩行許可 | | 三角巾除去 | | | |
| リハビリ装具目標 | 上肢機能評価 | エルボースプリント | 手指の運動 | 自動伸展許可 | 愛護的可動域訓練開始（屈曲100°まで） | 屈曲115°, 伸展 −45°を目標に他動可動域訓練 | 屈曲130°, 伸展 −30°を目標に他動・自動可動域訓練 | 退院おめでとう |
| 処置検査 | 採血 X線撮影 (肘, 手関節) | 抗菌剤点滴 | 採血 | ドレーン, バルン抜去 エルボースプリント除去 | ガーゼ交換 (2日毎) | 採血 抜糸 | 採血 | |
| 入浴 その他 | 2日前〜 | | トイレ, 洗顔許可 清拭 | | 清拭 | 介助入浴 (防水シャワー) | 介助入浴 (防水シャワー) | |

図Ⅵ-35　TEAのクリニカルパスの例

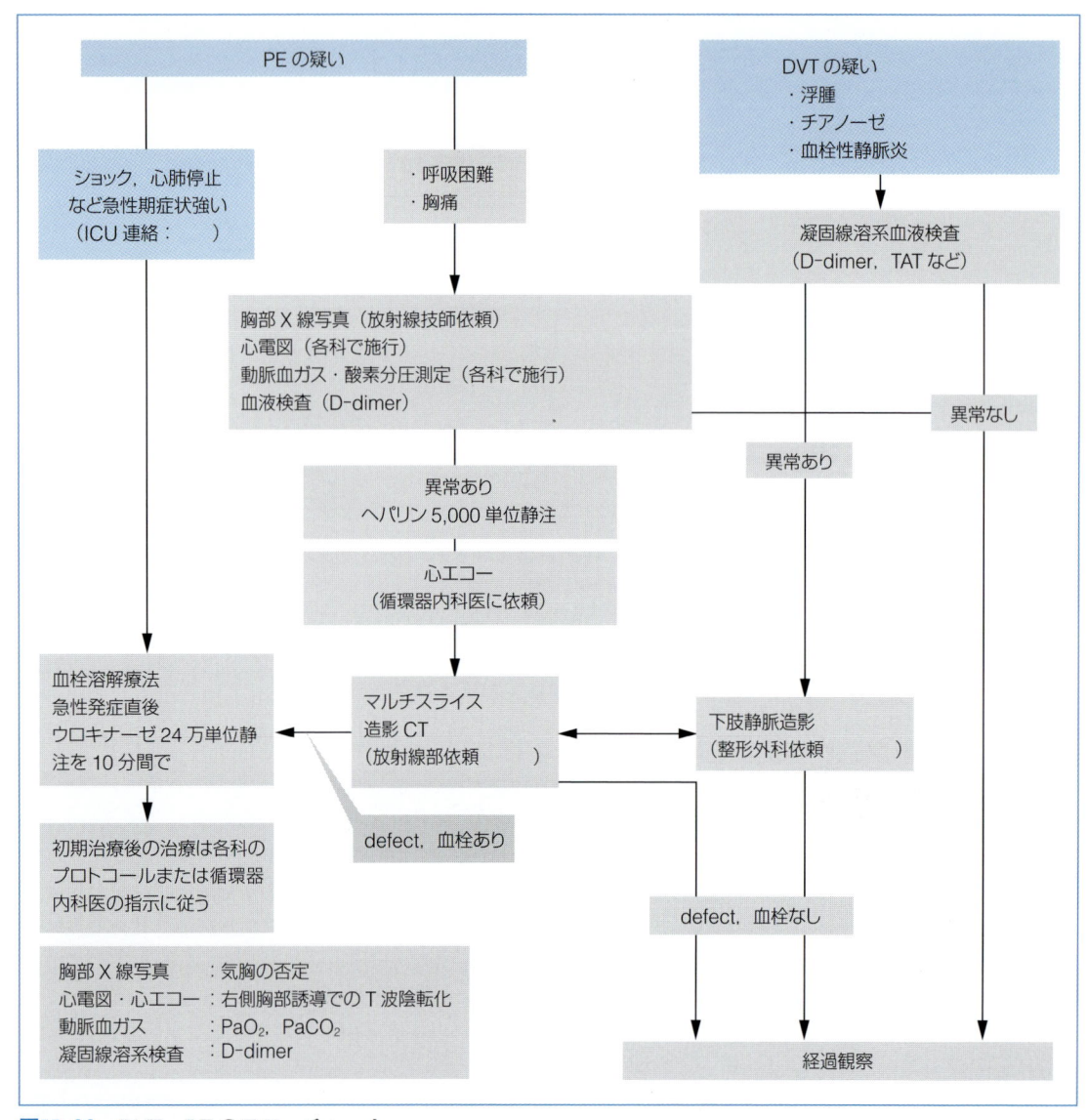

図Ⅵ-36 DVT, PE のフローチャート

訓練士に伝えるように指導している(図Ⅵ-37)[48]。

## 7 運動器不安定症とロコモティブシンドローム

### a 運動器不安定症

日本整形外科学会, 日本運動器リハビリテーション学会(現 日本運動器科学会), 日本臨床整形外科医会の3団体では,「高齢化により, バランス能力および移動歩行能力の低下が生じ, 閉じこもり, 転倒リスクが高まった状態」を運動器不安定症と定義し, 注意を喚起している(表Ⅵ-9)[49]。運動器不安定症は, 病理学に基づくものではなく, 高齢運動器疾患患者が転倒によって要介護状態になることを予防するという目的のために規定された疾患概念である[49]。

リハビリテーション部　説明用紙

リハビリテーション処方

1)

2)

3)

4)

5)

Ⅰ) **リハビリテーションを行うことによる期待される効果**
　　体の機能の向上・移動能力の改善（座位，立位，歩行）
　　筋力の維持・増強
　　関節可動域の改善・拘縮予防
　　日常生活動作の改善
　　心肺機能の改善
　　　　などがあります．原因疾患の状態により，当然ながら限界があります．

Ⅱ) **リハビリテーションを受けない場合**
　　長期臥床に伴う関節拘縮，筋力低下，日常生活動作の低下など廃用性症候群と呼ばれる寝たきり状態になる恐れがあります．また，誤った方法で行うことでかえって症状を悪化させたり，別の症状が発生したりする恐れがあります．

Ⅲ) **予測される合併症**
　＊転倒による骨折・訓練による骨折
　　スタッフは十分注意して訓練を行いますが，転倒の危険性は常にあります．転倒予防パンフレットなど参照されて患者さん自身も注意して下さい．また，十分に注意していても骨が非常に弱い状態の患者さんでは，訓練中に骨折する恐れがあります．
　＊深部静脈血栓症
　　血管内に血栓ができ，他臓器（肺・脳など）に飛ぶ恐れがあります．下肢が腫れていたり，手術後であると注意が必要です．気付いたことがあれば必ず申し出て下さい．
　＊心肺機能異常（脳血管障害）
　　訓練を行うことで血圧の過度の上昇や不整脈，呼吸不全などを来たす恐れがあります．訓練前の血圧測定や訓練中の状態監視など十分注意して訓練を行いますが，患者さん自身も調子が悪いときは必ず申し出て下さい．

　　年　　月　　日　　説明者＿＿＿＿＿＿＿＿＿＿＿＿＿
　　　　　　　　　　　同意書＿＿＿＿＿＿＿＿＿＿＿＿＿

(E)

**図Ⅵ-37　リハビリテーション同意書の例**

（岡山大学病院総合リハビリテーション部）

## b ロコモティブシンドローム（ロコモ）[50]

「運動器の障害によって，介護・介助が必要な状態になっていたり，そうなるリスクが高くなっていたりする状態であり，運動器の機能低下が原因で，日常生活を営むのに困難をきたすような歩行機能の低下，あるいはその危険があること」と定義されている．概念としては，筋肉量や筋力が低下し，神経細胞も機能低下が起こったり，また変形性関節症や変形性脊椎症のために関節の可動域が減少したり，骨粗鬆症で骨が脆弱化することで，歩行障害が起こり，そのために起き上がれない，歩けないという状態に陥るという全体がロコモである．7項目あるロコチェック（図Ⅵ-38）を行って1つでも該当すればロコモである心配があ

## 表Ⅵ-9 運動器不安定症の診断基準

**診断基準:**
下記の運動機能低下をきたす 11 の疾患の既往があるか,罹患している者で,日常生活自立度あるいは運動機能が以下の機能評価基準 1 または 2 に該当する者.
運動機能低下をきたす疾患:
① 脊椎圧迫骨折および各種脊柱変形(亀背,高度脊柱後弯・側弯など)
② 下肢の骨折(大腿骨頚部骨折など)
③ 骨粗鬆症
④ 下肢の変形性関節症(股関節,膝関節など)
⑤ 腰部脊柱管狭窄症
⑥ 脊髄障害
⑦ 神経・筋疾患
⑧ 関節リウマチおよび各種関節炎
⑨ 下肢切断
⑩ 長期臥床後の運動器廃用
⑪ 高頻度転倒者

**機能評価基準**
日常生活自立度:ランク J または A(要支援+要介護 1,2)
運動機能:1)または 2)
1) 開眼片脚起立時間:15 秒未満
2) 3 m Timed up and go test:11 秒以上

(千田益生,堅山佳美,濱田全紀,他:健康寿命の阻害因子としての運動器不安定症.日整会誌 83:357-360, 2009 より)

るとして,ロコトレという開眼片脚たちやスクワットを中心としたトレーニングを行うように指導する.トレーニングを行うことで,要介護状態にならないようにしようという考えかたである.

### 文献
1) 日本リハビリテーション医学会:関節可動域表示ならびに測定法.リハ医学 32:207-217, 1955
2) Hislop HJ, Montgomery J(著),津山直一,中村耕三(訳):新・徒手筋力検査法,原著第 8 版,協同医書出版,2008
3) 千田益生:下肢筋力の経年変化—用手力量計による測定.リハ医学 24:85-91, 1987
4) 北 潔,新村秀幸,浅井 剛,他:開眼片脚起立時間からみた運動器不安定症.臨整外 41:757-763, 2006
5) Podsiadlo D, Richardson S:The timed "Up and Go": a test of basic functional mobility for frail elderly persons. J Am Geriatr Soc 39:142-148, 1991
6) Duncan PW:Functional reach:a new clinical measure of balance. J Gerontol 45:192-197, 1990
7) 加藤伸司,下垣 光,小野寺敦志,他:改訂長谷川式簡易知能評価スケール(HDS-R)の作成.老年精神医学雑誌 2:1339-1347, 1991

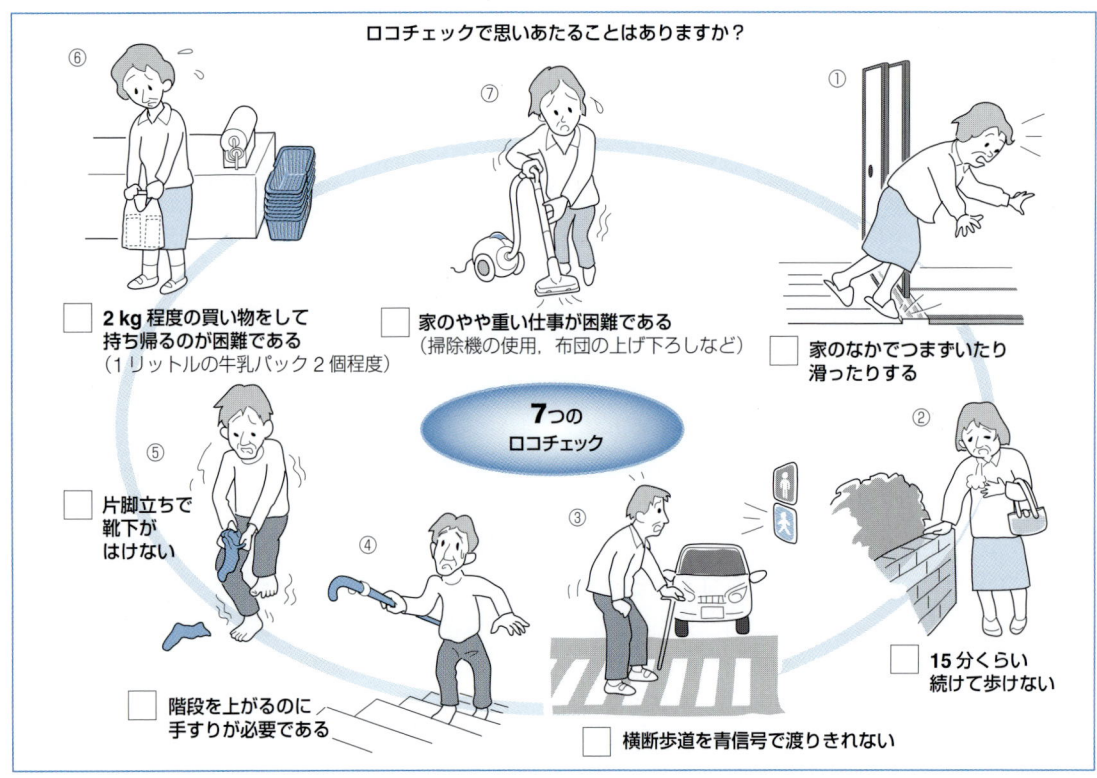

図Ⅵ-38 ロコチェック
〔日本整形外科学会:ロコモパンフレット 2010 年度版.2010 より〕

8) Mahoney FI, Barthel D：Functional evaluation；The Barthel Index. Md State Med J 14：61-65, 1965
9) 千野直一（監訳）：FIM —医学的リハビリテーションのための統一データセット利用の手引き, 原著第3版, 慶應義塾大学医学部リハビリテーション科, 1991
10) 福原俊一, 鈴鴨よしみ（編）：SF-36（short form 36）v2™ 日本語版マニュアル— 2011年11月版. 健康医療評価研究機構, 2011
11) Bellamy N, Buchanan WW, Goldsmith CH, et al：Validation study of WOMAC：A health status instrument for measuring clinically important patients relevant outcome to antirheumatic drug therapy in patients with osteoarthritis of the hip and knee. J Rheumatol 15：1833-1840, 1988
12) Roland M, Morris R：A study of the natural history of back pain. Part 1：development of a reliable and sensitive measure of disability in low-back pain. Spine 8：141-144, 1983
13) 橋本 明, 他：AIMS2改訂日本語版の作成及びその信頼性・妥当性の検討. 厚生省リウマチ調査研究事業平成6年度研究報告書, pp184-187, 1996
14) 日本手の外科学会機能評価委員会（作製）：日本語版DASH（disability of the arm, shoulder, and hand）. http://www.jssh.or.jp/jp/information/pdf/DASH_Japanese.pdf
15) Akai M, Doi T, Fujino K, et al：An outcome measure for Japanese people with knee osteoarthritis. J Rheumatol 32：1524-1532, 2005
16) Shirado O, Doi T, Akai M, et al：An outcome measure for Japanese people with chronic low back pain：an introduction and validation study of Japanese Low Back Pain Evaluation Questionnaire. Spine 32：3052-3059, 2007
17) 土肥信之：リハビリテーションの臨床とケア. ライフ・サイエンス・センター, pp89-90, 1987
18) 黒澤 尚, 岩谷 力, 赤居正美, 他：変形性膝関節症に対するSLR訓練の効果—多施設RCTの結果. 日整会誌 79：S9, 2005
19) 佐藤義昭, 石井直方, 中島敏明, 他（編）：加圧トレーニングの理論と実践. 講談社, 2007
20) 志波直人, 松瀬博夫, 名護 健, 他：宇宙環境で有効な筋骨格系維持装置の研究. Space Utiliz Res 22：190-191, 2006
21) Steindler A：Kinesiology of the Human Body Under Normal and Pathological Condition. Springfield, Illinois, 1955
22) Shelbourne KD, Nitz P：Accelerated rehabilitation after anterior cruciate ligament reconstruction. Am J Sports Med 18：292-299, 1990
23) Palmitier RA, An KN, Scott SG, et al：Kinetic chain exercise in knee rehabilitation. Sports Med 11：402-413, 1991
24) van Baar ME, Assendelft WJ, Dekker J, et al：Effectiveness of exercise therapy in patients with osteoarthritis of the hip or knee：a systematic review of randomized clinical trials. Arthritis Rheum 42：1361-1369, 1999
25) 河村顕治：Closed Kinetic Chain Exerciseの臨床応用—変形性膝関節症における入浴エクササイズ. 臨床リハ 7：544-547, 1998
26) 河村顕治：大腿直筋におけるCKCサイレント現象. 日本臨床バイオメカニクス学会誌 28：375-379, 2007
27) Lieb FJ, Perry J：Quadriceps function：An electromyographic study under isometric conditions. J Bone Joint Surg 53-A：749-758, 1971
28) Baratta R, Solomonow M, Zhou BH, et al：Muscular coactivation. The role of the antagonist musculature in maintaining knee stability. Am J Sports Med 16：113-122, 1988
29) Donchin M：Secondary prevention of low back pain：a clinical trial. Spine 15：1317-1320, 1990
30) Risch SV：Lumbar strengthening in chronic low back pain patients：physiological and psychological benefits. Spine 18：232-238, 1993
31) Frost H：Randomized controlled trial for evaluation of fitness programme for patients with chronic low back pain. Br Med J 310：151-154, 1995.
32) Bentsen H, Lindgarde F, Manthorpe R：The effect of dynamic strength back exercise and/or a home training program in 57-year-old women with chronic low back pain：Results of a prospective randomized study with a 3-year follow-up period. Spine 22：1494-1500, 1997
33) Mannion AF, Muntener M, Taimela S, et al：A randomized clinical trail of three active therapies for chronic low back pain. Spine 24：2435-2453, 1999
34) Kool J, deBie R, Oesch P, et al：Exercise reduces sick leave in patients with non-acute non-specific low back pain. J Rehabil Med 36：49-62, 2004
35) Brox JI, Sorensen R, Friis A, et al：Randomized clinical trail of lumbar instrumented fusion and cognitive intervention and exercise in patients with chronic low back pain and disc degeneration. Spine 28：1913-1921, 2003
36) Fairbank J, Frost H, Wilson-McDonald J, et al：Randomized controlled trail to compare surgical stabilization of the lumbar spine with an intensive rehabilitation programme for patients with chronic low back pain. Br Med J 330：1233-1248, 2005
37) Campbell H, Rivero-Arias O, Johnson K, et al：Responsiveness of objective, disease-specific, and generic outcome measures in patients with chronic low back pain：an assessment for improving, stable and deteriorating patients. Spine 31：815-822, 2006
38) Shirado O, Doi T, Akai M, et al：Multicenter randomized controlled trial to evaluate the effect of home-

based exercise on patients with chronic low back pain ; the Japan low back pain exercise therapy study. Spine 35 : 811-819, 2010
39) van Middelkoop M, Rubinstein SM, Kujipers T, et al : A systemic review on effectiveness of physical and rehabilitation intervention for chronic non-specific low back pain. Eur Spine J 20 : 19-39, 2011
40) Ettinger WH, Burn R, Messier SP, et al : A randomized trial comparing aerobic exercise and resistance exercise with a health education program in older adults with knee osteoarthritis ; The fitness arthritis and seniors trial (FAST). JAMA 277 : 25-31, 1997
41) Maurer BT, Stern AG, Kinossian B, et al : Osteoarthritis of the knee ; Isokinetic quadriceps exercise versus an educational intervention. Arch Phys Med Rehabil 80 : 1293-1299, 1999
42) Pettrella RJ, Bartha C : Home based exercise therapy for older patients with knee osteoarthritis ; A randomized clinical trial. J Rheumatol 27 : 2215-2221, 2000
43) van Baar ME, Assendelft MJJ, Dekker J, et al : Effectiveness of exercise therapy in patients with osteoarthritis of the hip or knee ; A systematic review of randomized clinical trial. Arthritis Rheum 42 : 1361-1369, 1995
44) 千田益生：上肢・手の装具．二ノ宮節夫，冨士川恭輔，越智隆弘，他（編）：今日の整形外科治療指針，第5版，医学書院，pp339-341, 2004
45) 吉永勝訓：下肢装具．二ノ宮節夫，冨士川恭輔，越智隆弘，他（編）：今日の整形外科治療指針，第5版，医学書院，pp341-342, 2004
46) 肺血栓塞栓症/深部静脈血栓症（静脈血栓塞栓症）予防ガイドライン作成委員会：肺血栓塞栓症/深部静脈血栓症（静脈血栓塞栓症）予防ガイドライン，第2版．2004 http://www.jsth.org
47) Shiota N, Sato T, Nishida K, et al : Changes in LPIA D-dimer levels after total hip or knee arthroplasty relevant to deep vein thrombosis diagnosed by bilateral ascending venography. J Orthop Sci 7 : 444-450, 2002
48) 千田益生：転倒予防パンフレットおよびリハビリテーション同意書の試作―リハビリテーション医療におけるリスク管理．リハ医学 38 : 973-977, 2001
49) 千田益生，堅山佳美，濱田全紀，他：健康寿命の阻害因子としての運動器不安定症．日整会誌 83 : 357-360, 2009
50) 日本整形外科学会：ロコモパンフレット2010年度版．2010

（千田益生，河村顕治，堅山佳美，迫間巧将，馬﨑哲朗）

# 3　関節内注入療法

　関節液(滑液)は，関節内に存在する粘稠な液体で，主成分は血漿からの浸出液である。血漿蛋白中の成分が含まれるが，総蛋白濃度は血漿の約30%である。また，関節液中の細胞成分も少なく(200個/mm$^3$以下)，主に滑膜表層組織由来の単球が含まれる。関節液特有の成分として，N-アセチル-D-グルコサミンとD-グルクロン酸がグリコシド結合した高分子グリコサミノグリカンであるヒアルロン酸(分子量：約300万〜400万，3000〜4000 kDa)が存在する。ヒアルロン酸は，滑膜細胞・軟骨細胞・骨芽細胞などから分泌される粘性の高い物質であり，関節液の弾性・粘性を維持し，関節内における潤滑・衝撃吸収などの役割を担う。このように関節液は，関節運動における潤滑機能と関節内組織への栄養供給を司る。

　正常関節液は無色透明・高粘性・低比重の液体で，液量も少量であるが，変形性関節症の関節液は黄色透明もしくは一部混濁した液体で，粘性が低下し，高比重となり，液量も増加する。関節液中のヒアルロン酸濃度も，正常では2.5〜4 mg/mLであるが，変形性関節症では1〜2 mg/mLへと低下する(表Ⅵ-10)。また，ヒアルロン酸の分子量も200万〜250万(2000〜2500 kDa)へと減少し，関節液の弾性・粘性および潤滑機能は低下する[1]。これらの事象から，変形性関節症の保存的療法として，関節液の弾性・粘性・潤滑機能を改善する目的での関節内ヒアルロン酸注入療法が行われている。

　一方，関節内ステロイド注入療法も，疼痛の緩和および炎症の鎮静化を目的とし，変形性関節症の保存的療法として用いられてきた。しかし，関節内ステロイド注入は，短期的には変形性関節症の治療として有用であるものの，ステロイド関節症や化膿性関節炎を引き起こすことが報告されており，頻回かつ長期にわたる関節内ステロイド注入は避けるべきである[2]。

　本項では，関節内注入法と，これまでに得られたエビデンスに基づく変形性関節症に対する関節内注入療法[3]について概説する。

## 1　関節穿刺法・関節内注入法

　変形性関節症に対する関節内注入療法は，変形性膝関節症に頻用される。変形性肩関節症にも用いられるが，その他の変形性関節症に適応されることは少ない。膝関節に対する関節内注入法として，一般的には，外側膝蓋上穿刺法が採用される(図Ⅵ-39)。

　被検者(患者)は仰臥位・膝伸展位をとり，大腿四頭筋をリラックスさせる(図Ⅵ-39A)。大腿四頭筋が収縮すると膝蓋大腿関節腔が狭くなり，刺入する針先が膝蓋軟骨などの関節内構造物を傷害してしまう可能性が高くなる。可動域制限のため膝伸展位を保持することが困難な場合は，膝窩部にまくらなどを挿入し，膝関節を正面に向ける工夫が必要である。検者(医師)は膝蓋上包を膝蓋骨上

表Ⅵ-10　ヒアルロン酸の分子量と濃度

| ヒアルロン酸 | 関節液 | | ヒアルロン酸製剤 | | |
|---|---|---|---|---|---|
| | 正常関節 | 変形性関節症 | アルツ® | スベニール® | サイビスク® |
| 分子量(万) | 300〜400 | 200〜250 | 63〜117 | 270〜367 | 600 |
| 濃度(mg/mL) | 2.5〜4 | 1〜2 | 10 | 10 | 8 |
| 容量(mL) | | | 2.5 | 2.5 | 2 |

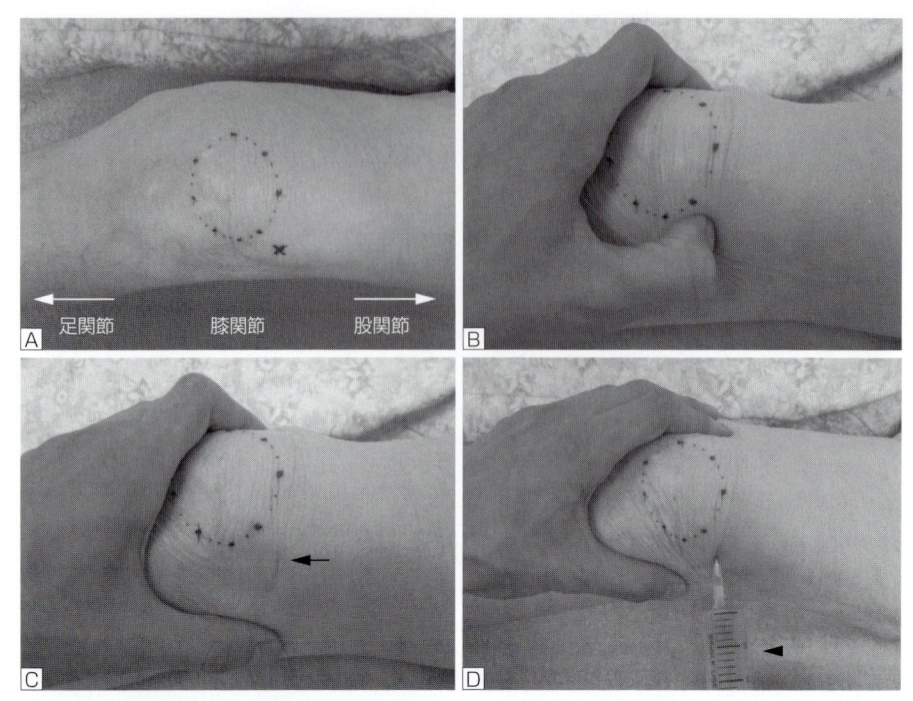

**図Ⅵ-39　関節穿刺法・関節内注入法**（膝）

外側膝蓋上穿刺法（左膝）

A：膝蓋骨（点線）と穿刺部位（×印）。仰臥位・膝伸展位で，大腿四頭筋をリラックスさせる。大腿四頭筋が収縮すると膝蓋大腿関節腔が狭くなり，針先が関節内構造物を傷害してしまう。

B：膝蓋上包を膝蓋骨上縁で軽くはさみ，外側広筋と腸脛靱帯の間隙を指先で確認する。軟部組織が菲薄なくぼみとして触知される。

C：膝蓋上包内側を軽く圧迫したまま，母指で軽く爪あとをつけ（矢印），穿刺部位を消毒する。膝を把持する手と穿刺部位への目線を外さないことが望ましい。

D：通常は水平に針を刺入し，関節内構造物を傷害しないように針先を進める。変形性関節症に特徴的な黄色透明な関節液（矢頭）が認められる。

縁で軽く保持し，外側広筋と腸脛靱帯の間隙を指先で確認する。関節液の貯留が著しい場合を除き，通常は軟部組織が菲薄なくぼみとして触知される（図Ⅵ-39B）。膝蓋上包内側を軽く外側へ圧迫したまま，母指で軽く爪あとをつけ，穿刺部位を2回しっかりと消毒する（図Ⅵ-39C）。この際，膝を把持する手と穿刺部位への目線を外さないことが望ましい。通常は水平に針を刺入し，針が膝蓋上包内のどこに到達しているのかをイメージしながら，関節内構造物を傷害しないように針先を進める（図Ⅵ-39D）。膝蓋大腿関節の狭小化が高度であり，膝蓋骨が外側へ偏位している症例では，刺入部位と刺入角度を調整する必要がある。針先が関節腔内に存在していれば，関節液の吸引・薬剤の関節内注入が可能である。

その他の膝関節穿刺法として，膝屈曲位で行う前内側穿刺法，前外側穿刺法，Waddel変法（膝関節鏡外側膝蓋下ポータル穿刺）などがある。

## a 関節液穿刺吸引

通常，18Gの針を装着した20 mL容量の注射器でゆっくり関節液を吸引する。関節腔内の組織が針先に吸い込まれないように注意する。膝蓋上包内側を軽く圧迫したまま，徐々に外側へ関節液を集め，針先の位置を調節しながらゆっくりと吸引する。注射器の満量に達し，さらに関節液吸引もしくは関節内注入が必要な場合は，針先を関節

腔内に維持したまま，清潔操作で針の根元から注射器をはずし交換する。

### b 関節内注入

通常，21～23 G の針を装着し，薬剤を関節包内へ注入する。この際，関節包外（主に大腿四頭筋内），膝蓋下脂肪体，半月板などに無理やり注入することは避ける。ヒアルロン酸は粘性が高く，薬剤注入時に指先の抵抗を感じるが，軟部組織内に針先がある場合にはさらに抵抗感が増大する。このような場合は，必ず針先の位置を調整する。ヒアルロン酸の滑液包外への誤った注入により，変形性関節症によるものとは別の強い疼痛と腫脹が継続してしまう。

## 2 関節内ヒアルロン酸注入療法

関節内ヒアルロン酸注入療法は，1987 年に日本で承認され，1997 年には米国でも認可された。現在，わが国においては重量平均分子量 63 万～117 万（630～1170 kDa）のヒアルロン酸ナトリウム関節内注射液アルツ®（Supartz®），270 万～367 万（2700 万～3670 kDa）のスベニール®，および分子量約 600 万（6000 kDa）のヒアルロン酸ナトリウム架橋体注射剤サイビスク®（Synvisc®）などが，変形性膝関節症に対するヒアルロン酸製剤として用いられている（表Ⅵ-10）。

変形性関節症が進行すると，関節液中のヒアルロン酸濃度が低下し，かつヒアルロン酸の分子量が減少するため，関節液の弾性・粘性および潤滑機能は低下してしまう。関節内ヒアルロン酸注入療法は，変形性関節症において①関節液の弾性・粘性・潤滑機能を改善し，②関節内組織の炎症を抑制し，③関節軟骨組織を変性から保護する目的で行われている[4]。

### a 弾性・粘性・潤滑機能の改善

関節液の弾性・粘性・潤滑機能を改善するという観点から，ヒアルロン酸の分子量が大きいほど変形性関節症に対する疼痛抑制効果が高いと考えられるが[5]，ヒアルロン酸の分子量と変形性膝関節症における臨床的治療効果には相関を認めなかったとの報告もあり[6]，関節内ヒアルロン酸注入療法の有効性は必ずしもヒアルロン酸製剤の分子量に依存するものではない。また，関節腔内に注入されたヒアルロン酸は，24 時間後にはほぼ分解されてしまうのにもかかわらず，3 回の膝関節内注入で 1 年後に疼痛抑制効果が認められたことからも[6]，高分子ヒアルロン酸の弾性・粘性といった特性だけでなく，その抗炎症作用や細胞外基質合成促進作用などの生物学的特徴が，変形性関節症の治療効果に関与しているものと考えられる。

### b 抗炎症作用

高分子ヒアルロン酸は，細胞膜表面に存在するヒアルロン酸受容体である CD44 と主に結合し，細胞内および細胞外でヒアルロン酸分解酵素により代謝される[7]。変形性膝関節症モデル動物を用いた研究においては，関節内注入されたヒアルロン酸は滑膜組織に浸潤し，炎症・疼痛誘発物質であるプロスタグランジン $E_2$ の関節液中への蓄積を抑制する[8]。これらの作用は，分子量 230 万のヒアルロン酸に比べ，分子量 84 万のヒアルロン酸に強く認められた[8]。一方で，ヒアルロン酸は，培養環境下マクロファージにおける炎症性サイトカイン〔インターロイキン（IL）-1$\beta$・6 や腫瘍壊死因子（TNF-$\alpha$）〕の産生も抑制する[9]。炎症性サイトカインの産生抑制効果は，分子量 80 万のヒアルロン酸と比較し，分子量 270 万のヒアルロン酸でより強く誘導された[9]。

これらの報告は，高分子ヒアルロン酸の抗炎症効果を実験的に示唆するものであり，臨床的にはヒアルロン酸製剤の分子量の違いによる炎症抑制

効果に関して，現在のところ十分なエビデンスが存在しない。

### c 軟骨保護効果

関節内ヒアルロン酸注入療法による関節軟骨変性の抑制効果は，動物実験および培養細胞を用いた検討によりその一部が明らかとなっている。家兎変形性膝関節症モデルを用いた研究では，ヒアルロン酸（分子量80万）を5回膝関節内投与（0.3 mg/週1回）することで，21週後の組織学的評価において軟骨破壊と滑膜増殖が抑制された[10]。また，ヒアルロン酸（分子量270万）を3日おきに5回膝関節内投与（0.3 mg）することで，2週後の早期関節軟骨変性が抑制された[11]。培養ヒト関節軟骨を用いた検討では，IL-1β刺激により誘導される軟骨破壊の中心的役割を担うマトリックスメタロプロテアーゼ1・3・13の分泌が，ヒアルロン酸（分子量80万）で処理することにより抑制された[12]。また，ヒアルロン酸（分子量80万および270万）は，ヒト関節軟骨細胞においてIL-1α刺激により誘導されるアグリカナーゼ1の発現を抑制した[13]。一方で，ヒアルロン酸はヒト軟骨細胞の増殖を促進し，Ⅱ型コラーゲンやアグリカンなどの軟骨組織に特異的な細胞外基質の産生を増強することも確認されている[14]。

これらの報告は，高分子ヒアルロン酸が軟骨組織の変性を抑制するとともに軟骨細胞を活性化させる働きをもつことを示しているが，ヒアルロン酸の分子量・濃度，および実験条件によりその効果がやや異なり，関節内ヒアルロン酸注入療法の軟骨保護作用を間接的に裏付けるものである。

これまでに得られた知見から，関節内ヒアルロン酸注入療法は少なくとも変形性膝関節症における関節痛と関節機能を改善する効果をもつことが明らかとなった[3, 15, 16]。ヨーロッパ圏内では，変形性肩・股・足関節症に対しても，関節内ヒアルロン酸注入療法の有効性が確認されつつある[17]。しかし，高分子ヒアルロン酸架橋体製剤において関節腫脹などの副作用がやや多いことも報告されており[18, 19]，臨床症状に応じて関節内ヒアルロン酸注入療法を併用することが望ましい。

## 3 関節内ステロイド注入療法

現在，変形性関節症に対する関節内ステロイド注入療法は，急激な水腫をきたすなど関節炎症状が強い場合に，疼痛の緩和および炎症の鎮静化を目的として利用される[2, 3]。注射用ステロイド剤として，コハク酸をエステル結合させることにより水溶性としたコハク酸プレドニゾロンナトリウム（水溶性プレドニン®）や，関節腔内での代謝を遅らせるために懸濁液とした酢酸メチルプレドニゾロン（デポ・メドロール®），およびトリアムシノロンアセトニド（フッ素付加副腎皮質ホルモン製剤，ケナコルト-A®）などの中時間作用型合成ステロイド（生物活性半減期：12〜48時間）が用いられる[20]。

### a 疼痛改善

これまでのメタ解析の結果から，関節内ステロイド注入療法（単回投与）は変形性膝関節症における疼痛を短期的には改善するが，3〜4週以降には疼痛緩和効果を認めないものと考えられる[2, 21, 22]。一方で，3か月に1回の頻度で2年間にわたり関節内ステロイド注入療法（連続投与）を行った結果，変形性膝関節症の疼痛を有意に改善し，関節裂隙の狭小化には有意差を認めなかったことから[23]，3か月ごとに2年間程度継続して関節内ステロイド注入療法を行うことは，変形性膝関節症の疼痛緩和において有用であるとも考えられる。また，関節内ステロイド注入療法は，その他の変形性関節症における疼痛改善にも有効であり[24]，変形性股関節症においては，イメージ下の関節内ステロイド注入により6〜12週にかけて股関節痛とこわばりを改善するとの報告を認める[25]。

## b 副作用

　関節内ステロイド注入療法の副作用としては，石灰化・皮膚萎縮・感染・Charcot関節症・骨壊死などが挙げられる[24]．ステロイドを注入した関節周囲の石灰化は，最も一般的な副作用であり，関節内注入後2～12か月以上の期間において，約4～50%の頻度で発生する．皮膚へのステロイド漏出による皮膚萎縮は，関節腔が小さく，皮下組織の少ない小関節へのステロイド注入において，関節内注入後1～4か月に約8%の頻度で発生する．関節内ステロイド注入後に化膿性関節炎を引き起こす頻度は，0.004～0.1%と非常に少ない．また，短期間に繰り返しステロイド注入を行ったためCharcot関節症（肩関節）へと移行したとの報告も認めるが，その頻度は非常にまれで，ステロイドによる鎮痛効果が得られたことで，関節への負担が増大したことに起因すると考えられる．骨壊死は一般的な副作用ではないが，短期間に大量のステロイドを用いることで発生するものと考えられる．

## c 関節内ヒアルロン酸注入療法との比較

　変形性膝関節症に対する関節内ステロイド注入療法とヒアルロン酸注入療法との比較では，投与後3か月の時点でヒアルロン酸注入による疼痛改善効果がやや優れるものの，6か月後には両群間に有意差を認めなかった[26, 27]．これらのことから，関節内ステロイド注入療法は，関節内ヒアルロン酸注入療法により十分な疼痛抑制効果が得られず，関節炎症状を繰り返す変形性関節症に対して，単回投与もしくは3か月程度の期間をあけて数回投与することが望ましいと考えられる．

文献

1) Gigante A, Callegari L：The role of intra-articular hyaluronan(Sinovial) in the treatment of osteoarthritis. Rheumatol Int 31：427-444, 2011
2) Bellamy N, Campbell J, Robinson V, et al：Intraarticular corticosteroid for treatment of osteoarthritis of the knee. Cochrane Database Syst Rev 19：CD005328, 2006
3) Zhang W, Nuki G, Moskowitz RW, et al：OARSI recommendations for the management of hip and knee osteoarthritis：part Ⅲ：Changes in evidence following systematic cumulative update of research published through January 2009. Osteoarthritis Cartilage 18：476-499, 2010
4) 徳谷　聡, 岡村良久：変形性膝関節症に対するヒアルロン酸注射療法. 糸満盛憲, 戸山芳昭, 黒澤　尚（編）：私のすすめる運動器疾患保存療法実践マニュアル, pp169-175, 全日本病院出版会, 2007
5) Gomis A, Pawlak M, Balazs EA, et al：Effects of different molecular weight elastoviscous hyaluronan solutions on articular nociceptive afferents. Arthritis Rheum 50：314-326, 2004
6) Karlsson J, Sjögren LS, Lohmander LS：Comparison of two hyaluronan drugs and placebo in patients with knee osteoarthritis；A controlled, randomized, double-blind, parallel-design multicentre study. Rheumatology 41：1240-1248, 2002
7) Harada H, Takahashi M：CD44-dependent intracellular and extracellular catabolism of hyaluronic acid by hyaluronidase-1 and -2. J Biol Chem 282：5597-5607, 2007
8) Asari A, Miyauchi S, Matsuzaka S, et al：Molecular weight-dependent effects of hyaluronate on the arthritic synovium. Arch Histol Cytol 61：125-135, 1998
9) Yasuda T：Hyaluronan inhibits cytokine production by lipopolysaccharide-stimulated U937 macrophages through down-regulation of NF-$\kappa$B via ICAM-1. Inflamm Res 56：246-253, 2007
10) Shimizu C, Yoshioka M, Coutts RD, et al：Long-term effects of hyaluronan on experimental osteoarthritis in the rabbit knee. Osteoarth Cart 6：1-9, 1998
11) Mihara M, Higo S, Uchiyama Y, et al：Different effects of high molecular weight sodium hyaluronate and NSAID on the progression of the cartilage degeneration in rabbit OA model. Osteoarthritis Cartilage 15：543-549, 2007
12) Julovi SM, Yasuda T, Shimizu M, et al：Inhibition of interleukin-1$\beta$-stimulated production of matrix metalloproteinases by hyaluronan via CD44 in human articular cartilage. Arthritis Rheum 50：516-525, 2004
13) Yatabe T, Mochizuki S, Takizawa M, et al：Hyaluronan inhibits expression of ADAMTS4 (aggrecanase-1)in human osteoarthritic chondrocytes. Ann Rheum Dis 68：1051-1058, 2009
14) Ehlers EM, Behrens P, Wünsch L, et al：Effects of hyaluronic acid on the morphology and proliferation of human chondrocytes in primary cell culture. Ann Anat 183：13-17, 2001
15) Bellamy N, Campbell J, Robinson V, et al：Viscosup-

plementation for the treatment of osteoarthritis of the knee. Cochrane Database Syst Rev : CD005321, 2006
16) Strand V, Conaghan PG, Lohmander LS, et al : An integrated analysis of five double-blind, randomized controlled trials evaluating the safety and efficacy of a hyaluronan product for intra-articular injection in osteoarthritis of the knee. Osteoarthritis Cartilage 14 : 859-866, 2006
17) Migliore A, Giovannangeli F, Granata M, et al : Hylan G-F 20 : review of its safety and efficacy in the management of joint pain in osteoarthritis. Clin Med Insights Arthritis Musculoskelet Disord 3 : 55-68, 2010
18) Hamburger MI, Lakhanpal S, Mooar PA, et al : Intra-articular hyaluronans : a review of product-specific safety profiles. Semin Arthritis Rheum 32 : 296-309, 2003
19) Onel E, Kolsun K, Kauffman JI : Post-Hoc analysis of a head-to-head hyaluronic acid comparison in knee osteoarthritis using the 2004 OMERACT-OARSI responder criteria. Clin Drug Investig 28 : 37-45, 2008
20) 宗圓　聰：変形性膝関節症に対するステロイド注射療法．糸満盛憲，戸山芳昭，黒澤　尚（編）：私のすすめる運動器疾患保存療法実践マニュアル，pp176-180，全日本病院出版会，2007
21) Godwin M, Dawes M : Intra-articular steroid injections for painful knees. Systematic review with meta-analysis. Can Fam Physician 50 : 241-248, 2004
22) Bjordal JM, Klovning A, Ljunggren AE, et al : Short-term efficacy of pharmacotherapeutic interventions in osteoarthritic knee pain : A meta-analysis of randomised placebo-controlled trials. Eur J Pain 11 : 125-138, 2007
23) Raynauld JP, Buckland-Wright C, Ward R, et al : Safety and efficacy of long-term intraarticular steroid injections in osteoarthritis of the knee : a randomized, double-blind, placebo-controlled trial. Arthritis Rheum 48 : 370-377, 2003
24) Habib GS, Saliba W, Nashashibi M : Local effects of intra-articular corticosteroids. Clin Rheumatol 29 : 347-356, 2010
25) Robinson P, Keenan AM, Conaghan PG : Clinical effectiveness and dose response of image-guided intra-articular corticosteroid injection for hip osteoarthritis. Rheumatology 46 : 285-291, 2007
26) Leopold SS, Redd BB, Warme WJ, et al : Corticosteroid compared with hyaluronic acid injections for the treatment of osteoarthritis of the knee. A prospective randomized trial. J Bone Joint Surg 85-A : 1197-1203, 2003
27) Tasciotaoglu F, Oner C : Efficacy of intra-articular sodium hyaluronate in the treatment of knee osteoarthritis. Clin Rheumatol 22 : 112-117, 2003

（古松毅之）

# 4 サプリメントの功罪

サプリメントの利用者は多く，日本における2010年のサプリメントを含む健康食品の売り上げは1兆7,700億円といわれている[1]。そのため外来診療においてサプリメントの相談を受けることは多く，医療従事者として基本的な知識を得ることは重要である。

## 1 位置付け

米国では経口摂取されるものは食品医療品局（Food and Drug Administration：FDA）によって薬品，食品，ダイエタリーサプリメントの3区分に分類されているが，日本ではサプリメントの明確な法的定義はない。日本では食品は保健機能食品と一般食品に分類され，保健機能食品は保健機能食品制度によって科学的根拠を提示し表示の許可を得た特定保健用食品と，特定の栄養素を含み基準を満たし表示が可能となった栄養機能食品に分類されている[2]。結果的に，サプリメントは保健機能食品を除く一般食品に含まれ，いわゆる健康食品の位置づけにある（図Ⅵ-40）。

## 2 報告

サプリメントの変形性関節症に対する大規模試験が多数報告されている。特に，コンドロイチン，グルコサミン，アボカド大豆不鹸化物は報告が多い。VAS（Visual Analogue Scale）などの臨床スコアリングを用いた症状緩和についての報告が多いが，症状緩和に対して有効であったとする報告と，対照群と有意差がなかったと相反する報告がある。画像評価などで病期の進行予防まで有効性を示せた論文は少ない。あっても数年程度の短期報告が多く，長期報告はないのが現状である。安全性についてはアレルギー以外の報告は少ない。多くの文献で，安全性は対照群と同程度であったとされている。これらのことから変形性股関節症のガイドライン[3]では，「Grade Ⅰ：各種サプリメント（コンドロイチン，グルコサミン，アボカド大豆不鹸化物）は症状の緩和に対して有効な可能性があるが，一定の見解は得られていない」とされている。

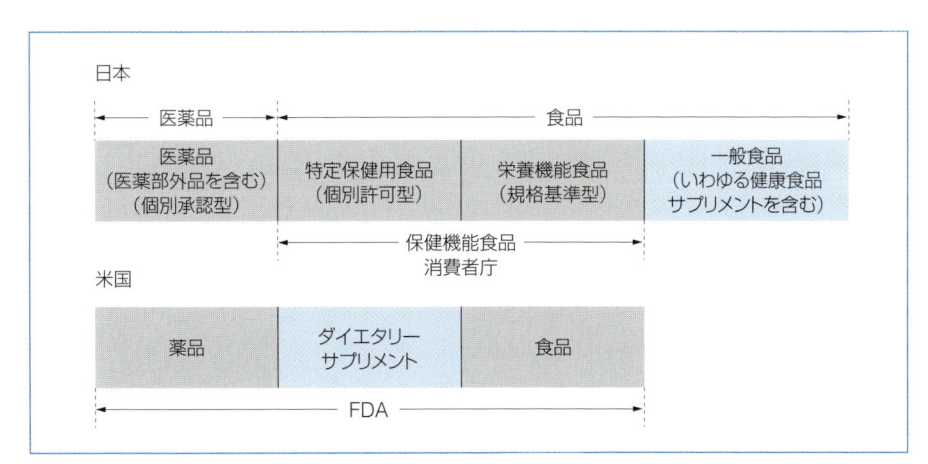

図Ⅵ-40　日本と米国におけるサプリメントの位置付け

## 3 代表的サプリメント

### a グルコサミン

グルコサミンは，グルコサミノグルカンの構成成分などとして軟骨に存在する．多くの臨床試験によって疼痛の緩和や可動域の改善が報告されている．コンドロイチンと併用されることが多い．

2001年にLancetに掲載されたReginsterら[4]の報告は大きな影響を与えた．変形性膝関節症212例に対しグルコサミンとプラセボの内服を3年間行い，臨床症状とX線学的変化を二重盲検で比較し，症状の改善と関節裂隙の開大が認められたと報告した．しかし，20報のランダム化比較試験を対象にしたCochrane review[5]では，変形性関節症2,570例では，Reginsterらが用いたRotta社のグルコサミンでは症状の改善を認めたが，Rotta社以外のグルコサミンではプラセボ群と比較して症状の改善を認めなかったと報告している．

これらの報告を受けて，米国国立補完代替医療センター（National Center for Complementary and Alternative Medicine；NCCAM）[6]は変形性膝関節症3,238例に対し，プラセボ群，グルコサミン群，コンドロイチン硫酸群，グルコサミン＋コンドロイチン硫酸併用群，セレコキシブ投与群に分けて，内服投与を2年間行った．単独投与群はプラセボ以上の効果はなく，中等度以上の疼痛がある患者ではプラセボ群より併用投与によって症状改善機能があるかもしれないと報告している．また，X線学的変化は5群で差がなかったと報告している[7,8]．Wandelら[9]は，10報のランダム化比較試験，変形性関節症3,803例におけるネットワークメタ解析では，プラセボと比較して，グルコサミン，コンドロイチン，その併用は症状緩和にも無効であり，X線学的変化も変わらなかったと報告している．

このように相反する報告があり，使用する商品によって結果も変わるため，今後の報告が待たれる[10]．

### b コンドロイチン

コンドロイチンは関節軟骨や結合組織の構成成分である．Leebら[11]は変形性膝関節症と股関節症に対するコンドロイチンの効果について，7報の二重盲検ランダム化試験372名のメタ解析をしたところ，120日以上の追跡調査ではコンドロイチン投与群はプラセボ群よりも疼痛VASやLequesne指数で有意な改善が認められたと報告している．しかし，前述のようにプラセボ群と変わらないとの報告[6-8]もある．

### c アボカド大豆不鹸化物

Maheuら[12]は，変形性膝関節症164例に対して，アボカド大豆不鹸化物とプラセボを投与したところ，6か月で臨床所見，VASが改善したとの報告している．またBlotmanら[13]は，変形性膝関節症164例に対して，アボカド大豆不鹸化物とプラセボを投与したところ，6か月で機能的評価の改善とNSAIDs使用量が減ったが，VASは有意差がなかったと報告している．

### d キャッツクロー

キャッツクローは南米ペルー原産の一年草で，伝統医療として用いられてきた生薬である[14]．副作用は少ないとされているが，頭痛やめまいといった神経症状，嘔吐・下痢などの消化器症状を生じることがある．Piscoyaら[15]は，変形性膝関節症45例に対してキャッツクロー凍結乾燥末を投与し，有意な改善を認めたと報告している．

#### 文献

1) 日本生活習慣病予防協会：健康食品の市場規模は1兆7,700億円　アンチエイジングが拡大, 2010
http://www.seikatsusyukanbyo.com/calendar/2010/000250.php
2) 厚生労働省：食品安全情報「健康食品」のホームページ
http://www.mhlw.go.jp/seisakunitsuite/bunya/kenkou_

iryou/shokuhin/hokenkinou/index.html
3) 日本整形外科学会診療ガイドライン委員会変形性股関節症ガイドライン策定委員会(編):変形性股関節症診療ガイドライン.南江堂, 2008
4) Reginster JY, Deroisy R, Rovati LC, et al：Long-term effects of glucosamine sulphate on osteoarthritis progression：a randomised, placebo-controlled clinical trial. Lancet 357：251-256, 2001
5) Towheed TE, Maxwell L, Anastassiades TP, et al：Glucosamine therapy for treating osteoarthritis. Cochrane Database Syst Rev：CD002946, 2005
6) Clegg DO, Reda DJ, Harris CL, et al：Glucosamine, chondroitin sulfate, and the two in combination for painful knee osteoarthritis. N Engl J Med 354：795-808, 2006
7) Sawitzke AD, Shi H, Finco MF, et al：The effect of glucosamine and/or chondroitin sulfate on the progression of knee osteoarthritis：a report from the glucosamine/chondroitin arthritis intervention trial. Arthritis Rheum 58：3183-3191, 2008
8) Sawitzke AD, Shi H, Finco MF, et al：Clinical efficacy and safety of glucosamine, chondroitin sulphate, their combination, celecoxib or placebo taken to treat osteoarthritis of the knee：2-year results from GAIT. Ann Rheum Dis 69：1459-1464, 2010
9) Wandel S, Juni P, Tendal B, et al：Effects of glucosamine, chondroitin, or placebo in patients with osteoarthritis of hip or knee：network meta-analysis. Br Med J 341：c4675, 2010
10) 川崎隆之:【運動療法の新展開】グルコサミンの効果は? 変形性膝関節症を持つ人へのグルコサミンなどサプリメントの効果について教えてください.肥満と糖尿病 8：877-879, 2009
11) Leeb BF, Schweitzer H, Montag K, et al：A meta-analysis of chondroitin sulfate in the treatment of osteoarthritis. J Rheumatol 27：205-211, 2000
12) Maheu E, Mazieres B, Valat JP, et al：Symptomatic efficacy of avocado/soybean unsaponifiables in the treatment of osteoarthritis of the knee and hip：a prospective, randomized, double-blind, placebo-controlled, multicenter clinical trial with a six-month treatment period and a two-month followup demonstrating a persistent effect. Arthritis Rheum 41：81-91, 1998
13) Blotman F, Maheu E, Wulwik A, et al：Efficacy and safety of avocado/soybean unsaponifiables in the treatment of symptomatic osteoarthritis of the knee and hip. A prospective, multicenter, three-month, randomized, double-blind, placebo-controlled trial. Rev Rhum Engl Ed 64：825-834, 1997
14) 蒲原聖可:サプリメント・健康食品の科学的根拠.特集 変形性膝関節症の基礎と臨床. THE BONE 23：75-78, 2009
15) Piscoya J, Rodriguez Z, Bustamante SA, et al：Efficacy and safety of freeze-dried cat's claw in osteoarthritis of the knee：mechanisms of action of the species Uncaria guianensis. Inflamm Res 50：442-448, 2001

〔中原龍一,西田圭一郎〕

# B 身体各部の変形性関節症と外科的治療

## 1 上肢の変形性関節症

### 1 肩の変形性関節症

#### 総論

肩関節OAの病態として関節軟骨の菲薄化など摩耗性変化と，関節軟骨縁の骨棘形成などの増殖性変化が混在すること，ならびに滑膜炎を合併してくることは，他の関節での所見と同様である．

#### a 分類

Frederickら[1]はThe Shoulderにおいて肩関節OAを6つの代表的な型に分類している．すなわち一次性，二次性，関節リウマチによるもの，cuff tear arthropathy, capsulorrhaphy arthropathy, avascular necrosisである．一次性OAは明らかな原因の認められないもので，肩関節ではきわめて少ない（図Ⅵ-41）．二次性OAの原因としては外傷性，血友病性，炎症性（化膿性や結核性），代謝性（先端巨大症など），阻血性，不安定性などの要因を挙げることができる．cuff tear arthropathyは腱板広範囲断裂に引き続いて発生し，capsulorrhaphy arthropathyは前方関節包の縫縮術後に生ずるとしている．avascular necrosisはステロイドの服用やアルコールの大量摂取に由来するもので外傷由来のものとは区別される（図Ⅵ-42）．

いずれの型の変形性肩関節症も痛みが生じ次第に増強してくる．多くの場合進行に伴い夜間痛も生じ，また可動域制限も認められる．症例によっては筋萎縮，関節拘縮がみられることもある．

#### b X線所見

X線所見では関節裂隙の狭小化，軟骨下骨の硬化・不整化，上腕骨頭・関節窩縁の骨棘形成，嚢胞形成，肩峰や関節窩の侵食および骨欠損像などがみられる．また，cuff tear arthropathyでは肩峰下面の骨棘形成，大結節の円化，肩峰骨頭間距離の狭小化，肩峰の臼蓋化（acetabulization），骨頭の嚢胞形成，関節裂隙の狭小化がみられる反面，骨頭や関節窩における骨棘形成が少なく，一次性や二次性OAのX線所見とは異なるとされる．

#### 文献

1) Frederick A, et al : Glenohumeral arthritis and its management. Rockwood CA, Matsen Ⅲ FA (eds) : The Shoulder, 4th ed, pp1089-1246, WB Saunders, Philadelphia, 2008

#### 参考文献

1) 高岸憲二：変形性肩関節症・肩鎖関節症．寺山和雄，片岡治，三笠元彦，他（編）：肩の痛み，pp125-133, 南江堂, 2004
2) 上原大志，西中直也，筒井廣明：肩関節疾患患者への手術適応と手術の実際．関節外科 29：158-164, 2010

（島村安則）

#### 治療各論

##### a 変形性肩関節症に対する鏡視下デブリドマン

近年，肩関節に対する手術治療が頻繁に行われるようになり，本症に対して鏡視下デブリドマンのみを行うことは以前に比べて少なくなった．す

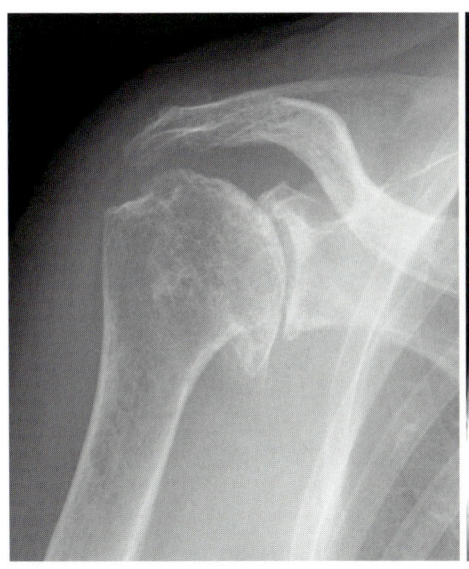

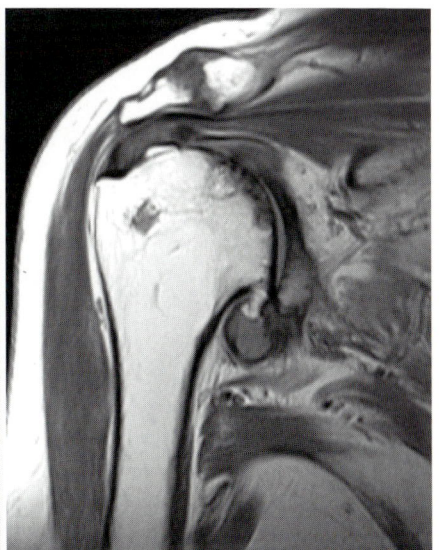

図Ⅵ-41　一次性 OA（77歳，女性）

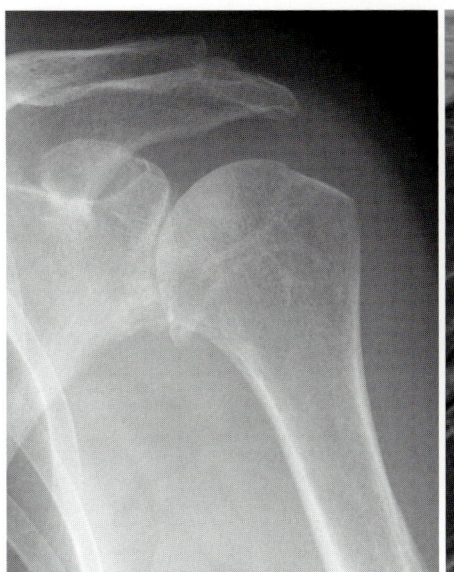

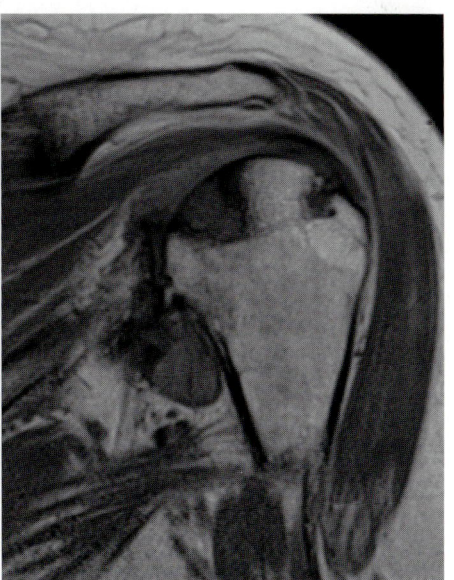

図Ⅵ-42　avascular necrosis（66歳，女性）

なわち腱板断裂が生じた時点で肩関節鏡視下腱板縫合術を行って関節症性変化へ進行しない症例が増えたことと，後述される人工肩関節置換術が行われるケースが増えたためであろう。とはいうものの，糖尿病などの基礎疾患や感染などにより人工関節置換術の適応が困難な症例に対して鏡視下デブリドマンを行うことがあるのでここに述べる。

1）適応[1]

いずれの症例にもまず保存治療を行う。NSAIDs の投薬やヒアルロン酸ナトリウム，副腎皮質ステロイドの関節内注射などで症状を緩和しつつ，それに並行して可動域訓練や運動療法を行い ADL の改善をはかる。これらの保存治療に抵抗し，痛みや可動域制限による ADL の障害が残存することが手術導入の条件である。

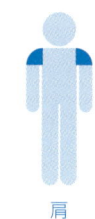

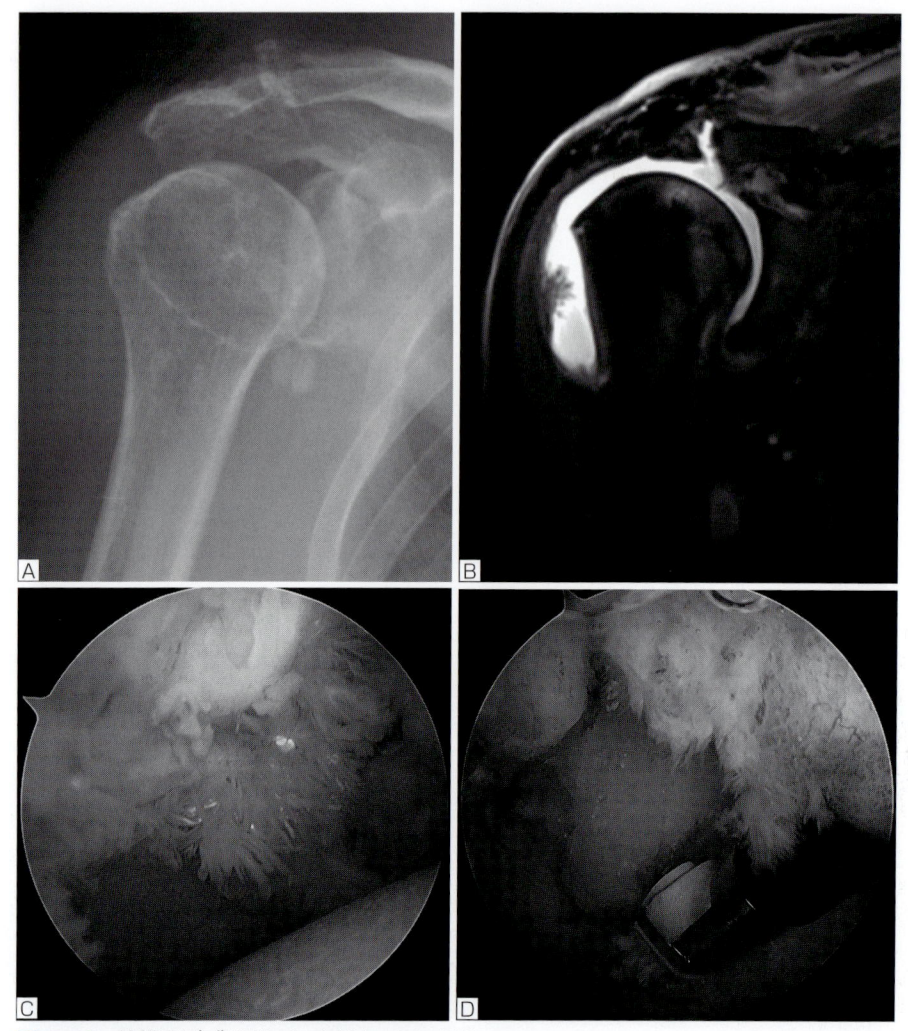

**図Ⅵ-43 鏡視下デブリドマン症例**(73歳，女性)
A,B：画像所見，C,D：術中関節鏡所見

　後述される人工骨頭置換術や人工肩関節全置換術は可動域改善や除痛効果に対して優れた成績が得られる一方で侵襲は大きく，また他の人工関節手術と同様に感染の可能性がある肩関節や糖尿病をはじめとする重篤な基礎疾患を有する症例では適応が困難な場合も多い．それに対して鏡視下デブリドマンはポータル用の皮切を数か所必要とするのみで内部に人工物を留置することもないため低侵襲で，多少全身状態が万全でない，または比較的若年者の症例に対しても適応可能である．X線所見にて関節症性変化が比較的軽度でアライメントがよく，肩関節に不安定性がない症例ほどよい結果が得られるとされる(図Ⅵ-43A，B)．しかし除痛効果が永続的ではなく，人工肩関節置換術などが適応となるまでの time saving surgery の側面ももっている．

**2）術式**[2,3)]

　手術は全身麻酔下に行うことが望ましいが，全身状態などの関係で局所麻酔でも施行可能ではある．portal は後方，前外側など2,3か所を使用し，増殖した滑膜をシェーバーなどを使用して切除・焼灼していく(図Ⅵ-43C，D)．同時に肩峰下滑液包の切除や，肩峰下除圧術を併用することで痛み

や可動域改善に関してのさらなる改善が見込まれる．

## 文献

1) 上原大志, 西中直也, 筒井廣明：肩関節疾患患者への手術適応と手術の実際. 関節外科 29：158-164, 2010
2) 小竹俊郎, 田村　清：変形性肩関節症に対する arthroscopic debridement の試み. 関節鏡 22：259-263, 1997
3) Johnson LL：Arthroscopic abrasion arthroplasty historical and pathologic perspective：present status. Arthroscopy 2：54-69, 1986

（島村安則）

## b 人工肩関節置換術

### 1) 適応, 術式の選択と治療成績

一般に前述の疼痛, 機能障害が保存的治療に抵抗して6か月以上続く場合には外科的介入の適応となる. 肩関節 OA に対する手術療法としては関節鏡視下デブリドマン, 切除関節形成術, 肩甲上腕関節固定術, 人工骨頭置換術（hemiarthroplasty；HA）, 人工肩関節全置換術（total shoulder arthroplasty；TSA）などが行われてきた. 切除関節形成術や肩甲上腕関節固定術は治療抵抗性の感染や人工関節のサルベージ手術として適応されるのみで, 一次性 OA に行われることはない. 関節鏡視下デブリドマンは早期の OA 変化や若年者で HA や TSA の適応にならない場合に有用である. 肩峰下インピンジメントに対する除圧術も同時に行うことができることもあり, 中期成績は有意な除痛効果を示し, time saving 目的の手術としても有用である.

### (1) 術式の選択

一方, 疼痛を有する肩関節 OA に対して, HA と TSA は標準的な手術になりつつある. 除痛効果は著しいが, 術後機能の再獲得は手術手技, 軟部組織の状態, 術後のリハビリテーションに大きく左右される. HA か TSA かの選択に際しては, 関節窩側の OA 変化の程度, bone stock の状態, 腱板機能を基準にするが, 比較的若年で活動性が高い患者で, 関節窩の骨欠損がない場合は HA が推奨される. また, 腱板断裂を合併する例に対する TSA では, 上腕骨コンポーネントは上方に偏位しやすいために肩甲窩コンポーネントの上方に偏心性のストレスが生じ, ひいては関節窩コンポーネントのゆるみにつながるため, 腱移行などによる腱板修復を同時に検討する.

### (2) RTSA

近年, 欧米では HA よりもむしろ reverse total shoulder arthroplasty（RTSA）が適応される傾向にあり[1], 平均4.4年の短期成績では Shoulder Pain and Disability Index（SPADI）スコアおよび自動屈曲可動域において, RTSA は HA よりも良好であったと報告されている[2]. Boileau らの RTSA の報告では, 腱板断裂関節症 21 例, 再置換術 19 例を含む 45 関節の平均 40 か月の追跡調査において, 脱臼 3 肩, 深部感染 3 肩, 上腕骨側コンポーネントのゆるみ 1 肩, 上腕骨インプラント周辺骨折 1 肩, 術中関節窩骨折 1 肩, 血腫 1 肩, 遅発性肩峰骨折 2 肩, 腋窩神経麻痺 1 肩を含む合併症を 11 例に認めている. このうち 10 例（22%）に再手術 4 例, 再置換術 4 例, 抜去 2 例の追加手術が必要であったが, 合併症の発生率は再置換術例が 47% であったのに対し, cuff tear arthropathy 例では 5% と少なかったと述べている[3]. RTSA は現段階ではわが国での使用は認められていないが, 手術手技的には難易度が高く, 合併症の多い手術であることは間違いなく, 感染や再置換を考慮すると骨格の小さい日本人に適応する際には慎重を要する[4].

### (3) TSA

関節窩の OA 変化が比較的強く, 腱板機能の温存されているものは, TSA の適応となる（図Ⅵ-44）. 一次性の OA ではこのタイプが最も多い. TSA は関節窩コンポーネントのゆるみの危険性を除けば, 可動域, 安定性において HA に勝り, 関節窩由来の疼痛もないため, 一般に治療成績は優れている[5]. Trail は 200 以上の TSA および HA の経験のなかで, HA を行った 4 肩で骨頭の内方化による持続する疼痛のために TSA への移行が必要であったと述べている[6]. Franta らは RA 20 肩を含む 353 肩の解析で, TSA を行った 136 肩中 85 肩に関節窩コンポーネントのゆるみを, HA を行った 80 肩中 51 肩に肩甲窩のびら

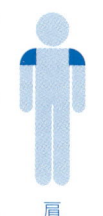

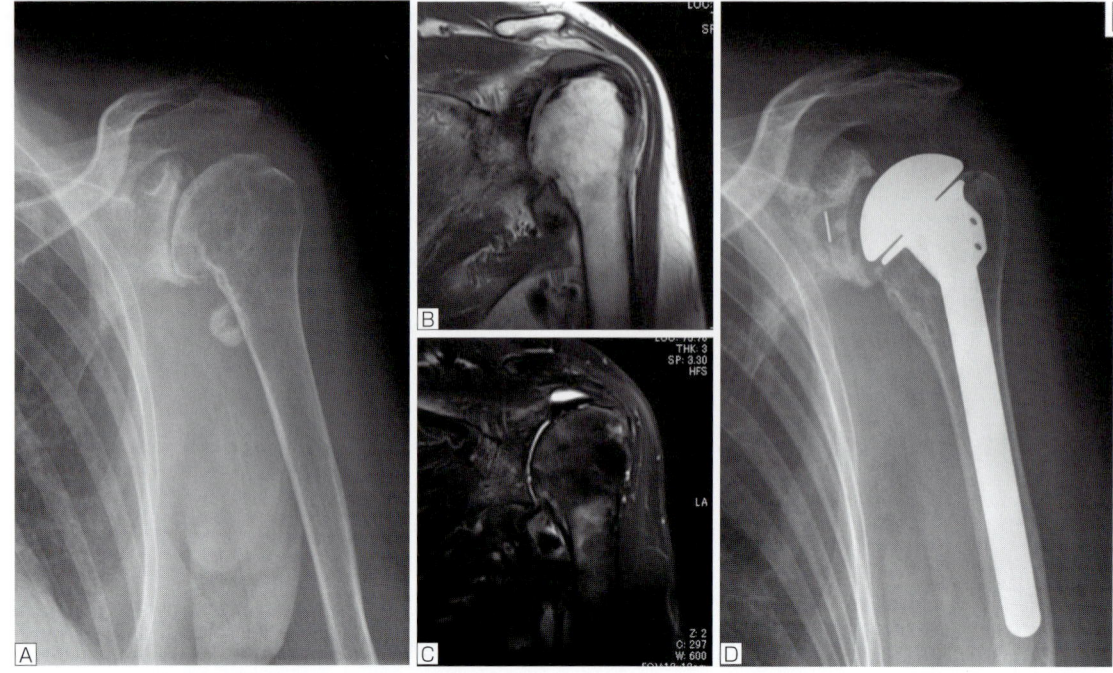

**図Ⅵ-44　一次性変形性肩関節症へのTSA**(72歳，女性)
術前単純X線像では関節裂隙の狭小化，関節面の不整，骨棘形成，遊離体を認める(A)。MRIではT1強調画像(B)で関節軟骨の菲薄化，上腕骨頭，関節窩の変形を認め，T2強調画像(C)では関節液の貯留および骨髄内信号の変化を認めるが，棘上筋腱の連続性は保たれている。Bigliani/Flatow®による人工肩関節全置換術を行った(D)。

んを認めたが，患者による術後成績不満の最大の要因はコンポーネントの設置不良にあるとしている[7]。TSAの合併症としては術中骨折，腋窩神経・筋皮神経損傷，血管損傷，術後血腫，縫合不全，感染，インプラントのゆるみなどがあるが，適切な手術手技でほとんどは防ぐことができる。

### 2）TSAの術後リハビリテーション

手術翌日からは三角巾で離床・歩行を許可する。積極的に手指の自動運動を行うが，物を持ち上げたり，押す，引く，といった動作は筋力がある程度回復するまで行わない。食事や歯磨きは痛みの状況に応じて許可する。術後2日目でドレーンを抜去し，術後4〜5日で手術の疼痛が軽減したころから，振り子運動や理学療法士の介助によるリハビリテーションを開始する。通常，抜糸は術後10〜14日で行う。2週を過ぎた頃からはベッド上で仰臥位のままで健側の手で支えながらの挙上訓練を開始する。入院は通常2〜3週間程度とし，このころには三角巾も除去する。通院でのリハビリでは，可動域訓練や肩の周囲筋の筋力増強訓練，ストレッチなどを1〜2か月行う。

### 文献

1) Feeley BT, Gallo RA, Craig EV：Cuff tear arthropathy：current trends in diagnosis and surgical management. J Shoulder Elbow Surg 18：484-494, 2009
2) Leung B, Horodyski M, Struk AM, et al：Functional outcome of hemiarthroplasty compared with reverse total shoulder arthroplasty in the treatment of rotator cuff tear arthropathy. J Shoulder Elbow Surg 21：319-323, 2012
3) Boileau P, Watkinson D, Hatzidakis AM, et al：Neer Award 2005：The Grammont reverse shoulder prosthesis：results in cuff tear arthritis, fracture sequelae, and revision arthroplasty. J Shoulder Elbow Surg 15：527-540, 2006
4) 西田圭一郎, 中原龍一, 門田康孝：関節リウマチでの人工肩関節置換術の適応. 整形外科 59：995-1001, 2008
5) Rodosky MW, Bigliani LU：Indications for glenoid resurfacing in shoulder arthroplasty. J Shoulder Elbow

Surg 5：231-248, 1996
6) Trail I：Replacement arthroplasty in synovial-based arthritis. In：Williams Jr G, et al(eds)：Shoulder and Elbow Arthroplasty, pp115-129, Lippincott Williams & Wilkins, Philadelphia, 2005
7) Franta AK, Lenters TR, Mounce D, et al：The complex characteristics of 282 unsatisfactory shoulder arthroplasties. J Shoulder Elbow Surg 16：555-562, 2007

(西田圭一郎)

## 2 肘の変形性関節症

### 総論

#### a 原因・病態

一次性の変形性肘関節症は肘関節症患者の1～2%ときわめて少ないが[1]，なかでも肉体労働者，重量挙げ，オーバーヘッドスローを行う競技など，肘関節に繰り返し強い負荷をかける中年男性に最も多い。より頻度の高いのは外傷性(図Ⅵ-45)，痛風・偽痛風などの結晶誘発性，炎症性，骨壊死によるもの，離断性骨軟骨炎，感染(図Ⅵ-46)などによる二次性のOAである。離断性骨軟骨炎の長期追跡結果では，約50%に臨床症状を伴う進行したOA所見がみられている[2,3]。

#### b 症状・所見

一次性の肘関節OAは腕尺関節の関節軟骨の摩耗に引き続いて，肘頭・肘頭窩，鉤状突起窩周辺の骨棘形成，遊離体の形成へと至る。橈骨頭に骨棘形成をみることもある。最大伸展・屈曲の際の疼痛が特徴的な症状であり，典型的には伸展障害による可動域制限を認める。また，ひっかかり感や嵌頓(ロッキング)症状を訴えることも多い。さらに進行すると腕橈関節や近位橈尺関節へと広く肘関節全体に関節症性変化が生じる。一方，外傷後の肘関節OAでは疼痛を主訴とすることもある。初期の拘縮の有無にかかわらず骨性あるいは軟部組織の障害が関節症性変化を進行させ，次第に強い変形や関節包の拘縮，靱帯機能不全を呈するようになる。

単純X線では，骨性アライメント，関節適合

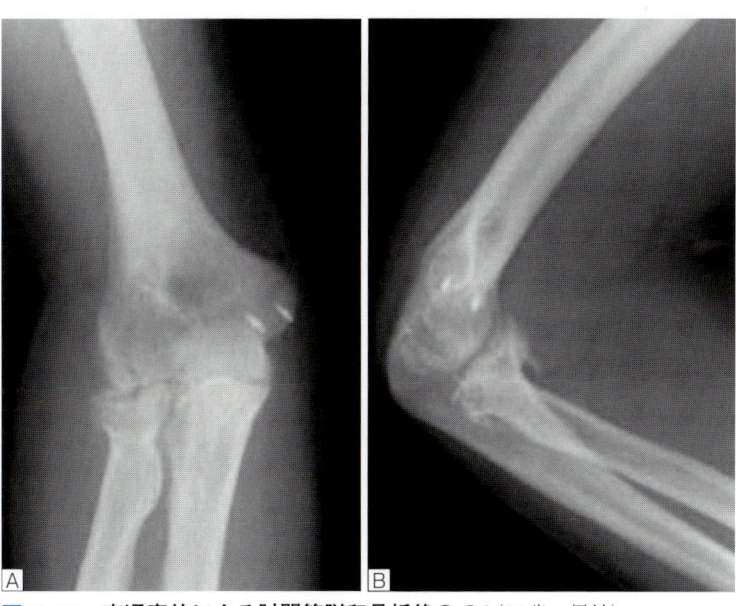

図Ⅵ-45　交通事故による肘関節脱臼骨折後のOA(35歳，男性)
術前単純X線正面像(A)および側面像(B)
suture anchorを用いて内側側副靱帯の再建が行われている。関節裂隙の狭小化，腕橈関節面の不整，橈骨頭の変形を認める。

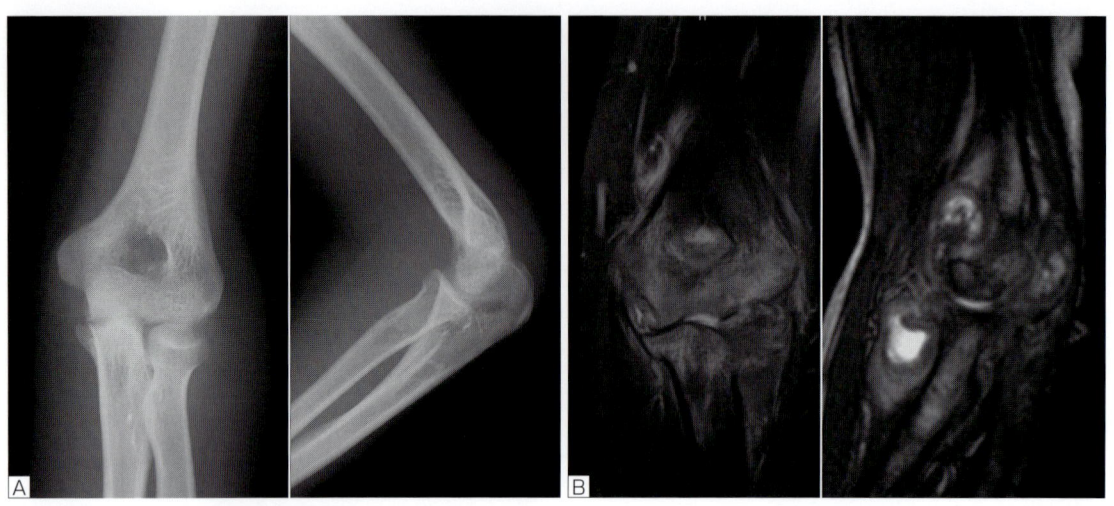

**図Ⅵ-46　結核による感染性関節症**(35歳，男性)
術前単純X線像(A)では関節裂隙の狭小化，上腕骨側関節面の不整，萎縮を認める．MRI(B)では結節状の滑膜増生と少量の関節液の貯留を認める．

**表Ⅵ-11　変形性肘関節症のX線学的進展と臨床症状**

| OA grade | 分類基準 | X線像 | | 臨床像 | | | |
| --- | --- | --- | --- | --- | --- | --- | --- |
| | | 関節裂隙狭小化(HRI) | 橈骨頭増殖外反肘傾向(HUA) | 疼痛(洗面困難) | 関節可動域 | | 肘部管症候群合併(重症度) |
| | | | | | 屈曲/伸展 | 回内/回外 | |
| 正常 | | なし(3.0 mm 前後) | なし(平均10.2°) | なし(なし) | 正常 140°/0° | 90°/90° | なし |
| Ⅰ 前関節症期 | 軟骨下骨硬化・不整 | なし〜ごく軽度(2.0〜3.0 mm) | なし(平均10.6°) | 時にあり(なし) | 時に減少 137°/−3° | 86°/86° | 時にあり(知覚低下) |
| Ⅱ 進行期 | 広茎性関節内骨棘 | 軽度(2.0 mm 前後) | 軽度(平均13.8°) | 運動痛(時にあり) | 軽度減少 124°/−19° | 72°/82° | 時にあり(筋力低下) |
| Ⅲ 終末期 | 狭茎性骨棘・遊離体 | 中等度(1.0 mm 前後) | 多い(平均16.9°) | 自発痛(多い) | 中等度減少 116°/−32° | 66°/75° | 多い(筋萎縮) |
| 二次性(関節炎など) | 骨破壊 | 重度(0 mm 前後) | 多い(平均24.6°) | 自発痛(多い) | 中〜重度減少 102°/−42° | 43°/38° | なし |

HRI：humero-radial interval, HUA：humero-radial angle

〔四宮文男，今井正雄，岡田正彦，他：変形性肘関節症におけるX線像，臨床像の検討および外科的治療法について．整形外科 35(2)：143, 1984 より許諾を得て転載〕

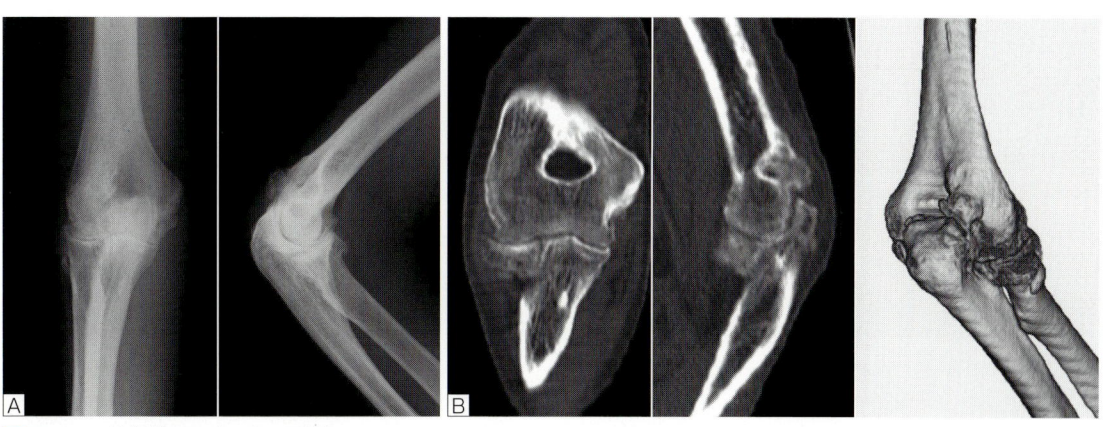

**図Ⅵ-47　外傷後OA**(72歳,男性)
術前屈曲130°,伸展-45°。術前単純X線像(A)ではわかりにくい肘頭窩周辺の骨性隆起が,CT(B)では明瞭に描出され,術前計画に有用であった。

性,関節内遊離体,骨棘の大きさや位置をみる。関節裂隙の狭小化は屈曲拘縮をきたしている場合には評価しづらい。骨軟骨片は単純X線では認め難い場合があるが,軋音,嵌頓症状,滑膜炎と関節腫脹などはその存在を示唆する。四宮らは関節内骨増殖の形態を中心とした肘関節OAのX線学的分類を行っているが(表Ⅵ-11)[4],術前のより立体的な評価としてCTが有用である(図Ⅵ-47)。また,MRIでは特に骨壊死や靱帯の評価を,関節エコーでは滑膜炎の程度を評価する。

### 文献

1) Calandruccio J, Collins.ED, Hanel D, et al：Wrist and Hand Trauma. p392, American Academy of Orthopaedic Surgeons, Rosemont, IL, 1999
2) Bauer M, Jonsson K, Josefsson PO, et al：Osteochondritis dissecans of the elbow. A long-term follow-up study. Clin Orthop Relat Res 284：156-160, 1992
3) Takahara M, Ogino T, Sasaki I, et al：Long term outcome of osteochondritis dissecans of the humeral capitellum. Clin Orthop Relat Res 363：108-115, 1999
4) 四宮文男,今井正雄,岡田正彦,他：変形性肘関節症におけるX線像,臨床像の検討および外科的治療法について. 整形外科 35(2)：139-149, 1984

(西田圭一郎)

## 治療各論

### a 肘部管症候群

#### 1)総論

肘内側で上腕骨内上顆の尺骨神経溝から尺側手根屈筋起始部までの肘部管で尺骨神経が絞扼されて発生する症候群を肘部管症候群という。変形性肘関節症が肘部管症候群を起こす原疾患としては最も多い。肘関節症に伴う関節包の肥厚や関節辺縁の骨棘形成により相対的に肘部管が狭くなり発症するが,尺側手根屈筋の二頭間に張る線維性バンドが絞扼の主因である。

臨床症状は手掌・手背尺側のしびれ感・知覚障害で,環指では尺側のみしびれて橈側に正常の環指知覚分離(ring finger sensory splitting)が起こる。手背にもしびれ感・知覚障害が発生することでGuyon管症候群との鑑別ができる。肘部管部にTinel様徴候を認め,誘発テストとして肘屈曲テスト[1](図Ⅵ-48)が陽性となる。進行すれば骨間筋などの萎縮が手背に認められるようになり,指の内・外転運動が障害される。尺骨神経支配の深指屈筋が障害され,環・小指DIP関節の屈曲力低下とそれに伴う握力低下を訴える。Key pinchに際して母指内転筋などの筋力低下を,正中神経支配の長母指屈筋で代償するFroment徴

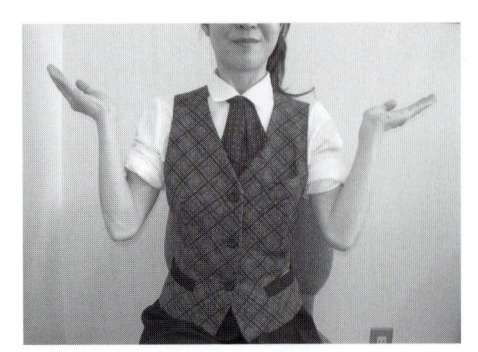

図Ⅵ-48 肘屈曲テスト

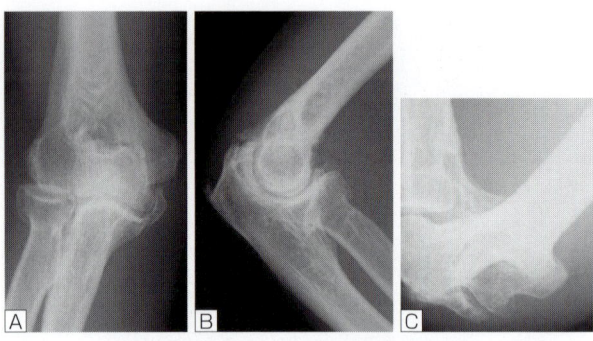

図Ⅵ-49 変形性肘関節症による肘部管症候群のX線像
A：正面像，B：側面像，C：尺骨神経溝撮影

表Ⅵ-12 肘部管症候群の病期分類

| 病期 | 臨床症状 | | | | 刺激伝導速度 | |
|---|---|---|---|---|---|---|
| | 知覚神経 | 運動神経 | | | 運動神経 | 知覚神経 |
| | | 筋萎縮 | 筋力低下 | 指変形 | | |
| 第Ⅰ期 | 肘関節屈曲テスト(＋)<br>知覚鈍麻(±) | 第1骨間筋のみ<br>(±) | (±) | (±) | 正常 | 正常 |
| 第Ⅱ期 | 知覚鈍麻(＋)<br>一般に痛覚先行 | 第1骨間筋(＋)<br>他は(±)〜(＋) | (±) | (±) | 正常 | 低下 |
| 第Ⅲ期 | 知覚鈍麻(＋) | (＋) | (＋) | (±)〜(＋) | 正常下限<br>または低下 | 低下<br>時に消失 |
| 第Ⅳ期 | 知覚鈍麻(＋＋)<br>時に痛覚脱失 | (＋＋) | (＋＋) | (＋＋) | 低下 | 消失 |
| 第Ⅴ期 | 知覚鈍麻(＋＋)<br>多くは痛覚脱失 | (＋＋) | (＋＋) | (＋＋) | 低下<br>時に消失 | 消失 |

(赤堀 治：肘部管症候群―麻痺の程度と予後，ならびに手術法の選択．整・災外 29：1745-1751, 1986 より)

候がみられる．さらに，第3・4虫様筋，骨間筋および環・小指の深指屈筋の麻痺に加え，橈骨神経支配の総指伸筋が健常な筋力のためバランスが崩れ，尺側かぎ爪指変形(ulnar claw finger deformity)をきたす．

変形性肘関節症の程度をみるために，肘X線正面・側面および尺骨神経溝撮影を行う(図Ⅵ-49)．変形性肘関節症のX線学的進展は四宮らの分類[2]を用いている．肘部管内占拠病変の確認にMRI撮影を行う．肘部管を挟んでの神経伝導速度の低下を認める．低下の基準は肘セグメントが前腕セグメントより10 m/s以上遅いときとしている．

病期分類は臨床所見と神経伝達速度による赤堀の分類(表Ⅵ-12)[3]を用いる．赤堀分類は，単純化すれば知覚障害と肘屈曲テスト陽性が第Ⅰ期，知覚障害に筋萎縮がⅡ期，筋力低下が加わるとⅢ期，かぎ爪指変形出現がⅣ期，痛覚脱失でⅤ期となる．

## 2)治療

### (1)保存療法

しびれ感や疼痛など自覚症状を訴えるのみで明らかな知覚鈍麻や筋萎縮・筋力低下がない場合には保存的に治療する．繰り返す肘屈伸運動を制限したり，肘屈曲位の持続を避けるよう指導をする．夜間，肘伸展位でバスタオルなど巻いて肘が屈曲位をとらない工夫なども有効となる．

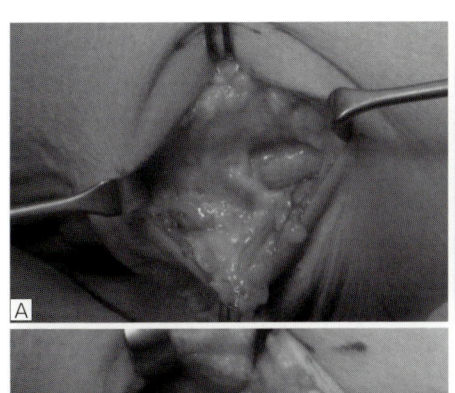

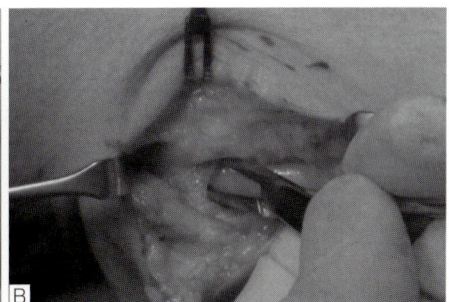

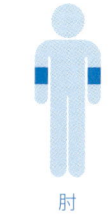

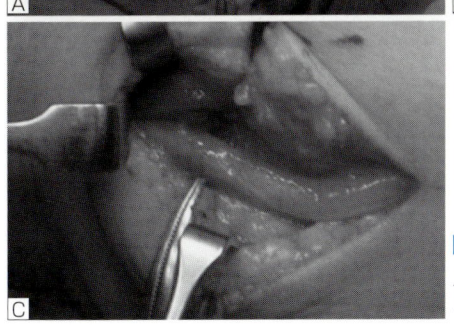

**図Ⅵ-50　小切開 Osborne 法**
A：線維性バンドによる圧迫，B：線維性バンドの切離前，C：切離，神経剝離後

### (2) 手術療法

手術適応はⅠ，Ⅱ期で保存的治療に抵抗し，進行性であるもの，およびⅢ期以上としている。

関節症変化が軽度で，肘の可動域制限が主訴でなければ肘部管症候群に対する手術のみ行うことになり，その場合，小切開 Osborne 法[4]による単純除圧術を行っている。可動域の改善も同時に希望される場合には，変形性肘関節症に対する関節形成術に際し，内側アプローチで肘部管底部の骨棘切除に加えて，内上顆切除あるいは皮下前方移行術を行うこととなる。

#### ❶小切開 Osborne 法

内上顆と肘頭内側縁の間で尺骨神経に沿って 2.5 cm の皮膚切開を行う。window technique を用いて皮下を十分に剝離後，尺骨神経を同定する。圧迫している線維性バンドを切離し，尺骨神経の内上顆側のみ剝離する(図Ⅵ-50)。術中に肘を深屈曲させて尺骨神経の脱臼が起こらないことを確認する。伴走する栄養血管を温存し，神経を肘部管底部から遊離させないことで脱臼の発現を防止できる。

#### ❷内上顆部分切除術

小切開 Osborne 法に際し，術中に肘を屈伸して神経の脱臼が確認されれば，摩擦性神経炎 (friction neuritis)を防ぐため，皮膚切開をやや拡大して筋腱付着部を残す最小限の内上顆部分切除術[5]を行う(図Ⅵ-51)。

#### ❸尺骨神経前方皮下移行術

尺骨神経に沿って肘頭近くを頂点とし，Struther 靱帯や前腕筋膜を展開できる後方凸の弓状皮切を加える。内側の骨棘処理が終わったのち関節包を閉じ，尺骨神経を伴走血管とともに挙上して，内上顆前方に移行する(図Ⅵ-52)。

#### ❹尺骨神経前方筋層下移行術

成壮年になるまで放置された上腕骨外顆骨折偽関節による外反肘に関しては原則として筋層下移行術を行う。また，他医での術後など2回目以降の手術には前方筋層下移行術を行うこととしている。

#### ❺遅発性尺骨神経麻痺例に対する骨切り術

比較的若年者で神経症状が軽度の場合，矯正骨切り術のみ行って牽引力を減らすことにより神経に対する手術を行わないこともある(図Ⅵ-53)。

#### ❻その他

肘部管形成術[6]，尺骨神経溝形成術[7]，鏡視下肘部管開放術[8]，鏡視下尺骨神経前方移行術[9]などの試みが行われている。

**図Ⅵ-51 小切開 Osborne 法に内上顆部分切除術を追加**
A：内上顆部分切除，B：肘伸展，C：肘屈曲

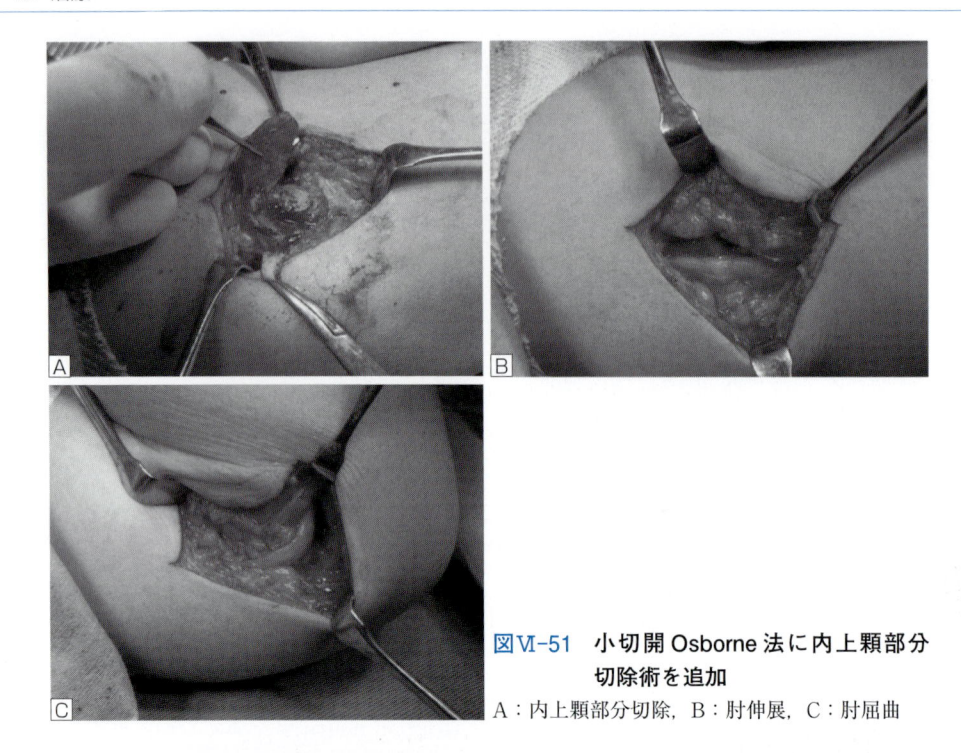

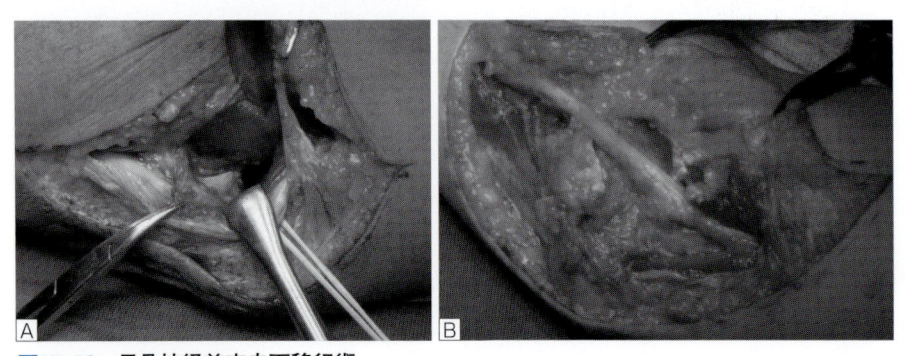

**図Ⅵ-52 尺骨神経前方皮下移行術**
A：内側関節面の展開，B：関節包を閉じて尺骨神経を前方皮下に移行

## 3）症例

以下，自験例を供覧する。

2005年1月から2011年12月までに肘部管症候群として加療した症例は255例，270肘であった。60歳代の男性が最も多く全体の21%で，50～70歳代の男性で47%を占めた（図Ⅵ-54）。手術例は肘部管症候群全体の69%に当たる176例（186肘）で男性120例（129肘），女性56例（57肘），年齢18～86歳（平均60歳），右124肘，左62肘（両側例10例）であった。186肘に対する手術法の内訳は小切開Osborne法168肘，内上顆部分切除術追加例6肘，関節形成術＋皮下移行術8肘，筋層下移行術4肘であった。

初回手術として小切開Osborne法を行った168例の臨床症状および所見の発現率は，しびれ感100%，知覚障害90%，環指の知覚分離90%，疼痛・夜間痛32%，筋萎縮72%，巧緻運動障害80%，指内・外転障害65%，小指DIP関節屈曲力低下61%，握力低下55%，Froment徴候83%，かぎ爪指変形39%，Tinel様徴候92%，

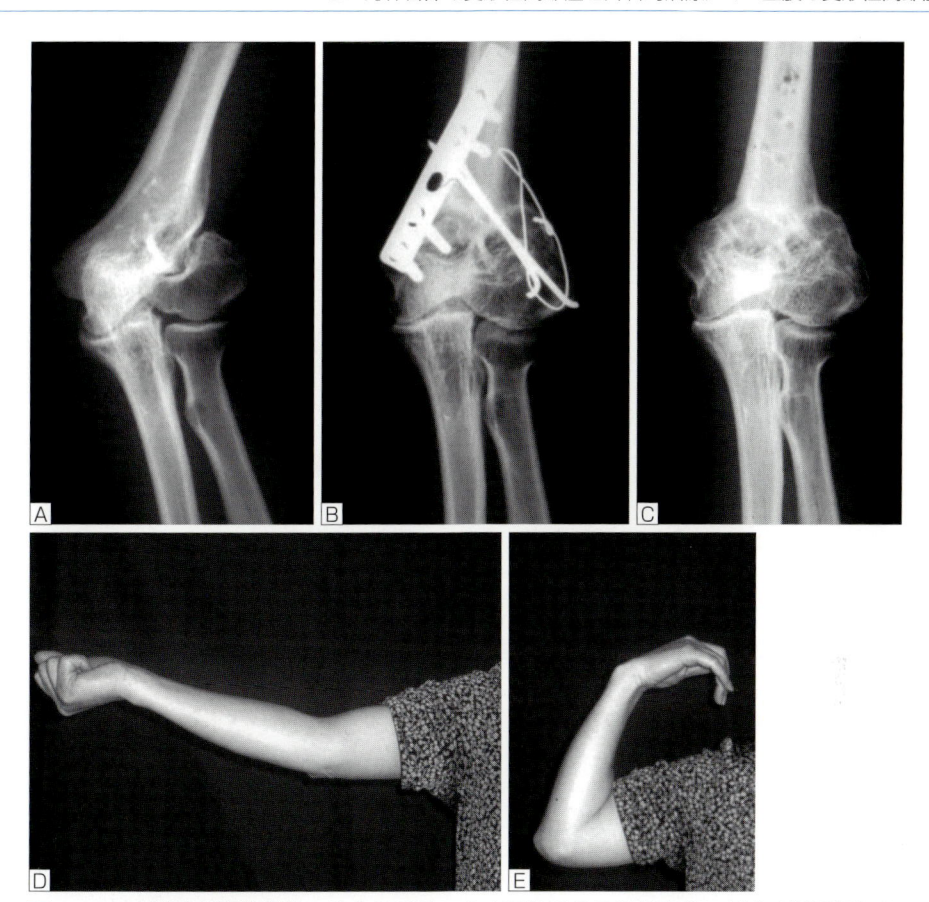

図Ⅵ-53　上腕骨外顆偽関節に伴う外反肘による遅発性尺骨神経麻痺に対する矯正骨切り術＋骨移植術
A：術前，B：術後3か月，C：抜釘後，D：術後可動域：肘伸展，E：術後可動域：肘屈曲

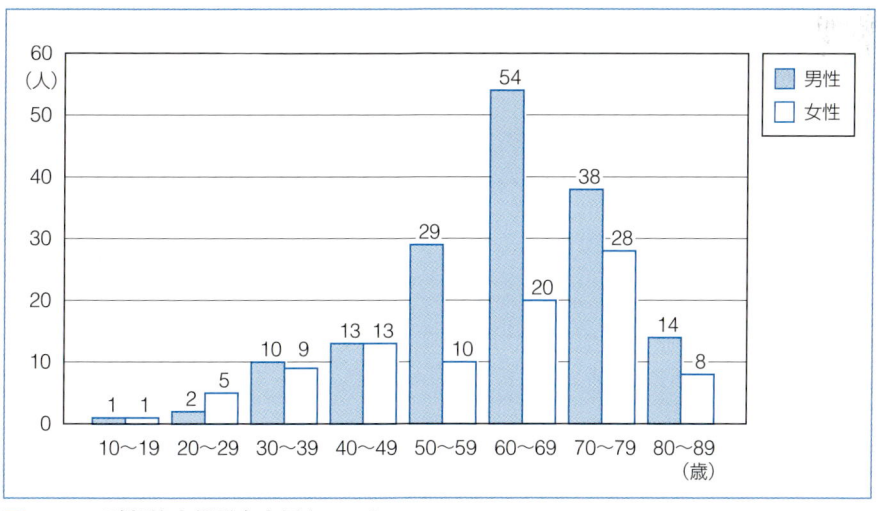

図Ⅵ-54　肘部管症候群全症例（n＝255）

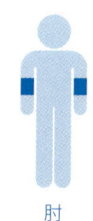

表Ⅵ-13 赤堀らの術後成績評価

| | |
|---|---|
| 優 | 正常<br>ただし筋力は正常になっているが軽度の筋萎縮を残すもの，寒冷時の冷感，きわめて軽度の知覚麻痺を残すものを含む |
| 良 | 筋力4以上となり変形を残さないもの<br>日常生活において気にならない程度の知覚鈍麻を残すもの |
| 可 | 症状は改善しているが，かぎ爪指変形，小指内転障害，Froment徴候のうち，いくつかを残すもの<br>日常生活において気になる程度の知覚鈍麻を残す |
| 不可 | 症状が術前に比し変わらないか，むしろ増悪したもの |

（赤堀 治：肘部管症候群—麻痺の程度と予後，ならびに手術法の選択．整・災外 29：1745-1751, 1986 より）

表Ⅵ-14 肘部管症候群に対する小切開 Osborne 法の成績（赤堀らの評価法による）

| | 優 | 良 | 可 | 不可 | 計 |
|---|---|---|---|---|---|
| 第Ⅰ期 | 13 | 3 | | | 16 |
| 第Ⅱ期 | 26 | 14 | 9 | | 49 |
| 第Ⅲ期 | 13 | 16 | 9 | | 38 |
| 第Ⅳ期 | 13 | 29 | 10 | 5 | 57 |
| 第Ⅴ期 | | | 6 | 2 | 8 |
| 計 | 65 | 62 | 34 | 7 | 168 |

MCV（motor nerve conduction velocity, 運動神経伝導速度）遅延83%，SCV（sensory nerve conduction velocity, 知覚神経伝導速度）遅延88%であった．肘X線像は四宮らの分類で正常20肘，GradeⅠ79肘，GradeⅡ64肘，GradeⅢ5肘であった．

小切開 Osborne 法168例の術後調査期間は3か月〜3年（平均1年5か月）で，術後成績評価は赤堀らの予後評価を用いた（表Ⅵ-13）[3]．病期別の術後成績を表Ⅵ-14に示す．優 65肘（39%），良 62肘（37%），可 34肘（20%），不可 7肘（4%）でほぼ優：良：可＝2：2：1である．赤堀の病期分類が進行するに従って成績不良となっている．

文献

1) Buehler MJ, Thayer DT：The elbow flexion test. A clinical test for the cubital tunnel syndrome. Clin Orthop Relat Res 233：213-216, 1988
2) 四宮文雄，今井正雄，岡田正彦，他：変形性肘関節症におけるX線像，臨床像の検討および外科的治療について．整形外科 35：139-149, 1984
3) 赤堀 治：肘部管症候群—麻痺の程度と予後，ならびに手術法の選択．整・災外 29：1745-1751, 1986
4) Osborne G：Compression neuritis of the ulnar nerve at the elbow. Hand 2：10-13, 1970
5) King T, Morgan FP：Late results of removing the medial humeral epicondyle for traumatic ulnar neuritis. J Bone Joint Surg 41-B：51-55, 1959
6) Tsujino A, Itoh Y, Hayashi K, et al：Cubital tunnel reconstruction for ulnar neuropathy in osteoarthritic elbows. J Bone Joint Surg 79-B：390-393, 1997
7) Tsujino A, Ochiai N：Ulnar groove plasty for friction neuropathy at the elbow. Hand Surg 6：205-209, 2001
8) Tsai TM, Bonczar M, Tsuruta T, et al：A new operative technique-cubital tunnel decompression with endoscopic assistance. Hand Clin 11：71-79, 1995
9) Konishiike T, Nishida K, Ozawa M, et al：Anterior transposition of the ulnar nerve with endoscopic assistance. J Hand Surg 36 Epub：126-129, 2010

（橋詰博行）

## b 関節形成術[1]

変形性肘関節症においても他関節と同じく保存治療が基本となるが，それらに抵抗して肘関節痛や日常生活にも支障を及ぼすような肘関節可動域制限が残るようであれば何らかの手術を要することとなる．

肘関節OAに対する手術の目的は大きく分けて2つあり，1つ目は除痛，2つ目は関節可動域の改善である．一般に肘関節OAでは鉤状突起と肘頭内側を中心とした骨棘形成が可動域制限の主因と考えられており，これらの骨棘を除去する目的でデブリドマンは行われるが，ごく簡単なものから広範に展開を要する関節形成術を含むものまである．比較的症状が軽度で関節内遊離体を伴うような症例，スポーツ選手における最終可動域で痛みを伴った可動域制限を認めるような症例では関節鏡視下手術が適応となる．一方で神経障害を伴っていたり，重度の関節可動域制限を有する，骨棘などの形成が高度な症例などでは従来の肘関節形成術，すなわち後外側からアプローチする津下法や，後方から肘頭窩を切除して前方の処

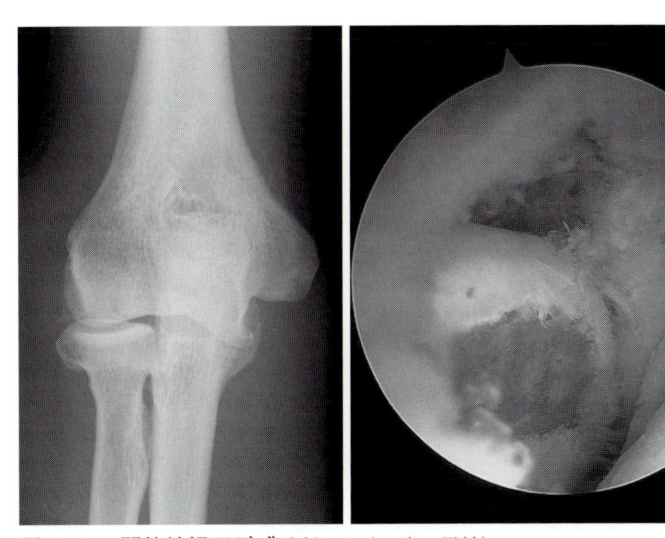

図Ⅵ-55　関節鏡視下デブリドマン(45歳，男性)

置を行うOuterbridge-柏木法などが適応となる。またこれらとは別に，内反肘に伴う肘関節OAの進行予防に矯正骨切り術を行うこともある。以下に代表的な手術法を述べる。

### 1) 関節鏡視下手術(デブリドマン)(図Ⅵ-55)

OA関節に対するデブリドマンは，Magnuson (1941)によって初めて用いられたが，現在では関節内の骨棘や遊離体などを郭清することを関節デブリドマンと総称する。近年関節鏡による手術が盛んに行われるようになり，変形性肘関節症においては比較的骨棘が小さく，特に関節内遊離体を伴い，その結果可動域制限が生じているような場合に最もよい適応となる。本法は関節鏡の挿入部位のみ切開を行うため，側副靱帯を切離する必要がなく，また周囲の軟部組織への侵襲も最小限にとどめられるので，術後の痛みや関節可動域の獲得が早いというメリットがある。したがって，スローイングアスリートがその最終可動域(特に伸展)で痛みを生ずるような場合はよい適応である。

シェーバーやアブレーダーバーを使用して前方関節腔，後方関節腔，後外側関節腔内をそれぞれ処置する。前方関節腔では滑膜切除ならびに遊離体除去，鉤状突起の骨棘を切除し，さらには鉤状窩を形成する。後方からは肘頭窩，肘頭，腕尺関節内側の骨棘切除を行うが，尺骨神経損傷に留意する必要があり，靱帯・関節包など軟部組織の処置には限界がある。また後外側腔は遊離体がよくみられる部位なので，注意して観察する。

### 2) 関節形成術

一方，より著しい関節面の不適合や拘縮がある場合は関節形成術が適応となる。田島は，関節デブリドマンと形成術の適応の違いを，前者は比較的関節軟骨が温存されている場合とし，後者は関節軟骨の破損，関節強直をみるが，比較的筋力バランスがよいものとしている。代表的な肘関節形成術として津下法とOuterbridge-柏木法がある。

#### (1) 津下法(図Ⅵ-56)[2,3]

本法は後外側アプローチの単一皮切から安全に関節内すべての処置が可能である。皮切は上腕骨では後方正中より2〜3cm外側方を長軸に沿って入り肘関節レベルで後方に向かい尺骨後方の隆線で停止する。内側に皮下を剥離し尺骨神経を同定し，これを保護する。上腕三頭筋を外側から上腕骨骨膜下に剥離し，上腕三頭筋尺骨付着部の骨膜連続性を保ちながら尺側に反転する。前方には腕橈骨筋，上腕筋，手根伸筋の下，骨膜下に前方関節包を露出し上腕付着部から鋭的に剥離し前面を露出することで肘関節全体が展望できる。まず橈側から橈骨頭の形成と，鉤突窩・橈骨窩の骨棘を切除し，鉤状突起や滑車切痕内側をノミにて切

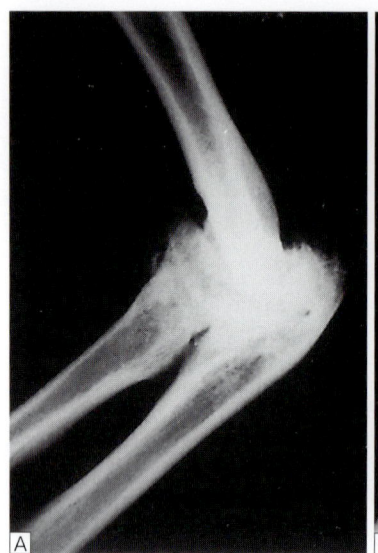

図Ⅵ-56 津下法(58歳, 男性)
A：術前, B：関節形成術後

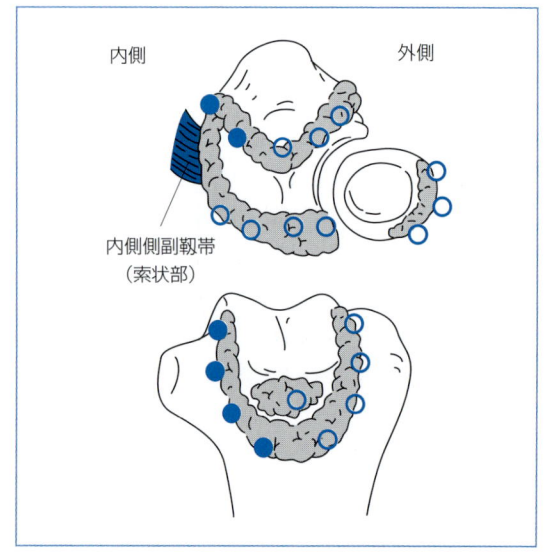

図Ⅵ-57 肘関節内のデブリドマン
○外側から処置を行う箇所, ●内側から処置を行う箇所
〔水関隆也：Ⅶ．変形性関節症―関節授動術．③後外側アプローチ．金谷文則(編)：肘関節外科の要点と盲点, p265, 文光堂, 2011 より〕

除形成する．次に後方に移り滑車切痕外側の骨棘を切除し，肘頭と肘頭窩の形成を行う．これでも十分な可動域が得られない場合は尺骨神経を保護して内側の側副靱帯扇状部を縦切し滑車切痕内側および肘頭窩内側の骨棘切除を行う(図Ⅵ-57)．なお術後に慎重な可動域訓練が必須である．

(2) Outerbridge-柏木法(図Ⅵ-58)[4]

本法は肘関節後方アプローチで上腕骨肘頭窩を開窓・処置するため，主に腕尺関節の関節症による病態に有効である．肘頭部より近位に後方正中切開を行い，三頭筋を縦切開して肘頭窩に達する．肘頭の骨棘切除の後，肘頭窩に 1.5〜2 cm の開窓を行い，そこから肘前方の鉤状窩や鉤状突起の骨棘を切除する．肘関節を屈曲し，鉤状突起が開窓された鉤状窩に障害なく入ってくることを確認する．本法は比較的小侵襲で簡便に除痛と可動域の改善が得られるといった長所をもつが，やはり鉤状突起の内側辺縁に生ずる骨棘の処置が不十分となる場合がある．

3) 矯正骨切り術(図Ⅵ-59)

小児期の上腕骨顆上骨折の合併症として内反肘がある．多くの場合，無症状に経過するが，内反角が強い場合には遅発性の尺骨神経麻痺や外側不安定症を生ずる場合があり注意を要する．また次第に肘変形性関節症を呈してくるものもあり，このような合併症が認められる，もしくは今後の発症が強く予想される場合に骨切り術を行う場合が

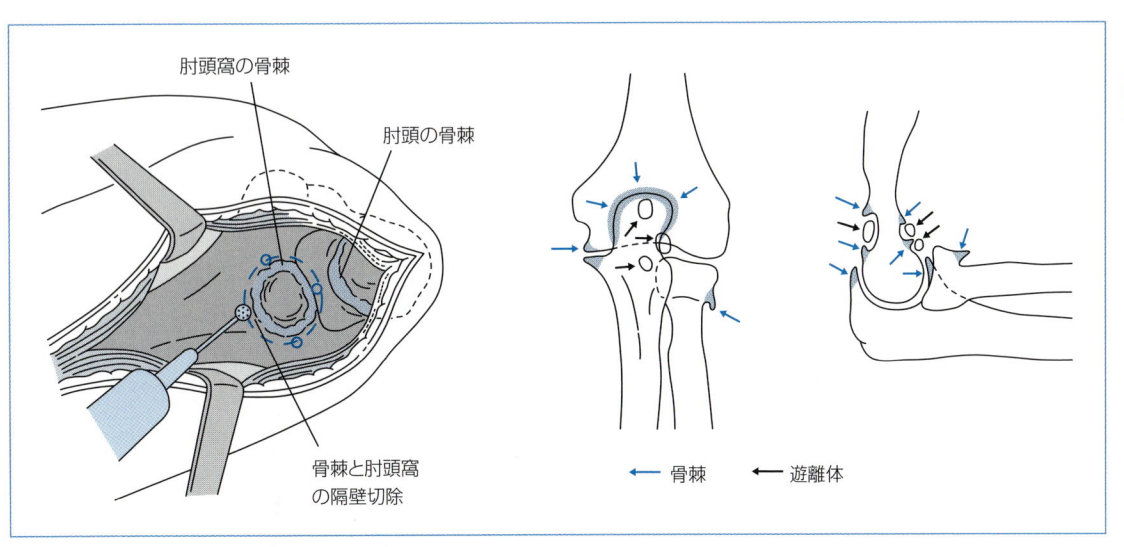

図Ⅵ-58　Outerbridge–柏木法
〔藤岡宏幸：Ⅶ．変形性関節症―関節授動術．④Outerbridge–柏木法．金谷文則（編）：肘関節外科の要点と盲点，p267，文光堂，2011より〕

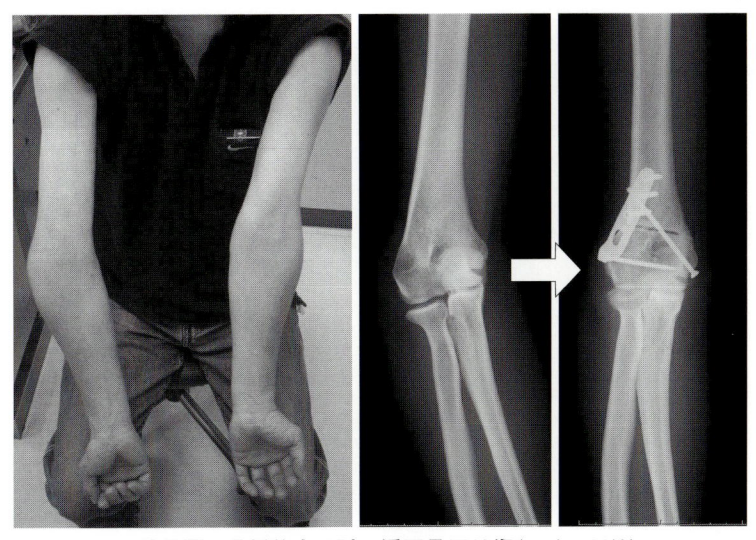

図Ⅵ-59　上腕骨顆上骨折後内反肘：矯正骨切り術（42歳，男性）

ある。

　X線像にて術前計画を行い，矯正角等を算出しておく。近年CTデータによるシミュレーションにより回旋変形まで考慮した術前計画が可能となっている。

　外側アプローチにて侵入し，算出した角度に従って骨切除を行い，顆上部でのclosed wedge osteotomyを行う。矯正後の内固定は同部の骨折に準じて行うが，成人症例では偽関節とならないようプレートなどを使用した強固な固定が望まし い。なお骨切り部で内側へのoffsetが生じる場合には尺骨神経の処置（前方移行など）を要することがある。

### 文献

1) 稲垣克記, 菅谷啓之, 水関隆也, 他：変形性関節症. 金谷文則（編）：肘関節外科の要点と盲点, pp256-267, 文光堂, 2011
2) Tuge K, Mizuseki T：Debridement arthroplasty for advanced primary osteoarthritis of the elbow. Results of a new technique used for 29 elbows. Clin Orthop

351：127-134, 1998
3) 水関隆也, 津下健哉：後外側侵入による肘関節症の関節形成術―適応からCPMを用いた後療法まで. 関節外科 13：231-238, 1994
4) 柏木大治, 他：変形性肘関節症に対する一治療法. 中部整災誌 17：670-673, 1974

（島村安則）

## c 人工肘関節置換術

肘関節 OA では多くは関節デブリドマンあるいは関節形成術で対応できることもあり，人工肘関節置換術 (total elbow arthroplasty；TEA) の適応となることは少ない．しかし，高齢者で，高度の肘関節破壊をきたし，日常生活上の障害が強いものには適応することがある．特に関節変形，骨萎縮，拮抗筋のアンバランスを認める場合には適応してもよいと考えている．また，高齢者の上腕骨遠位端粉砕骨折，上腕骨通顆骨折後の偽関節など，二次性 OA に至ったものや，そのリスクが高い例に対しても TEA は信頼できる再建術となってきた[1,2]（図Ⅵ-60）．

1970 年の Dee らによる拘束型（蝶番型）にはじまる TEA の歴史は拘束型 TEA の失敗を経て，現在では一般に連結型 (linked) および非連結型 (unlinked) に分類される．前者の代表機種には米国の Coonrad/Morrey，スイスの GSB Ⅲ があり，これらの良好な長期成績をもとに，近年では Discovery®(BIOMET 社), Solar®(Stryker 社), Latitude®(Tomier 社) なども開発されてきている．特に欧米では肘関節 OA に linked type の TEA を用いることが多く，31 年の長期成績も報告されている[3]．われわれも Coonrad/Morrey 型を用いてきたが，セメント注入後，硬化までの間に上腕骨および尺骨側コンポーネントを挿入してヒンジ部を組み立てる必要がある点，さらに同時に前方フランジと上腕骨前面の間に骨移植が必要である点が手技上の問題点であった．また，将来的な術後合併症としては，回旋モーメントによるゆるみやポリエチレンブッシュの摩耗および接合部の破損が危惧される[4,5]．術中は，上腕骨コンポーネントを深く設置する際には内外顆の術中骨折に，また尺骨側コンポーネントを遠位に設置する場合は特に術後の肘頭骨折に注意が必要である．また，linked TEA では骨切除量が多くなるうえにステムが長く，ゆるみや感染の際の再置換術は unlinked type よりも困難である．

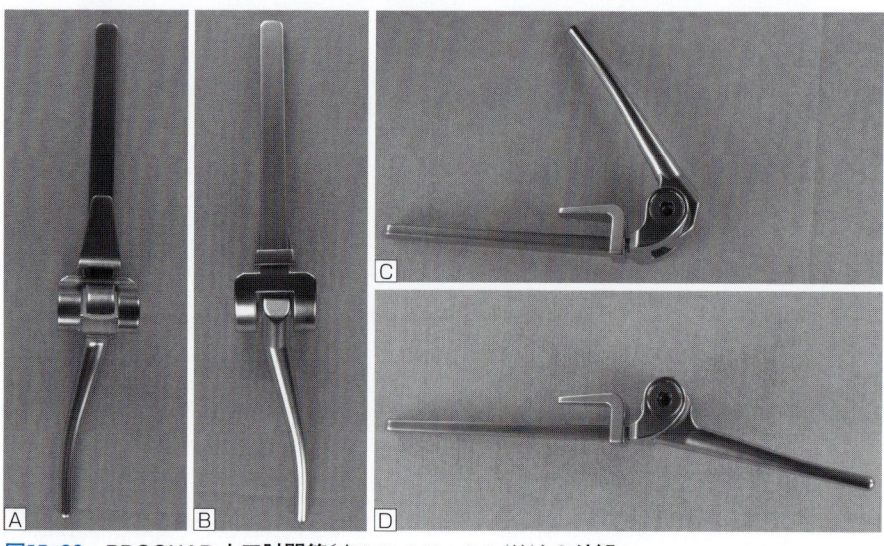

図Ⅵ-60 PROSNAP 人工肘関節〔京セラメディカル（株）〕の外観
A：前面，B：後面，C：屈曲側面，D：伸展側面

## 1) linked type

当科ではCoonrad/Morrey型の手術手技の煩雑さも克服し，上腕骨の骨切り後でもlinked typeへの機種変更を可能としたlinked TEAの開発に2003年頃から着手した。PROSNAP型〔京セラメディカル（株）〕は上腕骨・尺骨コンポーネントをそれぞれセメント固定した後にスナップ・インさせて術野で接合させる点と，前方フランジをモジュラーとして上腕骨前方骨移植が不要とした点が特徴であり，2007年から臨床応用し，短期ではあるが良好な術後成績を得ており（図Ⅵ-61），高度な変形に至った二次性OAに対しては第1選択として適応を選んで使用している（図Ⅵ-62, 63）。

## 2) unlinked type

unlinked typeはいわゆる表面置換型人工肘関節であり，欧米ではSouter-Strathclyde TEAやCapitallocondylar TEAが，わが国ではKudo elbowが代表的である。井上は，解剖体肘関節の形態計測結果から日本人肘に至適なサイズのTEAをデザインし，特に関節リウマチ症例を対象に，1982年からアルミナ・セラミックとHDP（high density polyethylene）の組み合わせの摺動部をもつ表面置換型の京セラⅠ型TEAの臨床応用を開始した[6]。京セラⅠ型ステム付きを経て，1997年からは上腕骨コンポーネントにチタン製ステムを有する第3世代のJACE（J-alumina ceramic elbow）型人工関節〔京セラメディカル（株）〕へと発展した[7]。JACE型は軟部組織を極力温存，再建することで本来の弱い拘束性に対応し，滑車部をソリッドなセラミック性コンポーネントに置換して解剖学的な関節面の高さを再現することによってより良好な可動域をめざすことが基本コンセプトである。したがって，一次性の肘関節OAで関節面の破壊やアライメント異常が少なく，靱帯機能が温存されていると考えられる例ではよい適応と考えている。しかし，一次性のOAは頻度が少ないばかりでなく，前述のように関節デブリドマンや関節形成術で十分対応できる場合が多く，その使用は限られる。

### 文献

1) Morrey BF：Fractures of the distal humerus: role of elbow replacement. Orthop Clin North Am 31：145-154, 2000
2) Prasad N, Dent C：Outcome of total elbow replacement for distal humeral fractures in the elderly：a comparison of primary surgery and surgery after failed internal fixation or conservative treatment. J Bone Joint Surg 90-B：343-348, 2008
3) Aldridge JM 3rd, Lightdale NR, Mallon WJ, et al：

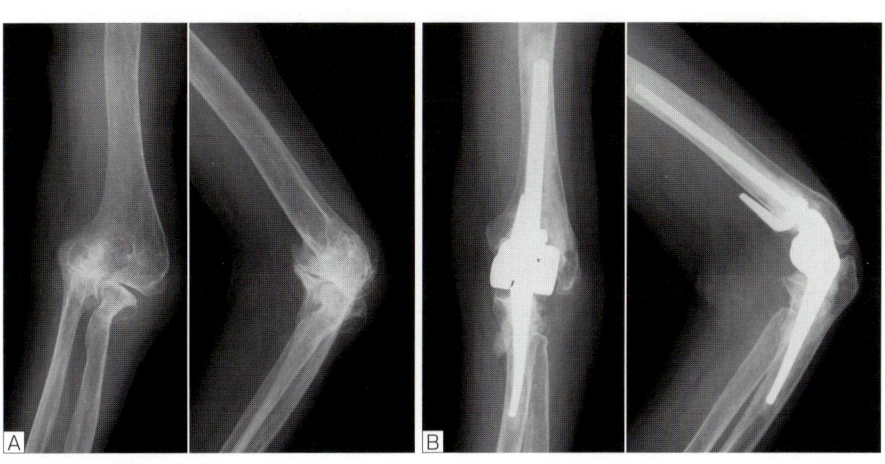

**図Ⅵ-61　症例1**（83歳，女性）
10歳時に転倒して受傷。徐々に疼痛が増強し，手術希望され，紹介受診。術前単純X線（A）では骨折変形治癒と関節面のOA変化を認める。PROSNAP人工肘関節置換術後単純X線（B）。関節可動域は術前屈曲90°，伸展－40°が，術後屈曲145°，伸展－30°に改善した。

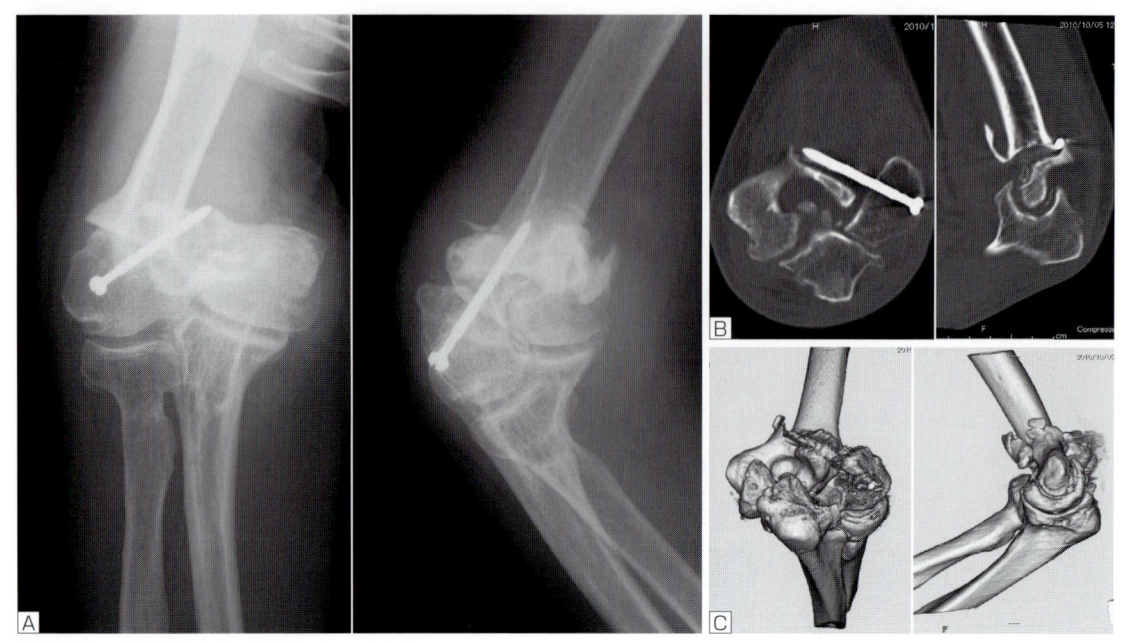

**図Ⅵ-62　症例2**(73歳，男性)
21歳時に交通事故で右上腕骨骨折を受傷。その後偽関節となった。転倒後，疼痛，可動域制限をきたし，紹介され受診。
A：紹介時単純X線像，B：術前CT像，C：三次元CT像

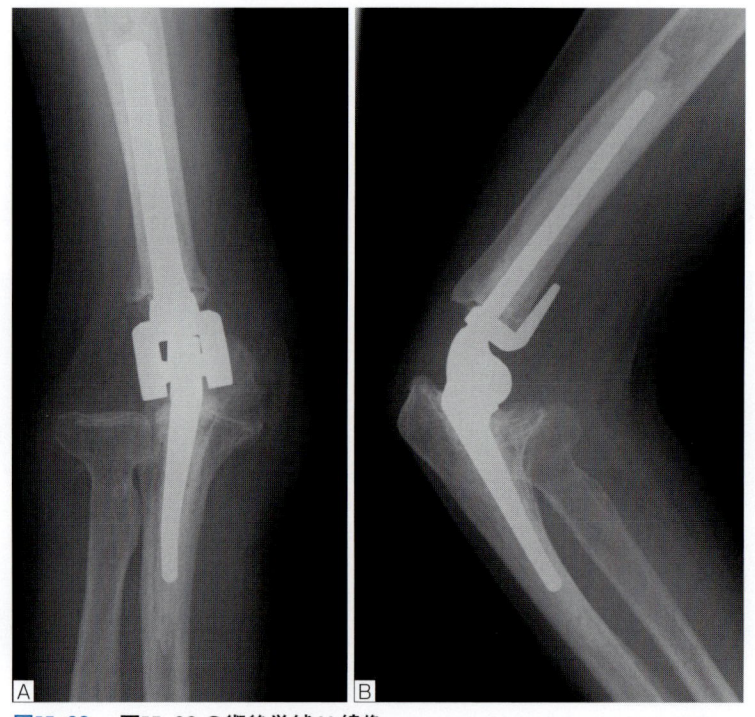

**図Ⅵ-63　図Ⅵ-62の術後単純X線像**
PROSNAP人工肘関節による関節置換術を行った。

Total elbow arthroplasty with the Coonrad/Coonrad-Morrey prosthesis. A 10- to 31-year survival analysis. J Bone Joint Surg 88-B：509-514, 2006
4) Sheeraz A, Stirrat AN：Complete disassembly of the Coonrad-Morrey elbow replacement：a case report. J Bone Joint Surg 92-A：958-962, 2010
5) Seitz WH Jr, Bismar H, Evans PJ：Failure of the hinge mechanism in total elbow arthroplasty. J Shoulder Elbow Surg 19：368-375, 2010
6) 井上　一, 浜崎丈治, 橋詰博行, 他：人工肘関節―セラミックス対 HDP. 整形外科セラミック・インプラント・コロキウム記録集 '80：57-61, 1980
7) 西田圭一郎, 橋詰謙三, 中原龍一：関節リウマチに対する上肢人工関節置換術の進歩と今後. 日整会誌 85：348-358, 2011

（西田圭一郎）

## 3　手の変形性関節症

### 総論

手の変形性関節症（OA）は外来診療において比較的よく遭遇する疾患である。手においては指の DIP（distal interpharangeal）関節や母指 CM（carpo metacarpal）関節など, 機械的ストレスが多い関節に発生頻度が高く, 加齢に伴って左右対称性に増加する。手の OA は疼痛や可動域制限から ADL 障害, 労働能力の低下をきたす。手指の変形性関節症は一次性 OA が多くみられるが, 一方手関節においては外傷後に生じる二次性 OA が多い。

### 1）DIP 関節

1802 年, Heberden によって報告されたため, Heberden 結節と呼ばれる。退行変性, 力学的ストレス, 腱付着部炎, 遺伝などが本症の発生機序に関与しているとの報告があるが定説はなく, その発症には多因子が複合的に関与していると考えられている。

無症候性を含めた一般人口に対する調査によると, 明らかな性差はないと報告されている。Heberden 結節は示指, 中指といったピンチ動作に用いられる指に多く発生する。また膝関節 OA の発生とよく相関することが知られている。

DIP 関節背側の骨性結節, 屈曲変形, 側屈変形を認めることが多いが, 発赤や熱感を伴っていることも少なくない（図Ⅵ-64）。このような急性関節炎症状は通常一過性であり, 最終的には変形を残して愁訴は軽減するといわれているが, なかには関節症が進行する例もみられる。X 線学的には関節裂隙の狭小化, 骨棘形成, 軟骨下骨の硬化像など変形性関節症の所見を認める。

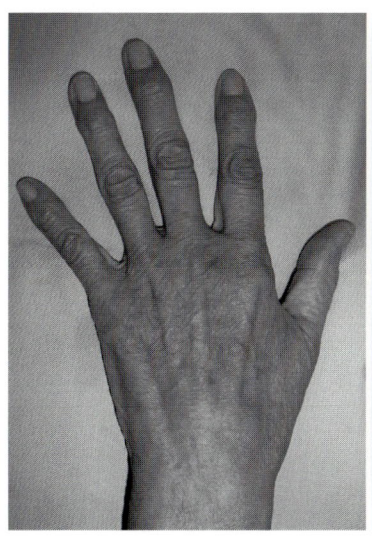

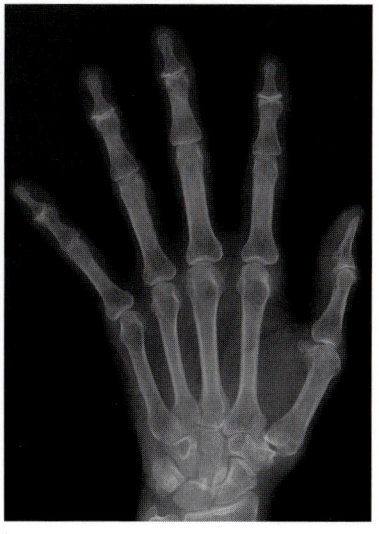

図Ⅵ-64　Heberden 結節（81 歳, 女性）

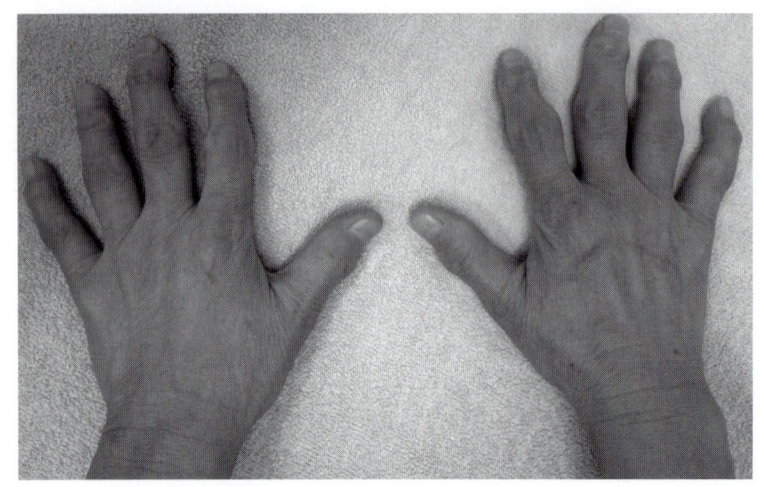

図Ⅵ-65　Bouchard 結節(67歳，女性)

### 2)PIP 関節

1884年にBouchardによって報告されたPIP（proximal interpharangeal）関節の関節症は，DIP関節のHeberden結節に対して，Bouchard結節と呼ばれる。PIP関節の一次性OAであり，Heberden結節と同様に左右対称性に発生することが多い。

Heberden結節と違って女性に圧倒的に多く，年齢とともに増加するが，職業との関連はみられない。また環指，中指に多く発生するため，握り動作との関連を指摘するものもある。

PIP関節に疼痛，腫脹，可動域制限などを認め（図Ⅵ-65），X線学的にはHeberden結節と同様に変形性関節症の所見を認める。関節リウマチや化膿性関節炎，痛風などと異なり血液検査所見には異常を認めない。

### 3)母指 CM 関節

母指手根中手骨(CM)関節は第1中手骨と大菱形骨によって形成される鞍関節であり，母指の外転・内転，屈曲・伸展，対立・復位など広範囲の可動性をもつ関節である。母指CM関節症では，機械的ストレスによりpalmer oblique ligamentなど掌側支持組織に変性・弛緩を生じ，中手骨の異常可動性により関節軟骨の摩耗，破壊が進行してCM関節の亜脱臼と不安定性を呈する。関節症が進行すると母指の内転拘縮，MP関節の過伸展変形を生じる（図Ⅵ-66）。

一般に中年以降の女性に多くみられ，疼痛や可動域制限，ピンチ力低下などのために日常生活動作に著しい障害をきたす。X線学的には関節裂隙の狭小化，骨棘形成，軟骨下骨の骨硬化像，進行した症例ではCM関節の亜脱臼を認め，Eatonらによって4 stageに分類されている（表Ⅵ-15）[1]。

### 4)手関節症

手関節における変形性関節症の多くは，舟状骨月状骨間靱帯損傷，月状骨周囲脱臼，舟状骨骨折などの外傷によって生じた舟状骨，月状骨，橈骨の配列異常によるものであり，長期間経過すると橈骨舟状骨間の変形性関節症を生じ，SLAC（scapho-lunate advanced collapse）wristに進行する。また舟状骨骨折偽関節に起因する変形性手関節症をほかの原因による手関節症と区別してSNAC（scaphoid nonunion advanced collapse）wristと呼ぶことがある。

主に中高年の男性に多くみられるが，明らかな外傷歴なく発症するものもみられる。症状は手関節の疼痛や腫脹，可動域制限，握力低下などの症状を認め，X線学的にはWatsonらによって3 stageに分類されている（表Ⅵ-16）[2]。

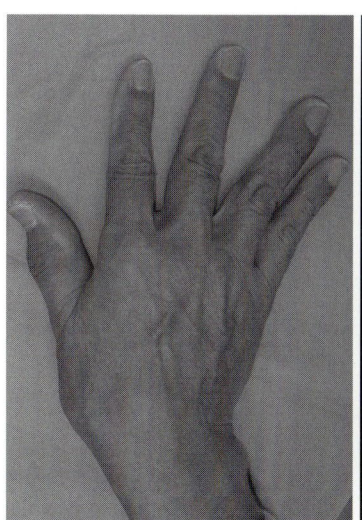

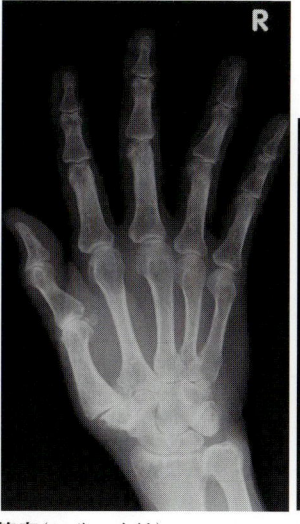

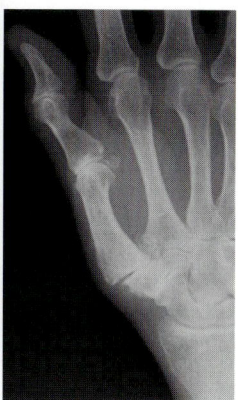

図Ⅵ-66　母指 CM 関節の変形性関節症（64歳，女性）

表Ⅵ-15　Eaton 分類（1984）

| | |
|---|---|
| Stage 1 | 関節形態正常，関節裂隙軽度開大 |
| Stage 2 | 関節裂隙の軽度の狭小化，2 mm 以下の骨片 |
| Stage 3 | 関節の著明な破壊，2 mm 以上の骨片 |
| Stage 4 | Stage 3 に加えて舟状大菱形骨関節に OA 変化を伴うもの |

（Eaton RG, Littler JW：Ligament reconstruction for the painful thumb carpometacarpal joint. J Bone Joint Surg 55：1655-1666, 1973 より）

表Ⅵ-16　SLAC wrist の分類

| | |
|---|---|
| Stage 1 | 舟状骨月状骨間の離開，橈骨茎状突起の骨棘形成 |
| Stage 2 | 橈骨舟状骨間の関節裂隙狭小化 |
| Stage 3 | Stage 2 に加えて月状骨有頭骨間の関節裂隙狭小化 |

（Watson HK, Ballet FL：The SLAC wrist；Scapholunate advanced collapse pattern of degenerative arthritis. J Hand Surg 9-A：358-365, 1984 より）

### 文献

1) Eaton RG, Littler JW：Ligament reconstruction for the painful thumb carpometacarpal joint. J Bone Joint Surg 55：1655-1666, 1973
2) Watson HK, Ballet FL：The SLAC wrist；Scapholunate advanced collapse pattern of degenerative arthritis. J Hand Surg 9-A：358-365, 1984

（橋詰謙三）

## 治療各論

### a　変形性手関節症

　変形性手関節症は手関節痛や可動域制限をきたし，手の機能を著しく低下させる原因となることも稀でない。その原因として SLAC wrist[1]などいまだに発生機序がはっきりしないものから，舟状骨偽関節や橈骨遠位骨折後の変形治癒や月状骨無腐性壊死である Kienböck 病など多岐にわたる。ここでは変形性手関節症の原因となる疾患・外傷について述べた後に手術治療について解説する。

#### 1）舟状骨偽関節（図Ⅵ-67）

　舟状骨骨折は転倒時に手をついて生じることが多く，痛みなどの症状が顕著に現れないことも手伝って医療機関を受診しないことも稀ではない。また舟状骨自体の三次元的に複雑な形状により，X 線検査のみでは見逃してしまう場合もあり注意を要するが，これらが無治療もしくは診断・治療したにもかかわらず不幸にして骨癒合が得られなかった場合に癒合不全となる。舟状骨は近位・遠位手根列を連結するとされており，癒合不全部が不安定なまま長期経過した場合には次第に手根

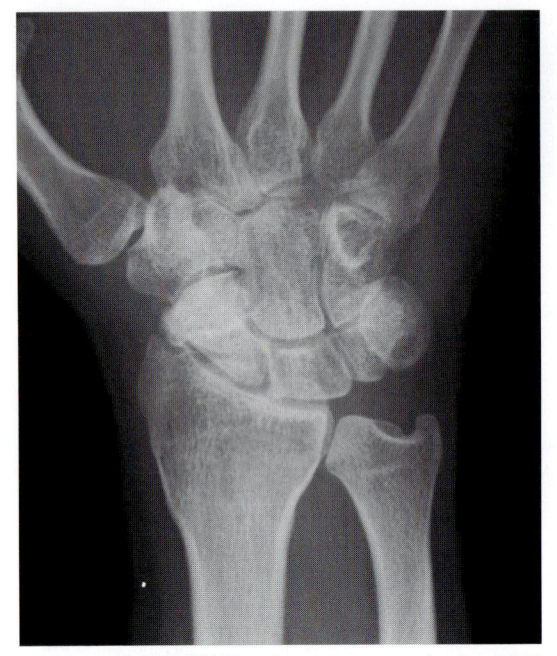

図Ⅵ-67　舟状骨偽関節によるSNAC wrist（39歳，男性）

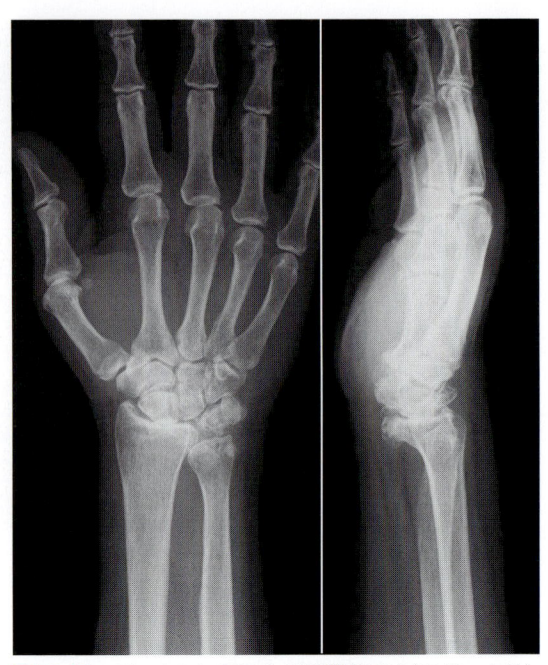

図Ⅵ-68　Kienböck病による手関節OA（77歳，女性）

骨全体の運動が阻害され変形性手関節症を生じ，SNAC wrist[2]と呼ばれる状態となる。

SNAC wristは舟状骨遠位骨片・橈骨茎状突起関節面の変形に始まることが多く，進行に伴い月状有頭骨関節に関節症変化が生じていく。初期症例では舟状骨の偽関節手術ならびに橈骨茎状突起切除を，進行期の症例では舟状骨切除，four corner fusion，PRC（proximal row carpectomy），部分手関節固定術などの術式を選択もしくは組み合わせた方法で手術治療を行う。

## 2）Kienböck病（図Ⅵ-68）

本症は月状骨の無腐性壊死であり，病期の進行とともに月状骨の圧潰，最終的には分節化を生じて変形性関節症へと進行する。すなわち月状骨の圧潰により遠位手根列が近位へ落ち込んでいき，最終的に月状骨は掌・背側に分断する。時には掌側に分節した月状骨骨片を受けるように橈骨関節面も掌側に伸延することもあり，また掌側に突出した骨片が原因で手根管症候群をきたすことや，背側骨片により伸筋腱断裂を生じることもある。

X線による病期分類にLichtman分類[3]が使用

されるが，そのうちstage Ⅳが変形性手関節症に至った本症の最終段階である。最後まで橈骨月状関節が温存されるSNAC wristと相反して，Kienböck病による変形性関節症は橈骨月状関節面に生じるにとどまらず，最終的には手関節全体に及ぶとされる。治療法としては腱球移植術やSTT（scaphotrapezio-trapezoid）固定術，近位手根列切除などが選択されうる。

## 3）橈骨遠位骨折後変形治癒（図Ⅵ-69）

橈骨遠位骨折に対する治療は，ギプスによる保存的治療から創外固定に代表される低侵襲な手術治療，プレートや髄内釘を使用する方法まで多岐に及ぶ。いずれの方法を用いるにせよ骨折部の整復およびその維持が重要であり，許容範囲を逸脱した位置で骨癒合してしまったものは変形治癒と呼ばれ，変形性関節症を生じる可能性が高い。また関節面に高度粉砕を有するような骨折型も同様に関節症性変化が生じる可能性が高いため，可能な限りstep offを残さないように整復・固定を行うべきである。

橈骨遠位骨折後変形治癒の代表的な遺残は背屈

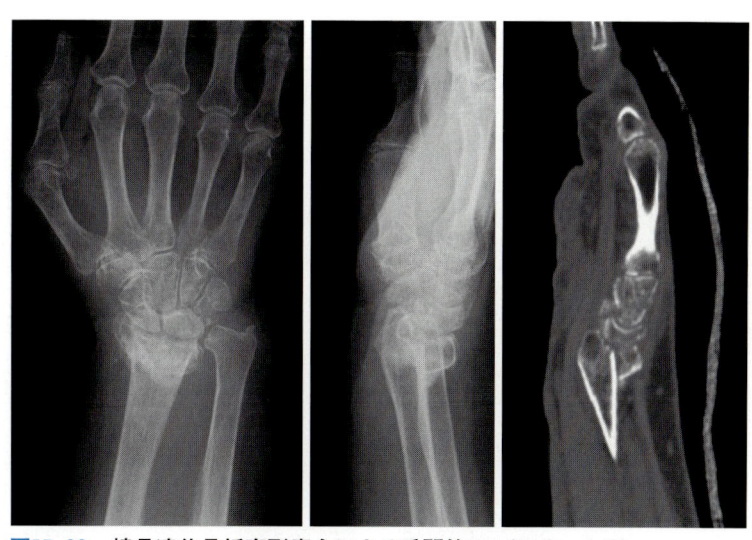

図Ⅵ-69　橈骨遠位骨折変形癒合による手関節OA（80歳，女性）

変形，短縮，遠位橈尺関節の脱臼などである．これらの症例では手関節痛のみならず可動域制限や神経障害，遅発性の腱皮下断裂を併発することもあるため注意を要する．治療としては，橈骨手根関節の関節症性変化が軽度であれば変形癒合部の矯正骨切り術が，高度変形を呈している場合は関節固定術を考慮しなくてはならない．また強い短縮や，遠位橈尺関節の関節症性変化が強い場合はDarrach法やSauvé-Kapandji法（図Ⅵ-70）が有用であるが，いずれにせよ症例の年齢・活動レベルにも左右されるため十分な術前評価ならびに患者背景の把握，インフォームド・コンセントが必要である．

### 4）代表的手術方法

変形性手関節症に対する手術治療の第1目標は"除痛"である．そのためには痛みの原因となっている変形した関節部分を切除してしまう骨切除術，もしくは同関節を固定し除痛を図る関節固定術が行われる．よく行われる骨切除術として近位手根列切除，部分関節固定術としてfour corner fusionを，また進行期Kienböck病に対して行われる腱球移植（置換）術を以下に述べる．

#### （1）近位手根列切除（PRC）

橈骨舟状骨関節全体に関節症性変化が及んでいる症例などが適応となる．手関節背側から侵入し近位手根列，すなわち舟状骨・月状骨・三角骨を全切除する．当然，橈骨と新たな関節面を形成する有頭骨に関節症性変化が及んでいるような症例では適応にならない．後述する部分関節固定術より簡便でもあり良好な成績が期待できるが，長期経過観察を行い橈骨有頭骨間に新たな関節症性変化が生じてこないか注意する必要がある．

#### （2）four corner fusion（図Ⅵ-71）

病期が進行し有頭月状骨間にまで変形が進行してきた症例に適応がある．手関節背側から進入し舟状骨を全摘出の後，4つの手根骨（有頭骨・月状骨・三角骨・有鉤骨）を鋼線や螺子により関節固定する．その際に相対する4つの関節軟骨面を完全に切除し，同部位に十分な骨移植を行うことと，背屈転位していることが多い月状骨を整復した状態で固定することが重要である．

#### （3）腱球移植（置換）術（図Ⅵ-72）

末期Kienböck病では月状骨が分節化して切除せざるを得ない．その場合carpal heightを維持し，さらなる関節症性変化の進行を予防する目的で自家腱（主に長掌筋腱）を丸めて作成した腱球をスペーサーとして置換する手術方法である．手背から侵入，月状骨を全摘出して指に牽引をかけた状態で生じるスペースに腱球を移植する．長掌筋腱のみでは腱球のボリュームが不足する場合は他部位から追加採腱する場合や，セラミック製のコ

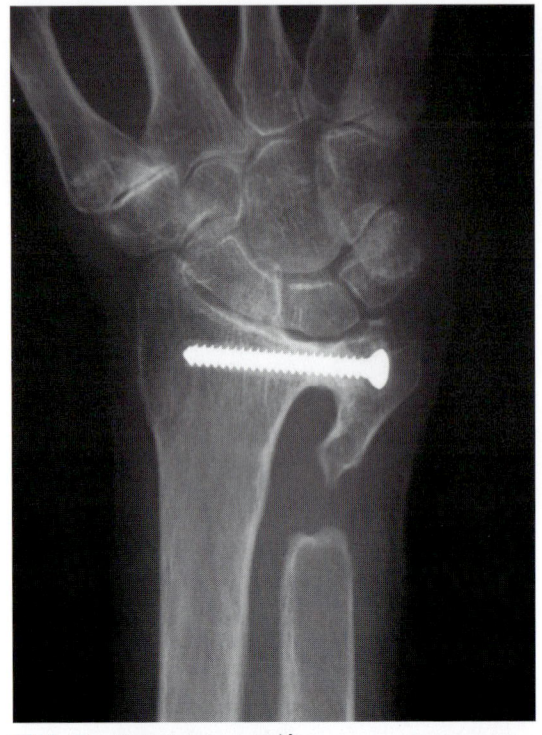

図Ⅵ-70 Sauvé-Kapandji法

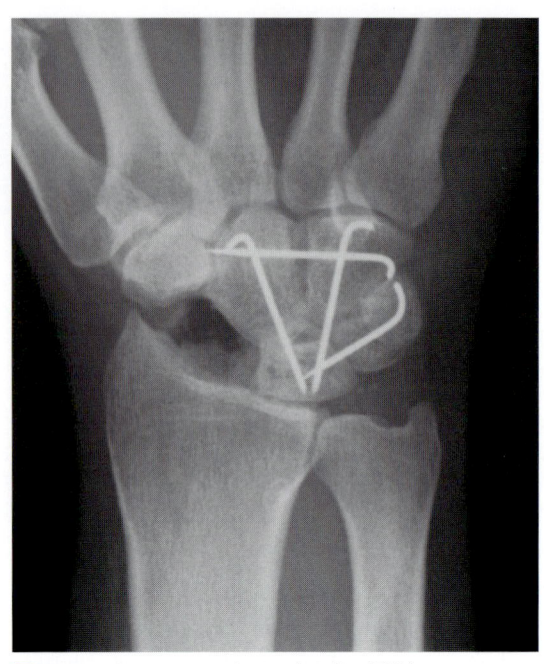

図Ⅵ-71 four corner fusion(33歳,男性)

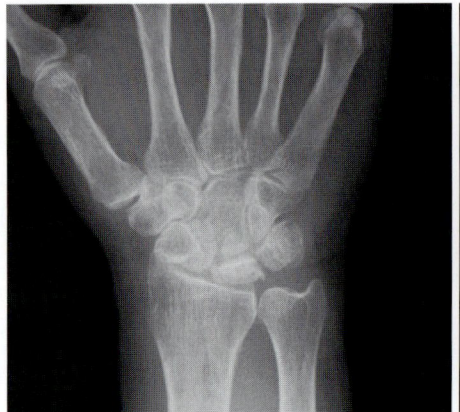

図Ⅵ-72 Kienböck病に対する腱球置換術(64歳,女性)

アの周囲に腱球を巻きつけることで対応することもある．本法は比較的安定した治療成績が報告されているが，やはり注意深い経過観察が必要となる．

最後に，X線所見では高度の関節症性変化を呈しているにもかかわらずきわめて症状に乏しい(特に痛みがない)症例が存在するが，そのような症例に対しては決して安易な手術治療を選択すべきではないことを付け加えておく．

文献
1) Watson HK, Ballet FL：The SLAC wrist；Scapholunate advanced collapse pattern of degenerative arthritis. J Hand Surg 9-A：358-365, 1984
2) Krakauer JD, Bishop AT, Cooney WP：Surgical treatment of scapholunate advanced collapse. J Hand

Surg 19-A：751-750, 1994
3) Lichtman DM, MacDonald RI, Gunther SF, et al：Kienböck's disease：the role of silicone replacement arthroplasty. J Bone Joint Surg 59-A：899-908, 1977

（島村安則）

## b 指節間関節の変形性関節症

結節性のOA（nodal OA）が臨床的に認識されたのは1802年のHeberdenによるDIP関節のOAが最初である．その後，PIP関節の変形性関節症は1884年にBouchardによって報告され，それぞれHeberden結節，Bouchard結節（図Ⅵ-73）と呼ばれている．全身性・多関節性のOAではHeberden結節，Bouchard結節の合併は高頻度にみられるが，手指OAの存在が他の関節のOAと関連があるとは限らない．Heberden結節は女性に多く，家族内発生も高頻度にみられるが，Bouchard結節は男女差がない．また，女性では更年期以降に急増することから，多発性の手指OAの原因として内分泌学的，遺伝的素因などが数多く報告されている[1,2]．もちろん，比較的局所的な手指OAでは，手指を酷使する職業や外傷などの力学的因子の関与も考えられる[3]が，Heberden結節の発症は利き手優位ではなくむしろ左右差はないとする報告が多い．

非外傷性のOAはどの部位から始まるか，という問題に対し，近年では高解像度MRIや組織解剖学的所見から，靱帯・靱帯付着部および関節包の炎症であるとする意見が多くみられるようになってきている．線維軟骨（fibrocartilage）における付着部炎とこれに続く骨棘形成は，臨床像とも合致し，治療的観点からも興味深い[4]．

結節に一致して形成される嚢腫は指粘液嚢腫（digital mucous cyst）といわれる（図Ⅵ-74）．mucous cystが皮膚直下まで腫脹し，穿孔による感染が危惧される例では切除術の適応になる．

### 1）治療

症状の進行は緩徐である．保存的にはまずは安静を指示し，消炎鎮痛薬の内服，外用を行うが，手指を使う限り効果は少ない．骨棘の増大，関節

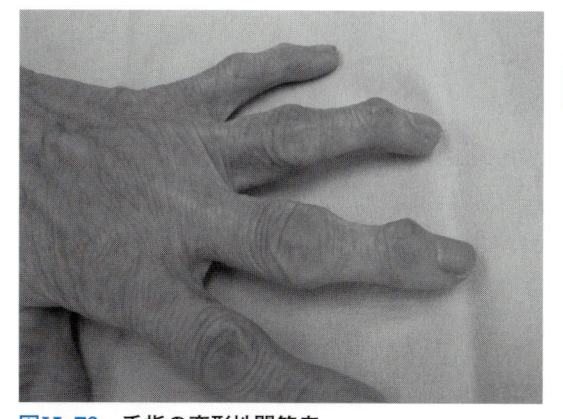

**図Ⅵ-73　手指の変形性関節症**
DIP関節のHeberden結節，PIP関節のBouchard結節を認める．

裂隙の狭小化に伴って骨性突出，屈曲変形，可動域制限が進行する．やがて進行が止まり，疼痛が軽減することが多く，手術適応になることは少ないが，過度な変形や不安定性，長期にわたる頑固な疼痛，あるいは美容的愁訴の強いHeberden結節に対する形成術や関節固定術も行われている．除痛に関して，三浪らは形成術で84％，関節固定術で100％と報告している[5]．DIP関節直上に横切開をおき，関節包まで一気に横切，必要があれば指側面でH型に皮切を延長する．骨棘を可及的に切除した後，さらに角度に注意しながら関節面を平面に形成する．mucous cystがあればこれを切除・掻爬する．次に関節面中央から軸方向に近位，遠位にむけて慎重にドリリングを行う．固定肢位は中間位からごく軽度の屈曲が美容的満足度は高い．cannulated screwなどを指先端から挿入して関節を固定するが，その際にはscrew遠位端が末節骨内に埋まるようにする（図Ⅵ-75）．headless screwなどの使用も有効であろう．

外傷性手指関節症においても，変形や痛みが強く保存的治療に抵抗性のものは手術治療を考慮するが，DIP関節は関節固定術を選択する．PIP関節は，示指では支持性が重要になるため関節固定術が勧められるが，尺側指は把持動作における可動性が重要となるため，中指，環指では人工関節置換術を適応する場合もある．われわれはシリコン製インプラントを使用するが，感染の既往があ

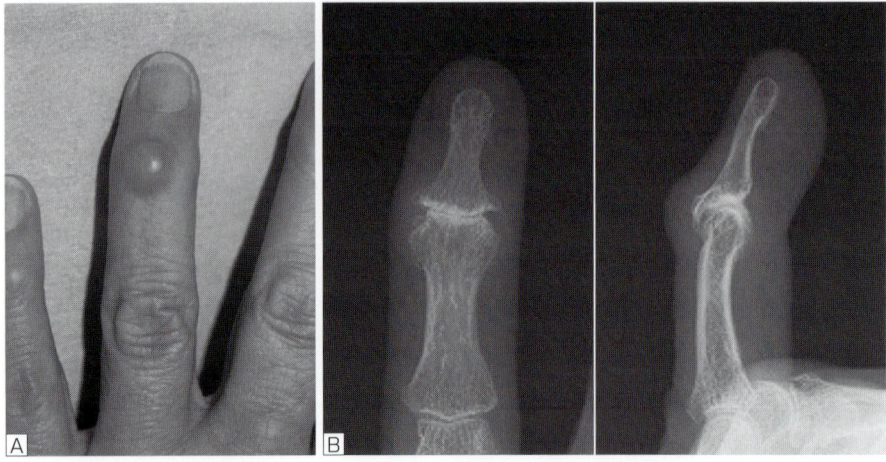

**図Ⅵ-74　Heberden結節とこれに伴う指粘液囊腫（digital mucous cyst）**
A：肉眼所見，B：単純X線像

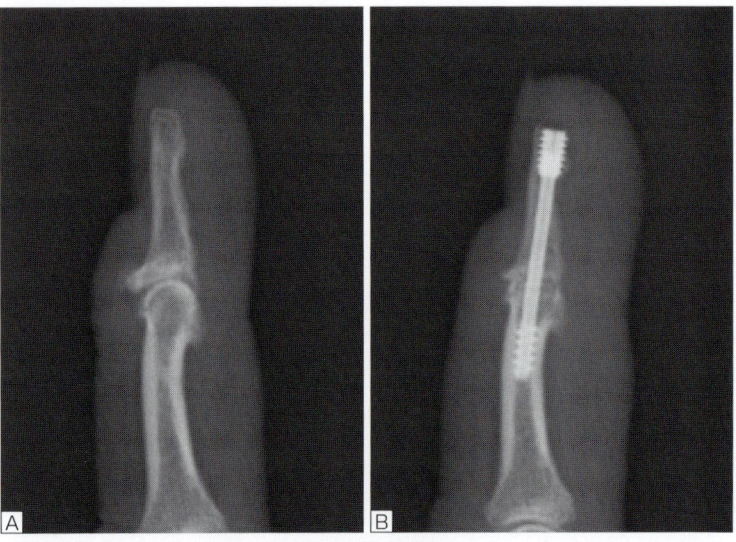

**図Ⅵ-75　Heberden結節に対する関節固定術**
A：術前単純X線像
B：術後単純X線像．骨棘切除，関節面を形成後，スクリュー固定した．

る場合は禁忌である．第2，3 CM（carpometacarpal）関節からの骨軟骨移植や肋軟骨移植の報告[6]もある．

## 文献

1) Doherty M：Genetics of hand osteoarthritis. Osteoarthritis Cartilage 8 Suppl A：S8-10, 2000
2) Spector TD, MacGregor AJ：Risk factors for osteoarthritis：genetics. Osteoarthritis Cartilage 12 Suppl A：S39-44, 2004
3) Verrouil E, Mazieres B：Etiologic factors in finger osteoarthritis. Rev Rhum Engl Ed 62：9S-13S, 1995
4) McGonagle D, Tan AL, Grainger AJ, et al：Heberden's nodes and what Heberden could not see：the pivotal role of ligaments in the pathogenesis of early nodal osteoarthritis and beyond. Rheumatology (Oxford) 47：1278-1285, 2008
5) 三浪三千男，山崎　潤，加藤貞利：Heberden結節の手術適応．関節外科 14：169-173, 1995
6) Hasegawa T, Yamano Y：Arthroplasty of the proximal interphalangeal joint using costal cartilage grafts. J Hand Surg 17-B：583-585, 1992

（西田圭一郎）

## c 母指CM関節症

### 1)総論

高齢社会の到来と生活様式・QOLに対する意識の変化により母指CM関節症で来院する患者は増加している．多くは閉経後の女性である．脱臼骨折や靱帯損傷などの外傷後に発生することもあるが，多くは関節軟骨の退行性変性による．発生要因として靱帯・関節包の不安定性や関節の形態異常・形成不全に伴うこともある．

#### (1)診断

臨床症状と単純X線所見により診断する．主な愁訴は母指CM関節の疼痛と変形であるが，運動時痛や関節の不安定性が強くなるとつまみ動作に支障をきたし，ピンチ力・握力の低下，易疲労性，母指の巧緻運動障害を訴える．

理学所見では同関節に圧痛を認めるが，不安定性のある例では第1中手骨が亜脱臼して突出しており，整復位をとるときにクリックや疼痛をきたす．軸圧を加えながら同関節を動かすと疼痛を生じるストレステストが陽性となる．

X線所見はEaton分類[1] (Stage I：normal, II：mild sclerosis, joint space narrowing, small osteophyte, III：advanced sclerosis, joint space narrowing, large osteophyte, IV：loss of normal joint contour)を用いる．進行すれば大菱形骨周囲の関節症変化が強くなり，また舟状大菱形小菱形骨間(scapho-trapezio-trapezoid；STT)関節症を合併することもある．X線所見は必ずしも臨床像と相関せず，変形が強くても可動域制限により疼痛が軽減することがある．

#### (2)治療

母指CM関節症の治療では，まず消炎鎮痛薬の内服，外用薬，装具療法などの保存療法を行う．装具療法はプラスチック製で中手骨底の突出を押さえるパッド付のソフトなCMバンド(図VI-76)を使用している．

保存的治療で疼痛が軽減せず，日常生活に支障のあるときに手術を行う．手術方法は各種の母指CM関節形成術を行う．Burton法[2]に準じ，橈側

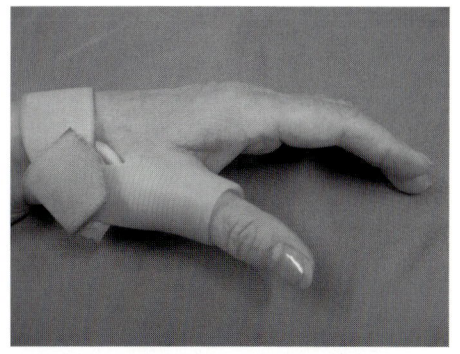

図VI-76　CMバンド

手根屈筋腱の半切腱で第1～2中手骨間靱帯を再建して母指の安定化をはかり，残りの腱で腱球を作成して大菱形骨切除部を充填する．STT関節症を伴うときは大菱形骨を全摘し，軟部組織置換を行い，STT関節が正常な場合は部分切除に留める．

最近では，関節鏡を用いて大菱形骨を部分切除したのち長掌筋腱を挿入するinterposition arthroplastyも行われる[3,4]．その他，腱スペーサーを用いない靱帯再建術[5]，tendon suspension arthroplasty (Thompson法)[6]，第1中手骨切り術[7]，シリコン製大菱形骨置換術[8]，関節固定術などがある．以前は比較的若年の男性労働者には関節固定術も行われたが，手のひらをついての起き上がりが不自由との訴えなどがあり，現在では行っていない．

### 2)手術手技

#### (1) Open切除充填形成術

皮切は第1中手骨底中央から母指球筋橈側縁に沿って舟状骨結節に向かう3cmの弓状切開に続いて，橈側手根屈筋腱の橈側縁に沿って3cmの縦皮切を入れる．橈側手根屈筋上を中央へ5cmごとに2cmの横切開を2か所ほど入れる(図VI-77A)．母指球筋を最小限に剝離展開してCM関節包を出し，縦切開する(図VI-77B)．大菱形骨周囲の関節包，靱帯を切離し，全摘出術を行う(図VI-77C)．STT関節を温存したい場合には関節面を露出したのち，ボーンソウで大菱形骨の部

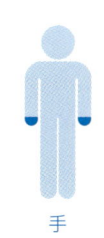

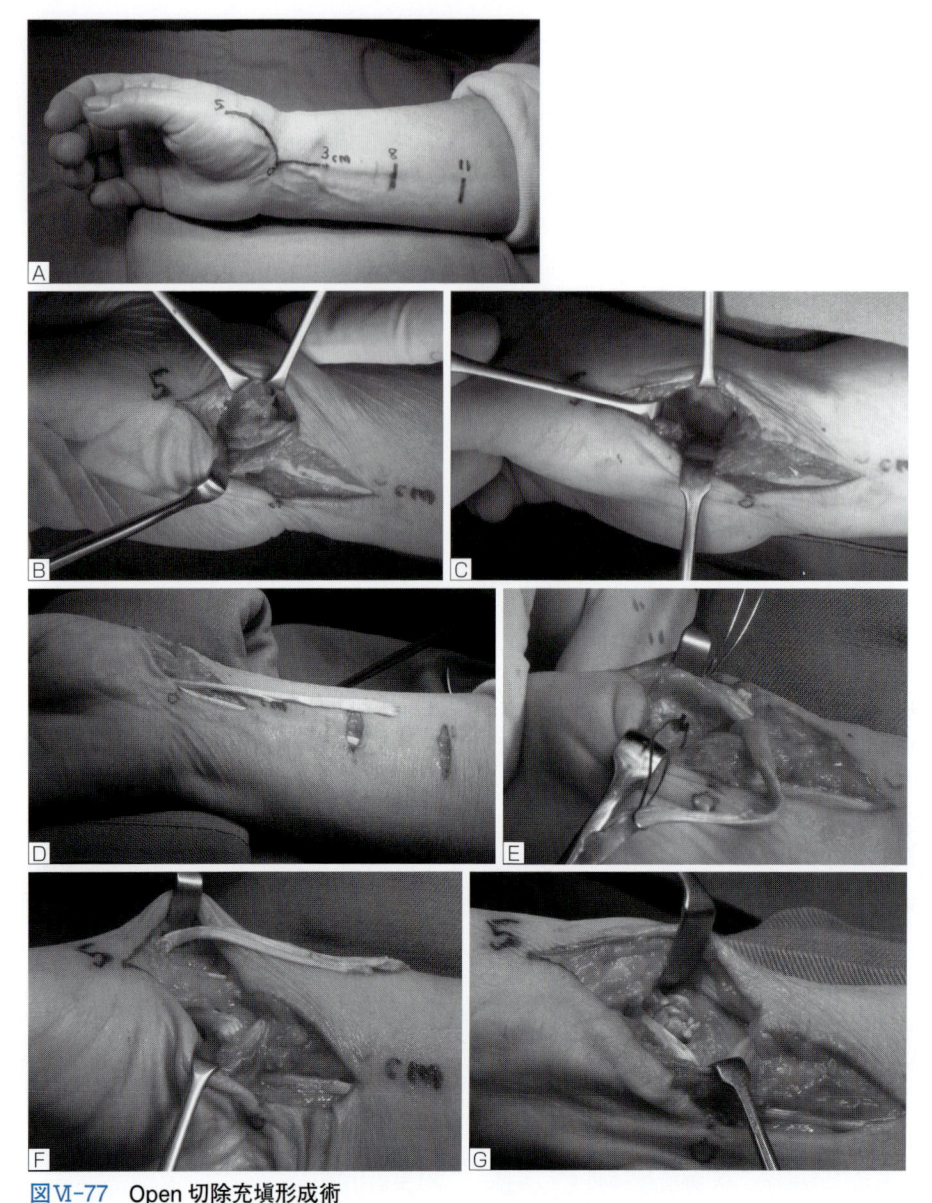

**図Ⅵ-77 Open 切除充填形成術**
A：皮膚切開，B：CM 関節の展開，C：大菱形骨の摘除，D：橈側手根屈筋（FCR）半切腱作成，E：中手骨に骨孔作成，F：骨孔に通して遠位背側面に出す，G：残りの腱で腱球作成し充填

分切除あるいはそれに中手骨底関節面切除を加える。

橈側手根屈筋腱を半切し，中手骨底に 3.5 mm 程度のドリルで作成した骨孔に通して近位関節面から遠位背側面に出し，母指外転筋腱付着部の背側を越えて再度大菱形骨摘出部に入れて残りの腱で腱球を作成し，充填する（図Ⅵ-77D〜G）。

### (2) 関節鏡下形成術

トラクションタワーを用いて母指を牽引し，まず Walsh ら[9]の thenar portal から鏡視し，そのまま背側関節包まで押し込み，その部を皮膚切開して第 2 の portal を第 1 中手骨底背尺側に作成する。その部よりシェーバーを挿入して滑膜切除と大菱形骨部分切除を行う（図Ⅵ-78A）。その後，採取した長掌筋腱をタック状に形成し，背側ポー

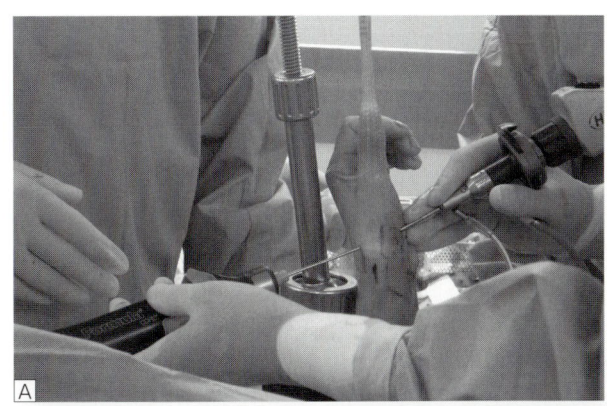

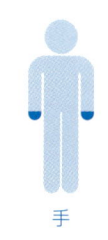

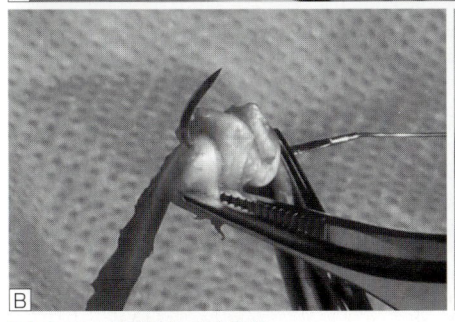

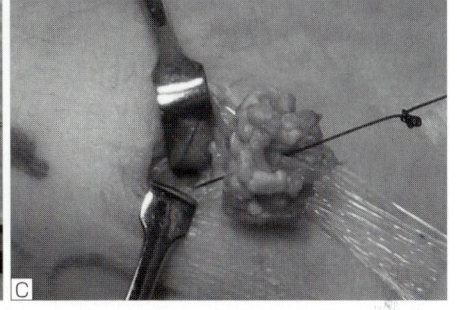

図Ⅵ-78 関節鏡下形成術
A：術中操作，B：長掌筋腱をタック状に形成，C：背側ポーターより腱を挿入

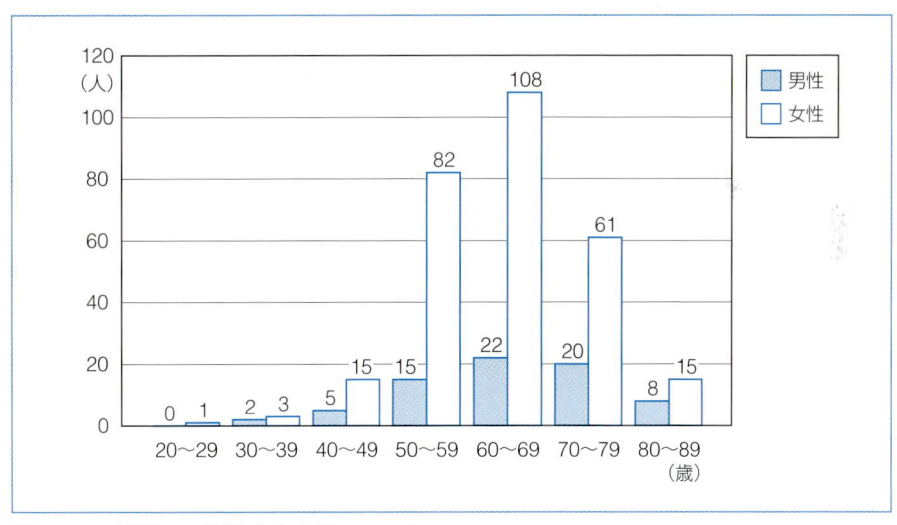

図Ⅵ-79 母指 CM 関節症全症例（n＝357）

ターをやや拡大させて挿入する（図Ⅵ-78B，C）。

3）症例
　以下，自験例を供覧する。
　2005年1月から2011年12月までに母指CM関節症として加療した症例は357例，544関節である。60歳代の女性が最も多く全体の30％で，50〜70歳代の女性で70％を占める（図Ⅵ-79）。治療は保存療法を第1選択としており，効果がなく手術の希望が強ければ手術療法を行う。

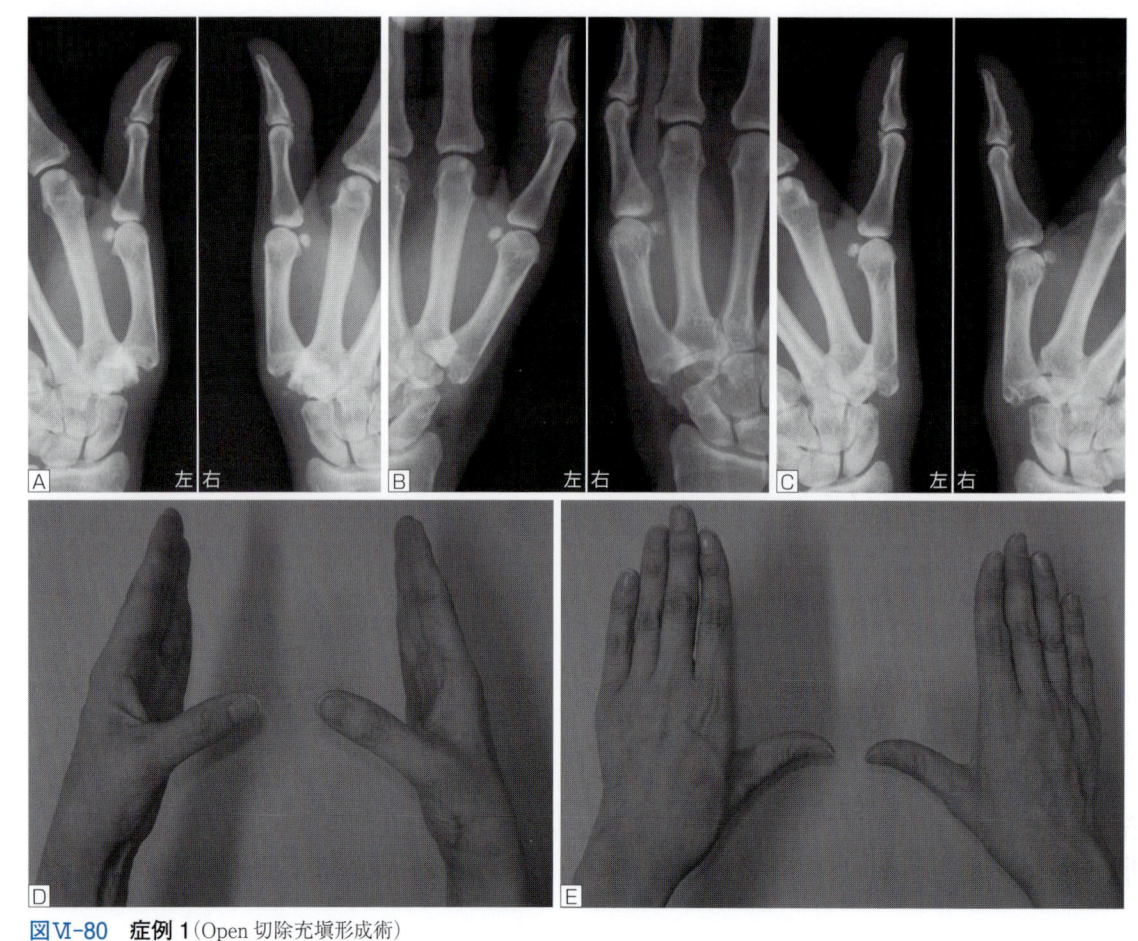

**図Ⅵ-80 症例1**(Open切除充填形成術)
A：術前, B：術直後, C：術後2年, D：術後2年, 掌側外転, E：術後2年, 橈側外転

　手術例は全体の11%に当たる39例, 43関節で男性9例, 女性30例, 年齢49〜79歳(平均62歳), 右24関節, 左19関節(両側例4例)であった。

　手術療法は2010年までは大菱形骨切除・靱帯再建・腱球充填関節形成術(Open切除充填形成術)を, 2011年からはEaton StageⅡ, Ⅲに対しては関節鏡下形成術を主に行い, Eaton StageⅣに対してはOpen切除充填形成術を行っている。Open切除充填形成術は大菱形骨全摘出術22関節, STT関節を温存する部分摘出術7関節であった。STT関節症を伴うものは大菱形骨全摘出の適応となる。

　術後評価はFutamiの評価法[10]を用いた。手術成績はOpen切除充填形成術29関節では優18, 良5, 可5, 不可1関節であった。一方, 関節鏡下形成術14関節では優4例, 良10例, 可0, 不可0関節であった。

**症例提示1**(Open切除充填形成術)

　56歳, 女性, 両側約30年前から母指の基部の疼痛があった。次第に疼痛増加し, つまみ動作で痛みあり, ビンの蓋を開けることや, 手をついての起き上がりが困難などの症状があり手術を行った。術後2年現在, 成績は両側とも優である(図Ⅵ-80)。

**症例提示2**(関節鏡下形成術)

　54歳, 女性, 左側, StageⅡ, 約3か月間のCMバンドによる保存的治療で疼痛残存し, 手術

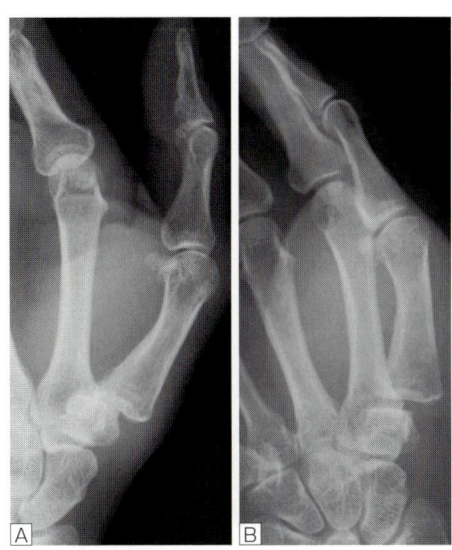

**図Ⅵ-81 症例2**(関節鏡下形成術)
A：術前, B：術後1年

を行った。術後1年現在成績は優である(図Ⅵ-81)。

## 文献

1) Eaton RG, Littler JW：Ligament reconstruction for the painful thumb carpometacarpal joint. J Bone Joint Surg 55-A：1655-1666, 1973
2) Burton RI, Pellegrini Jr UD：Surgical management of basal joint arthritis of the thumb. PartⅡ. Ligament reconstruction with tendon interposition arthroplasty. J Hand Surg 11-A：324-332, 1986
3) Menon J：Arthroscopic management of trapeziometacarpal joint arthritis of the thumb. Arthroscopy 12：581-587, 1996
4) 木原 仁, 別府諸兄, 石井庄次, 他：母指CM関節症に対する鏡視下手術. 日手会誌 17：181-184, 2000
5) Gerwin M, Griffith A, Weiland AJ, et al：Ligament reconstruction basal joint arthroplasty without tendon interposition. Clin Orthop 342：42-45, 1995
6) Thompson JS：Complications and salvage of trapeziometacarpal arthroplasties. Instr Course Lect 38：3-13, 1989
7) Wilson JN：Basal osteotomy of the first metacarpal in the treatment of arthritis of the carpometacarpal joint of the thumb. Br J Surg 60：854-858, 1973
8) Swanson AB, Swanson GG, Watermeier JJ：Trapezium implant arthroplasty. J Hand Surg 6：125-141, 1981
9) Walsh EF, Akelman E, Fleming BC, et al：Thumb carpometacarpal arthroscopy：a topographic, anatomic study of the thenar portal. J Hand Surg 30-A：373-379, 2005
10) Futami T, Kobayashi A, Wakabayashi N：Abduction-opposition wedge osteotomy in the surgical treatment for osteoarthritis of the thumb CM joint. 日手会誌 8：728-732, 1991

〔橋詰博行〕

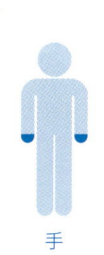

# 2　下肢の変形性関節症

## 1　股の変形性関節症

### 総論

変形性股関節症（変股症）とは，股関節に発生する変形性関節症であり，①非炎症性であること，②関節軟骨の変性があること，③周囲の骨と滑膜組織に変化が生じて股関節の変形が惹起されることなどが一般的な概念である．2008年には日本整形外科学会（日整会）診療ガイドライン委員会の変形性股関節症ガイドライン策定委員会により診療ガイドライン[1]が作成され，エビデンスに基づいた検討がなされ，診断や治療体系が明らかになってきた．

#### a 疫学

単純X線診断によるわが国の変形性股関節症の有病率は1.0～4.3％で，男性は0～2.0％，女性は2.0～7.5％と女性で高い傾向があるが，前股関節症（日整会股関節症判定基準で，臼蓋および骨頭に先天性・後天性の形態変化があり，関節裂隙の狭小化はないが，関節面の不適合は軽度で，骨梁配列の変化がありうる状態）を含む調査とそうでないものがあり，診断基準の異なる検討を併せた結果である[2-4]．

#### b 発症年齢

発症年齢に関する研究はきわめて少ない．わが国の調査で大規模なものは，林らが，5,618例の股関節症患者において股関節痛をはじめて自覚した年齢は平均37歳であったと報告している．またそのうち，先天性股関節脱臼の既往があったものは平均30歳，なかったものは平均43歳という結果であった[5]．

#### c 診断

変股症の診断基準に関して，大規模疫学調査で有名なものとしてはアメリカリウマチ学会（American College of Rheumatology；ACR）基準がある[6]．このなかで画像を考慮しない臨床的診断基準は股関節痛，股関節内旋15°以上，股関節内旋時の疼痛，前述（「Ⅱ．分類と診断基準」の章，5頁参照）のごとくである（感度：86％，特異度：75％）が，X線画像を加味した診断基準は，股関節痛を有し①大腿骨頭あるいは臼蓋の骨棘形成，②関節裂隙の狭小化（上方，水平方向，内側），③赤血球沈降速度が20 mm/時未満，の3項目中2項目以上が該当するもの（感度：89％，特異度：91％）である．

わが国において股関節症の評価は病期分類であり，前股関節症，初期，進行期，末期股関節症という分類が広く使われている[7]（図Ⅵ-82）．前股関節症は関節裂隙狭小化のない臼蓋形成不全や先天性股関節脱臼後の遺残変形などを含んでおり，明確な分類とは言い難いが，現在でも慣用的に用いられている．初期股関節症は関節裂隙には部分的な狭小化があり，臼蓋の骨硬化と軽度の骨棘形成を認める．進行期股関節症は部分的な軟骨の消失があり，臼蓋の骨硬化や臼蓋あるいは骨頭の骨嚢胞を認める．末期股関節症に至ると荷重部関節裂隙は広範な消失を認め，広範な骨硬化と巨大骨嚢胞などを認める．

また，変形性股関節症を増殖性変化としてとらえ，骨堤形成発生部位を7つに細分化したBombelliの報告は有名で，骨堤形成は大腿骨頚部，関節包，大腿骨頭靱帯および臼底に生じた骨の可塑的な変形であり，また関節包と滑膜における軟骨化生の結果であると位置づけている（図Ⅵ-83）[8]．

#### d X線学的指標

変股症の画像診断のうちX線診断においては，

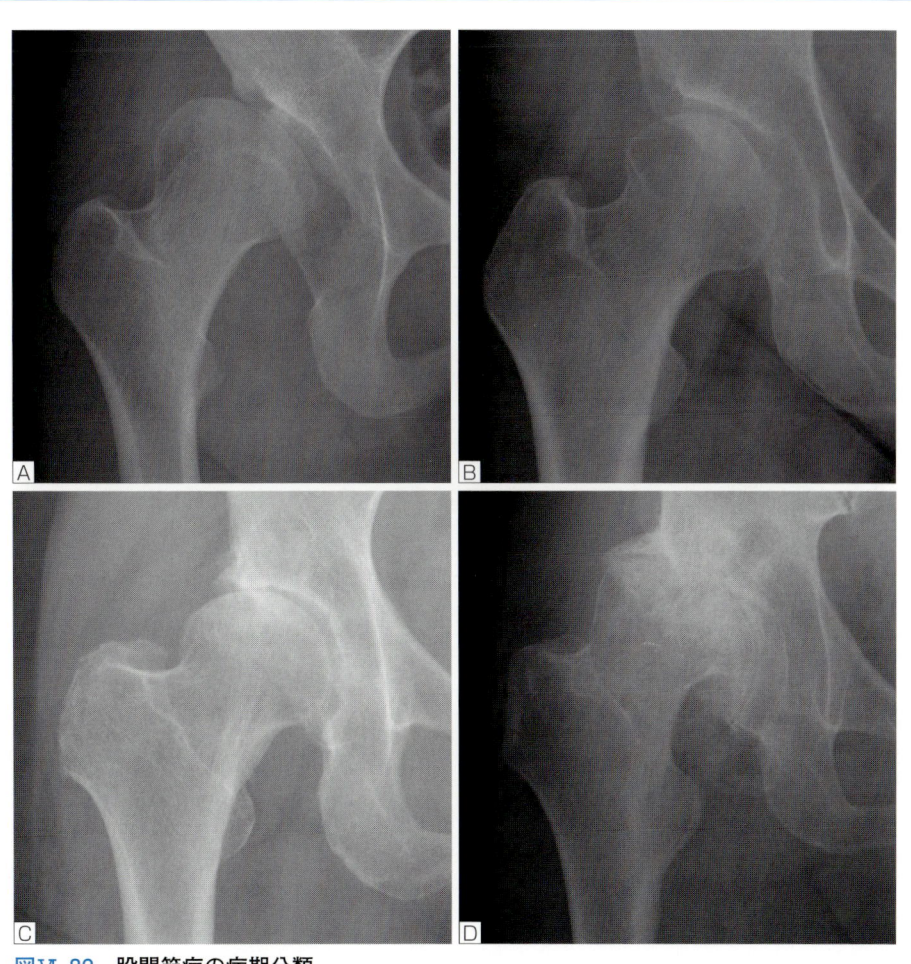

**図Ⅵ-82 股関節症の病期分類**
A：前股関節症，B：初期股関節症，C：進行期股関節症，D：末期股関節症

**図Ⅵ-83 変形性股関節症における骨堤の発生部位**

1 ROOF
2 SUP. CERVICAL
3 CAPITAL DROP { FOVEA / INF. MARGINAL }
4 TENT
5 INF. CERVICAL
6 FLOOR
7 ELEPHANT'S TRUNK

(Bombelli R：Osteoarthritis of the Hip. Springer Verlag Berlin, 1976 より)

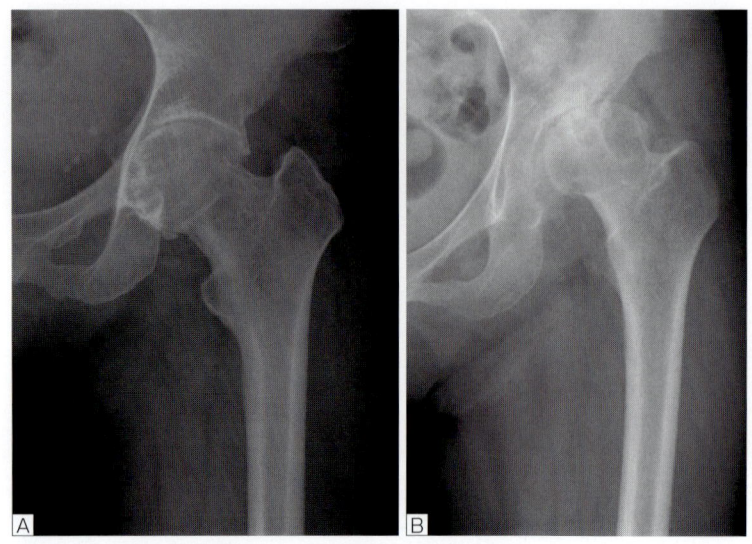

図Ⅵ-84 一次性股関節症(A)と二次性股関節症(B)

関節裂隙の狭小化を計測する方法が検者間再現性の点において優れているとされている[9]。さらに単純X線像において、さまざまな指標が設けられている。

center-edge angle（CE角）[10]は骨頭中心を通る垂線と、骨頭中心と臼蓋外側縁を結んだ線とのなす角、Sharp角[11]は臼蓋外側縁と涙痕先端を結ぶ線と、両側涙痕を結んだ線とのなす角、acetabular-head index（AHI）[12]は大腿骨頭内側端から臼蓋外側端までの距離を大腿骨頭横径で割ったもの、acetabular roof obliquity（ARO）[13]は臼蓋荷重面の内外側縁を結んだ線と水平線がなす角である。CE角に関し、日本人成人股関節の平均値は男性30〜32°、女性27〜34°で、Sharp角の平均値は男性35〜39°、女性34〜42°である。AHIの平均値は男性82〜88％、女性80〜89％であり、AROの平均値は6.0〜7.4°と報告されている[14,15]。

### e 一次性、二次性の分類

一次性股関節症は、原因となる基礎疾患がなく、正常と判断される股関節に発生する関節症である（図Ⅵ-84）。

中村の診断基準がよく使用される[16,17]。すなわち、①原因となる疾患の既往がない、②骨頭変形がない、③CE角が19°以上、④Sharp角が45°以下、⑤AROが15°以下であること、および二次性股関節症の基礎疾患（表Ⅱ-1、7頁参照）を除外することで診断する。

なおこれまで、わが国に比べ欧米では一次性の比率が高いといわれてきたが、近年一次性は少ないとの報告がなされ[18,19]、今後の検討が必要である。

### f 治療

#### 1) 保存療法

患者教育は変股症の症状の緩和に対して有効であり、行うべきであるとされている[20,21]。教育により病識の向上、非ステロイド性抗炎症薬（NSAIDs）使用量の減少、疼痛・QOLの改善を認めたとの報告がある[22,23]。また、運動療法は短期的な疼痛、機能障害の改善に有効である[24,25]。薬物療法ではNSAIDsは疼痛緩和に有効である[26]が、消化管障害、肝機能障害、腎機能障害などの有害事象に注意を払う必要がある。

#### 2) 手術療法

変股症に対する手術療法は関節温存手術、関節固定術、人工関節置換術に大別されるが、これらの詳細については以降を参照されたい。

## おわりに

現在，変形性股関節症診療ガイドラインにおいて実際には広く行われている治療法の多くが「推奨 Grade C（行うことを考慮してもよい，弱い根拠に基づいている）」であり，「推奨 Grade I（委員会の審査基準を満たすエビデンスがない，あるいは複数のエビデンスがあるが結論が一様ではない）」となっている項目も多い．これは手術をはじめとする整形外科的加療が，長期成績を待たなければ治療法の評価が困難であるという特徴と，同様の手術でも術者の熟練度や経験値による結果の差が大きく一概に評価できないためである．今後，各施設が密に連携しエビデンスレベルの高い調査を行うことが期待される．

## 文献

1) 日本整形外科学会診療ガイドライン委員会変形性股関節症ガイドライン策定委員会（編）：変形性股関節症診療ガイドライン．南江堂，2008
2) Yoshimura N, Campbell L, Hashimoto T, et al：Acetabular dysplasia and hip osteoarthritis in Britain and Japan. Br J Rheumatol 37：1193-1197, 1998
3) Inoue K, Wicart P, Kawasaki J, et al：Prevalence of hip osteoarthritis and acetabular dysplasia in French and Japanese adults. Rheumatology 39：745-748, 2000
4) 斉藤　昭，菊地臣一：変形性股関節症の疫学—1,601例の病院受診者に対する調査．臨整外 35：47-51, 2000
5) 林　靖人，村瀬鎮雄，勝俣壮一，他：股関節症の疫学．Hip Joint 27：194-197, 2001
6) Altman R, Alarcom G, Appelrouth D, et al：The American College of Rheumatology criteria for the classification and reporting of osteoarthritis of the hip. Arthritis Rheum 34：505-514, 1991
7) 上野良三：変形性股関節症に対する各種治療法の比較検討（成績判定基準の作成と長期成績の判定）—3. X線像からの評価．日整会誌 45：826-828, 1971
8) Bombelli R：Osteoarthritis of the Hip. Springer Verlag, Berlin, 1976
9) Ingvarsson T, Hagglund G, Lindberg H, et al：Assessment of primary hip osteoarthritis；comparison of radiographic methods using colon radiographs. Ann Rheum Dis 59：650-653, 2000
10) Wiberg G：Studies on dysplastic acetabulum and congenital subluxation of the hip joint with special reference to the complications of osteoarthritis. Acta Chir Scand 83 (Suppl 58)：7, 1939
11) Sharp IK：Acetabular dysplasia, the acetabular angle. J Bone Joint Surg 43-B：268-272, 1961
12) Heyman CH, Herndon CH：Legg-Perthes disease；a method for the measurement of the roentgenographic result. J Bone Joint Surg 32-A：767-778, 1950
13) Massie WK, Howorth MB：Congenital dislocation of the hip. Part I. Method of grading results. J Bone Joint Surg 32-A：519-531, 1950
14) 中村　茂：日本人股関節の臼蓋・骨頭指数—400股の計測値．整形外科 45：769-772, 1994
15) 藤井玄二，桜井　実，船山完一，他：日本人成人股関節の臼蓋・骨頭指数．整形外科 45：773-780, 1994
16) Nakamura S, Ninomiya S, Nakamura T：Primary osteoarthritis of the hip joint in Japan. Clin Orthop Relat Res 241：190-196, 1989
17) 中村　茂：一次性股関節症の自然経過．整形外科 45：809-814, 1994
18) Solomon L：Patterns of osteoarthritis of the hip. J Bone Joint Surg 58-B：176-183, 1976
19) Harris WH：Etiology of osteoarthritis of the hip. Clin Orthop Relat Res 213：20-33, 1986
20) 三谷　茂，鉄永智紀，藤原一夫：若年者の進行期・末期股関節症に対する保存療法．整形外科 30：42-48, 2011
21) Edworthy SM, Devins GM：Improving medication adherence through patient education distinguishing between appropriate and inappropriate utilization. Patient Education Study Group. J Rheumatol 26：1793-1801, 1999
22) Hopman-Rock M, Westhoff HM：The effects of a health educational and exercise program for older adults with osteoarthritis for the hip of knee. J Rheumatol 27：1947-1954, 2000
23) Heults PH, de Bie R, Drietelaar M, et al：Self-management in osteoarthritis of hip or knee；a randomized clinical trial in primary healthcare setting. J Rheumatol 32：543-549, 2005
24) van Baar M, Dekker J, Oostendorp R, et al：The effectiveness of exercise therapy in patients with osteoarthritis of the hip of knee；a randomized clinical trial. J Rheumatology 25：2432-2439, 1998
25) McNair PJ, Simmonds MA, Boocock MG, et al：Exercise therapy for the management of osteoarthritis of the hip joint；a systematic review. Arthritis Res Ther 11：R98, 2009
26) Lee C, Straus WL, Balshaw R, et al：A comparison of the efficacy and safety of nonsteroidal anti-inflammatory agents versus acetaminophen in the treatment of osteoarthritis；a meta-analysis. Arthritis Rheum 51：746-754, 2004

〔藤原一夫〕

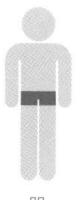

## 治療各論

### a 鏡視下手術

#### 1) 股関節鏡の歴史と発展

股関節鏡の報告は1931年にBurmanが屍体の股関節を鏡視した報告[1]が最初で，解剖学的な進入路の検討などが述べられている．臨床的に股関節鏡を実用した最初の報告は，1939年の高木によってなされている[2]．以後，わが国では渡辺ら[3]により関節鏡の研究と開発が進められた．1980年代より関節鏡器具の開発や牽引手術台を用いる方法などの技術の進歩があり，鏡視による股関節症における関節唇の状態や疼痛の原因・病態の解析が進んだ[4,5]．

その一方で，膝関節では一般的となっていた関節鏡手術自体は股関節ではまだ普及していなかった．その理由として，膝関節のような自由度が容易に得られないこと，肥満症例では器具が股関節内へ届かないことなどがあった．

1990年代より股関節鏡下手術が報告されるようになり[6]，関節鏡カメラや焼灼器具などの発達や手術手技の向上により肩関節同様に関節唇縫合術も施行されるようになった．さらに21世紀に入り，FAI(femoroacetabular impingement)に対する鏡視下での関節形成術も行われるようになり，欧米では手術件数と報告ともに増加している．

#### 2) 適応

より正確な関節内の病態や軟骨，関節唇を評価する検査目的での鏡視において，小児のPerthes病，化膿性股関節炎から成人における変形性股関節症などのすべての股関節疾患に適応がある．治療を行う対象としては，変形性股関節症や関節リウマチ，滑膜性骨軟骨腫症などの腫瘍性疾患，関節内の遊離体除去，滑膜切除術を含めた関節内デブリドマンが挙げられる．近年では関節唇損傷に対する縫合術，FAIに対する関節形成術も行われている．診断に必要な情報としてX線画像での股関節症の病期評価に加えて，MRI検査により関節水腫，関節唇損傷や遊離体の有無などを確認する．3～6か月程度の生活指導や鎮痛などの保存的加療で疼痛が軽快しない場合には，鏡視検査も含めた低侵襲手術としての適応がある．

#### 3) 術式

基本的な手術体位として仰臥位と側臥位があるが，骨折でも使用される仰臥位牽引台での手術が一般的である(図Ⅵ-85)．下肢に牽引をかけて患側股関節の関節裂隙が透視下に2cm程度拡大することが確認されるまで牽引を行う．かなりの牽引力がかかるため足部が抜けないように十分留意し，ポール部分もスポンジやジェルなどで保護する必要がある(図Ⅵ-86)．透視は健側から入れてもよいが，モニターと重なると邪魔になるため脚の間より入れるほうが便利である．牽引は手術の

**図Ⅵ-85** 手術室の配置

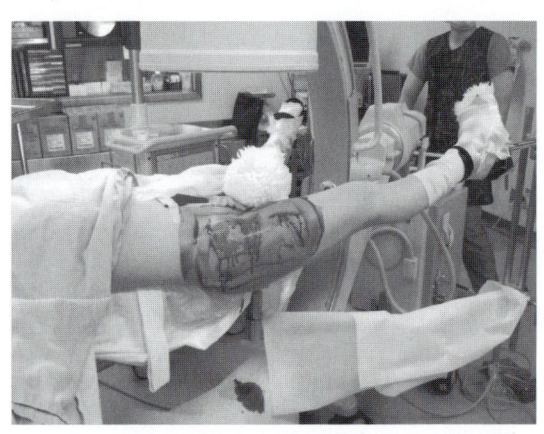

**図Ⅵ-86** 手術ドレーピング前の風景(術者の視点から)

直前に再度行うようにして，air tourniquetと同様に90分程度で一度解除することが望ましい。理由としては，長時間の圧迫により陰部神経麻痺や褥瘡などの合併症が生じるためである。

作成するポータルには主に前方，前側方，外側，後方ポータルに分類される(図Ⅵ-87, 88)。透視下にガイドワイヤーを確実に関節内へと刺入しトロッカーで拡大する。最初は関節内の出血があるため，ボスミン入り生食の注入や洗浄を行うか，あえてドライの状態で鏡視を行う。外側ポータルより鏡視で確認しながら，前外側ポータルの作成のためのガイドワイヤーを先端が関節唇を貫いて損傷しないように刺入する。特に前外側と前側ポータルの作成時には，大腿動静脈と大腿神経，大腿外側皮神経との位置関係に注意し損傷を避ける(図Ⅵ-88)。また骨頭や臼蓋軟骨を損傷しないようにガイドワイヤーが曲がらない程度に回旋させながらトロッカーで拡大しプローベなどを挿入する(図Ⅵ-89)。ガイドワイヤーを使用しない場合には鈍先のトロッカーで関節部の凹みを触知して挿入する必要がある。股関節鏡において使用する器具は膝関節鏡下手術のものと同じであるが，軟部組織が非常に厚く操作は容易ではない。外側ポータルと前外側ポータルを作成した後に鏡視下に前外側の関節包を切開する。この手技により操作の自由度が上がりほとんどの操作は可能であるが，適宜用途に応じて前方や後方ポータルを作成する。

### (1) 合併症

股関節鏡における合併症として大腿外側皮神経の損傷や大腿神経，坐骨神経の損傷，血管損傷による出血，関節唇損傷，臼蓋および大腿骨頭の軟骨損傷，手術器具の破損部の関節内への迷入などが挙げられる。術後は関節外の水腫を認める場合もあるが2～3日で消退する。

Griffinらは側臥位で股関節鏡を施行した640例において10症例(1.6%)に合併症を認め，ポータル作成時の表在静脈損傷と考えられる出血を1例と血腫を1例に認めたと報告している[7]。また，Clarkeらは1,054症例における合併症は15例

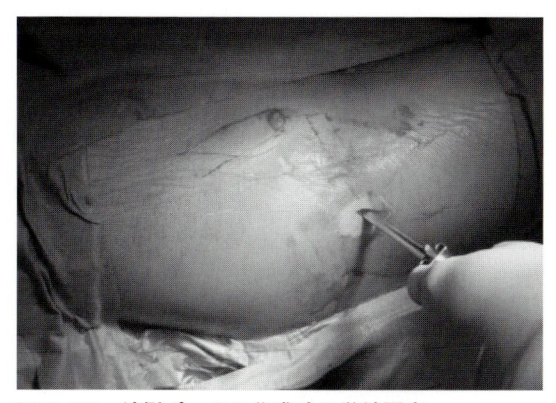

図Ⅵ-87 外側ポータル作成時の単純写真

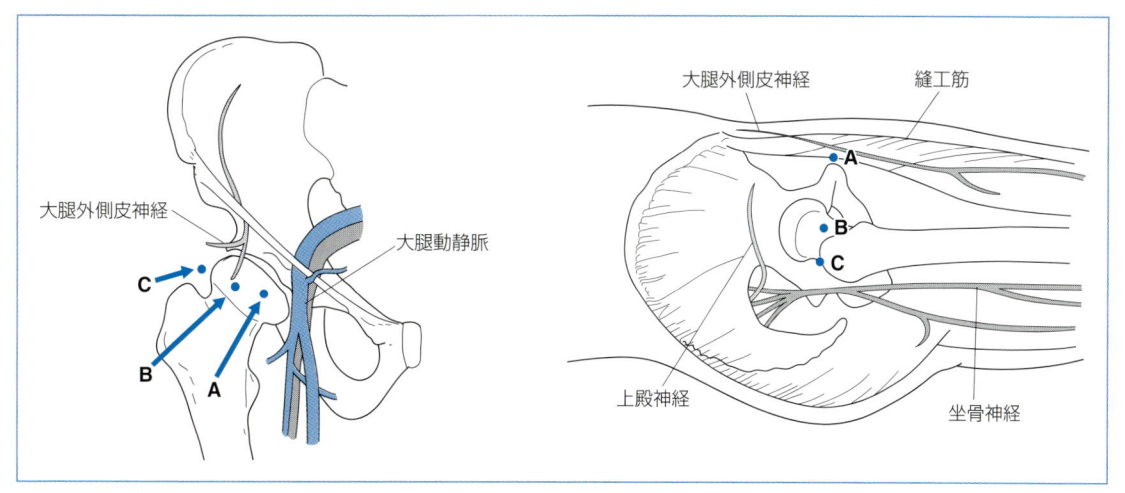

図Ⅵ-88 ポータル作成時の注意すべき解剖(正面像と側面像)
**A**：前方ポータル，**B**：前外側ポータル，**C**：外側ポータル

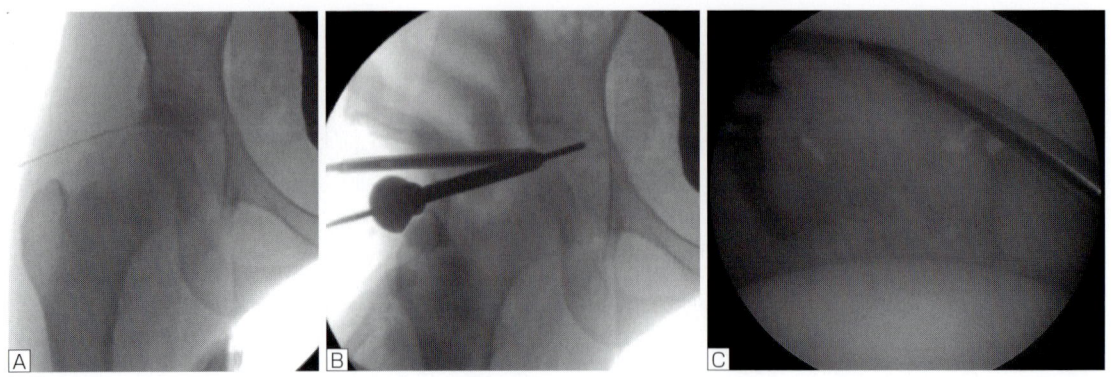

図Ⅵ-89　ポータル作成時の透視画像（A，B）と鏡視画像（C）

(1.4%)であったと報告しており[8]，股関節鏡における合併症の割合はおよそ5%未満とされる。合併症を最も生じうる操作であるポータル作成時には特に注意すべきである。

### (2)関節鏡所見の所見と分類

一般的に関節唇の損傷は，寛骨臼横靱帯を6時とした時計表示で述べられる（図Ⅵ-90）。正常股関節における鏡視所見では，臼蓋，大腿骨頭ともに軟骨に毛羽立ち（fibrillation）は認めず，臼蓋縁と関節唇は連続しており関節唇縁で尖鋭化した形状である（図Ⅵ-91）。関節唇損傷は正常も含めて8型に分類されており，前・初期変形性股関節症ではバケツ柄断裂とL字状断裂が多く，進行期以降では変性断裂が多いと報告されている[9]（図Ⅵ-92）。また臼蓋形成術を施行された10歳代の若年者の臼蓋形成不全股に対する術前後の鏡視所見では，X線上は前期股関節症の状態でも前方関節唇断裂は3/4の症例に認め，初期になると全例で関節唇断裂を認め，かつ広範囲に及ぶことが報告されている[10]。鏡視所見による二次性変形性股関節症の病態解析では，先天性股関節脱臼の治療歴や骨頭変形のある症例ではより関節症変化が多く認められること，臼蓋側は骨頭側よりも早期に関節症変化の所見が認められることが報告されている[11]。鏡視所見による関節症変化の進展過程はまず関節唇のfibrillationが生じ，次いで骨頭軟骨のfibrillationが生じる。さらに関節唇の断裂と移行部のdetachmentから臼蓋軟骨のfibrillationが起こり，最終的に骨頭と臼蓋軟骨の欠損が生じると報告されている（表Ⅵ-17）[12]。股関節鏡視により

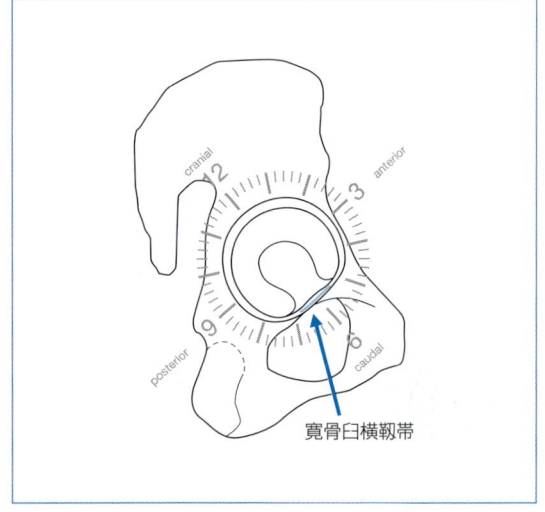

図Ⅵ-90　股関節の時計表示

滑膜の増生像（図Ⅵ-93A）や関節唇断裂（図Ⅵ-93B）などの所見と局在の確認が可能であり同時に処置も行える。また骨切り術などの術前後の軟骨評価（図Ⅵ-93C, D）も可能で，単純X線像と関節鏡所見での関節症の程度には解離が認められることもあり，術前計画としても有用である[13]。

### 4)治療成績

山本らは，進行期・末期変形性股関節症28例34関節に対する関節鏡下デブリドマンの成績を報告している[14]。その結果，平均4年以上の経過観察で，非手術側が支持脚となりうる症例においては，70%以上の症例で疼痛改善の効果が維持されていたと報告している。両側例の進行期・末期

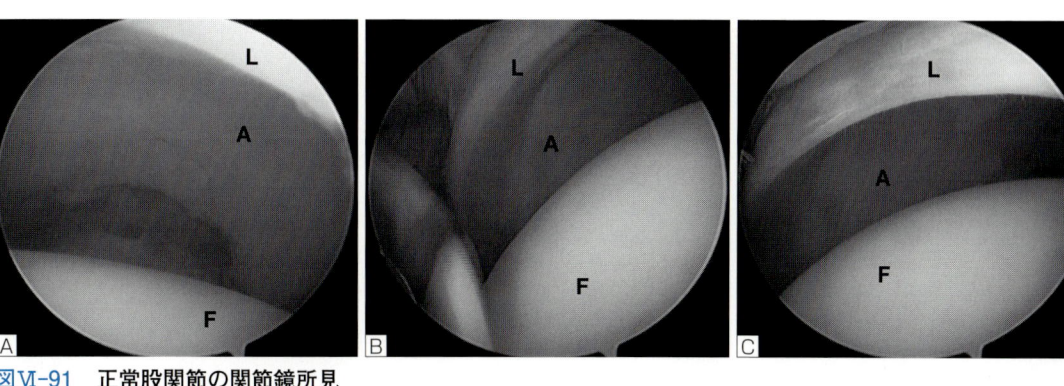

**図Ⅵ-91 正常股関節の関節鏡所見**
**A**：臼蓋，**F**：大腿骨頭，**L**：関節唇
A：右股の鏡視像，B：8〜11時の関節唇鏡視像，C：11〜2時の関節唇鏡視像

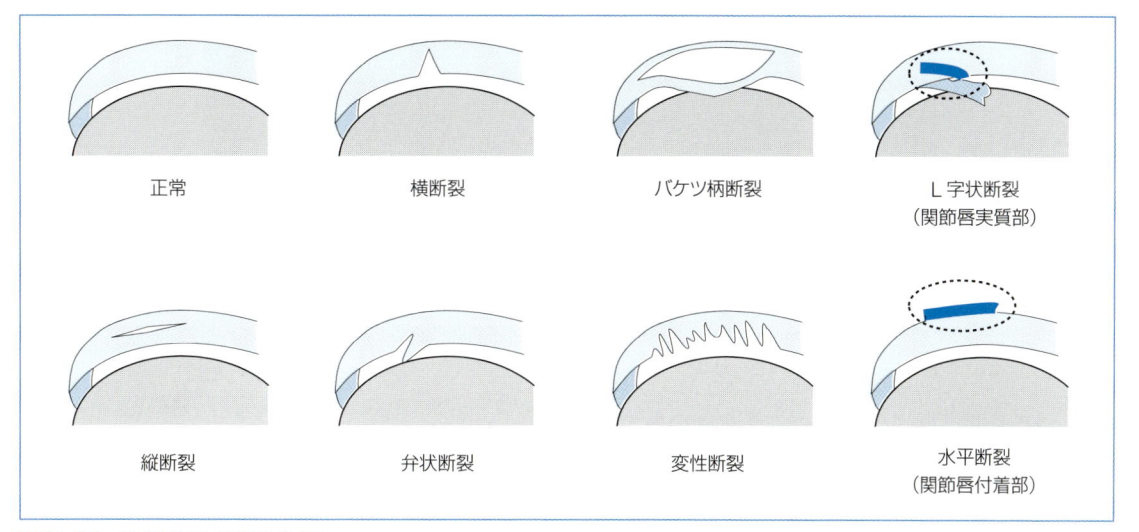

**図Ⅵ-92 股関節唇損傷の分類**
（井手隆俊，穂苅行貴：股関節関節唇の病態生理と臨床関節鏡所見．関節外科 13：317-326, 1994 より）

股関節症に対する鏡視下手術の成績は不良であり，対側が十分な支持脚になること，可動域が保たれていることが重要である．年齢が若く股関節症が進行していない症例，関節遊離体や関節唇断裂による疼痛を生じている症例では，鏡視下手術による除痛効果は良好な成績が得られることが期待される[15]．若年者の前・初期の変形性股関節症における関節唇断裂の処置は，関節唇の機能維持のため部分切除術よりも縫合術を行うことが望ましい．

関節唇縫合術やFAIに対する鏡視下関節形成術は21世紀に入ってから行われるようになった手術手技であり，まだその長期成績は不明なため

**表Ⅵ-17 二次性変形性股関節症の股関節鏡学的病期分類**

| Stage 0 | 変化なし |
|---|---|
| Stage 1 | 関節唇 and/or 臼蓋関節唇移行部の fibrillation |
| Stage 2 | Stage 1＋骨頭軟骨の fibrillation |
| Stage 3 | Stage 2＋関節唇の断裂 and/or 臼蓋関節唇移行部の detachment |
| Stage 4 | Stage 3＋骨頭軟骨の欠損 |
| Stage 5 | Stage 4＋臼蓋軟骨の欠損 |

〔種田陽一：股関節鏡所見より見た臼蓋形成不全による二次性変形性股関節症の進展形式（単純Ｘ線計測値との対比）．名市大医誌 50：109-121, 1999 より〕

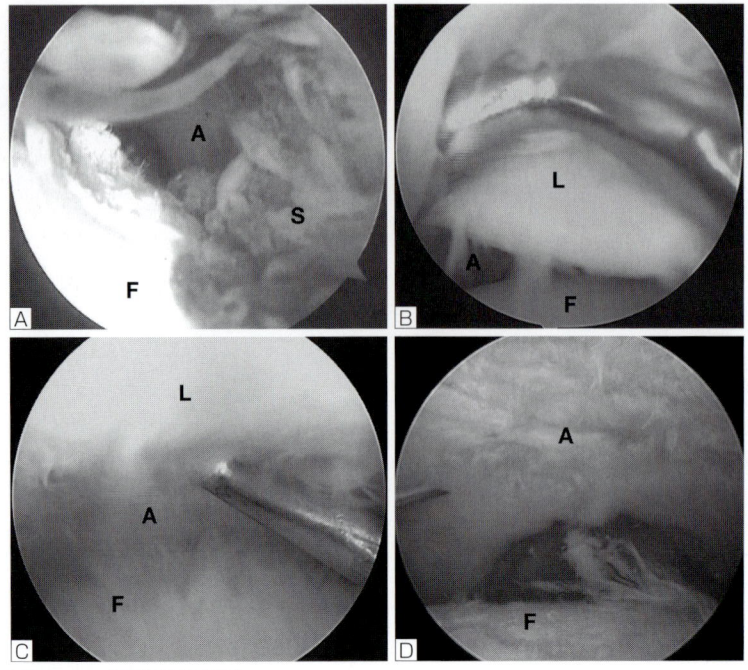

**図Ⅵ-93 股関節鏡所見**
A：臼蓋，F：大腿骨頭，L：関節唇，S：滑膜組織
A：滑膜組織の増生像，B：関節唇の断裂像
C：初期股関節症，D：進行期股関節症

今後の報告が待たれる．関節鏡手術は低侵襲であることや早期の回復，社会復帰など有利な点が多くあり，今後も器具の開発や手術手技の発展が予想される．

### 文献

1) Burman M：Arthroscopy or the direct visualization of joints. J Bone Joint Surg 13：669-694, 1931
2) 高木憲次：関節鏡．日整会誌 14：359-441, 1939
3) Watanabe M, Takeda S, Ikeuchi H：Atlas of Arthroscopy. Igaku-Shoin, Tokyo, 1957
4) Suzuki S, Awaya G, Okada Y, et al：Arthroscopic diagnosis of ruptured acetabular labrum. Acta Orthop Scand 57：513-515, 1985
5) Ikeda T, Awaya G, Okada Y, et al：Torn acetabular labrum in young patients. J Bone Joint Surg 70-B：13-16, 1988
6) Ueo T, Suzuki S, Iwasaki R, et al：Rupture of the labra acetabularis as a cause of hip pain detected arthroscopically, and partial limbectomy for successful labrum. Arthroscopy 6：48-51, 1990
7) Griffin DR, Villar RN：Complications of arthroscopy of the hip. J Bone Joint Surg 81-B：604-606, 1999
8) Clarke MT, Arora A, Villar RN：Hip arthroscopy：complications in 1054 cases. Clin Orthop Relat Res 406：84-88, 2003
9) 井手隆俊, 穂苅行貴：股関節関節唇の病態生理と臨床 関節鏡所見. 関節外科 13：317-326, 1994
10) Fujii M, Nakashima Y, Jingushi S, et al：Intraarticular findings in symptomatic developmental dysplasia of the hip. J Pediatr Orthop 29：9-13, 2008
11) 扇谷浩文：関節鏡所見よりみた変形性股関節症の病勢進展．日整会誌 68：125-138：1994
12) 種田陽一：股関節鏡所見より見た臼蓋形成不全による二次性変形性股関節症の進展形式（単純X線計測値との対比）．名市大医誌 50：109-121, 1999
13) 三谷 茂, 遠藤裕介, 浅海浩二, 他：大腿骨骨切り術を併用したChiari骨盤骨切り術の術前計画における股関節鏡の有用性．Hip Joint 33：50-56, 2007
14) 山本泰宏, 井出隆俊, 小野尚司, 他：変形性股関節症に対する鏡視下デブリドマンの成績. Hip Joint 28：101-103, 2002
15) Byrd JW, Jone KS：Hip arthroscopy in the presence of dysplasia. Arthroscopy 19：1055-1060, 2003

〈遠藤裕介〉

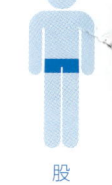

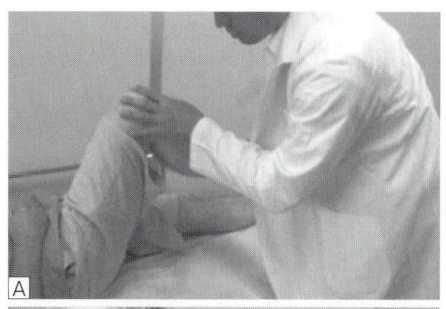

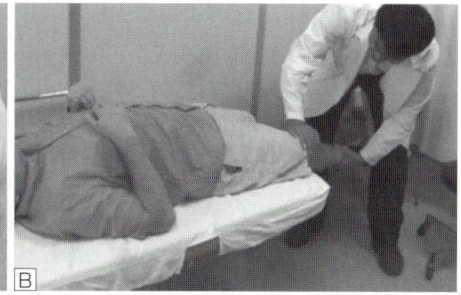

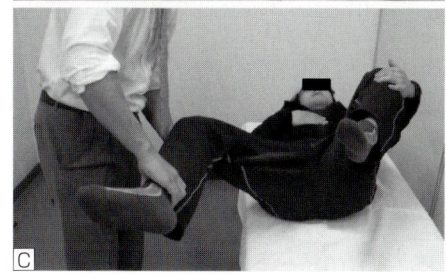

**図Ⅵ-94　FAI の臨床診断**
A：前方インピンジメントテスト
B：後方インピンジメントテスト
C：後方インピンジメントテスト

## b FAI(femoroacetabular impingement)

### 1)概念

　主に臼蓋形成不全などの何らかの疾患に続発して生じる二次性変形性股関節症に対して，原疾患が明らかでないものは一次性変形性股関節症と称されている。その原因には，荷重の過負荷や代謝異常などさまざまな要因が挙げられていたが不明であった。Ganz らは若年者の変形性股関節症例に対する外科的脱臼操作[1]による観察所見から，一次性変形性股関節症と称されるなかには臼蓋縁と大腿骨が動的に衝突することで，関節唇損傷，さらには軟骨の剝離・変性を生じ，変形性股関節症を呈する病態があることを femoroacetabular impingement(FAI)と提唱した[2]。

　この事象は 1936 年に Smith-Petersen により報告されており[3]，すべり症，骨盤骨切り術後などでの報告はなされていた[4-6]。21 世紀に入り，Ganz らがその病態を詳細に分析し，診断と治療法および中期成績を報告した[7-11]。以後，急速に FAI の概念と治療が欧米を中心に拡がり，股関節分野のトピックとして扱われ，近年非常に多くの研究および治療報告がなされている。わが国では二次性変形性股関節症が主な治療対象ではあるが，FAI に関する報告も増えている。

### 2)診断

　臨床所見として，典型的には屈曲と内旋，内転で疼痛の再現がある。稀に伸展外旋で再現を認める場合があり，それぞれ前方インピンジメント，後方インピンジメントと称される。前方インピンジメントテストは股関節屈曲 90°での内転・内旋での疼痛の再現を確認するが，症状が強くなるとより少ない可動域でも確認される(図Ⅵ-94A)。後方インピンジメントテストは，患者の下肢をベッドの端から出すようにして伸展位として外旋を加えるが，腰椎が過伸展するのであまり現実的ではない(図Ⅵ-94B)。患者自身に健側肢を屈曲位で持たせ，骨盤を後傾させた状態で患側を開排させると後方インピンジメントの疼痛の再現が可能である(図Ⅵ-94C)。

　FAI を生じる原因として，関節弛緩性による過可動性によるもの(バレリーナや新体操の選手に多いとされる)と解剖学的異常により臼蓋側の被覆の過剰や後捻，もしくは大腿骨側の形態異常(大腿骨頭すべり症の患者に多くみられる)が挙げられる。画像所見としては X 線両股正面像と軸射像，単純 MRI(関節造影 MRI)，CT 像より診断される。臼蓋側の形態異常があるものは pin-

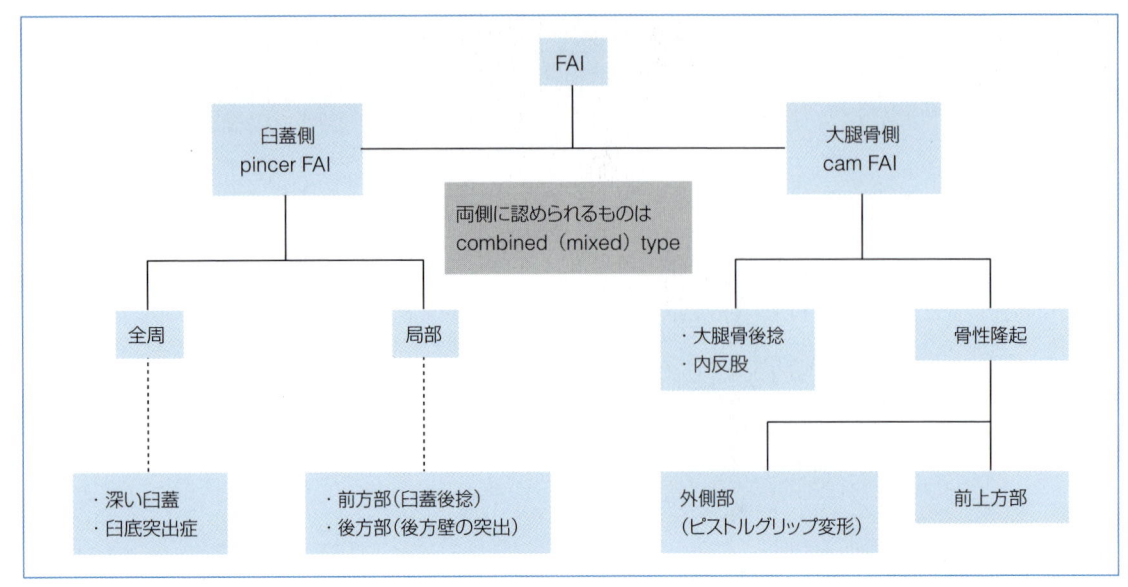

### 図Ⅵ-95 FAIの画像診断

(Tannast M, Siebenrock KA, Anderson SE：Femoroacetabular impingement：radiographic diagnosis-What the radiologist should know. Am J Roentgenol 188：1540-1552, 2007 より)

### 表Ⅵ-18 FAIの病態による分類と特徴

| | pincer type | cam type |
|---|---|---|
| 性差 | 女性（3倍） | 男性（14倍） |
| 好発年齢 | 40歳（40〜57） | 32歳（21〜51） |
| 主となる異常部位 | 臼蓋側 過剰な臼蓋被覆 | 大腿骨側 大腿骨頭頸部の不整 |
| 軟骨損傷発生部位と程度 | 臼蓋全周 平均4 mm | 臼蓋の11〜3時 平均11 mm |

(Tannast M, Siebenrock KA, Anderson SE：Femoroacetabular impingement：radiographic diagnosis-What the radiologist should know. Am J Roentgenol 188：1540-1552, 2007 より)

cer type，大腿骨側に異常があるものは cam type と称される（図Ⅵ-95）[12]．

一般的に pincer type は関節弛緩性の強い女性に多く，cam type は大腿骨頭すべり症の遺残変形に起因するものも含まれるため男性に多いとされる（表Ⅵ-18）[12]．また，cam type では骨性隆起の部分が直接関節内へ入るため，delamination と呼ばれる軟骨損傷が pincer type より広範囲にかつ深部まで認められることが多く，変形性股関節症をきたしやすいと報告されている[12]．進行すると両側に異常所見が認められることが多く，combined type もしくは mixed type と呼ばれる．

### (1) 単純X線像での画像診断

・臼蓋側

cross over sign：X線正面像で前壁のラインが外側に突出していると，後壁のラインと上方で交

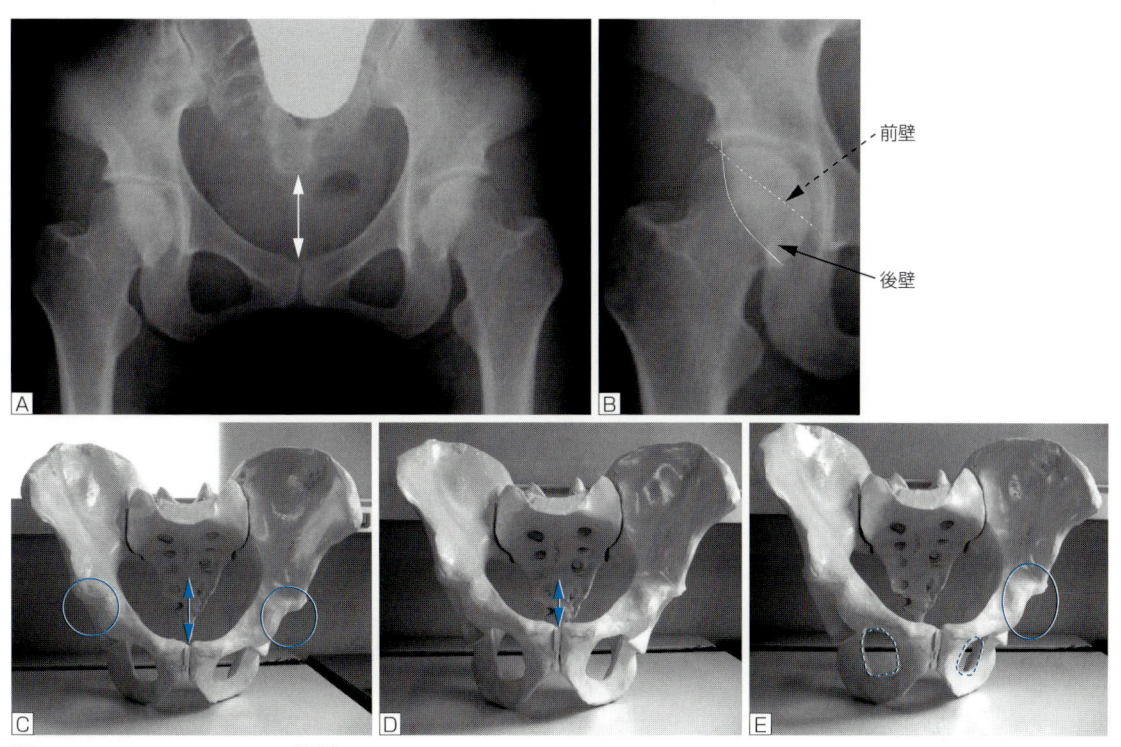

**図Ⅵ-96　cross over signの診断**
上段 cross over sign；陽性症例：正面像(A)と拡大写真(B)
下段 cross over signの注意点；C：前方へ傾斜した骨盤，両側 sign(＋)，D：正確な骨盤位，sign(－)，E：左へ傾斜した骨盤，左側 sign(＋)

差することを示す(図Ⅵ-96A, B)。陽性であれば臼蓋後捻を示し，前方インピンジメントの原因となりうる。ただし正確な撮像が必要であり，骨盤が前傾している場合には陽性となることが多く[13, 14]，また左右への傾斜でも偽陽性となるため注意を要する(図Ⅵ-96C〜E)。臼蓋後捻症例は臼蓋形成不全やPerthes病でも存在する。わが国の報告では臼蓋形成不全症例での臼蓋後捻症例は18％程度存在するとされている[15, 16]。また，股関節形成術後でも医原性に臼蓋後捻が発生するため，FAIを生じるので注意が必要である[5, 17]。

　PRIS sign：prominence of the ischial spineの略であり，坐骨棘が腸坐線(ilioischial line)から内側へ突出していることを示す。cross over signと同様に臼蓋後捻を意味するが，これも骨盤が前傾すれば偽陽性となるので注意が必要である(図Ⅵ-97)。

　coxa profunda, protrusio acetabuli：大腿骨頭が内側に位置するために過剰な臼蓋被覆となっている状態を示す。coxa profundaは骨頭の内側が腸坐線に接する状態，protrusio acetabuliはさらに臼底と骨頭が内側へ位置する状態をさし，臼蓋辺縁とのインピンジメントにより全周性に関節唇，軟骨の障害を生じ変形性股関節症へと進展する(図Ⅵ-97)。

• 大腿骨側

　pistol grip deformityとbump：X線正面像において大腿骨頭は通常円形であるが，骨頭から頚部にかけてのくびれ部分が消失しあたかもピストルの握り部のようにみえる変形を示す。FAI症例では下肢中間位置での軸射像より頚部前方のosseous bump(骨性隆起)が認められる。大腿骨軸から骨頭中心と骨頭の球状面を結ぶ角度は $\alpha$ 角と呼ばれ，骨性隆起が存在すると $\alpha$ 角は大きくなり，大腿骨前面との骨頭縁とのoffsetが小さくなる(図Ⅵ-98)。

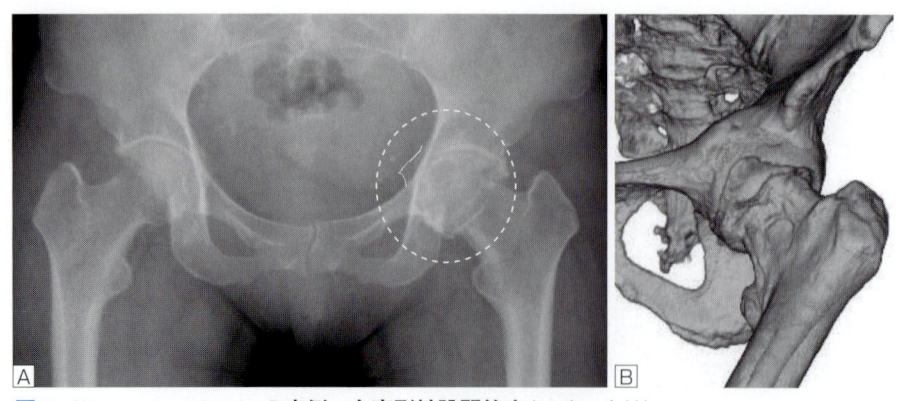

**図Ⅵ-97** coxa profunda の症例，左変形性股関節症（48 歳，女性）
股関節正面 X 線像と左股の 3D-CT 拡大像．両側ともに骨性に臼蓋被覆が過剰であり，左股には coxa profunda を認める．また坐骨棘の突出も認める．

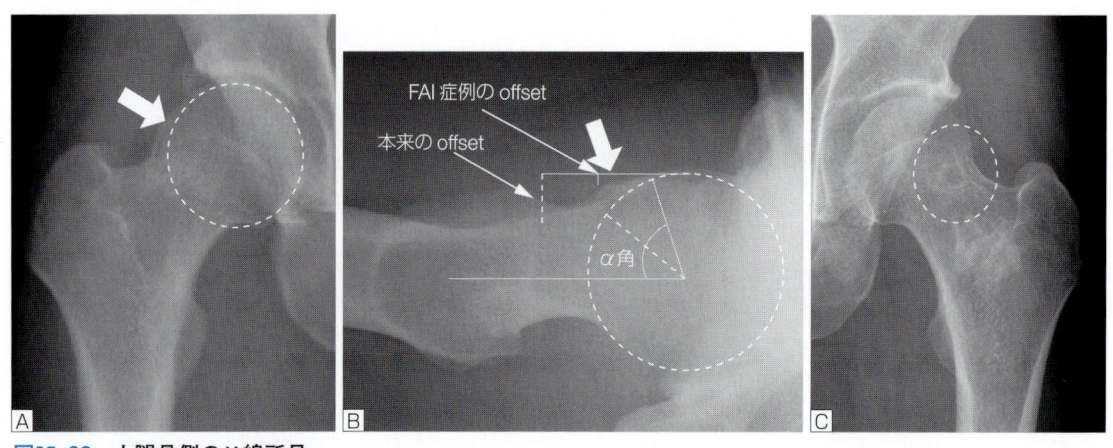

**図Ⅵ-98** 大腿骨側の X 線所見
A，B：X 線正面像における pistol grip deformity と軸射像における α 角と offset（太矢印は骨性隆起部）
C：herniation pit

herniation pit：大腿骨頚部近位外側前面に認められる皮質欠損であり，成人の X 線像でも 5% 程度認められる正常変異で，臨床的意義のない所見とされてきた．しかし，FAI 症例のなかには前方インピンジメントにより囊腫様の所見を呈することがあり，herniation pit を 33% と高率に認めたとする報告がされている[18]．一方で FAI の症状との関連は明らかではなく確定診断の根拠にはならないとする意見もある[19]．画像所見を認め，かつ臨床所見を有する場合には，さらに CT，MRI 像による精査を行うべきである．

(2) CT, MRI での画像診断
CT 水平断像では大腿骨側の bump の所見をとらえやすい．特に 3D-CT 像は有用であり，臼蓋のインピンジメント部の陥凹所見があれば FAI による軟骨損傷が進んでいることが明白であり，病変部の位置確認にも有用である（図Ⅵ-99）．MRI は関節唇損傷の診断に有用であり（図Ⅵ-100），造影剤を併用して骨頭を中心とした放射状撮影を行えばインピンジメント部の delamination などの関節軟骨の損傷も明らかとなる．

診断がつけられないまま経過する症例がある一方で，十分な理解がなされないままに FAI と診断されている場合がある．X 線診断には正確な撮像に基づいた読影が必要であること，すでに関節裂隙が狭小化し変形性股関節症が進行している場

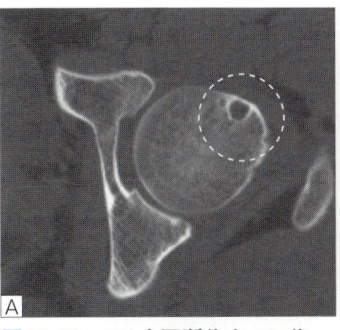

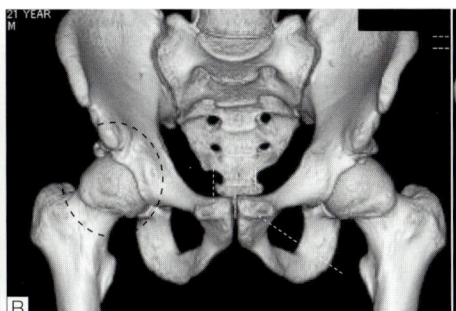

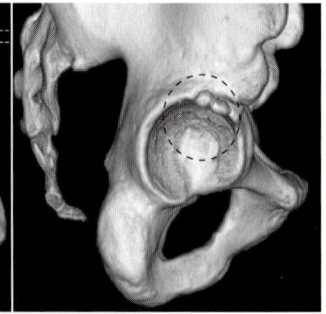

**図Ⅵ-99　CT 水平断像と 3D 像**
A：CT 水平断像 bump と herniation pit
B，C：3D-CT 正面像(B)と右臼蓋の陥凹像(C)

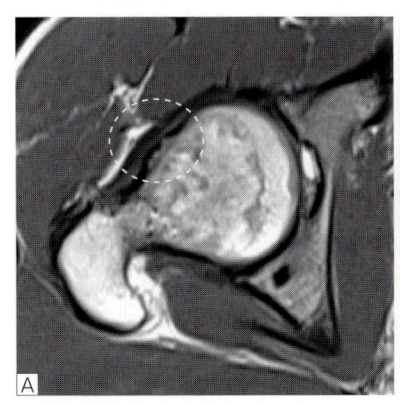

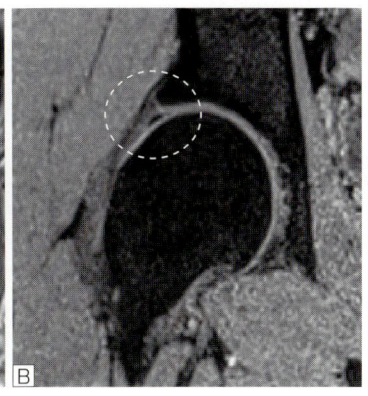

**図Ⅵ-100　MRI**
A：MRI T1 水平断。bump の所見
B：MRI T2 冠状断。関節唇損傷の所見

合には二次性関節症との区別が困難であり，診断価値がないことに留意すべきである。臼蓋形成不全症例では臼蓋縁への応力集中による関節唇断裂が認められることは稀ではない。関節弛緩性による早期の pincer type の FAI との鑑別は困難であるため，関節弛緩性の判定やスポーツ歴などの問診は重要である。

### 3）治療と手術適応

臨床症状と画像所見の両方が存在して初めて FAI と診断すべきである。保存的治療としては，しゃがみ込みなどのインピンジメントを生じやすい活動を制限し，鎮痛薬などによる疼痛のコントロールを行う。3～6 か月程度の生活指導下の経過観察で症状が軽快することが多いが，軽快しない場合や安静時痛を生じている場合には手術治療を考慮する。

### 4）術式

手術治療には関節鏡視下手術と観血的手術がある。股関節鏡による手術は低侵襲ではあるが，アプローチが限定され臼蓋側の処置が困難との欠点も指摘されていた。しかし近年では関節鏡の器具と手術手技の向上により，臼蓋縁のトリミングと関節唇の再縫合も欧米では盛んに行われ，わが国でも一部の施設で行われるようになってきている。今後は主流となっていく方法と考えられる。

観血的手術は関節鏡との組み合わせによる前方に限局したアプローチなども報告されているが[20, 21]，主に Ganz らが報告した surgical dislocation[6]が行われている。大転子を中殿筋と外側広筋を連続させた状態で，薄く特に梨状筋に伴走す

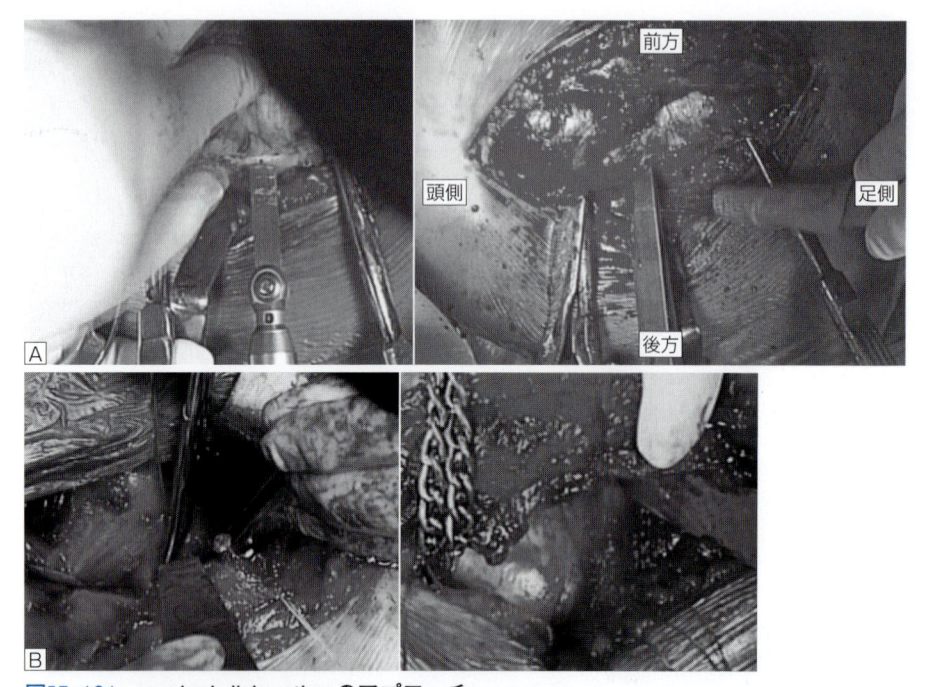

**図Ⅵ-101　surgical dislocation のアプローチ**
A：マイクロボーンソーと骨ノミで大転子の flip osteotomy を行う。
B：前外側より関節包を切開し脱臼操作を行う。

る内側回旋動脈の分岐を損傷しないように骨切りする（trochanter flip osteotomy，図Ⅵ-101A）。大転子を前方へとスライドさせて，関節包を頚部からZ状に切開し，大腿骨頭靱帯を切離して後方の回旋筋群は切離せずに大腿骨頭を前方へと脱臼させる（図Ⅵ-101B）。脱臼させると大腿骨頭頚部前面の bump 部分が明らかとなるので，骨頭の曲率に合うように骨切除（bumpectomy）を行う（図Ⅵ-102）。どの程度行うかは整復してインピンジメント部分の再確認を行うとよい。過度の骨切除は頚部骨折のリスクがあり，また外側部はインピンジメントを生じる部分ではなく栄養血管を含む軟部組織が存在するため注意する。次いで臼蓋側の処置を行う。

　臼蓋の軟骨部分の評価と関節唇損傷の評価をプローベで行う。確認できたインピンジメント部分（通常12～3時部分）の関節唇を近位から21G針で確認し，メスで最も骨性臼蓋縁に近い部分から連続した状態で臼蓋縁から部分的に切離する（take down）。余剰となっている骨性臼蓋縁ではCE角が25°程度まで，もしくは delamination を生じている深さまでエアトームなどでトリミングと新鮮化を行う。その後 suture anchor 法を用いて take down した関節唇を臼蓋縁へと再縫着する（図Ⅵ-103）。なかには臼蓋縁から離れた位置で delamination を生じている症例もあり，その場合には傷んでいる表層の軟骨部は切除して，軟骨下骨の血流を促す目的で drilling や picking を行う。関節内を洗浄した後に，再縫合した関節唇を損傷しないように脱臼を整復し，関節包を再縫合，大転子をスクリューなどで固定する（図Ⅵ-104）。

### 5）治療成績

　surgical dislocation による観血的治療の成績として，Beckらは19例（男性14例，女性5例），手術時平均年齢36歳（21～52歳）の平均5.2年での短期成績を報告している[11]。その結果，術前にすでに Tönnis grade 2 の関節症変化を認めた2例と Tönnis grade 1 であったが手術時に高度の軟骨損傷が認められた2例，骨化した関節唇の処

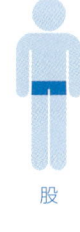

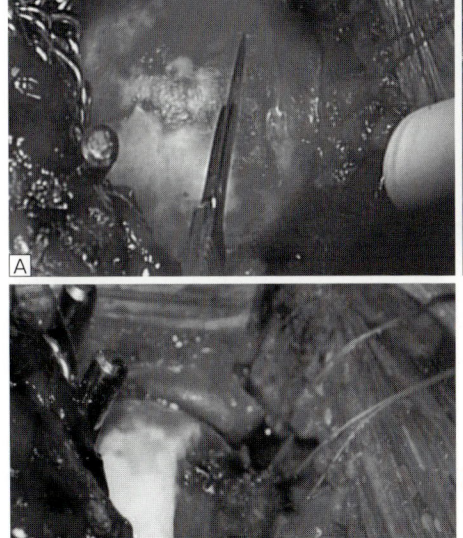

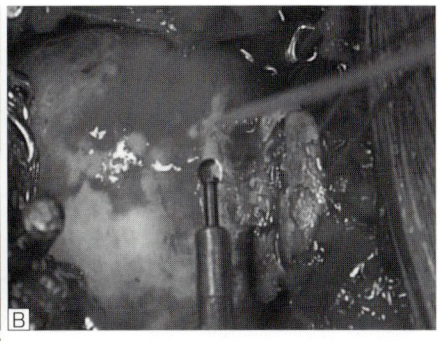

図Ⅵ-102　大腿骨側の bumpectomy
A：大腿骨頚部前方の bump 部をメスでマーキング
B：骨ノミとエアトームでトリミング
C：bumpectomy を施行後

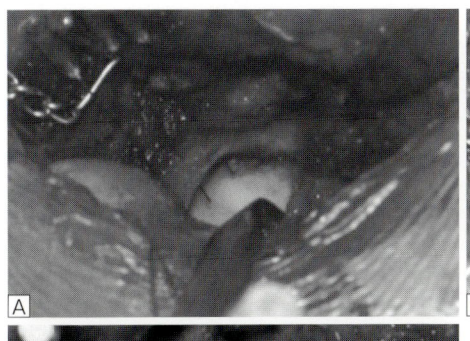

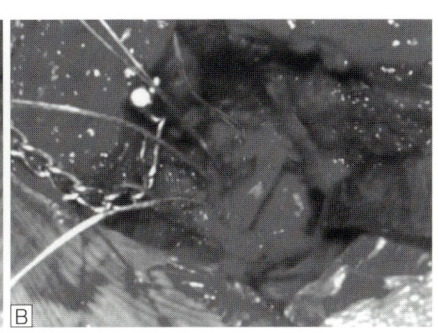

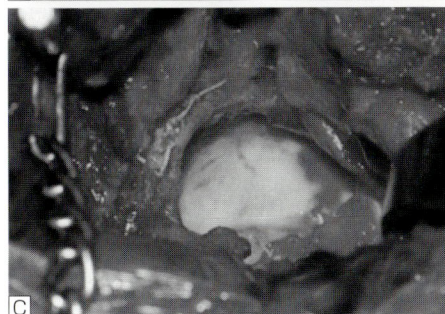

図Ⅵ-103　pincer の処置
A：インピンジメント部の損傷した関節唇を臼蓋縁より take down
B：臼蓋縁を正常部までトリミングし anchor を打ち込み
C：suture anchor を4本使用し再縫合

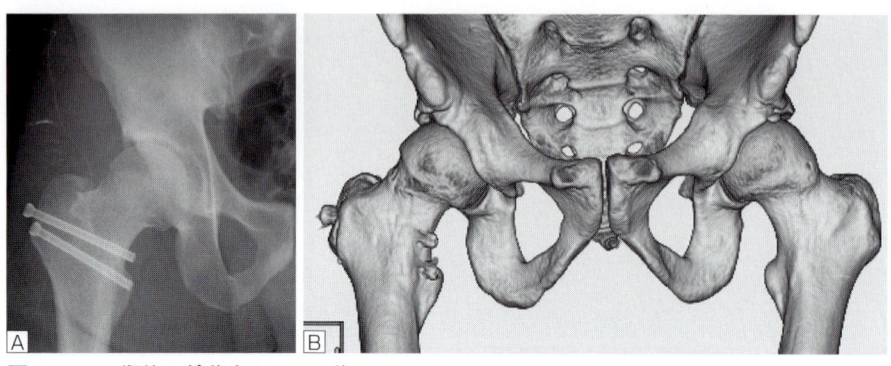

図Ⅵ-104　術後X線像と3D-CT像
A：図Ⅵ-98A，Bの術後X線正面像，B：図Ⅵ-99B，Cの術後3D-CT正面像

置を行わなかった1例は人工股関節置換術を要した．これら以外の14例は最終調査時にも疼痛スコアの改善が維持されており，X線学的に変形性股関節症への進展を認めなかったと報告している．またその後，関節唇を部分切除した症例に比べて，傷んだ臼蓋縁をトリミングした後に関節唇を再縫合した症例のほうがより良好な結果が得られることが報告されている[22]．

関節鏡手術の治療成績として，Philipponらは112例（男性50例，女性62例），手術時平均年齢40歳の2年以上平均2.3年での短期成績を報告している[23]．その結果，10例が人工股関節置換術を要したが，Harris hip scoreは術前平均58点から84点へと改善していた．良好な結果を得る指標として術前のHarris hip score，関節裂隙が2 mm以上，関節唇を修復することを挙げている．

手術の合併症として，surgical dislocationによる観血的手術では大転子の偽関節や固定のスクリューによる刺激症状，神経麻痺などがある．術後の関節包内癒着が問題となるため[24]，早期からの可動域訓練は重要である．

関節鏡手術では観血的手術よりも合併症の頻度は少ないとされるが，大腿骨頸部骨折も報告されており，camの処置は通常15%程度までの骨切除とし30%以上は行うべきではない[25]．また関節弛緩性の強い症例では，関節包の切開により関節不安定性が増し亜脱臼となるため，関節鏡手術でも切開した関節包を再縫合することが薦められる．

surgical dislocationを行う意義は，関節内すべての部分への直視での手技が可能となる点にある．しかし，関節支持組織の1つである骨頭靱帯の切離を行うこと，関節軟骨が空気曝露されること，大転子を切離することなどの問題点がある．一方，関節鏡手術では立体的な骨形成術は容易ではない．鏡視下での関節唇縫合では，元の付着部よりも近位に移動し本来の形態にすることが難しい点で股関節外科医にとってジレンマがある．

FAIに対する手術治療の短期成績では，70%程度は良好とする報告がほとんどである[26]．しかし対象がスポーツ選手から一般人まで幅が広く，また人種間での骨形態の違いや生活スタイルの違いもある．まだその長期的な成績は不明であるため治療のover indicationは厳に慎むべきであり，正確な診断による適切な患者選択と手術手技が重要である．

文献

1) Ganz R, Gill TJ, Gautier E, et al：Surgical dislocation of the adult hip：a technique with full access to the femoral head and acetabulum without the risk of avascular necrosis. J Bone Joint Surg 83-B：1119-1124, 2001
2) Ganz R, Parvizi J, Beck M, et al：Femoroacetabular impingement：a cause for osteoarthritis of the hip. Clin Orthop Relat Res 417：112-120, 2003
3) Smith-Petersen MN：Treatment of malum coxae senilis, old slipped upper femoral epiphysis, intrapelvic protrusion of the acetabulum, and coxae plana by means of acetabuloplasty. J Bone Joint Surg 18：869-880, 1936

4) Goodman DA, Feighan JE, Smith AD, et al：Subclinical slipped capital femoral epiphysis：relationship to osteoarthritis of the hip. J Bone Joint Surg 79-A：1489-1497, 1997
5) Rab GT：The geometry of slipped capital femoral epiphysis：implications for movement, impingement, and corrective osteotomy. J Pediatr Orthop 19：419-424, 1999
6) Meyers SR, Eijer H, Ganz R：Anterior femoroacetabular impingement after periacetabular osteotomy. Clin Orthop Relate Res 363：93-99, 1999
7) Ito K, Minka MA 2nd, Leunig M, et al：Femoroacetabular impingement and the cam-effect：MRI based quantitative study of the femoral head-neck offset. J Bone Joint Surg 83-B：171-176, 2001
8) Wagner S, Hofstetter W, Chiquet M, et al：Early osteoarthritic changes of human femoral head cartilage subsequent to femoro-acetabular impingement. Osteoarthritis Cartilage 11：508-518, 2003
9) Ito K, Leunig M, Ganz R, et al：Histopathologic features of the acetabular labrum in femoroacetabular impingement. Clin Orthop Relat Res 429：262-271, 2004
10) Lavigne M, Parvizi J, Beck M, et al：Anterior femoroacetabular impingement：part I. Techniques of joint preserving surgery. Clin Orthop 418：61-66, 2004
11) Beck M, Leunig M, Parvizi J, et al：Anterior femoroacetabular impingement. partⅡ. Midterm result of surgical treatment. Clin Orthop 418：67-73, 2004
12) Tannast M, Siebenrock KA, Anderson SE：Femoroacetabular impingement：radiographic diagnosis-What the radiologist should know. Am J Roentgenol 188：1540-1552, 2007
13) Siebenrock KA Kalbermatten D, Ganz R：Effect of pelvic tilt on acetabular retroversion：a study of pelves from cadavers. Clin Orthop Relat Res 407：241-248, 2003
14) 鉄永智紀, 遠藤裕介, 三谷 茂, 他：臼蓋形成不全股のX線学的評価とCross-over signの検討. Hip Joint 37：840-843, 2011
15) Ezoe M, Naito M, Inoue T：The prevalence of acetabular retroversion among various disorders of the hip. J Bone Joint Surg 88-A：372-379, 2006
16) Fujii M, Nakashima Y, Yamamoto T, et al：Acetabular retroversion in developmental dysplasia of the hip. J Bone Joint Surg 92-A：895-903, 2010
17) Yasunaga Y, Yamasaki T, Matsuo T, et al：Cross-over sign after rotational acetabular osteotomy for dysplasia of the hip. J Orthop Sci 15：463-469, 2010
18) Leunig M, Beck M, Kalhor M, et al：Fibrocystic changes at the anterosuperior femoral neck：prevalence in hips with femoroacetabular impingement. Radiology 236：237-246, 2005
19) Kim JA, Park JS, Jin W, et al：Herniation pits in the femoral neck：a radiographic indicator of femoroacetabular impingement? Skeletal Radiol 40：167-172, 2011
20) Clohisy JC, McClure JT：Treatment of anterior femoroacetabular impingement with combined hip arthroscopy and limited anterior decompression. Iowa Orthop J 25：164-171, 2005
21) Endo H, Noda T, Mitani S, et al：Operative treatment for pincer type femoroacetabular impingement：a case report. Acta Med Okayama 64：149-154, 2010
22) Espinosa N, Rothenfulh DA, Beck M, et al：Treatment of femoro-acetabular impingement：preliminary results of labral refixation. J Bone Joint Surg 88-A：925-935, 2006
23) Philippon MJ, Briggs KK, Yen YM, et al：Outcomes following hip arthroscopy for femoroacetabular impingement with associated chondrolabral dysfunction. J Bone Joint Surg 91-B：16-23, 2009
24) Krueger A, Leunig M, Siebenrock KA, et al：Hip arthroscopy after previous surgical hipdislocation for femoroacetabular impingement. Arthroscopy 23：1285-1289, 2007
25) Ilizaliturri VM：Complications of arthroscopic femoroacetabular impingement treatment. A review. Clin Orthop Relat Res 467：760-768, 2009
26) Ng VY, Arora N, Best TM, et al：Efficacy of surgery for femoroacetabular impingement. A systematic review. Am J Sports Med 38：2337-2345, 2010

〈遠藤裕介〉

## c 骨切り術

### 1) 手術の適応

　わが国の特徴である比較的若年者での二次性変形性股関節症に対する治療法として多種多様な骨切り術が考案され施行されてきた。目的は関節を安定化させて関節応力の集中を避けることにある。これにより除痛や関節症の進行防止が期待される。手術の適応は対象となる個々の股関節形態および関節症病期，年齢と患者の生活様式や希望に沿って選択されるべきである。年齢に関して若年者では活動性が高く，骨・関節のリモデリング能も期待されるため骨切り術が適応となることが多い。一般的に高齢者では骨質やリモデリング能，筋力回復の問題もあり人工関節手術が施行されることが多い（図Ⅵ-105）。

　以下に現在わが国で主に施行されている骨切り

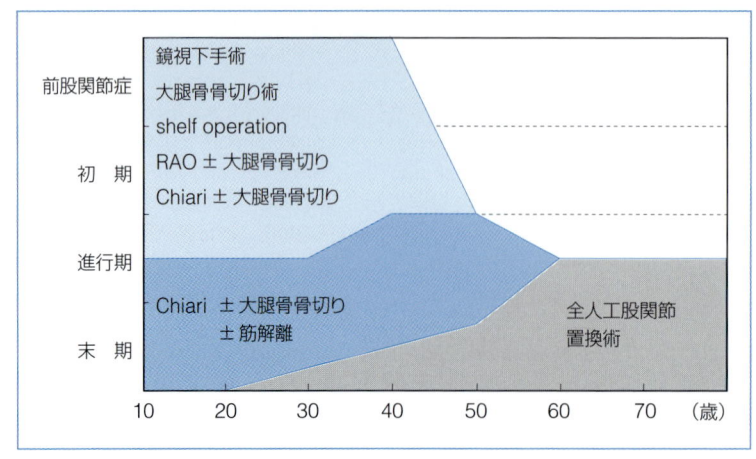

図Ⅵ-105　各種手術療法とその適応

表Ⅵ-19　股関節手術と股関節応力の変化

|  | 股関節中心の位置 | 股関節合力 | 接触面積 | 応力 |
|---|---|---|---|---|
| 内反骨切り術 | 内方化 | ↓↓ | ↑ | ↓↓ |
| 外反伸展骨切り術 | 内方化 | ↓↓ | ↑ | ↓↓ |
| 臼蓋棚形成術 | 不変 | → | ↑↑ | ↓↓ |
| Chiari 骨盤骨切り術 | 内方化 | ↓ | ↑↑ | ↓↓ |
| 寛骨臼回転骨切り術 | 内方化 | ↓ | ↑↑ | ↓↓ |

術について述べる。

## 2）術式

　臼蓋形成不全などに伴う二次性股関節症では，応力集中が生じ関節軟骨への異常なストレスのため関節軟骨が摩耗する。したがって股関節を安定化させ応力集中を避けることが治療の目的となる。すなわち股関節合力を減じるため股関節の回転中心を内方化する，臼蓋被覆を改善し荷重面を拡大することなどが挙げられる。各種股関節手術における合力，応力の変化を表Ⅵ-19 に示す。

### (1) 大腿骨骨切り術

　Pauwels により報告[1]されて以来，大腿骨転子間骨切り術は施行されてきた。内反骨切りは前・初期の症例で外転位でのX線撮影もしくは関節造影での関節適合性が良好となる症例で適応となる。外反骨切り術は線維性軟骨の再生に期待するもので，進行期以降の股関節症で capital drop などの骨増殖性の変化を認める症例で適応となる。いずれの骨切り術においても股関節の応力は減少し，骨頭の内方化も期待できる。しかし，単独では臼蓋側に対する効果は得られないため，臼蓋形成術との合併手術として用いられることが多い。

### (2) 棚形成術（shelf operation）

　先天性股関節脱臼に対する手術法として，1891年の König の記載が初めとされる。現在では成人の比較的軽度の臼蓋形成不全股で前・初期の股関節症病期が適応とされる。関節包の前外側直上に棚状に臼蓋を形成する。棚の作成方法には板状の遊離した自家骨を移植する方法（Spitzy 法[2]，Staheli 法[3]）と腸骨外壁を反転する方法（Lance 法[4]，神中法[5]など）がある。侵襲が比較的少なく骨盤形態を変えない点で優れているが，荷重面が関節軟骨で被覆されるわけではなく骨頭の内方化は得られないこと，移植骨が吸収される場合があることなどの欠点がある（図Ⅵ-106, 107）。

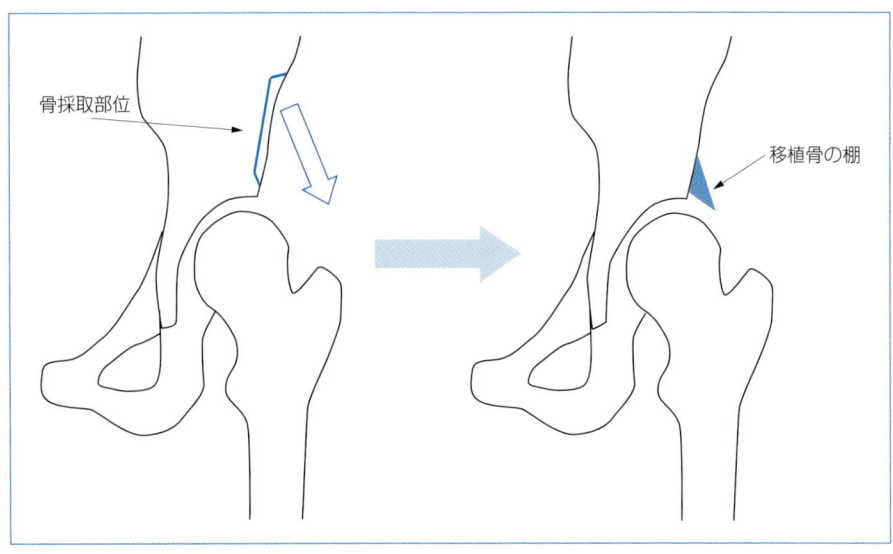

**図Ⅵ-106　臼蓋棚形成術**（shelf operation）
腸骨の外板から移植骨を採取し，骨頭の上方に移植し屋根（棚）を作る（Staheli法）。

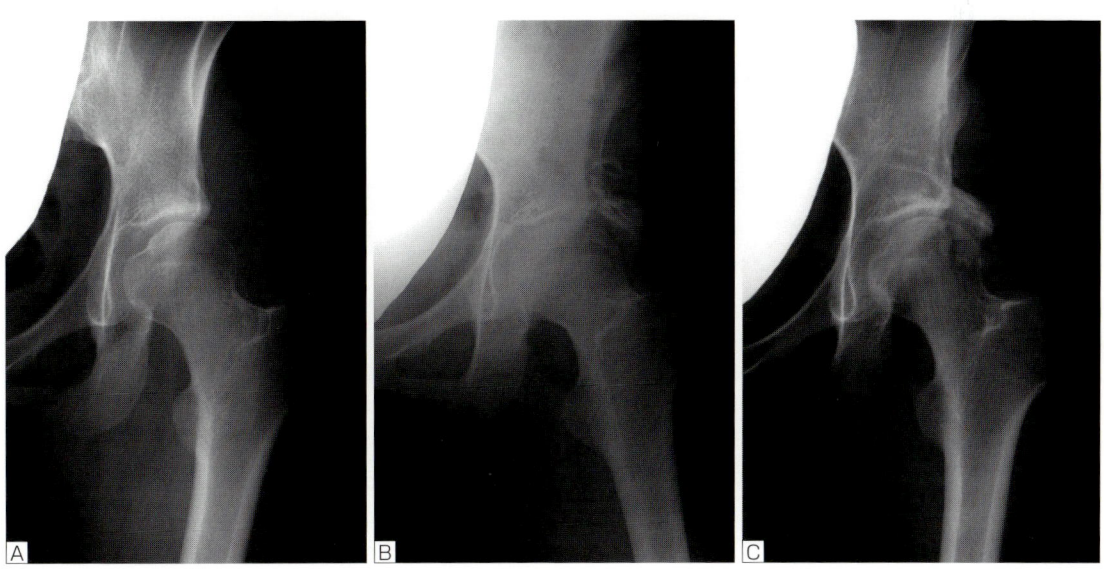

**図Ⅵ-107　棚形成術の症例**（17歳，女性，左初期股関節症）
A：CE（central-edge）角12°，AHI（acetabular head index）54%
B：棚形成術直後
C：術後3年，疼痛なし

## (3) 寛骨臼回転骨切り術（rotational acetabular osteotomy；RAO）

先天性股関節脱臼の陳旧例に対して臼蓋を移動させる手術は，西尾[6]や飯野[7]によって考案されていた。その後に田川[8]により開発された手術であり，Y軟骨閉鎖後に施行される股関節形成術である。弯曲ノミを使用して寛骨臼周囲を球状に骨切りして前下方に回転移動させる。原法では大転子は切離せずに前方凸の弧状切開でアプローチし骨切りを施行する。田川法はNinomiya[9]，土方[10]らにより安定した成績が報告され，わが国では普及した。大転子を切離し，骨切り部全体を同一視

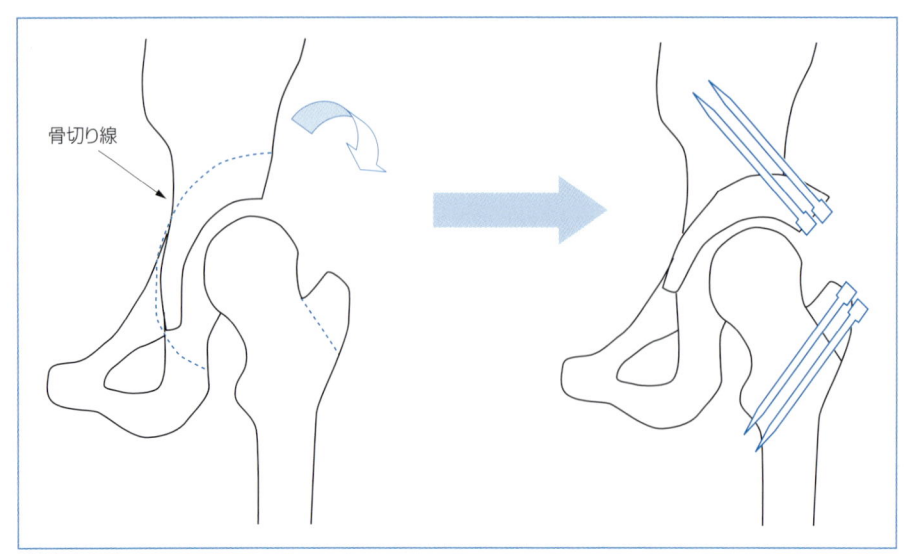

**図Ⅵ-108　寛骨臼移動術**
寛骨臼を球状にくり抜き，前外方へ回転させ骨頭を被覆する。

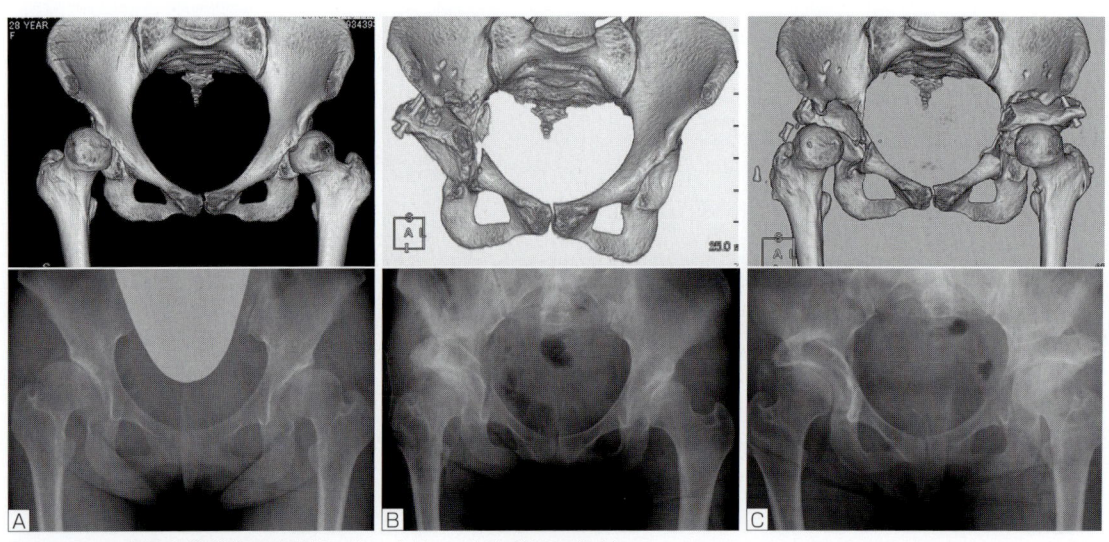

**図Ⅵ-109　寛骨臼移動術の症例**(28歳，女性，両側初期股関節症)
A：CE角右-6°，左-10°
B：右股関節術直後
C：右股術後1年，左股関節術直後

野とする進入法[11]や移動臼蓋に移植骨を要しない偏心性寛骨臼回転骨切り術[12]などが変法として報告されている。また，移動骨片の固定にはワイヤーのほかに金属スクリューや吸収性スクリューなども使用されている。軟骨面での被覆による関節面適合性の改善と荷重応力の分散，また骨頭の内方化が得られる利点がある(図Ⅵ-108, 109)。

適応として，関節適合性が良好で関節症変化が比較的少ない前期・初期の状態で施行すれば長期に良好な成績が期待される。骨頭変形が認められる症例では，初期であっても関節適合性は不良であるため大腿骨骨切り術の併用を考慮する(図

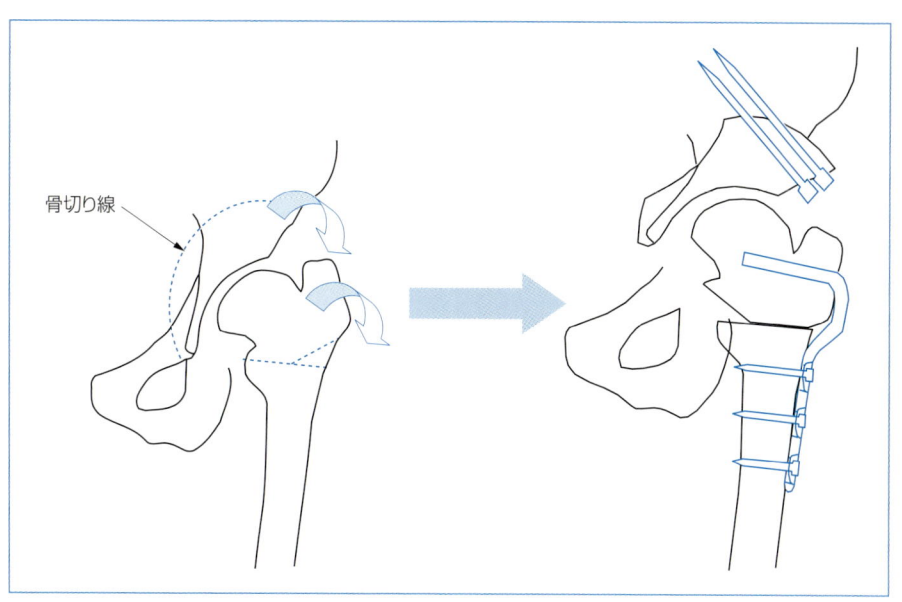

**図Ⅵ-110　寛骨臼移動術＋外反骨切り術**
骨頭が球形でない場合，寛骨臼だけでなく大腿骨も骨切りを行う．

Ⅵ-110)．股関節造影による評価は，関節適合性に基づいた手術計画の参考になり有用である[13]（図Ⅵ-111, 112)．また西尾式寛骨臼移動術やTönnis 骨切り術[14]，periacetabular osteotomy[15]，curved priacetabular osteotomy[16]なども大転子の切離の有無やアプローチ，骨切り部位などに違いはあるが，前・初期の股関節症であれば同様に良好な成績が得られる．

### (4) Chiari 骨盤骨切り術

先天性股関節脱臼に対する臼蓋形成術として1953年にChiariにより報告され，以後半世紀にわたって成人にも有効な手術法としてわが国でも施行されている．原法は前方進入により臼蓋上縁で骨盤を後方へと水平に骨切りし，骨頭を被覆させるように近位中枢側を前外側に遠位側を大腿骨頭とともに内側へ移動させる[17]．側方から大転子を切離して骨盤骨切りを行う方法やドーム状に骨切りを行う変法も行われている．

本術式では関節軟骨での被覆は得られないが，骨頭の内方化により荷重応力の分散化が得られること，移動骨片と骨頭間の関節包が線維性軟骨へと軟骨化生すること，関節適合性が改善していくリモデリングが期待される（図Ⅵ-113, 114)．すで

に股関節症が進行期・末期で関節適合性が不良の症例であっても，大腿骨外反骨切り術を併用することで関節リモデリングが得られ time saving の役割が期待できる（図Ⅵ-115, 116)．ただし小骨盤腔が狭小化するため，両側を施行すると通常分娩が困難になるため，妊娠・出産の可能性がある女性に対しては十分な説明をするべきである．また骨切り部位が低い症例，骨増生能の低い萎縮型の円形骨頭でかつ進行期・末期症例では成績不良と報告されている[18]．

### 3) 治療成績

どの方法でも前期・初期の股関節症症例で関節適合性が良好な症例では成績は安定している．手術の成績を決定する因子としては，X線学的な因子としては股関節病期，関節適合性，臼蓋形成不全の程度，両側例か片側例か，などがある．また患者因子としては過去の股関節の治療歴，股関節周囲の筋力，可動域，体重，生活スタイル，年齢（骨密度，閉経の有無）などがある．これらの複合的因子から総合的に判断して，最も適切と思われる術式を選択する必要がある．

長期的な成績では関節の硝子軟骨による被覆と

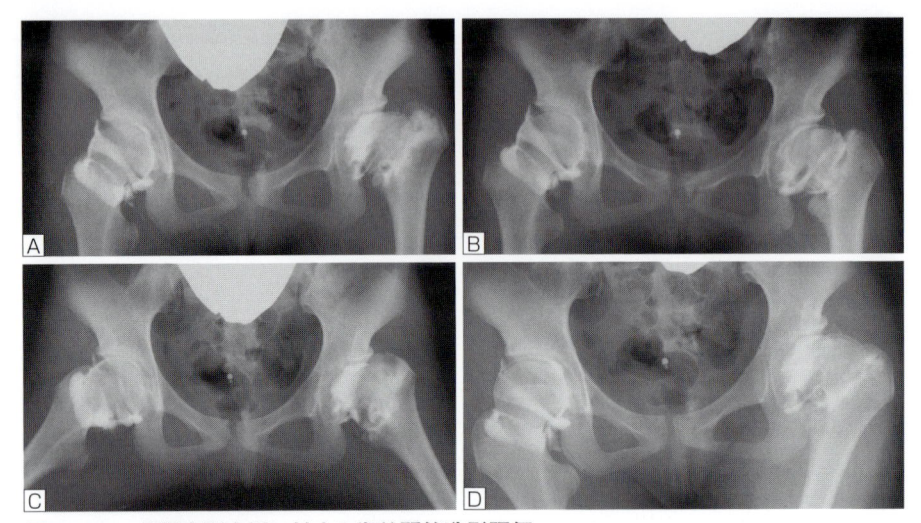

**図Ⅵ-111　骨頭変形症例に対する術前関節造影評価**
A：中間位，B：中間位＋内旋（最も適合性良好），C：外転位，D：内転位

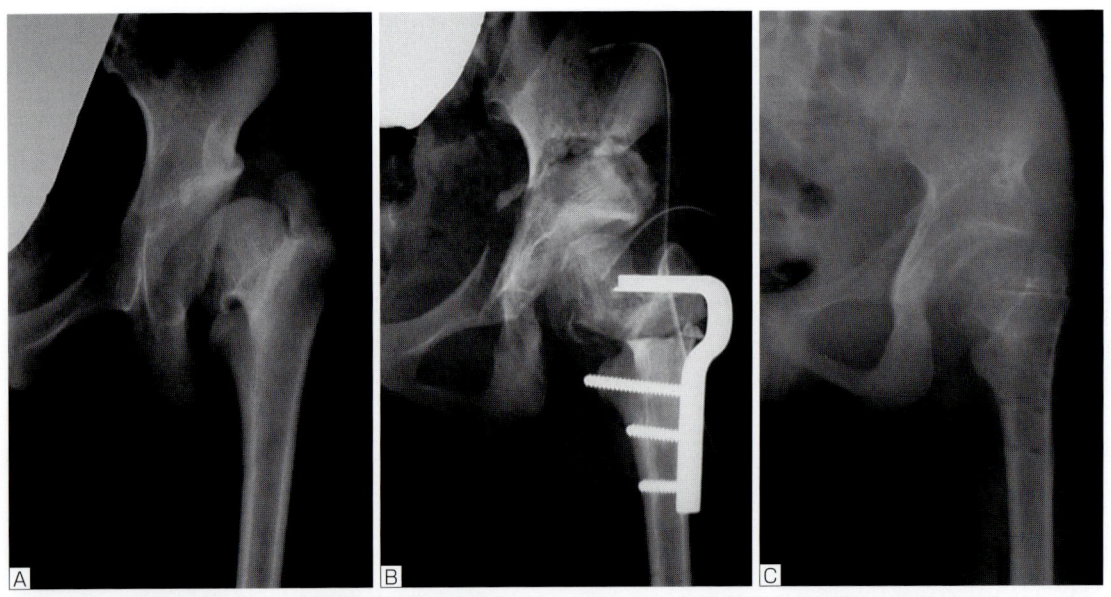

**図Ⅵ-112　寛骨臼移動術＋大腿骨骨切り術の症例**（14歳，女性，左初期股関節症，先天股脱の治療歴あり）
A：CE角 −15°，AHI 48%
B：寛骨臼移動術と大腿骨外反減捻骨切り術．術直後
C：術後3年，抜釘，疼痛なし

解剖学的な正常化が有利である．小林らはRAOとChiari骨盤骨切り術との中期成績での比較検討では，臨床的，X線学的評価でRAOが良好であったと報告している[19]．一方で岡野らはRAO症例の関節裂隙の所見による病期分類と骨頭円形指数による検討を行い，進行期以降では骨頭変形の強い症例では骨棘切除などの関節内操作を行っても成績不良で適応ではないと述べている[20]．逆にChiari骨盤骨切り術においてYanagimotoらは，その長期成績を調査し，骨頭円形指数が大きい症例で成績が良好であったと報告している[21]．このように骨頭変形の強い症例では，進行期以降

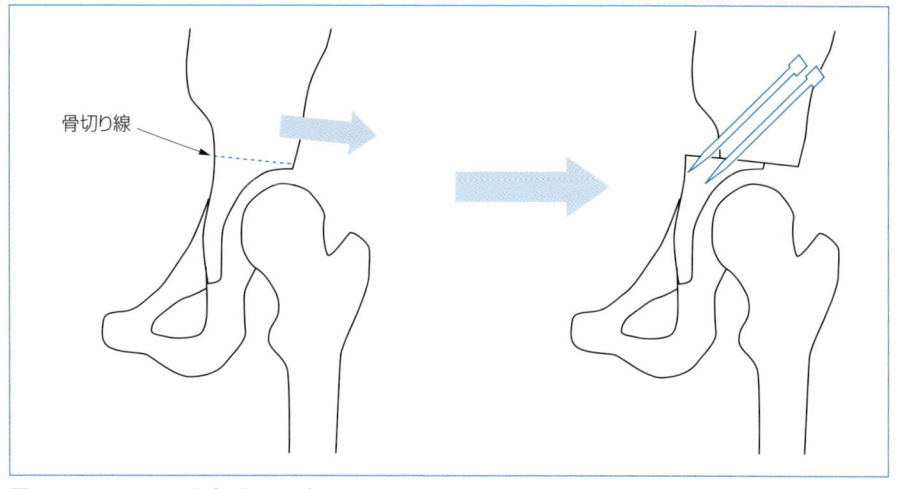

**図Ⅵ-113　Chiari 骨盤骨切り術**
臼蓋上方を直線上に切り，前外方へずらし骨頭を内側へと移動被覆する。

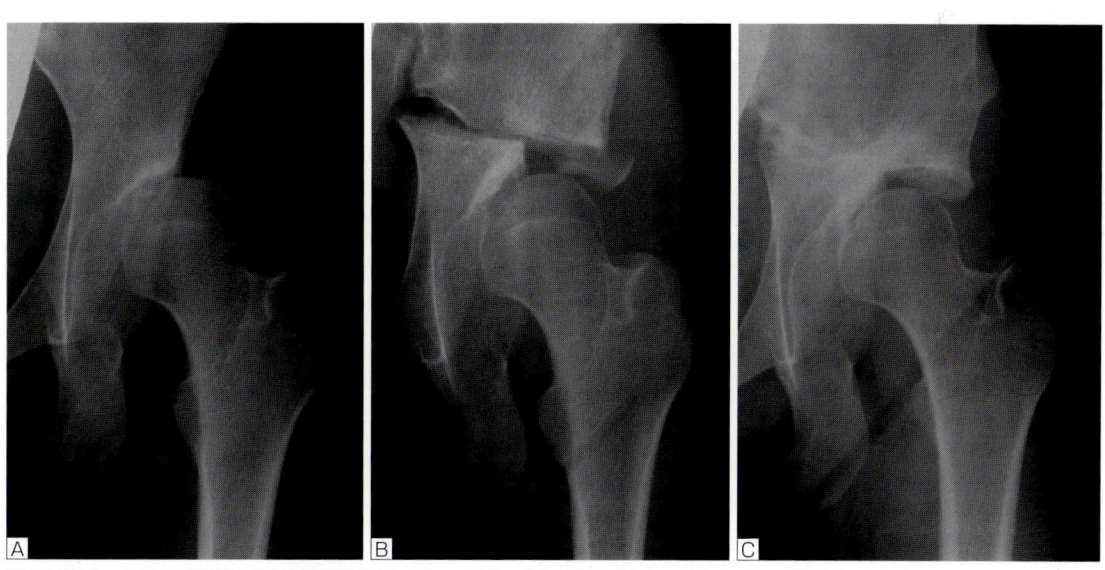

**図Ⅵ-114　Chiari 骨盤骨切り術の症例**（26歳，女性，左初期股関節症，先天股脱の治療歴あり）
A：CE角−15°　AHI 48％
B：術直後
C：術後3年，疼痛なし

であっても高いリモデリング能が期待されることから，Chiari 骨盤骨切り術と外反骨切り術での対応が可能ということになる。
　最も治療に難渋するのは骨萎縮型の円形骨頭で進行期以降の症例であり，今後の課題である。
　適応年齢は術後の筋力回復，リモデリング能を考慮する必要があり，限界を50〜55歳までとする意見が多い。ただし症例ごとに骨や筋力の状態を判定したうえで，活動や希望などにより施行する場合もある。
　変形性股関節症の治療は，欧米では原因疾患や治療対象の病期の違いから人工股関節置換術が主体である。骨切り術はわが国の特徴である比較的若年者の二次性変形性股関節症に対する治療法と

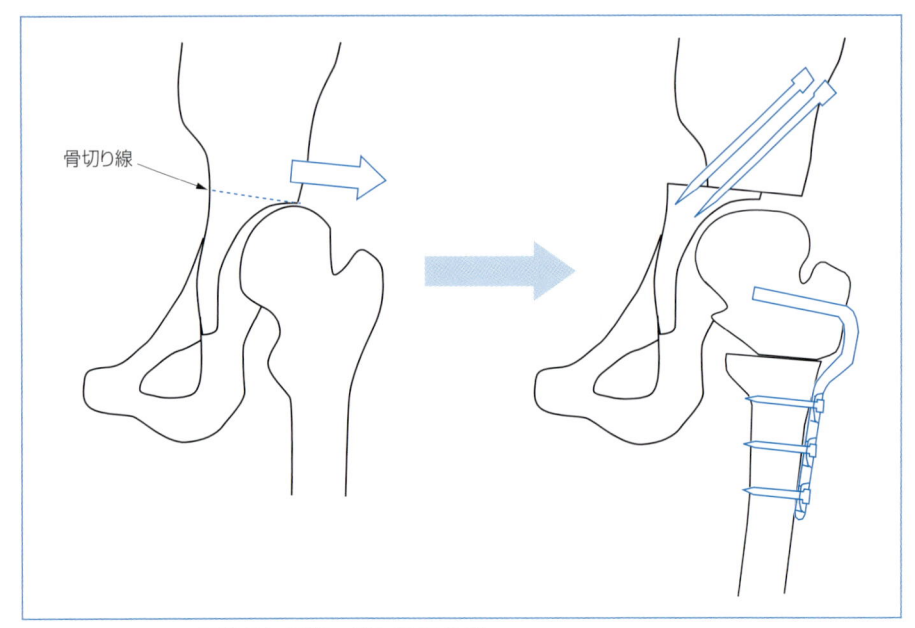

**図Ⅵ-115 Chiari 骨盤骨切り術＋外反骨切り術**
骨頭内側が荷重面の支えになるように大腿骨を外反骨切りする。

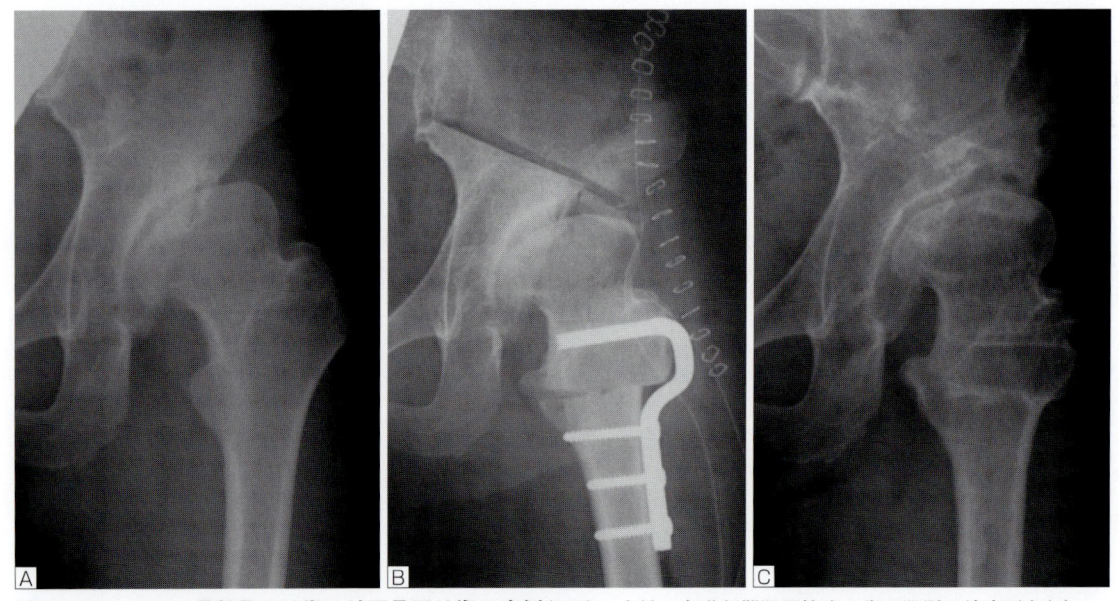

**図Ⅵ-116 Chiari 骨盤骨切り術＋外反骨切り術の症例**(33歳，女性，左進行期股関節症，先天股脱の治療歴あり)
A：CE 角 2°，AHI 53%
B：術直後
C：術後 3 年，疼痛なし

して必要不可欠であり，今後の超長期成績の報告や成績不良因子の分析が期待される。

### 文献

1) Pauwels F：The place of osteotomy in the operative management of osteoarthritis of the hip. Triangle 8：

196-210, 1968
2) Spitzy H：Künstliche Pfannendachbilding：Benützung von Knochenbilden zur Temporaren Fixation. Z Orthop 43：285-293, 1924
3) Staheli LT：Slotted acetabular augmentation. J Pediat Orthop 1：321-327, 1981
4) Lance M：Luxations et subluxations congénitales de la hanche. Presse Med 59：945-948, 1925
5) 神中正一：整形外科手術書. p427, 南山堂, 1961
6) 西尾篤人：先天性股関節脱臼に対する髀臼移動による観血臼整復術. 日整会誌 30：483, 1956
7) 飯野三郎："Neoacetabuloplasty" について. 臨整外 3：917-925, 1968
8) 田川 宏：臼蓋回転による股関節形成術の成績. 関東整災誌 5：409, 1974
9) Ninomiya S, Tagawa H：Rotational acetabular osteotomy for the dysplastic hip. J Bone Joint Surg 66-A：430-436, 1986
10) 土方浩美：田川法による寛骨臼回転骨切り術. 整・災外 38：339-350, 1997
11) 村瀬鎮雄：白蓋回転骨切り術の小経験. Hip Joint 11-85：271-276, 1985
12) Hasegawa Y, Iwase T, Kitamura S, et al：Eccentric rotational acetabular osteotomy for acetabular dysplasia：follow-up of one hundred and thirty-two hips for five to ten years. J Bone Joint Surg 84-A：404-410, 2002
13) 遠藤裕介, 三谷 茂, 門田弘明, 他：寛骨臼回転骨切り術における関節造影を用いた術前評価. 中部整災誌 45：507-508, 2002
14) Tönnis D, Behrens K, Tscharani F：A modified technique of the triple pelvic osteotomy：Early results. J Pediatr Orthop 1：241-249, 1981
15) Ganz R, Klaue K, Vinh TS, et al：A new periacetabular osteotomy for the treatment of hip dysplasias. Technique and preliminary results. Clin Orthop 232：26-36, 1988
16) Naito M, Shiramizu K, Akiyoshi Y, et al：Curved periacetabular osteotomy for the treatment of dysplastic hip. Clin Orthop Relate Res 433：129-135, 2005
17) Chiari K：Medial displacement osteotomy of the pelvis. Clin Orthop 98：55-71, 1974
18) 大川孝浩, 久米慎一郎, 熊谷 優, 他：白蓋形成不全股に対する Chiari 手術の工夫と限界—年齢と病期の観点より. 関節外科 26：162-169, 2007
19) 小林千益, 百瀬敏充, 中川浩之, 他：寛骨臼回転骨切り術とドーム状骨盤骨切り術の術後成績の比較. 中部整災誌 52：17-18, 2009
20) 岡野邦彦, 進藤裕幸：進行期変形性股関節症に対する寛骨臼回転骨切り術の適応と限界—骨頭形態による適応判断と関節内操作の弊害. 関節外科 26：114-121, 2007
21) Yanagimoto S, Hotta H, Izumida R, et al：Long-term results of Chiari pelvic osteotomy in patients with developmental dysplasia of the hip：indications for Chiari pelvic osteotomy according to disease stage and femoral head shape. J Orthop Sci 10：557-563, 2005

（遠藤裕介, 三谷 茂）

### d 人工股関節全置換術

人工股関節全置換術（total hip arthroplasty；THA）は開発当初さまざまな形状のインプラントが作成された. 1938 年に Wiles により初めての人工股関節が金属対金属の摺動面で作られた. 現在使用している形状に近いものは, 1951 年に McKee と Farrar により金属対金属の摺動面をもつインプラントが開発され, 多く用いられた[1]. しかし骨頭径, クリアランスなどに関しての概念が確立しておらず, 早期に結果不良となり普及しなかった.

1960 年に John Charnley がセメントを使用した人工股関節（図Ⅵ-117）を開発し, 現在の THA の基礎を作った[2]. 初期にはテフロンを使用したため, 広範な骨欠損を伴うゆるみが生じたが, その後白蓋側に超高分子量ポリエチレン

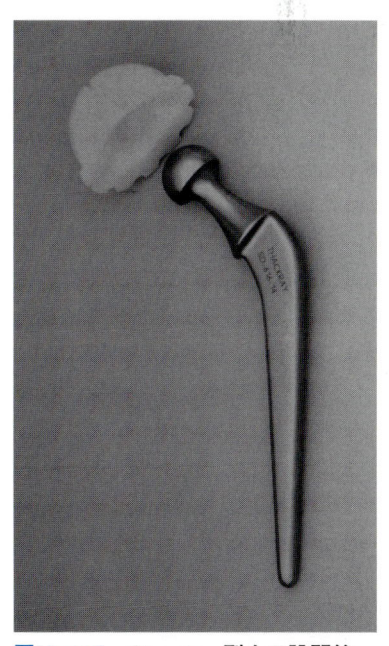

図Ⅵ-117　Charnley 型人工股関節

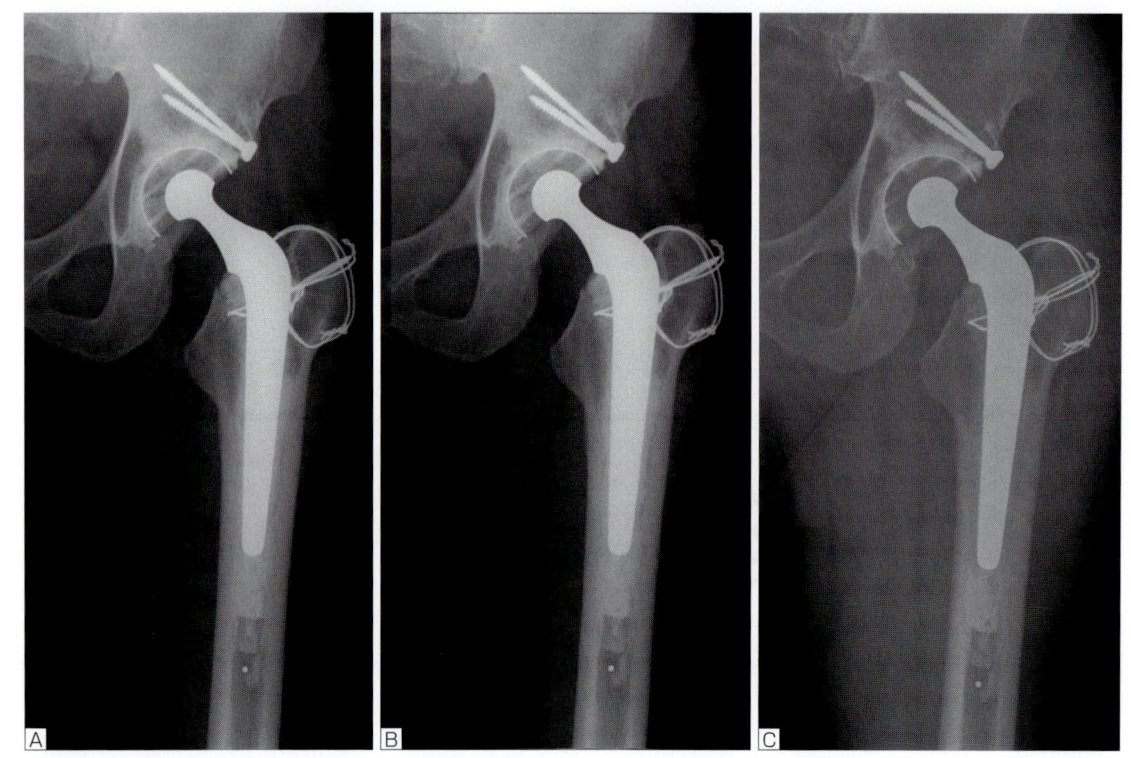

**図Ⅵ-118 Charnley 式 THA**
A：術後 10 年，B：術後 15 年，C：術後 20 年

(ultra-high molecular weight polyethylene；UHMWPE) を使用したこと，骨頭の直径を22.225 mm として低摩擦を実現したことにより良好な成績を獲得することができ，さらにさまざまな改良が加えられ現在広く行われる方法となった。

### 1) セメント THA

現在のセメント THA の多くは，ポリエチレンソケットと金属骨頭との組み合わせであり，ソケット側に関しては，Charnley 型 THA で使用され始めたポリエチレンのみの半球状ソケットが主流である。

Charnley 型 THA はこれまで多くの良好な成績の報告がなされている[3-8]。なかでも Wroblewski らは 320 関節につき 20～30 年の長期成績に関し，70.8％でゆるみを認めなかったと良好な結果を報告している[3]。当科では 1972 年に導入し（図Ⅵ-118），長期成績は術後 20 年で 87％にゆるみを認めていない（第 2 世代セメントテクニック症例）[9]。

長期成績にはゆるみと並び，摩耗の要素が大きく関与する。人工股関節の摺動面で摩耗をいかに低減するかは重要であり，これを解決するためステム材質が CFT 100 から Ortron 90 に変更となったことで UHMWPE の急速摩耗発生率が有意に低下した[10]。さらにポリエチレンの摩耗粉がゆるみにつながる骨溶解(osteolysis)のメカニズムが明らかとなり[11]，耐摩耗性の高いインプラントへ移行してきた。

セメントステムは形状や表面加工の異なるさまざまな機種が使用されている。Charnley 型ステムに代表されるステム-セメント界面を強固に固定することでゆるみの発生を抑える composite-beam system のインプラントが以前から使用されていた。最近では表面処理がポリッシュで double taper または triple taper の形状をしたステムに遠位へ slip することを許容した taper-slip

図Ⅵ-119　Lord 型人工股関節

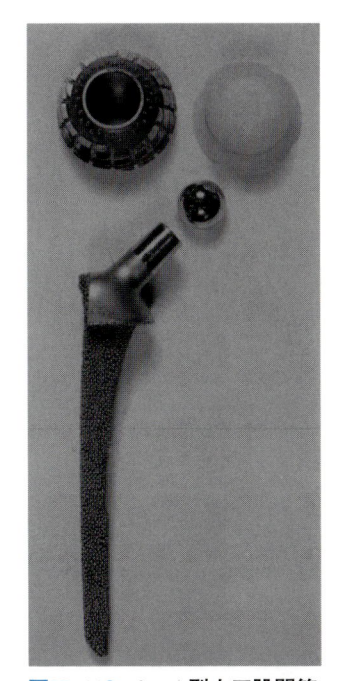

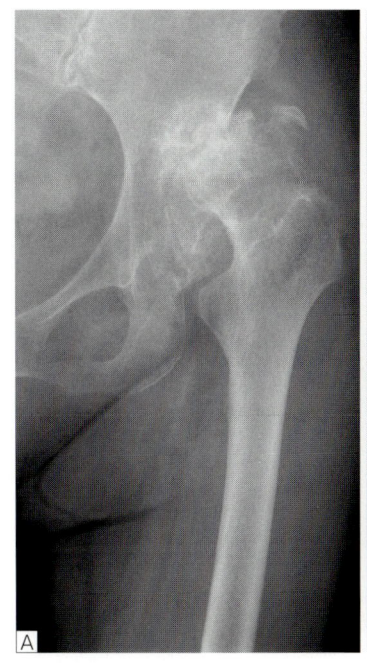

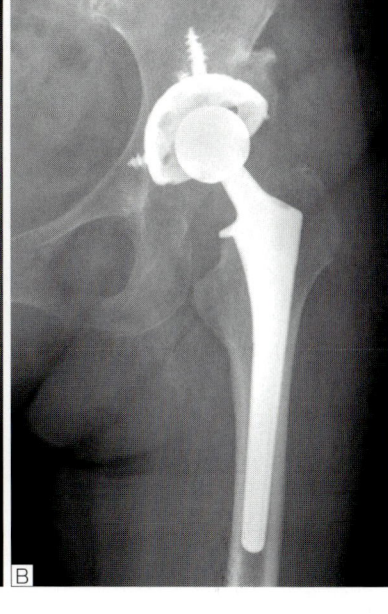

図Ⅵ-120　セメントレス THA
A：術前，B：術後

system に基づくインプラントが開発されている[12,13]。hoop ストレスが生じ，骨-セメント界面に荷重伝達が持続することでゆるみの発生を抑えることを目指したものであるが，どちらのシステムがより長期成績を期待できるのかは現在明らかでない。

　セメント充填手技に関しては，改良が加えられながら長期成績が向上してきた。

　インプラント生存率は，10～15 年で 85～100％，20～25 年で 60～87％であり，セメント手技や使用機種などにより成績のばらつきがある[5,14]。

### 2）セメントレス THA

　セメントレス THA は Charnley 型 THA から約 10 年遅れて開発された。フランスの Judet[15]や Lord[16]により開発され（図Ⅵ-119），わが国にも導入された。表面処理は母床骨との結合に対し大きな影響を及ぼし，術直後から超長期に至るまで安定した骨との結合が必要である。

　現在インプラント-骨界面の固定様式は表面の多孔構造中に骨が進入する bone-ingrowth（ビーズ，ファイバーメッシュ）と，粗面化された表面に骨形成が生じる bone-ongrowth（チタンプラズマスプレー，グリッドブラスト）に大別され，さらにその上にハイドロキシアパタイト（HA）コーティングの有無などさまざまなインプラントが使用されている。当科では現在特別な変形症例を除いてチタン粗面被膜をもつ HA コーティングのあるセメントレスインプラントを使用している（図Ⅵ-120）。セメントインプラントと比べセメント硬化時間の短縮，セメントテクニックに依存しない結果が期待できる利点がある。

　長期成績は諸家の報告にあるように，再置換をエンドポイントとした生存率は 10～15 年でソケットが 69～100％，ステムが 88～100％で，使用機種やインプラントの表面処理により成績のばらつきがある[17-19]。

### 3）摺動面の改良

#### (1) ポリエチレン

　従来，臼蓋側には UHMWPE が使用され，比較的安定した成績を収めてきた[5]。近年，高度架橋ポリエチレン（highly cross-linked polyethylene）が導入され耐摩耗性が飛躍的に向上してい

る[20-22)]。高度架橋ポリエチレンは，γ線あるいは電子線を照射すること，熱処理を加えることの2つの特徴がある。γ線照射によるC-CまたはC-H結合の切断と，それに続くC=O，C=C結合の生成により耐摩耗性の向上が可能となっている。大西らにより詳細に検討されている[23)]。

### (2) セラミックオンセラミックTHA

セラミックの利点は表面を平滑にできること，硬性が高くセメント粉や金属粉などによる傷が生じにくいことが挙げられるが，合併症としてセラミック破損の可能性がある。金属ソケットにセラミックライナーを組み合わせたセラミックオンセラミックの中期成績は良好であるが，長期成績は不明である[24, 25)]。術後の動作時にインプラント由来の雑音が発生するsqueakingの報告が散見され本摺動面の問題となっている[26)]。

### (3) メタルオンメタルTHA

メタルオンメタルの歴史は古く，1951年にMcKeeとFarrarにより使用された[1)]。流体潤滑の概念が確立していなかったことや，トルクの大きさによるゆるみの発生により早期破綻が生じ，成績は満足できるものではなかった。その後，カーバイドの処理や適正なクリアランスの検討により，流体潤滑および超低摩耗を実現した。

利点はポリエチレンの摩耗粉が生じないこと，低摩耗であること，セラミックのような破損がないこと，シェル厚を薄くすることによる大径骨頭の使用が可能となり脱臼抵抗性が向上することである[27, 28)]。また表面置換型に使用可能な形状であり，若年者の骨温存を可能とする。

問題点としては血清コバルトあるいはクロムイオン濃度の上昇[29)]，妊婦への影響，金属アレルギーなどの可能性が挙げられ，これらの長期的な影響は明らかでない。また，臼蓋の設置角が不良の場合（外方開角が55°以上）には血中金属イオン濃度が高くなることが示された[30)]。機種によっては広い可動域の獲得のために臼蓋インプラントが浅いデザインのものもあり，通常の設置角では過大な外方開角設置と同等の辺縁荷重になるため特に注意が必要である。さらに，金属摩耗粉によるとされるALVAL (aseptic lymphocyte-dominated vasculitis-associated lesions) が報告され[31)]，インプラント周囲に発生するpseudotumorなどを総称し，ARMD (adverse reaction to metal debris) が合併症として認識されるようになった[32)]。その頻度はいまだ不明であるため今後の積極的なスクリーニングを要する。

インプラント使用経験が短期であり，長期成績は不明であるため[33, 34)]，適応を十分に検討し使用する必要がある。

### 4) 骨頭径

Charnleyが詳細に検討し，22.225 mm径の骨頭を使用することでlow frictionの達成により良好な長期成績に結びついたが，近年のポリエチレンの改良により，大径骨頭に対しても耐摩耗性に優れたポリエチレンインプラントが使用可能となってきた[35)]。またポリエチレンを薄くしても摩耗や破損を起こしにくいものとなり[36)]，大径骨頭でも早期破綻なく，oscillation angleの増大，脱臼抵抗性や広い可動域の獲得が可能となった。

メタルオンメタルインプラントの欠点である血中金属イオン濃度の上昇の回避が可能となることは大きな利点であるが，条件が複雑となる生体内での薄いポリエチレンの耐久性については未知であり，長期耐久性については慎重な経過観察を要する。

### 文献

1) McKee GK, Watson-Farrar J : Replacement of arthritic hips by the McKee-Farrar prosthesis. J Bone Joint Surg 48-B : 5-59, 1966
2) Charnley J : Arthroplasty of the hip. A new operation. Lancet 1 : 1129-1132, 1961
3) Wroblewski BM, Fleming PA, Siney PD : Charnley low-frictional torque arthroplasty of the hip-20 to 30 year results. J Bone Joint Surg 81-B : 427-430, 1999
4) Kobayashi S, Takaoka K, Saito N, et al : Factors affecting aseptic failure of fixation after primary Charnley total hip arthroplasty : multivariate survival analysis. J Bone Joint Surg 79-A : 1618-1627, 1997
5) Berry DJ, Harmsen WS, Cabanela ME, et al : Twenty-five-year survivorship of two thousand consecutive primary Charnley total hip replacement. J Bone Joint Surg 84-A : 171-177, 2002
6) Callaghan JJ, Templeton JE, Liu SS, et al : Results of

Charnley total hip arthroplasty at a minimum of thirty years. J Bone Joint Surg 86-A：690-695, 2004
7) 長野博志, 井上 一, 三谷 茂, 他：Charnley 型人工股関節置換術の長期成績—変形性関節症に対する旧術式と新術式の比較. 関節外科 17：16-23, 1998
8) 三谷 茂, 佐藤 徹, 長谷川康裕, 他：Charnley 式人工股関節 15 年以上の長期成績. 骨・関節・靱帯 13：47-52, 2000
9) 藤原一夫, 三谷 茂, 遠藤恭介, 他：Charnley 式人工股関節置換術 10～33 年の長期成績. 整・災外 13：47-52, 2007
10) Kobayashi S, Saito N, Horiuchi H, et al：Poor bone quality or hip structure as risk factors affecting survival of total-hip arthroplasty. Lancet 355：1499-1504, 2000
11) Schmalzried TP, Jasty M, Harris WH：Periprosthetic bone loss in total hip arthroplasty. Polyethylene wear debris and the concept of the effective joint space. J Bone Joint Surg 74-A：849-863, 1992
12) Shen G：Femoral stem fixation. An engineering interpretation of the long-term outcome of Charnley and Exeter stems. J Bone Joint Surg 80-B：754-756, 1998
13) Scheerlinck T, Casteleyn PP：The design features of cemented femoral hip implants. J Bone Joint Surg 88-B：1409-1418, 2006
14) Kobayashi S, Eftekhar NS, Terayama K, et al：Primary Charnley total hip arthroplasty：a comparison of American and Japanese cohort followed for 10-20 years. J Arthroplasty 16：340-350, 2001
15) Judet R, Siguier M, Brumpt B, et al：A noncemented total hip prosthesis. Clin Orthop Relat Res 137：76-84, 1978
16) Lord GA, Hardy JR, Kummer FJ：An uncemented total hip replacement：experimental study and review of 300 madreporique arthroplasties. Clin Orthop Relat Res 141：2-16, 1979
17) Bourne RB, Rorabeck CH, Patterson JJ, et al：Tapered titanium cementless total hip replacements：a 10- to 13-year follow up study. Clin Orthop Relat Res 393：112-120, 2001
18) Vervest TM, Anderson PG, Van Hout F, et al：Ten to twelve-year results with the Zweymuller cementless total hip prosthesis. J Arthroplasty 20：362-368, 2005
19) Engh CA Jr, Claus AM, Hopper RH Jr, et al：Long-term results using the anatomic medullary locking hip prosthesis. Clin Orthop Relat Res 393：137-146, 2001
20) Steven M, Kurtz SM, Gawel HA, et al：History and systematic review of wear and osteolysis outcomes for first-generation highly crosslinked polyethylene. Clin Orthop Relat Res 469：2262-2277, 2011
21) Engh CA Jr, Stepniewski AS, Ginn SD, et al：A randomized prospective evaluation of outcomes after total hip arthroplasty using cross-linked marathon and non-cross-linked Enduron polyethylene liners. J Arthroplasty 21：17-25, 2006
22) D'Antonio JA, Manley MT, Capello WN, et al：Five-year experience with Crossfire highly cross-linked polyethylene. Clin Orthop Relat Res 441：143-150, 2005
23) 大西啓靖, 金 石哲, 銅川博文, 他：crosslink polyethylene の基礎. 関節外科 22：45-53, 2003
24) Fritsh EW, Gleitz M：Ceramic femoral head fractures in total hip arthroplasty. Clin Orthop Relat Res 328：129-136, 1996
25) D'Antonio JA, Capello WN, Manley MT, et al：A titanium-encased alumina ceramic bearing for total hip arthroplasty：3- to 5-year results. Clin Orthop Relat Res 441：151-158, 2005
26) Sexton SA, Yeung E, Jackson MP, et al：The role of patient factors and implant position in squeaking of ceramic-on-ceramic total hip replacements. J Bone Joint Surg 93-B：439-442, 2011
27) Berry DJ, von Knoch M, Schleck CD, et al：Effect of femoral head diameter and operative approach on risk of dislocation after primary total hip arthroplasty. J Bone Joint Surg 87-A：2456-2463, 2005
28) Amstutz HC, Le Duff MJ, Beaulé PE：Prevention and treatment of dislocation after total hip replacement using large diameter balls. Clin Orthop Relat Res 429：108-116, 2004
29) MacDonald SJ, McCalden RW, Chess DG, et al：Metal-on-metal versus polyethylene in hip arthroplasty：a randomized clinical trial. Clin Orthop Relat Res 406：282-296, 2003
30) De Haan R, Pattyn C, Gill HS, et al：Correlation between inclination of the acetabular component and metal ion levels in metal-on-metal hip resurfacing replacement. J Bone Joint Surg 90-B：1291-1297, 2008
31) Willert HG, Buchhorn GH, Fayyazi A, et al：Metal-on-metal bearings and hypersensitivity in patients with artificial hip joints. A clinical and histomorphological study. J Bone Joint Surg 87-A：28-36, 2005
32) Langton DJ, Joyce TJ, Jameson SS, et al：Adverse reaction to metal debris following hip resurfacing：the influence of component type, orientation and volumetric wear. J Bone Joint Surg 93-B：164-171, 2011
33) Daniel J, Pynset PB, McMinm DJ：Metal-on-metal resurfacing of the hip in patients under the age of 55 years with osteoarthritis. J Bone Joint Surg 86-B：177-184, 2004
34) Savarino L, Greco M, Cenni E, et al：Differences in ion release after ceramic-on-ceramic and metal-on-metal total hip replacement. Medium-term follow-up.

J Bone Joint Surg 88-B：472-476, 2006
35) Herrera L, Lee R, Jason Longaray J, et al：Hip simulator evaluation of the effect of femoral head size on sequentially cross-linked acetabular liners. Wear 263：1034-1037, 2007
36) Kelly NH, Rajadhyaksha AD, Wright TM, et al：High stress conditions do not increase wear of thin highly crosslinked UHMWPE. Clin Orthop Relat Res 468：418-423, 2010

（藤原一夫）

## e コンピュータ支援手術

### 1）ナビゲーションシステム

　股関節のコンピュータ支援手術で現在最も広く利用されているものの1つにナビゲーションシステム（以下ナビ）がある．人工関節分野におけるナビは股関節，膝関節で主に使用され正確な手術を可能にする手段として注目されている．

　インプラント設置の正確性は良好な長期成績につながり，特に人工股関節においては術後脱臼の防止や正しい脚長補正の達成が可能となる．良好な術後可動域に必要な理想的設置角はわずか数度程度の誤差しか許容されないことが報告されている．しかし人工股関節のカップ設置において，マニュアル操作では経験を積んだ術者でも大きなばらつきが発生することが明らかになっている[1]．

　熟練した「整形外科医の目」の精度を超え，設置の誤差を最小限に抑えるツールとしてナビは開発され，マニュアルでの手術と比較し有意にばらつきを抑えることが可能となっている[2,3]．また，術中に提示される3次元情報は経験の少ない医師にとってきわめて有効な情報であり，教育ツールとしての役割も果たしている．特に最近広く行われているMIS（minimally invasive surgery）のような限られた視野での手術や，わが国に多い臼蓋形成不全をベースとした高度変形を有する症例において，正しく利用すればインプラントの正確な設置の助けとなる有効な技術である．

#### （1）種類

**❶CTベースナビゲーション**

　術前に撮影された患者のCT画像をもとに股関節の骨表面モデルを作成し，その3次元データを利用する方法で，術前に個々の症例に合わせた最適なインプラントのサイズおよび設置位置を計画可能である（図Ⅵ-121）．わが国では，このCT

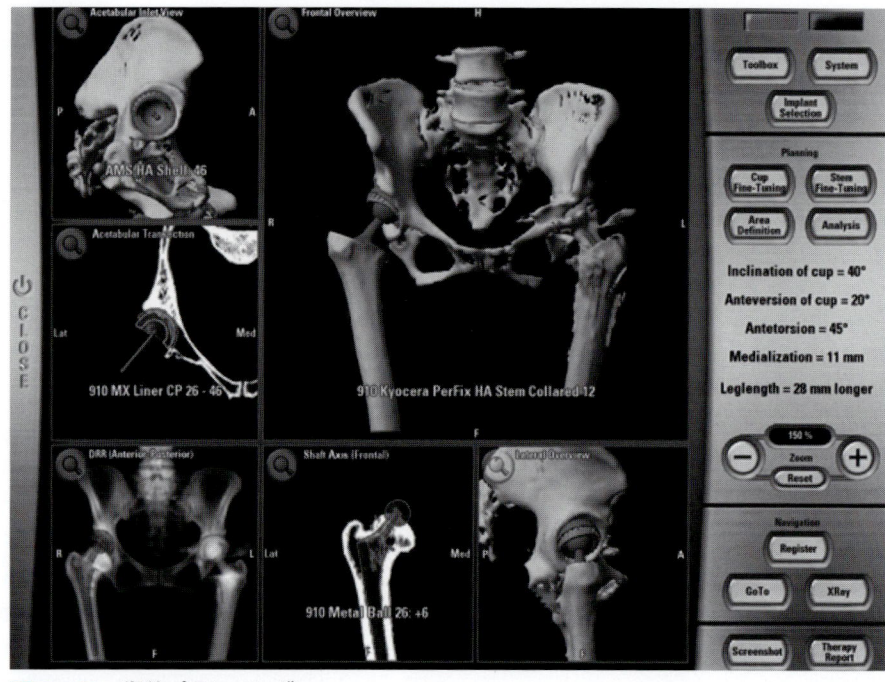

図Ⅵ-121　術前プランニング

ベースナビが最も普及しており，当科でも採用しているシステムである．

術前には両側の股関節から膝関節までのCTを撮像し，カップとステムの設置位置，角度を3次元的に計画しておく．また術前計画では，術中にコンピュータ上で実際の骨と，術前に用意したCTデータとを合わせ込むステップ（レジストレーション）のために使用する特徴点を設定しておく．患者情報としてのCTから構築された骨の表面形状データと，術野に実際に存在している骨盤の表面形状を術中にコンピュータ画面上で一致させる作業を行う．このレジストレーションには，ランドマークマッチング法，サーフェイスマッチング法，フルオロマッチング法などの方法がある．レジストレーションを行っても，実際の空間とコンピュータ上の空間を完全に一致させることは困難である．しかし，この際に発生するレジストレーション誤差が許容範囲内であれば，その誤差を術者が頭である程度補正しつつ，その判断基準は実際の空間での股関節-インプラント相対位置の関係は，コンピュータ画面上でのCTから構築された股関節-インプラント相対位置の関係へとシフトされ，一定の座標軸を骨盤に対して定義することで，インプラント設置の角度および距離がコンピュータ画面上で数値化されて提示される．

❷ CTフリーナビゲーション

術前のCT撮影を行わず，術中のみの参照点をもとに設置角や設置位置を決定する方法である．わが国では現在AESCULAP社のOrthopilotが使用されている．臼蓋側の基準面であるAPP (anterior pelvic plane，両上前腸骨棘と恥骨結節を結ぶ面)を決定し，それをもとにカップの外方開角，前方開角が決定される．また大腿骨側も同様に，表面設定できる特徴点をもとに大腿骨軸を決定し，インプラントのアライメントおよび脚長差，オフセットなどが決定できる．

(2) 適応

現在，国内外で広く使用されているBrainLAB社製Vector Vision® HipはCTベースのナビゲーションシステムであり，CTデータが取得できる初回人工股関節置換術(total hip arthroplasty；THA)症例は，ほぼすべての症例が適応となる．当科で現在使用中のVector Vision® Hip (Version 3.5.2)はフルオロマッチング法とランドマークマッチング法が選択可能なシステムである．

フルオロマッチング法は透視装置により骨の輪郭が抽出可能な症例であれば再置換術例や，股関節固定術後や強直股などにも適応がある．高齢者や骨粗鬆症の強い股関節は，透視画像で骨表面の形状を抽出することが困難であるため誤差が大きくなる傾向があり，適応外となることがある．一方ランドマークマッチング法は特定のレジストレーションポイントを正確にとることのできる症例に対しすべて適応となる．変形がきわめて高度で，特徴点群の決定が困難な症例や，対側にインプラントが入っているものでCTでのアーチファクトによりレジストレーションポイントによる骨表面形状の作成が困難な症例は誤差が大きくなるため要注意である．

(3) 術前計画

従来から行われてきた両股関節正面X線写真からの術前計画は，2次元テンプレートを使用するが，臼蓋の奥行きや前後径は術中に判断せざるをえないため，高度変形症例には正確な計画が困難であった．その後，CTからのデータを処理する3次元テンプレートの使用が可能となり3方向からのスライス情報を参考にして適合性を術前に評価可能となった．さらにVector Vision® Hipはボリュームレンダリングにより，術前に3次元的に設置位置(設置角，設置位置，設置深度)を把握することが可能となった．また，カップの設置角は臥位と立位の骨盤傾斜を考慮し決定している[4]．

(4) 手術の実際

❶ アプローチ

当科では主としてlateral transmuscular アプローチにより行っているが，ナビ併用THAはどのアプローチにも適応がある．皮切は大転子近位端を中心とし，体軸に対し約30°傾け，近位に約5 cm，遠位に約3〜5 cmの全長約10 cmで行っている．大腿筋膜の切開線は皮切とほぼ同位置

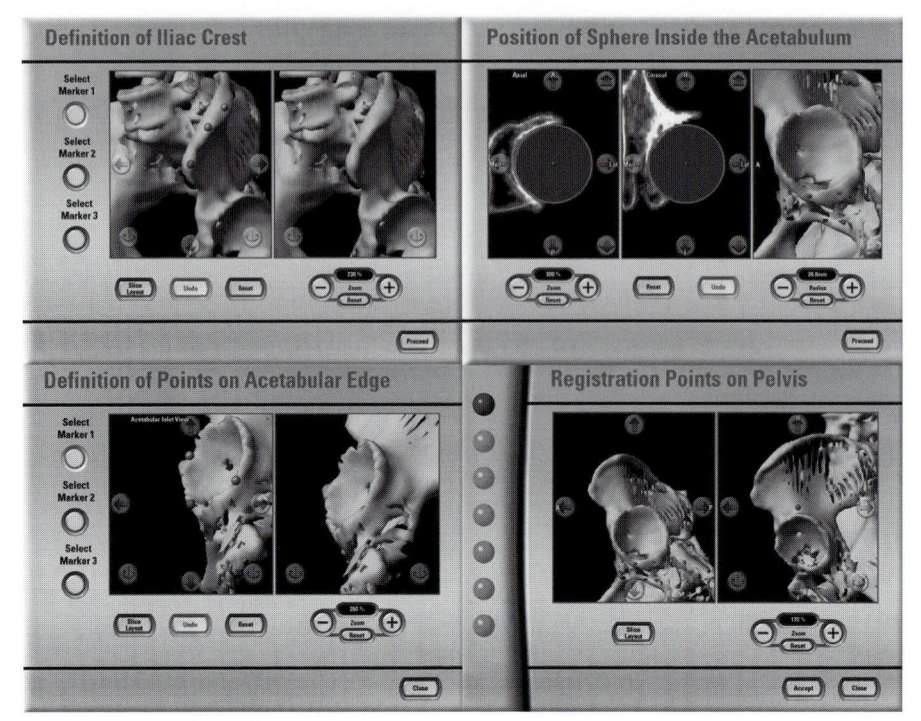

図Ⅵ-122　ランドマークマッチング

で，皮切よりもわずかに大きくしている．外側広筋および中殿筋は前方約1/3を大転子から一塊として剝離する．関節包を展開した後に，前方関節包は切除する．肥厚した前方関節包はインピンジメントの原因となる可能性があるためである．骨頭を切除後，臼蓋頭側に2本のネイルレトラクターを刺入する．閉鎖孔にホーマン鉤を1本かけ遠位方向へ引くが，視野が得にくい場合には閉鎖孔にホーマン鉤をもう1本かけ，遠位前方および遠位後方へ引くと良好な視野が得られる．

❷臼蓋用トラッカー設置

フルオロマッチング法を使用する場合は，皮切を加える前に腸骨稜に2本のピンを刺入し臼蓋用トラッカーを設置する．ランドマークマッチング法，サーフェイスマッチング法ともに以前はこの位置に設置していたが，術中に開創器とトラッカーが干渉することがあった．また，手術創とは別の皮切を加えることにもなり，侵襲が増大する．現在は，臼蓋頭側のネイルレトラクターの間に2本のハーフピンを腸骨外板から刺入する方法を選択している．トラッカーの土台となるハーフピンおよびトラッカーとの間をつなぐコネクターがゆるむと，基準となる座標軸が完全にずれる結果となるためきわめて重要である．

❸レジストレーション

ランドマークマッチング法：特徴的な形状を持つエリアを中心にレジストレーションポイントを術前計画で設定しておき，術中にポインターで選択した骨表面の点群から，線，面，球の中心などの特徴的な形状を求め，それらのデータを合わせ込む方法である（図Ⅵ-122）．

フルオロマッチング法：透視装置を使用し股関節周囲の特徴的な形状を2方向から撮影し，その画像の輪郭を抽出し，術前のCTデータから得られた骨の表面形状と合わせ込む方法である（図Ⅵ-123A, B）．ランドマークマッチング法よりも広範囲の参照点が得られるため精度が向上する．また，高度変形症例では前述のランドマークマッチング法の精度低下を認めるが，本法では透視による輪郭がクリアに抽出可能であれば精度は低下しない．しかし，骨粗鬆症などにより骨質の悪い症例は透視による輪郭抽出が困難でフルオロマッ

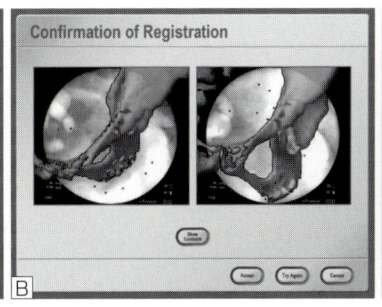

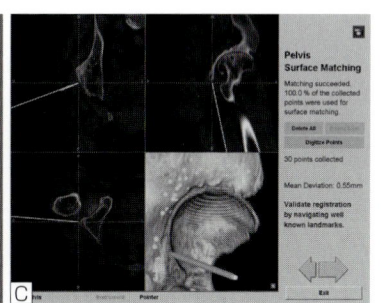

**図Ⅵ-123 レジストレーション**
A：フルオロマッチング(輪郭評価)，B：フルオロマッチング(表面モデル)，C：サーフェイスマッチング

チングの精度低下を認めるため，ランドマークマッチング法を選択することもある。

当科では主にこの2種類の方法を使用するBrainLAB社のVecter Vision® Hipシステムを使用している。これらの操作は骨盤が安定し，透視の操作がしやすいように仰臥位で行い，レジストレーション完了後に側臥位で固定し手術を行う。

サーフェイスマッチング法：術前に指定してある骨表面の位置や数点の特徴点に対し，術中に骨表面をポイントすることでその特徴的な形状を合わせ込む方法である。Stryker社のナビがこの方法である(図Ⅵ-123C)。

❹レジストレーション精度評価

上記のレジストレーション後に残差が表示される。2 mm以内であれば次に進み，それを超える場合には最初に戻り再度レジストレーションを行う。その後，ポインターを使い位置誤差のチェックを行う。臼底，涙痕下端，臼蓋前・上・後縁，上前腸骨棘などを確認し，ずれの方向と程度を把握する。

❺カップ設置

目的の位置までリーミングが完了したら，カップ設置へと移る。前外側アプローチによるMISの場合は大腿骨の近位が打ち込み器と干渉することで，前方開角・外方開角ともに大きくなりやすいために注意が必要である。また，カップをフォルダーから外す際にもカップの設置角が変わることがあるため注意が必要である。ナビゲーション画面上には前方開角・外方開角が示される(図Ⅵ-124)が，トラッカーのゆるみや赤外線反射球の汚れなどがあると，正しい値が表示されないことがある。さらに，THAのカップ固定においてプレスフィット時とスクリュー固定後とを比較するとカップ設置角が変化することがあるため注意が必要である[5,6]。

(5)大腿骨側ナビゲーション

大腿骨側のナビゲーションは臼蓋側ほど普及していない。ステムの設置において，通常の手技で前後，左右のアライメント不良は発生しにくく，ストレート形状のステムであればなおさらであること，またナビゲーションを使用する際のトラッカーを大腿骨遠位に設置するシステムが主流のため，股関節から離れた部位に追加での侵襲を加える必要がでてくるなどの欠点があるためである。ただし正確な脚長補正，オフセットの再建には有用な手段である。なお，大腿骨近位部にトラッカーを設置する方法も報告されており[7]，低侵襲化へ向けた改善が期待される。

**2)ロボット手術**

人工関節手術は，術前計画に従い正確な位置にインプラントを設置することが求められる手術であり，前述のナビによる設置はきわめて有効な方法である。ただし，リーマーの使用や，打ち込み時のハンマーにより，精度の低下を招く結果となる。

これまでに整形外科分野ではROBODOC®に代表される人工関節骨切除ロボットの実用化の例がある(図Ⅵ-125)。BargarらはROBODOC®を使用することで，徒手よりもTHAの設置精度が

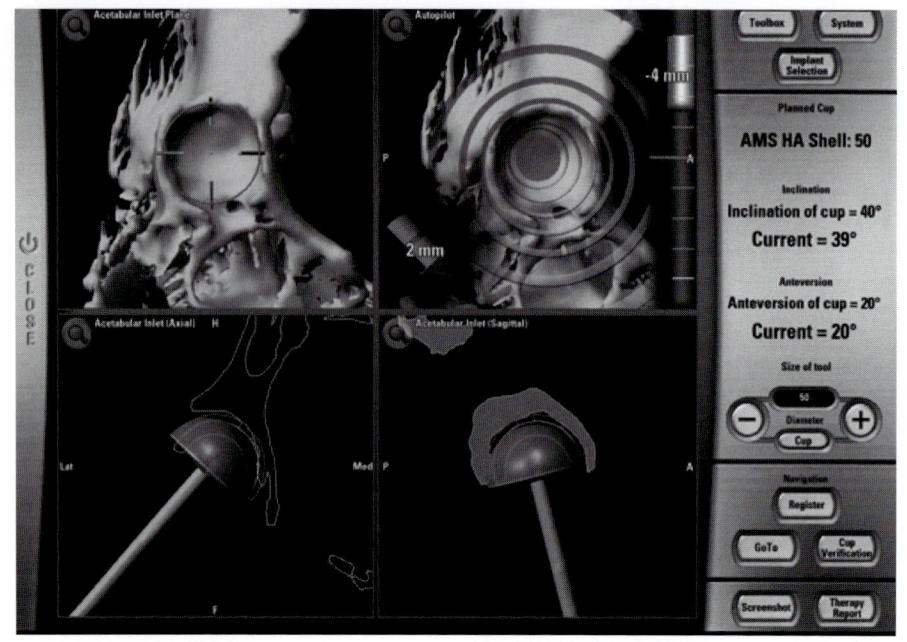

図Ⅵ-124　カップ設置

優れていたと報告した[8]．しかし，通常は広いワーキングスペースが必要なため皮切が大きくなることや，準備やセッティングの時間が必要であること，侵襲の大きさや，神経損傷などの合併症により使用が中断されていたが，ここにきて使用方法の工夫や，FDA（アメリカ食品医薬品局）により認可されたことを受け，韓国での販売が開始されている．

近年，人工関節は低侵襲での手術が広く行われるようになっており，限られた空間で動作可能な自由度の高いロボットの開発が期待される．

## おわりに

ナビやロボットなどのコンピュータ支援手術は正確な設置を目的とするならば，きわめて有効な手段である．ただし使用方法を誤ると間違った情報に基づいた手術となる．特にナビは，表示に盲目的に従ってさえいれば正確な結果が得られるというツールではなく，常に実空間との間に発生する誤差に注意しつつ，現在の表示が間違っていないという確認を続けることで，熟練した整形外科医に匹敵するインプラント設置が可能となる強力

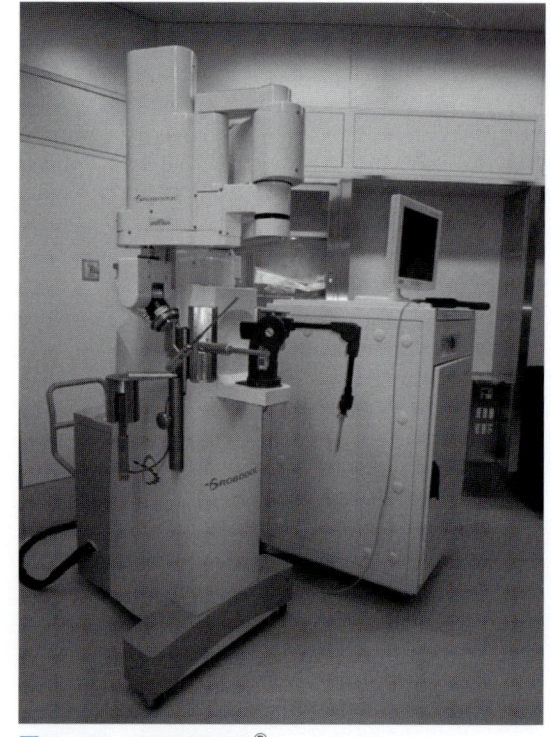

図Ⅵ-125　ROBODOC®

なサポートツールである.特性を熟知し正しく使用することで理想的な設置が可能となる.

**文献**

1) Hassan DM, Johnston GH, Dust WN, et al：Accuracy of intraoperative assessment of acetabular prosthesis placement. J Arthroplasty 13：80-84, 1998
2) Haaker RG, Tiedjen K, Ottersbach A, et al：Comparison of conventional versus computer-navigated acetabular component insertion. J Arthroplasty 22：151-159, 2007
3) Kalteis T, Handel M, Bäthis H, et al：Imageless navigation for insertion of the acetabular component in total hip arthroplasty：is it as accurate as CT-based navigation? J Bone Joint Surg 88-B：163-167, 2006
4) 藤原一夫, 三谷 茂, 遠藤裕介, 他：CTベースナビゲーションシステムでの骨盤傾斜角を考慮した前方開角設定. Hip Joint 35：578-582, 2009
5) 三谷 茂, 遠藤裕介, 藤原一夫, 他：THAセメントレスカップのスクリュー固定前後での角度変化─ナビゲーションを用いた計測. 整・災外 50：1025-1030, 2007
6) Hadjari MH, Hollis JM, Hofmann OE, et al：Initial stability of porous coated acetabular implants. The effect of screw placement, screw tightness, defect type, and oversize implant. Clin Orthop Relat Res 307：117-123, 1994
7) Kitada M, Nakamura N, Iwana D, et al：Evaluation of the accuracy of computed tomography-based navigation for femoral stem orientation and leg length discrepancy. J Arthroplasty 26：674-679, 2011
8) Bargar WL, Bauer A, Börner M, et al：Primary and revision total hip replacement using the Robodoc system. Clin Orthop Relat Res 354：82-91, 1998

〈藤原一夫〉

# 2 膝の変形性関節症

## 総論

### a 原因・病態

わが国においても,加齢変化を基盤とした変形性膝関節症の頻度は加速度的に増加している[1].変形性膝関節症の発症を予防し,症状の進行を抑制するためには,変形性膝関節症の危険因子(原因)と細胞生物学的・生化学的・組織学的特徴(病態)を詳細に解析する必要がある.

これまでに変形性膝関節症に対するさまざまな研究が実施され,その原因と病態が部分的に明らかとなっている.本項では,疫学調査により判明した「変形性膝関節症の原因」と,基礎医学研究により推定される「変形性膝関節症の病態」について概説する.

#### 1)原因

これまでの疫学調査から,変形性膝関節症の危険因子として,加齢・女性・肥満・重労働・膝外傷歴などが関与するものと考えられる[1].また,遺伝子相関解析から変形性膝関節症の疾患感受性遺伝子として,growth and differentiation factor (GDF)-5・HLA class Ⅱ/Ⅲ領域などにおける一塩基多型(single nucleotide polymorphism；SNP)が同定されている[2].

**(1) 年齢・性別**

過去のいずれの疫学調査においても,変形性膝関節症の頻度は加齢とともに増加している.また,50歳以降では女性において男性の1.5～2倍の有病率であり,その頻度は70歳代で60％,80歳代で80％以上に達するとの報告も認める[3].総合的に判断すると,50歳以降では加齢により変形性膝関節症をきたす可能性が増し,女性であることは変形性膝関節症発症の危険因子であると考えられる.

**(2) 人種**

米国における疫学調査では,変形性膝関節症に関して黒人女性は白人女性の2.8倍,黒人男性は白人男性の1.4倍の危険度であるとしている[4].また,日本人女性は白人女性に比較して変形性膝関節症発症の危険度が1.9倍高いとの報告も認める[5].しかし,疫学調査方法が一定ではなく,これまでのところ人種間での変形性膝関節症発生率の著しい違いは認めないものと考える.

**(3) 肥満**

body mass index(BMI)を指標とした肥満と変形性膝関節症には有意な関連性を認める.米国での調査において,BMIが30以上の場合は,女性

で 3.9 倍，男性で 4.8 倍危険度が増加する[4]。オランダでは，BMI が 23 以上で 1.6 倍，25 以上で 3.8 倍に危険度が増すと報告されている[6]。また，わが国での疫学調査においても BMI が 25 以上の場合，女性で 3.1 倍，男性で 2.6 倍に危険度が増加するとしている[3]。

### (4) 職業・生活様式・運動

重労働や膝の屈伸を繰り返す仕事では，変形性膝関節症の発生率が有意に高いとする報告がみられる[7]。また，日本の生活様式で繰り返されるしゃがみこみ動作は，変形性膝関節症を増加させることが明らかとなっている[8]。運動と変形性膝関節症の関連については，軽度の運動負荷であれば変形性膝関節症への影響は少ないとする報告が多い[9]。

### (5) 膝外傷歴

平均年齢 22 歳の医学生を対象にした 36 年間にわたる追跡調査から，膝外傷の既往がある場合，変形性膝関節症発症の相対危険度は 5.2 に上昇するとしている[10]。同様に，前十字靱帯 (anterior cruciate ligament；ACL) 断裂後 20 年の経過観察により，ACL 再建術群では 14〜20% の頻度で変形性膝関節症を続発するのに対し，ACL 断裂放置群では 60〜100% が変形性膝関節症に至るとの報告も認める[11]。また，半月板切除術後（部分切除，亜全切除，全切除を含む）平均 18 年の経過観察により，半月板切除は変形性膝関節症発症の相対危険度を 2.6 に増加させることが明らかとなった[12]。そのなかでも，BMI 30 以上の肥満・女性・半月板変性断裂の既往・半月板全切除は，変形性膝関節症とより相関が高かったとしている[12]。

### (6) 膝内外反アライメント・スラスト現象

下肢の機能軸における膝内反・外反アライメントは，それぞれ内側型・外側型変形性膝関節症を有意に進行させ，その危険度はそれぞれ 4.1，4.9 であったとの報告を認める[13]。また，内反膝におけるスラスト現象（歩行立脚期における膝の横揺れ現象）は，変形性膝関節症の進行に関与しており，その相対危険度は 3.1 倍である[14]。

### (7) 遺伝的要因

これまでに，変形性膝関節症の疾患感受性遺伝子が複数確認されているが，これらは変形性膝関節症患者と対照集団での遺伝子多型の頻度を比較する相関解析という研究手法により同定された。細胞外基質構成蛋白の一種であるアスポリンの遺伝子相関解析の結果，アスパラギン酸の 14 回繰り返し配列が変形性膝関節症と強い相関をもつことが明らかとなった[15]。また，transforming growth factor (TGF)-$\beta$ スーパーファミリーに属する成長因子 GDF-5 において，5' 非翻訳領域に存在する SNP が変形性膝関節症の発症に関与することも報告されている[16]（詳細は，コラム「変形性関節症の病態究明」を参照⇒ 220 頁）。

### (8) その他

大腿四頭筋力の低下はスラスト現象とも相関があり，変形性膝関節症における病期進行の危険因子と考えられている[1,3]。その他，骨密度・性ホルモン・微量栄養素・喫煙習慣など，変形性膝関節症との相関を示唆する危険因子も報告されているが，一定の見解が得られておらず不明の点も多い。

今後は，疫学調査および遺伝子相関解析から明らかとなった変形性膝関節症の危険因子を，変形性膝関節症の早期診断に活用していく必要がある。また，これら危険因子の組み合わせから，変形性膝関節症の発症時期，および進行の程度が予想できるようなシステムを構築することが急務であると考える（図Ⅵ-126）。

## 2) 病態

変形性膝関節症は，膝関節軟骨および半月板などの膝関節構成体の退行性変化と，それに続発する関節軟骨・骨の破壊および増殖性変化の結果生じる疾患である。このため変形性膝関節症においては，病態が進行するにつれて膝関節軟骨の摩耗・線維化 (fibrillation)・侵食 (erosion)・亀裂 (fissure)・剝離 (delamination)・脱落・欠損・象牙質化 (eburnation) を起こす（図Ⅵ-127）。また，変形性膝関節症が進行すると，滑膜組織の炎症・半月板の変性および断裂・骨棘・骨嚢腫・関節内遊離体などの病変が誘導される[17]。

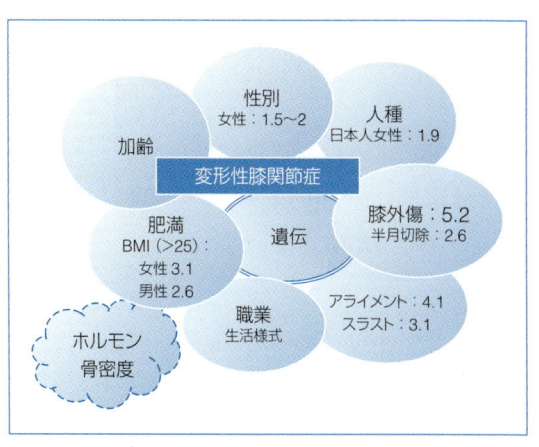

図Ⅵ-126　変形性膝関節症の原因と相対危険度
変形性膝関節症発症の危険因子。数字は相対危険度を表す。複数の因子が変形性膝関節症の発症・進行に関与しており，これらを総合的に診断・治療に活用することが期待される。

### (1) 関節軟骨

関節軟骨(articular cartilage)は，細胞成分である軟骨細胞(chondrocyte)と周囲の細胞外基質(extracellular matrix；ECM)により構成される。関節軟骨に神経・血管系組織は分布しておらず，その大部分を水分が主体となるECMが占める。Ⅱ型コラーゲンやプロテオグリカンなどのECM蛋白が層をなし水分を保持することで，関節軟骨への圧迫・剪断などのメカニカルストレスを分散・吸収している[17]。加齢により軟骨細胞の増殖能・ECM産生能・分化能などが低下し，さらにECMの分解が進行すると，関節軟骨の構造が脆弱化するとともに機能が低下する。また，半月板の変性・靱帯組織の脆弱化・膝関節周囲筋力の低下などの加齢変化が，変形性膝関節症の病態形成に対して相乗的に作用するものと考えられる[18]。

病態形成初期には，機能が低下した膝関節軟骨に対して，その許容範囲を超えるメカニカルストレスが日常的に負荷されることにより，軟骨細胞からマトリックスメタロプロテアーゼなどの蛋白分解酵素が分泌され，軟骨組織ECMの破壊が進行する[19]。続いて，生体防御反応としての軟骨細胞増殖(クラスター形成)，未熟なECM産生の亢進が認められるが，最終的に関節軟骨は摩耗・菲薄化し，軟骨下骨が露出し骨硬化をきたす。その結果，変形性膝関節症の臨床像である膝関節の疼痛・腫脹・変形・可動域制限・動揺性などの多彩な病態を呈する[17, 18]。

### (2) 軟骨細胞

軟骨組織はその分化段階と役割に応じて，それぞれ特徴的な構造をもつ。四肢の誘導に継ぐ間葉系細胞凝集から成長軟骨帯の閉鎖まで，その形態を変化させながらも各細胞の遺伝子発現は厳密にコントロールされている。また，関節軟骨としての生涯にわたる形態維持，および変形性膝関節症における軟骨細胞の脱分化・再分化など，その機能と役割は多岐にわたる[20]。

現在，間葉系細胞凝集・軟骨細胞分化・関節軟骨の形質維持において，Sry-type HMG box (Sox) 9をはじめとする転写因子と，その機能を修飾するコファクターや細胞内シグナルが，重要な働きを担うことが明らかとなっている(図Ⅵ-128)[20-22]。Sox9はHMGドメインを有するDNA結合型転写因子で，Sox5/6とともに軟骨細胞分化を制御することが知られている[23, 24]。また，Sox9はⅡ・Ⅸ・Ⅺ型コラーゲン，アグリカン，cartilage link protein, COMP, CD-RAPなどの軟骨組織に特異的な遺伝子の発現を制御することが，これまでに確認されている。

一方，骨芽細胞分化に必須とされるrunt-related gene (Runx) 2は，軟骨細胞分化後期だけではなく間葉系細胞凝集期においても重要な働きをもつことが報告されている[25]。また，Runx2を関節軟骨細胞に強制発現させると関節癒合を引き起こすため，膝関節形成におけるRunx2の重要性が示唆される[26]。変形性膝関節症では，関節軟骨の周辺部に異常な骨形成を伴うことが多く，本来ならSox9の統制下にある関節軟骨細胞においてその形質維持機構が破綻し，何らかのかたちでRunx2による制御機構が賦活化することにより，異常な分化過程を強いられている可能性がある[20]。

今後は，複数の転写因子による制御バランスが，変形性膝関節症の発症と進行にどのように関与しているかを解明することで，変形性膝関節症の予防・診断・治療につながる新たな治療戦略が

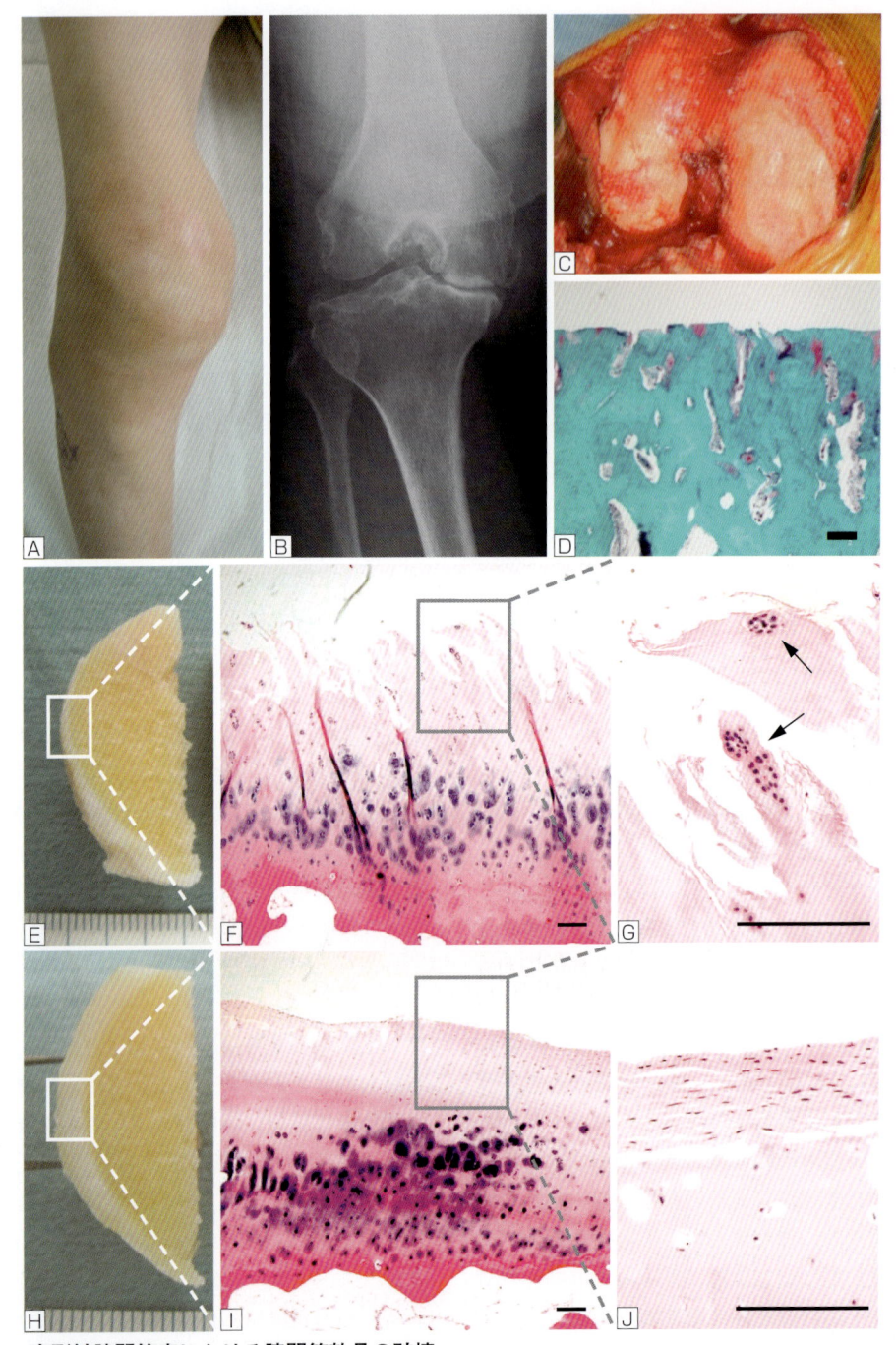

**図Ⅵ-127 変形性膝関節症における膝関節軟骨の破壊**

A：右変形性膝関節症(72歳，女性)；膝関節伸展制限を認める．
B：単純X線像(Rosenberg撮影)；内側関節裂隙の狭小化・軟骨下骨の骨硬化・骨棘形成・内反アライメントを認める．
C：大腿骨顆部外観(人工膝関節置換術時)；内顆の象牙質化(eburnation)，外顆の軟骨破壊を認める．
D：内顆サフラニンO染色；関節軟骨の消失，軟骨下骨の露出を認める．
E，F，G：大腿骨内後顆部；(E)関節軟骨の摩耗，(F)関節軟骨表面の線維化(fibrillation)，(G)軟骨細胞のクラスター形成(矢印)
H，I，J：大腿骨外後顆部；(H)関節軟骨は残存している，(I)関節軟骨構造の不整，(J)軟骨表層細胞
(F，G，I，J：ヘマトキシリン・エオジン染色)(Bars：200μm)

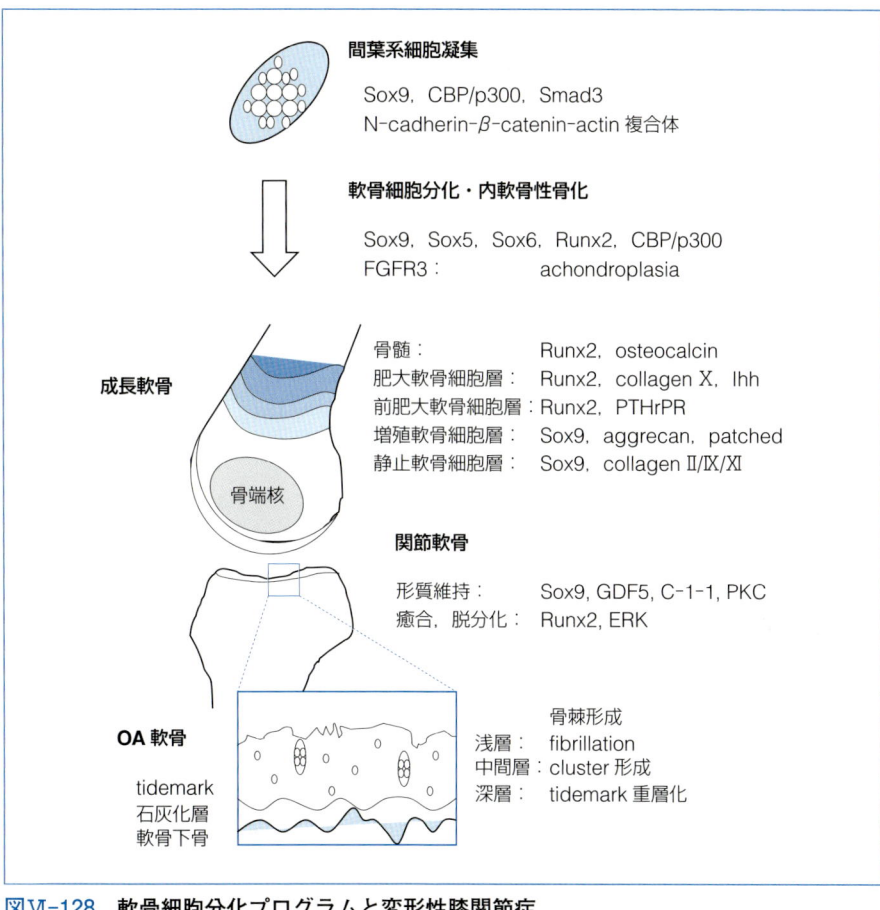

**図Ⅵ-128　軟骨細胞分化プログラムと変形性膝関節症**
間葉系細胞凝集にはじまる軟骨細胞分化，および関節軟骨の形成・形質維持において，転写因子Sox9とその機能を修飾する因子が重要な働きをもつ．変形性膝関節症における関節軟骨変性は，表層のfibrillationにはじまり，病変が深部に達するとtidemarkの重層化なども観察される．
(古松毅之, 浅原弘嗣：OAと軟骨細胞分化. 医学のあゆみ 211：299-302, 2004 より)

構築されるものと考える．

### 文献

1) 大森　豪：変形性膝関節症の疫学要因. 古賀良生(編)：変形性膝関節症―病態と保存療法, pp69-85, 南江堂, 2008
2) 池川志郎：ゲノム解析による変形性関節症の病態解明. THE BONE 23：31-34, 2009
3) 大森　豪：疫学調査からみた危険因子と生活指導. 関節外科 29：1000-1006, 2010
4) Anderson JJ, Felson DT：Factors associated with osteoarthritis of the knee in the first national Health and Nutrition Examination Survey (HANES I). Evidence for an association with overweight, race, and physical demands of work. Am J Epidemiol 128：179-189, 1988
5) Yoshida S, Aoyagi K, Felson DT, et al：Comparison of the prevalence of radiographic osteoarthritis of the knee and hand between Japan and the United States. J Rheumatol 29：1454-1458, 2002
6) Schouten JS, van den Ouweland FA, Valkenburg HA：A 12 year follow up study in the general population on prognostic factors of cartilage loss in osteoarthritis of the knee. Ann Rheum Dis 51：932-937, 1992
7) Anderson JA：Arthrosis and its relation to work. Scand J Work Environ Health 10：429-433, 1984
8) Yoshimura N, Nishioka S, Kinoshita H, et al：Risk factors for knee osteoarthritis in Japanese women：heavy weight, previous joint injuries, and occupational activities. J Rheumatol 31：157-162, 2004
9) Panush RS, Hanson CS, Caldwell JR, et al：Is running associated with osteoarthritis? An eight-year follow-

up study. J Clin Rheumatol 1：35-39, 1995
10) Gelber AC, Hochberg MC, Mead LA, et al：Joint injury in young adults and risk for subsequent knee and hip osteoarthritis. Ann Intern Med 133：321-328, 2000
11) Louboutin H, Debarge R, Richou J, et al：Osteoarthritis in patients with anterior cruciate ligament rupture：a review of risk factors. Knee 16：239-244, 2009
12) Englund M, Lohmander LS：Risk factors for symptomatic knee osteoarthritis fifteen to twenty-two years after meniscectomy. Arthritis Rheum 50：2811-2819, 2004
13) Sharma L, Song J, Felson DT, et al：The role of knee alignment in disease progression and functional decline in knee osteoarthritis. JAMA 286：188-195, 2001
14) Chang A, Hayes K, Dunlop D, et al：Thrust during ambulation and the progression of knee osteoarthritis. Arthritis Rheum 50：3897-3903, 2004
15) Kizawa H, Kou I, Iida A, et al：An aspartic acid repeat polymorphism in asporin inhibits chondrogenesis and increases susceptibility to osteoarthritis. Nat Genet 37：138-144, 2005
16) Miyamoto Y, Mabuchi A, Shi D, et al：A functional polymorphism in the 5' UTR of GDF5 is associated with susceptibility to osteoarthritis. Nat Genet 39：529-533, 2007
17) Mankin HJ, Grodzinsky AJ, Buckwalter JA：Articular cartilage and osteoarthritis. In：Einhorn TA, O'Keefe RJ, Buckwalter JA (eds)：Orthopaedic Basic Science：Foundations of clinical practice, Third Edition, pp161-174, AAOS, Rosemont, 2007
18) 内尾祐司：膝OAの定義. 岩谷 力（監修）：変形性膝関節症の保存的治療ガイドブック, 改訂版, pp16-26, メディカルレビュー社, 2006
19) Tetsunaga T, Nishida K, Furumatsu T, et al：Regulation of mechanical stress-induced MMP-13 and ADAMTS-5 expression by RUNX-2 transcriptional factor in SW1353 chondrocyte-like cells. Osteoarthritis Cartilage 19：222-232, 2011
20) 古松毅之, 浅原弘嗣：OAと軟骨細胞分化. 医学のあゆみ 211：299-302, 2004
21) 古松毅之：Sox9による軟骨細胞分化調節機構. 関節外科 27：146-147, 2008
22) Furumatsu T, Asahara H：Histone acetylation influences the activity of Sox9-related transcriptional complex. Acta Med Okayama 64：351-357, 2010
23) Akiyama H, Chaboissier MC, Martin JF, et al：The transcription factor Sox9 has essential roles in successive steps of the chondrocyte differentiation pathway and is required for expression of Sox5 and Sox6. Genes Dev 16：2813-2828, 2002
24) Ikeda T, Kamekura S, Mabuchi A, et al：The combination of SOX5, SOX6, and SOX9 (the SOX trio) provides signals sufficient for induction of permanent cartilage. Arthritis Rheum 50：3561-3573, 2004
25) Stricker S, Fundele R, Vortkamp A, et al：Role of Runx genes in chondrocyte differentiation. Dev Biol 245：95-108, 2002
26) Ueta C, Iwamoto M, Kanatani N, et al：Skeletal malformations caused by overexpression of Cbfa1 or its dominant negative form in chondrocytes. J Cell Biol 153：87-100, 2001

〈古松毅之〉

## b 症状・臨床所見・分類

### 1）症状

　発症初期にははっきりとした疼痛に先立って，膝のこわばりや不快感が感じられることが多い。こわばり感は朝の起床時や長時間の坐位の後の動き始めに感じられるが，しばらく動いているうちに消失していることが多い。そのうち立ち上がりの際や歩き始めの疼痛（starting pain）を訴えるようになってくる。いったん歩行を始めると疼痛は軽快するが，長時間歩行すると再度出現する。ほとんどの症例は内側の大腿脛骨関節面に病変がある内側型であり，疼痛も膝関節の内側に存在することが多い。また，膝蓋骨周辺の疼痛や膝窩部の張りを訴えることもある。関節病変が進行すると歩行や階段昇降の動作中にも持続的な疼痛を自覚するようになる。末期になってくると夜間安静時などにも疼痛を自覚することがある。関節痛が強くなってくると，疼痛回避性歩行（antalgic gait）をきたし，移動時に手すりや杖などの歩行補助具を使用せざるをえなくなってくる[1,2]。しかし，痛みの感じかたには個人差があり，膝の変形が強くても治療の有無にかかわらず，数日で痛みが軽減する患者がいる一方で，何年間も痛みが同じように続いて悪化傾向にある患者も存在する。こういった膝OAの痛みの程度は患者の活動性に依存していることが多く，活動性が高くない時期には痛みは軽減し，患者自身が痛みを誘発する動作を避けることでも痛みは減る[3]。

　膝関節の可動域制限は初期ではほとんど認めず，正座の際に疼痛を感じるなど最大屈曲の制限

が認められる程度である．しかし，関節水腫が出現し始めると完全伸展が制限される．これは伸展時に関節腔の容積が減少するためである．病変が進行してくると周囲の軟部組織の拘縮や骨棘形成によって徐々に制限されてくるが，自然経過のなかで骨性の強直に陥ることはない．まれに突然の嵌頓症状をきたすことがあるが，これは変性した関節半月，増殖した滑膜ひだ，関節内遊離体が関節間に嵌頓するためである．

疼痛や関節可動域制限によって日常生活動作（activities of daily living；ADL）が障害されてくる．小走りや，膝関節の深屈曲を必要とする正座やしゃがみ込みの動作で困難を訴えることが多い．和式トイレや床からの立ち上がりに支障をきたすようになるため，必然的に和式の生活スタイルを洋式へと変えざるをえなくなっていく．階段昇降も障害されることが多い動作である．初期は階段下降時の愁訴が出現し，進行すると昇り降りともに困難となってくる．下肢の疾患であるため最も問題となるのが歩行の障害である．歩行障害の程度は膝変形の進行度と関連している．単純X線で関節裂隙が明らかに狭小化してくる頃には過半数の患者が何らかの制限を受けるようになってくる．さらに進行し，関節裂隙が消失してくる時期になってくると，ほぼ全例で歩行が障害され，生活に大きな支障が出てくる[4]．

### 2）臨床所見

臨床所見としては，関節運動時の軋音，圧痛，他動的運動痛，腫脹あるいは関節水腫，関節腫脹，熱感，可動域制限，変形などが挙げられる．これらの所見はOAの進行につれて合併しやすく，またその程度も増すことが多い．こういった痛みは関節腔内組織由来のものと関節周囲組織由来のものに分けて考えることができる（表Ⅵ-20）．例えば滑膜や関節包は神経分布が豊富であり，ちょっとした圧迫や捻れ，伸張によっても局所的な痛みを伴う．異常な関節の動きや小さな外傷の反復によって靱帯や線維軟骨の断裂・嵌頓を生じると強い痛みの発作をみることもある．一般に末期では炎症性の疼痛や腫脹・水腫は消退し，拘縮

**表Ⅵ-20 膝OAの疼痛発現**

1. 関節腔内組織由来
   a. 関節辺縁の骨軟骨増生による刺激
   b. 関節内線維軟骨や靱帯の退行性変化と断裂，嵌頓
   c. 関節包の伸張
   d. 滑膜組織の介入，捻れ
   e. 二次性滑膜炎
   f. 結晶性炎症
   g. 滑膜，軟骨細胞由来の化学的メディエーターの放散

2. 関節周囲組織由来
   a. 腱，腱膜の刺激
   b. 筋のスパスム
   c. 神経の圧迫
   d. 露出した骨の圧迫
   e. 軟骨下の微細骨折

や変形に伴う機能障害が主症状となる．また，軟骨石灰化症を伴うことが多く，これにより偽痛風としての急性関節炎発作をみることもあり留意する必要がある．

#### (1) 関節運動時の軋音

関節運動時の軋音はOA変化による関節面の不整に伴うもので，病期の進行とともにその頻度は増加する．手で触れれば判断は容易であり，症例によっては音を聞くこともできる．

#### (2) 圧痛

圧痛は初期には証明できないこともあるが，認められる場合は関節裂隙や関節包，靱帯，腱などの付着部に存在し，滑膜炎がある場合には広範囲に存在することがある．病変が進行した例では，関節面に圧迫力を加えると疼痛を訴えることが多い．また，膝OAの大半が内側型であるため大腿脛骨関節部内側前方〜中央部のやや脛骨よりに圧痛が認められることが多い．膝蓋大腿関節部内側にもしばしば圧痛を認める．

#### (3) 他動的運動痛

他動的運動に伴う疼痛は関節面に捻れや圧迫力を加えることで象牙化し，露出した関節面や関節周囲の軟部組織に痛みを発症させることができる．

#### (4) 関節腫脹

関節腫脹は，初期では関節水腫が主因であり，軟らかい跳動性をもった腫脹として触れる．水腫

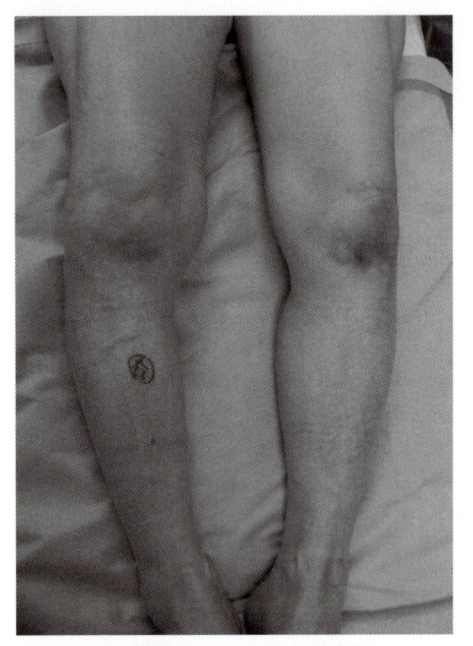

**図Ⅵ-129** 両膝 OA による内反変形

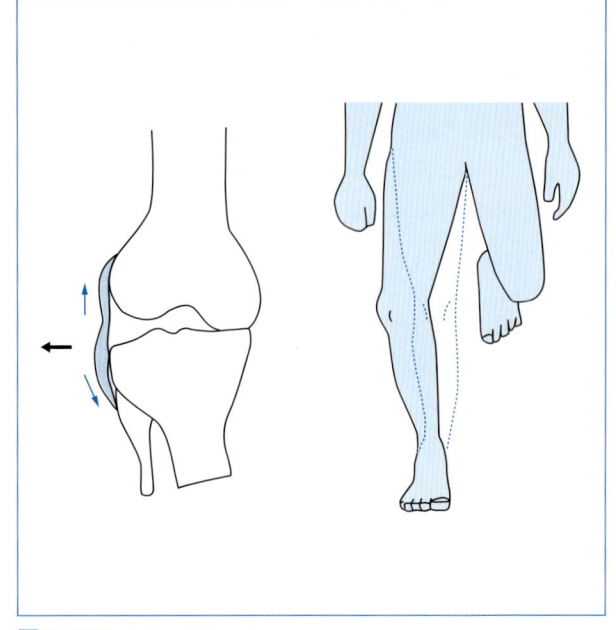

**図Ⅵ-130** lateral thrust
片脚立位で内反変形の増強を認める。

の有無を調べるには一般的に膝蓋跳動（ballotment of patella, floating patella）が用いられる。この方法は膝蓋上嚢を手掌で圧迫し体側の手で膝蓋骨を押してその浮遊感を触知するものである。水腫が著明な場合には有用な方法であるが少量ではわかりにくいことが多い。水腫が少ない場合には，膝蓋跳動の要領で膝蓋上嚢を圧迫し，対側の指で膝蓋骨両側の関節包の波動を触知することができる（wipe test）。腫脹を厚い滑膜性肥厚として感じることは少なく，局所熱感も基本的にはほとんど認めない。末期になると骨棘などによる硬い骨性隆起を触れるようになる。骨性隆起そのものは痛みをみないが，これによって圧迫，伸張された関節包や靱帯は痛みの原因となり，また圧痛も認める。

### (5) 可動域制限

関節可動域の制限は関節面の咬合不全，筋肉のスパスムや拘縮，関節包の収縮，関節内遊離体の介入などによるものである。伸展制限は半月板や骨軟骨片などの嵌頓，疼痛，筋肉のスパスムなどに起因し，自動で完全伸展できない状態は大腿四頭筋の筋力低下による extension lag と表現される。屈曲制限も嵌頓や関節水腫，疼痛および骨棘などの骨形態変化による。可動域の制限はさらに強い筋萎縮を引き起こす。

### (6) 内外反変形

末期の膝 OA では強い内外反変形が認められる（図Ⅵ-129）。さらに膝関節の動揺性も認められるようになってくる。内外反の動揺性が認められるようになってくると，歩行サイクルの接地時に内外反変形が増大する現象が認められる。内側型の膝 OA の場合には，内反が強くなるように膝が外側に側方移動する。この現象は lateral thrust と呼ばれる（図Ⅵ-130）。逆に外側型の場合には medial thrust が出現する[5,6]。

### (3) 分類

膝 OA の病型分類は病因による分類と発生部位による分類とに分けて考える必要がある（表Ⅵ-21）。

原因が特定できないものを一次性，何らかの病因が原因で起こるものを二次性とするのは他の疾患と同様である。膝関節の場合は一次性のものが大多数を占める。二次性のものは骨折や靱帯・軟

表Ⅵ-21　膝 OA の病型分類

病因による分類
1. 一次性
2. 二次性
    a. 外傷性
       骨折，靱帯・軟骨・半月板損傷
    b. 炎症性関節疾患
       関節リウマチなど自己免疫性疾患，痛風や偽痛風，化膿性関節炎
    c. 内分泌・代謝疾患
       アルカプトン尿症，先端巨大症
    d. その他
       骨壊死など

発生部位による分類
1. 大腿脛骨関節
    a. 内側型
    b. 外側型
2. 膝蓋大腿関節

骨・半月板損傷などの外傷性のもの，化膿性関節炎などの感染の後遺症，関節リウマチ，痛風・先端巨大症・アルカプトン尿症など内分泌・代謝性疾患によるものや，骨壊死や離断性骨軟骨炎など膝関節の他の疾患に続発するものがある[7]。

　また，膝関節は大腿脛骨関節と膝蓋大腿関節から構成されているため，どの関節に変化が生じているかで分類することができる。大腿脛骨関節のOA は日本人の場合，内側関節面に病変が生じることが圧倒的に多く，ほとんどが内反変形を生じる。膝蓋大腿関節にみられる OA は大腿脛骨関節と合併することもあれば，単独でみられることもある。少なくとも一部は若年時の膝蓋骨脱臼や亜脱臼から進展すると考えられている。

文献
1) 津村　弘：関節症と関連疾患. 中村利孝, 松野丈夫, 井樋栄二, 他（編）：標準整形外科学, 第 11 版, pp639-644, 医学書院, 2011
2) 津村　弘：変形性関節症（膝関節症）. 鳥巣岳彦（編）：膝と大腿部の痛み. 整形外科痛みへのアプローチ, 第 2 巻, pp178-191, 南江堂, 1996
3) 池内昌彦：変形性膝関節症. MB Orthop 24：83-89, 2011
4) 福井尚志：変形性膝関節症. 織田弘美, 髙取吉雄（編）：整形外科クルズス, 第 4 版, pp573-580, 南江堂, 2003
5) 三浦裕正：膝関節の視診・触診. MB Orthop 20：53-58, 2007
6) 松末吉隆：膝関節の視診・触診. MB Orthop 20：59-67, 2007
7) Moskowitz RW：Clinical and laboratory findings in osteoarthrits. In：McCarty DJ, Koopman WJ（eds）：Arthritis and Allied Conditions, pp1735-1760, Lea & Febiger, Philadelphia, London, 1993

（宮澤慎一）

## 治療各論

### a 膝関節鏡視下デブリドマン，骨髄刺激

　変形性膝関節症に対する膝関節鏡を用いた外科的治療としては，関節鏡視下デブリドマン（débridement）と関節鏡視下骨髄刺激（marrow stimulation）が挙げられる。関節鏡視下デブリドマンは，関節洗浄・滑膜切除・剥離軟骨の切除・半月板切除・骨棘切除・遊離体摘出などの手技を，症例に応じて組み合わせて施行する。一方，関節鏡視下骨髄刺激は，硬化した軟骨下骨を越えて骨髄と関節腔を交通させる手技で，骨穿孔術と総称されるマイクロフラクチャー（microfracture）やドリリング（drilling），さらには搔爬関節形成（abrasion arthroplasty）などが含まれる。本項では，これら関節鏡視下外科的治療の適応と治療成績について概説する。

#### 1）関節鏡視下デブリドマン

　現在，関節鏡視下デブリドマンは，初期の変形性膝関節症に対して行う低侵襲の外科的治療と位置づけられている[1]。その理由として，関節鏡視下デブリドマンは変形性膝関節症における関節の変形や破壊を抑制するものではなく，短期〜中期にわたる除痛効果のメカニズムが不明であることが挙げられる。

##### (1) 疼痛改善

　これまでの報告では，変形性膝関節症患者に関節鏡視下デブリドマンを施行した結果，半数以上の症例で数年間にわたり膝関節痛の除痛効果が得

られている[2,3]。Ogilvie-Harris らは，関節鏡視下デブリドマンを施行した441例の検討から，最低でも2年間は68%の患者で疼痛と症状の改善効果が得られており，術後4年においても53%の患者でその効果が継続していたとしている[2]。また，Rand は変形性膝関節症131例の検討から，関節鏡視下デブリドマン術後1年では80%の患者で症状の改善が得られていたが，5年後では67%へと低下したとしている[3]。デブリドマンを施行せず，関節鏡視下に2Lの生理食塩水で関節洗浄を行うだけでも，術後1年で変形性膝関節症の疼痛を有意に抑制したとする報告も認める[4]。

一方，Moseley らは退役軍人165例（約90%が男性）の randomized controlled trial（RCT）の結果から，関節鏡視下デブリドマンによる変形性膝関節症の疼痛改善効果は，プラセボ効果である可能性が高いとしている[5]。偽手術（プラセボ）群，関節洗浄群，関節鏡視下デブリドマン群の3群に分け，患者・評価者ともにブラインドとし除痛効果を検討したところ，術後1年および2年の時点で患者立脚型疼痛評価尺度である Knee-specific Pain Scale と Arthritis Impact Measurement Scales の疼痛下位尺度において，各群間に有意差を認めず，かつ術前と比較しても改善を認めなかったとしている[5]。しかし，この報告における変形性膝関節症例は，日常診療とは異なる患者集団であり，結果の解釈には注意が必要である。

その他，膝蓋骨アライメント異常に起因する外側膝蓋大腿関節の変形性関節症に対して，関節鏡視下膝蓋支帯解離術（lateral retinacular release）が有用であるとの報告も認める[6,7]。

### (2) 適応

これらを総合的に判断すると，関節鏡視下デブリドマンは，①術後4～5年にわたり，②約半数の変形性膝関節症患者で，③膝関節痛の軽減効果が期待できるものと考えられる。しかし，関節鏡視下デブリドマンは安易に選択されるべきではなく，膝関節痛の主な原因が半月板の変性断裂・剝離した軟骨・関節内遊離体・骨棘などによる症例で，かつ関節鏡視下デブリドマンで処置が可能な初期〜中期の変形性膝関節症にその適応を限定する必要があるものと考える（図Ⅵ-131）。

## 2）関節鏡視下骨髄刺激

関節鏡視下骨髄刺激は，関節鏡視下デブリドマンに追加して施行されることが多く，骨髄由来の間葉系幹細胞による軟骨修復と再生を期待した治療法である[8,9]。Marrow-stimulating テクニックには，骨穿孔術と総称されるマイクロフラクチャーやドリリング，および軟骨下骨が露出した病変部を掻爬するアブレイジョン（abrasion arthroplasty）などが含まれ，本項では変形性膝関節症における関節鏡視下骨髄刺激の適応とそれぞれの治療成績について概説する。

### (1) マイクロフラクチャー（microfracture），ドリリング（drilling）

一般的に，マイクロフラクチャーおよびドリリングは，「関節軟骨全層欠損」，「軟骨下骨から剝脱した軟骨病変」，および「膝アライメントが正常範囲内に保たれた変形性膝関節症」に適応される。患者の年齢・活動度を考慮し，その他の骨軟骨移植術や人工膝関節置換術よりも有利であると判断されれば，60歳以上の患者にも適応が拡大される。しかし，関節軟骨部分損傷や術後のリハビリテーションプログラムが守れないなどの症例では，基本的にマイクロフラクチャーやドリリングの適応はない。

#### ❶手術手技

手術手技としては，ピック（もしくはオウル）といった専用の器具（図Ⅵ-132A, B），および Kirschner 鋼線を用いて，3〜5 mm 間隔で，骨髄腔へと貫通するように軟骨下骨表面を深さ約2〜4 mm で穿孔する（図Ⅵ-132D）。穿孔が骨髄腔へと貫通し，関節鏡用灌流液の灌流圧を弱めると，骨髄由来の血液もしくは脂肪滴が穿孔部から流出してくる（図Ⅵ-132E, H）。穿孔する領域に応じて術中の膝屈曲角度を調節し，関節面に対しなるべく垂直に穿孔することが重要である。

#### ❷術後成績

変形性膝関節症におけるマイクロフラクチャーの有効性について，Bae らは中等度の変形性膝関節症患者47例の軟骨全層欠損に対してマイクロ

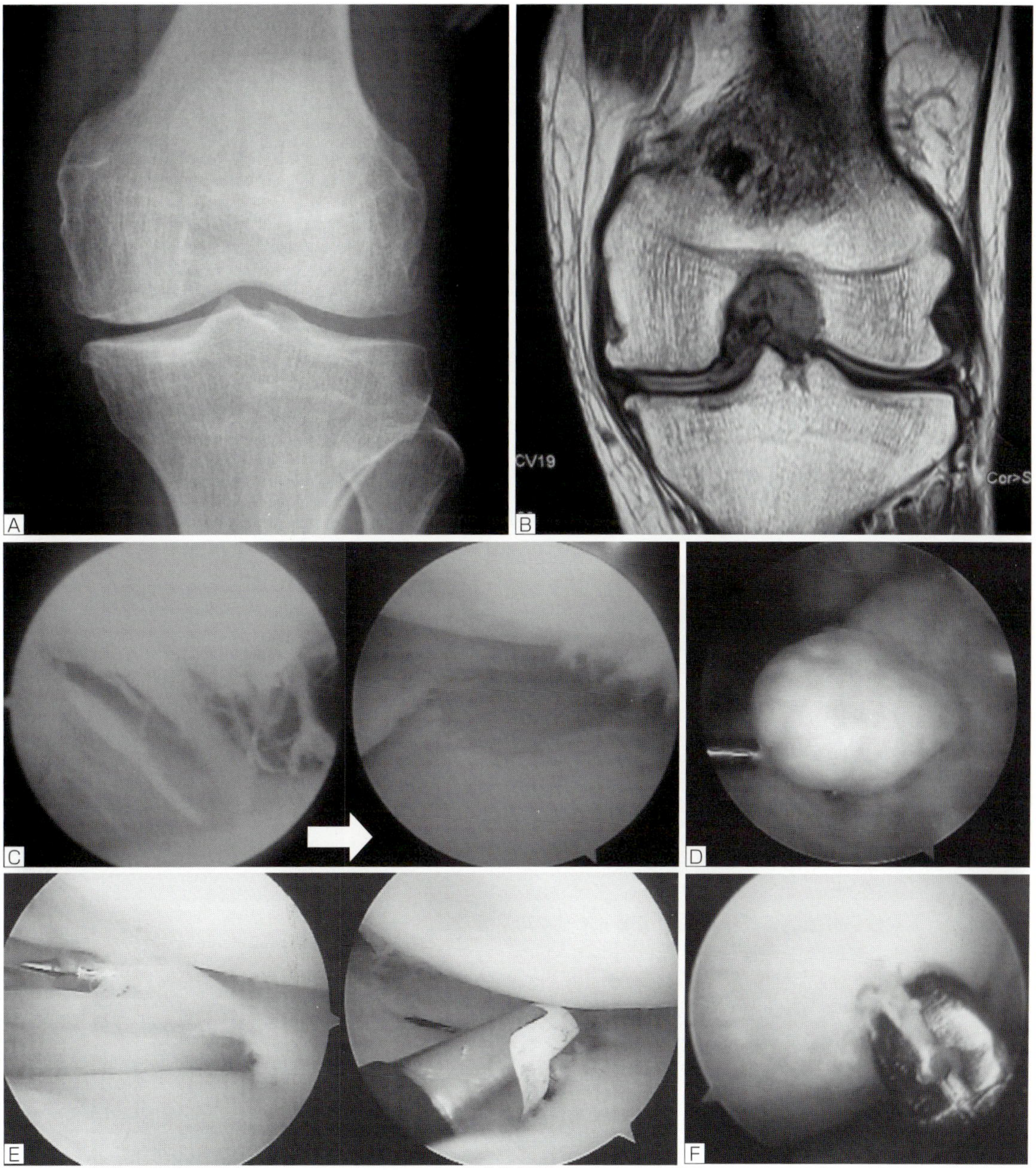

**図Ⅵ-131　変形性膝関節症に対する関節鏡視下デブリドマン〔左変形性膝関節症(61歳，男性)〕**
A：単純X線像，B：MRI T1強調像，C：滑膜切除，D：関節内遊離体の摘出，E：外側半月板の変性部位を部分切除(中-後節部)，F：剥離した軟骨の除去

フラクチャーを施行し，術後1年でBaumgaertner膝関節機能尺度における日常生活動作および疼痛の項目が有意に改善されたとしている[10]。また，単純X線前後像における膝関節裂隙は術後1年で平均1mmの開大を認め，再鏡視時の組織学的評価(18例)においてもⅡ型コラーゲンを含む線維軟骨様組織による修復を認めたとしている[10]。Pedersenらは軽度から中等度の変形性膝関節症患者77例の検討(経過観察期間：2～7年)において，関節鏡視下ドリリング群はコントロー

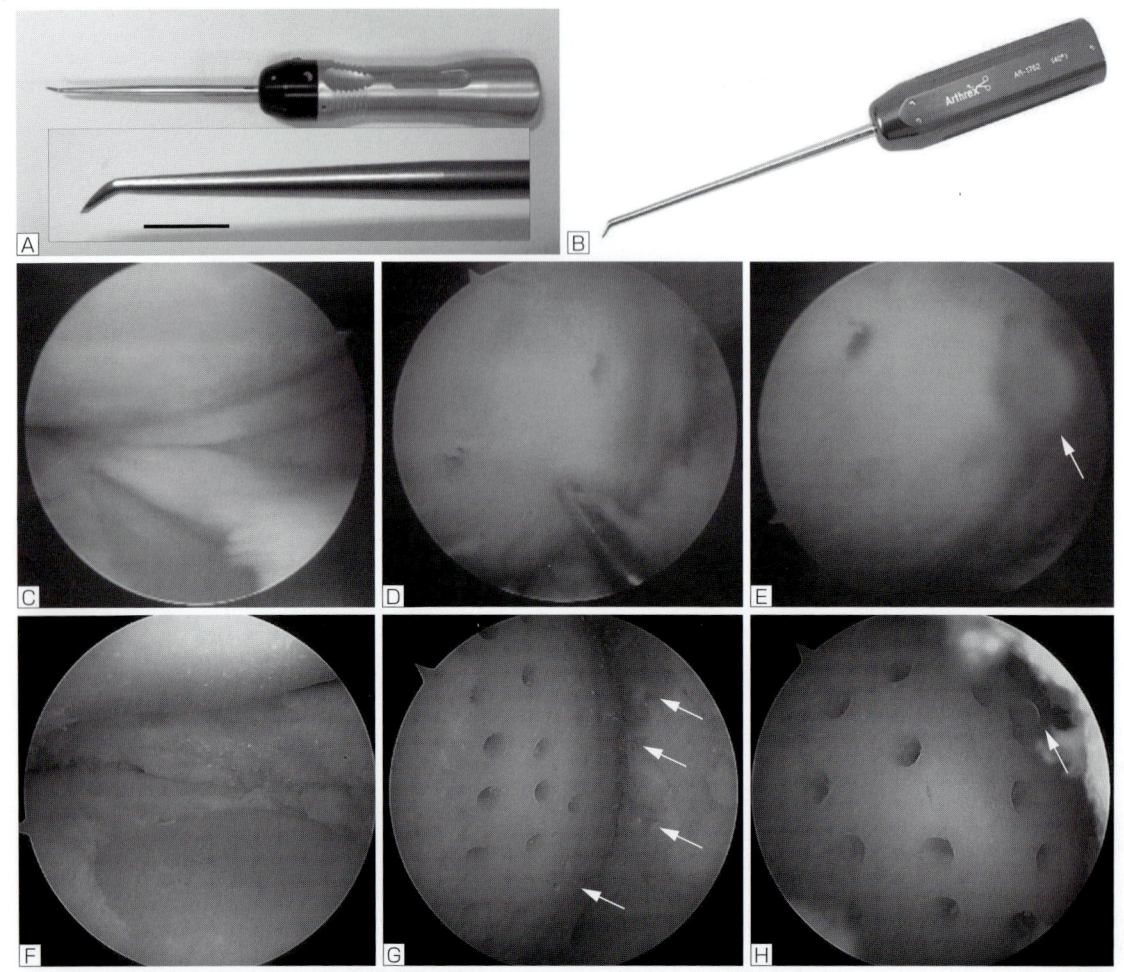

図Ⅵ-132　変形性膝関節症に対する関節鏡視下マイクロフラクチャー，ドリリング
A，B：マイクロフラクチャー用手術器具
　　　A：Chondral pick（Smith & Nephew）。先端拡大図（Bar, 1 cm），B：Chondro pick（Arthrex）
C～E：右変形性膝関節症（60歳，女性）の関節鏡所見
　　　C：大腿骨内顆・脛骨内側プラトーにおける関節軟骨の摩耗と内側半月板の変性
　　　D：関節軟骨が欠損し，軟骨下骨が露出している部位に対して垂直に，ピックを用いマイクロフラクチャーを施行した（5 mm間隔）。
　　　E：マイクロフラクチャー後に，骨髄腔からの脂肪滴流出（矢印）を認めた。
F～H：右変形性膝関節症（54歳，女性）の関節鏡所見
　　　F：大腿骨内顆・脛骨内側プラトーの象牙質化と内側半月板の変性
　　　G，H：1.2 mm Kirschner鋼線を用いてドリリング後の脂肪滴流出（2～5 mm間隔）

ル（関節鏡検査のみ）群と比較して，有意に視覚評価法（Visual Analogue Scale；VAS）による疼痛を改善したとし，関節鏡視下ドリリングは侵襲の高い手術療法が適応とならない変形性膝関節症患者に対して，安全で有用な外科的治療法であるとしている[11]。一方，Millerらは膝関節軟骨変性を認めた81症例（平均年齢49歳）に対して，関節鏡視下に硬化した軟骨下骨を掻爬し，マイクロフラクチャーを施行した。術後平均経過観察期間2.6年の時点で，患者立脚型評価尺度，Lysholmスコア，Tegner Activity Scaleスコアにおける有意な改善を認めたとしている[12]。しかし，13症

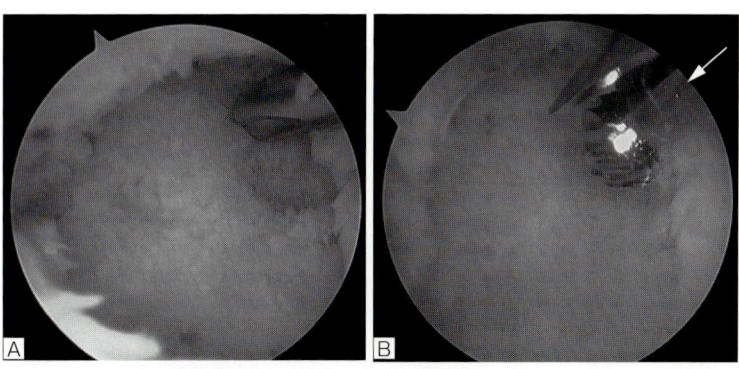

**図Ⅵ-133** 変形性膝関節症に対する関節鏡視下アブレイジョン〔右変形性膝関節症(62歳, 女性)の関節鏡所見〕
A：露出した軟骨下骨表面をシェーバーにてデブリドマン
B：硬化した軟骨下骨表面をさらにアブレイダー(矢印)にて掻爬

例(16%)では術後5年以内に再鏡視を必要とし,5症例(6%)では術後平均2年以内に人工膝関節全置換術もしくはマイクロフラクチャー再施行を余儀なくされたとし,関節鏡視下マイクロフラクチャーは有用な外科的治療法の1つではあるが,成績不良例も散見されるため,その適応には注意が必要であるとしている[12]。

❸組織学的検討

関節鏡視下ドリリングは,1959年におけるPridieの紹介[13]以来,軟骨全層欠損に対する侵襲の少ない外科的治療として変形性膝関節症にも応用されてきた。1990年代に専用の器具を用いたマイクロフラクチャーが隆盛となるや,ドリリングの際に発生すると考えられる「熱による骨壊死(heat necrosis)」が問題視されてきたが,その詳細については不明であった。Chenらは家兎軟骨欠損モデルを用いてマイクロフラクチャーオウル(直径1 mm)と先端が球形のマイクロドリルバー(直径0.9 mm)で骨髄刺激(深さ2 mm)を施行し,術後1日目に組織学的検討を行った[14]。マイクロフラクチャー群では破壊した骨梁を側方に圧排するため,ドリリング群と比較し有意に骨壊死様所見を多く認めたが,マイクロドリルバーを用いたドリリングでは明らかなheat necrosisを誘導しなかったと報告している[14]。一方,骨髄刺激後3か月の組織学的評価において,軟骨欠損部被覆,修復組織におけるⅡ型コラーゲン量・プロテオグリカン量は,両群ともに同等であったとしている[15]。

これらの報告から,関節鏡視下マイクロフラクチャーおよびドリリングは,中期的には成績不良例が散見されるものの,短期的には変形性膝関節症の疼痛改善効果に優れ,軽度〜中等度の変形性膝関節症患者で上記の適応を満たせば,どちらの手技においてもある程度満足のいく結果が得られるものと考える。

(2) アブレイジョン(abrasion arthroplasty, 掻爬関節形成)

膝関節鏡視下アブレイジョンは,硬化した軟骨下骨の表面を掻爬することにより病変部における血管新生と組織修復を促進する侵襲の少ない外科的治療法として,1980年代に紹介された[16,17]。その適応は関節軟骨全層欠損部に限られ,一般的には関節鏡視下デブリドマンに併用して施行される。専用の器具(アブレイダー)を用い,露出した軟骨下骨表面を1〜2 mmの深さで掻爬する(図Ⅵ-133)。

変形性膝関節症に対する関節鏡視下デブリドマンとアブレイジョン併用の治療効果に関しては,術後1年の時点でアブレイジョンの併用により53%の患者に症状の改善を認めたとしている。一方,関節鏡視下デブリドマンのみの群では,膝関節症状の改善を32%の患者に認めたと報告している[16]。Johnsonは,組織学的検討において,ア

ブレイジョン術後8週までに搔爬した病変部が線維性組織に被覆され，術後4か月までには線維軟骨が形成されるとしている[18]。また，アブレイジョン術後6か月頃には，タイドマークの形成も認められたと報告している[18]。Matsunagaらは70歳以下で中等度までの変形性膝関節症患者114例に対して，高位脛骨骨切り術(closing wedge)と関節鏡視下マイクロフラクチャーもしくはアブレイジョンを施行し，術後1年での再鏡視による軟骨修復状態と，術後1・3・5年での臨床成績を評価した[19]。再鏡視時のOuterbridge分類による評価では，アブレイジョンと高位脛骨骨切り術の併用群において最も良好な軟骨修復を認めたが，日本整形外科学会OA膝治療成績判定基準による臨床成績には有意差を認めなかったとしている[19]。一方，Randは関節鏡視下デブリドマンにアブレイジョンを併用した治療群では，変形性膝関節症患者の39％に症状の改善を認めたが，術後平均3年の経過時に50％の患者で人工膝関節置換術を余儀なくされたとし，関節鏡視下アブレイジョンの効果は予測できないと報告している[19]。

　これらの報告から，変形性膝関節症に対する関節鏡視下アブレイジョンの術後成績は短期的には良好であることが予想されるものの，比較的小規模の臨床研究であることや，患者選択・臨床成績の評価法が一定していないことなどから，今後のさらなる検討が必要である。

文献

1) 斎藤　充，丸毛啓史：関節鏡視下デブリドマン．関節外科 29：1039-1043, 2010
2) Ogilvie-Harris DJ, Fitsialos DP：Arthroscopic management of the degenerative knee. Arthroscopy 7：151-157, 1991
3) Rand JA：Role of arthroscopy in osteoarthritis of the knee. Arthroscopy 7：358-363, 1991
4) Livesley PJ, Doherty M, Needoff M, et al：Arthroscopic lavage of osteoarthritic knees. J Bone Joint Surg 73-B：922-926, 1991
5) Moseley JB, O'Malley K, Petersen NJ, et al：A controlled trial of arthroscopic surgery for osteoarthritis of the knee. N Engl J Med 347：81-88, 2002
6) Wu CC：Combined lateral retinacular release with drilling chondroplasty for treatment of patellofemoral osteoarthritis associated with patellar malalignment in elderly patients. Knee 18：24-29, 2011
7) 幅田　孝，藤沢義之：変形性膝関節症．松井宣夫，緒方公介（編）：膝関節鏡，整形外科関節鏡マニュアル，pp90-99, メジカルビュー社, 1998
8) Pape D, Filardo G, Kon E, et al：Disease-specific clinical problems associated with the subchondral bone. Knee Surg Sports Traumatol Arthrosc 18：448-462, 2010
9) Steadman JR, Rodkey WG, Rodrigo JJ：Microfracture: surgical technique and rehabilitation to treat chondral defects. Clin Orthop Relat Res 391S：362-369, 2001
10) Bae DK, Yoon KH, Song SJ：Cartilage healing after microfracture in osteoarthritic knees. Arthroscopy 22：367-374, 2006
11) Pedersen MS, Moghaddam AZ, Bak K, et al：The effect of bone drilling on pain in gonarthrosis. Int Orthop 19：12-15, 1995
12) Miller BS, Steadman JR, Briggs KK, et al：Patient satisfaction and outcome after microfracture of the degenerative knee. J Knee Surg 17：13-17, 2004
13) Pridie KH：A method of resurfacing osteoarthritic knee joints. J Bone Joint Surg 41-B：618-619, 1959
14) Chen H, Sun J, Hoemann CD, et al：Drilling and microfracture lead to different bone structure and necrosis during bone-marrow stimulation for cartilage repair. J Orthop Res 27：1432-1438, 2009
15) Chen H, Hoemann CD, Sun J, et al：Depth of subchondral perforation influences the outcome of bone marrow stimulation cartilage repair. J Orthop Res 29：1178-1184, 2011
16) Friedman MJ, Berasi CC, Fox JM, et al：Preliminary results with abrasion arthroplasty in the osteoarthritic knee. Clin Orthop Relat Res 182：200-205, 1984
17) Johnson LL：Arthroscopic abrasion arthroplasty historical and pathologic perspective：present status. Arthroscopy 2：54-69, 1986
18) Johnson LL：Arthroscopic abrasion arthroplasty：a review. Clin Orthop Relat Res 391：S306-317, 2001
19) Matsunaga D, Akizuki S, Takizawa T, et al：Repair of articular cartilage and clinical outcome after osteotomy with microfracture or abrasion arthroplasty for medial gonarthrosis. Knee 14：465-471, 2007

〈古松毅之〉

## b 高位脛骨骨切り術

　変形性膝関節症に対する手術治療は，安定した良好な成績が得られる人工膝関節全置換術(total

knee arthroplasty；TKA）手術が選択されることが多い．また比較的高齢で活動性の低く，膝内側コンパートメント（または外側コンパートメントのみ）だけに軟骨変性が限局している場合には人工膝関節単顆置換術（unicompartmental knee arthroplasty；UKA）が選択することが増えてきた．

しかし，若年者で活動性の比較的高い変形性膝関節症に対する骨切り術の適応はあり，特にわが国に多い内側型変形性膝関節症に対する骨切り術として高位脛骨骨切り術（high tibial osteotomy；HTO, proximal tibial osteotomy）が行われる．本術式の基本概念は変性軟骨部分に体重負荷が集中されることから，健常部へかかるように骨切り矯正し，関節機能寿命を延ばそうとするものである．本法はある程度確立された手術方法であるが，適応，矯正角度を含めた手術方法，長期予後などに関して問題点もある[1-5]．また術後合併症は比較的少ないが，偽関節（骨癒合不全），腓骨神経麻痺，感染，コンパートメント症候群の発生もみられる．現在ではTKA手術までの待機手術となっていることが多いため，本項ではHTOの適応と術式，これらの注意点などについて述べる．

## 1）適応

日本人では内側型変形性膝関節症が大部分で，内側コンパートメントの変性が強い．しかし，外側コンパートメントには関節軟骨も残っている．また，逆に数は少ないが外側型変形性膝関節症では，外側コンパートメントの軟骨欠損の程度にあまり関係なく，内側の軟骨は十分に残っている．こうした症例に骨切り術の適応がある．もちろん，膝関節の状態ばかりではなく患者の全身状態，性別，職業，年齢，治療に対する態度，性格など種々の要素を考慮して適応を決める．

### (1) 年齢

一般に70歳以上では全身状態が不良な症例や活動性が低い症例が多く，そのような症例に対してはHTOの適応は少ない．70歳以上では，内外側コンパートメントともに変性している例が多く，また骨質も骨粗鬆症様の変化を認めるため，TKAやUKAのよい適応となることが多い．したがって，一般には70歳をHTOの上限とする意見が強い．一方，軟骨変性や下肢変形が少なく，スポーツ活動や重労働を希望する場合には骨切り術と靱帯再建術などを併用し手術する場合もある．

### (2) 家庭および職業

HTOではどうしても骨接合までに時間がかかるので，職業上長期間の後療法ができないときには適応から外れる．また，家庭の協力が得られずに非協力的なときには絶対的適応とはならない．

### (3) 精神・心理的要件

どの治療法にもいえることであるが，治療に協調的でない患者は禁忌で，また，精神上問題がある例では適応から外れる．結果を早急に求める患者にはあまり適応はない．

### (4) 全身的要件

腰野[6]は，65歳以上の男性，糖尿病，梅毒，肥満などの症例は，障害の程度にもよるが比較的適応とし，老人性認知症患者は禁忌であると述べている．関節リウマチなどの全身の炎症性疾患では適応とはならない．また喫煙者は骨癒合がえられにくいため，相対的禁忌となっている．

### (5) 手術膝以外の障害

股関節が不良肢位に拘縮または強直し，下肢動脈血栓症のある場合は禁忌で，同側下肢に麻痺などがあれば十分に注意する必要がある．また，股関節に手術を必要とするような障害があるときはまず股関節治療を先行する．脊椎の疾患，同側下肢の過長，反対側下肢の小児麻痺，股関節の良肢位拘縮または強直，足関節障害，下肢静脈瘤があれば注意が必要である．

### (6) 関節の可動域

一般に30°以上の屈曲・拘縮があれば適応は少なく，腰野[6]は25～40°なら比較的適応で，40°以上では消極的適応と述べている．屈曲角度に関しては，はっきりとした適応がないが，緒方[7]は屈曲45°以下でも関節鏡視下に骨棘と癒着の部分を切除しマニピュレーションを加えることにより，90°以上の屈曲角度が得られると述べている．われわれは15°以上の屈曲拘縮がなく，屈曲が90°以上可能であるものを適応としている．

(7)関節の側方動揺性

外側側副靱帯の弛緩は外反骨切りにより改善されるので問題とならないが，側方 thrust が強く亜脱臼がみられる例では外側コンパートメントにも障害が及んでいることが多く，HTO の適応とならないことがある．軽度の亜脱臼は術後改善されるので，外側コンパートメントにあまり障害がなければ HTO の適応となる．内側側副靱帯に弛緩がみられるときは術後外側コンパートメントに異常な剪断力が働き，外側に障害をもたらすので，open wedge osteotomy などで内側靱帯の弛緩に対処する必要がある．

(8)変形

腰野[6]は大腿脛骨外側角 femoro-tibial angle（FTA）195°以下が絶対適応で，195°＜FTA＜215°は比較的適応があり，215°以上ではあまり適応がなく，外反変形に対しても FTA 160°以上が絶対適応があり，160°＞FTA＞150°は比較的適応があり，150°以下の外反変形に対してはあまり適応がないと述べている．TKA の手術成績が良好となってきた現在，矯正角度が 20°以上の骨切り術の治療成績は安定しないため，骨切り術の変形程度は軽度のものが選択されている．また，大腿骨骨折後の変形治癒があれば変形の程度を十分に考慮し，大腿骨側の処置を同時に行う必要がある．

(9)筋力

大腿四頭筋の筋力が大切である．manual muscle test（MMT）で fair 以下であればあまり適応はない．

## 2)検査

(1)X 線検査

全下肢のアライメントをみるためには股関節から足部まで含まれる X 線前後像が必須である．われわれは現在のところ両脚立位で撮影している．術前に膝関節の靱帯機能，特に内外側側副靱帯の機能をみるために内外反のストレス撮影が必要である．撮影方法は古くから徒手的に行われてきたが，ストレスの条件を一定にするために，また，被曝などの関係から，われわれは Telos SE を用いて計測している．

(2)関節鏡検査

HTO 前に関節鏡を行うことにより，関節腔内の状態を観察することが望ましい．HTO では内側コンパートメントの軟骨はほとんどが障害されていても，外側の軟骨は十分に残存していることが必要である．前十字靱帯，後十字靱帯の性状を観察することも重要である．また，半月の損傷があればその処置が必要になり，半月断裂形態，変性の程度を考慮し，できる限り縫合温存することを試みる．しかし多くの関節内処置が長期成績には影響しないことも報告されており，手術年齢が高い場合には可及的，対症的に行うほうがよい．

## 3)骨切り角度の決定

術前に骨切り角度を正確に決定することが本手術成績を良好にする．腰野ら[6]は術前の片脚立位より FTA を測定し，術後 FTA が 170°になるように骨切り角度を決定しているが，緒方[7,8]は関節面の開き角が大切で，術後の下肢アライメントに影響し，立位 FTA を用いて骨切り角度を決定すると過矯正になりやすいとしている．われわれは立位長下肢仰 X 線による作図で荷重線が脛骨関節面の 62%（内側端を 0%，外側端を 100% とする）を通ることを目標としている．したがって，大腿骨骨頭中心から，脛骨関節面 62% へ下ろした直線と脛骨関節面 62% から足関節中心へ下ろした線とのなす角を矯正角度としている（図Ⅵ-134）[9]．

## 4)手術方法

(1) medial opening tibial wedge osteotomy

Puddhu Plate や TomoFix™[10] などの内固定具の進歩により，良好な手術成績が報告されている[11]．本法は骨切り術が単純であり，最も正確に矯正される．腓骨への骨切り操作や腓骨神経への侵襲が少なく，ACL 再建などの手術も併用することが可能であり，術者にとって比較的容易である（図Ⅵ-135）．

本術式では開大した場所に骨移植や生体材料を移植することがあるが，同部が十分に骨硬化像を

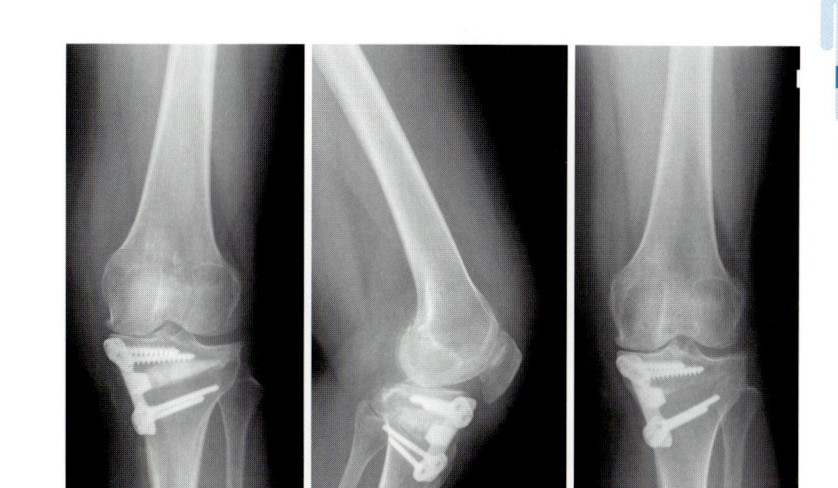

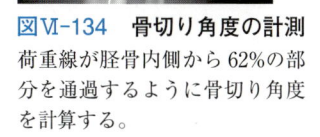

**図Ⅵ-134 骨切り角度の計測**
荷重線が脛骨内側から62%の部分を通過するように骨切り角度を計算する。

**図Ⅵ-135 medial opening tibial wedge osteotomy**
A, B：Puddhu Plateを用いて骨切り部を固定している。骨欠損部には人工骨を移植した。
C：術後1年。人工骨は吸収され骨癒合が得られている。

呈するまでに8〜10週間必要とする。術後約2週間で部分体重負荷を開始し，X線評価により全体重負荷を許可する。また強固な内固定により早期の可動域訓練は可能であることから，膝蓋腱の癒着を予防でき膝蓋骨低位を防ぐことができる。しかし，矯正角度は15°までが望ましく，また十分な骨質が得られない場合にはlateral closing osteotomyが選択される。

(2) lateral closing tibial wedge osteotomy

矯正角度20°程度と大きい場合や膝蓋骨低位がある症例では本法が選択される。早期に荷重負荷が可能であるため，高齢者や変形の程度の進行した症例に適応がある。腓骨の骨切りなどの処置が必要となる[12]（図Ⅵ-136, 137）。

(3) dome tibial osteotomy

脛骨遠位をドーム状に骨切りし偏位させる方法であり[13]，この結果では下肢長の変化がなく脛骨粗面部を上方移動させることも可能である。しかし本法は技術的に難しく，腓骨神経麻痺や固定ピンなどの感染などに注意が必要となる。

5) 合併症

術後の合併症として，偽関節（骨癒合不全），腓骨神経麻痺，コンパートメント症候群，感染などがある。骨切り部の偽関節は強固な内固定が重要である。腓骨神経麻痺は腓骨骨頭を近位部で操作するときや創外固定のピンを挿入するときに起こしやすいので注意する。コンパートメント症候群に対しては術中に十分止血し，また展開もできるだけ少なくすることにより回避できる。またドレーンの留置が有効であるという報告もある。

文献

1) Aglietti P, Buzzi R, Vena LM, et al：High tibial valgus osteotomy for medial gonarthorosis：a 10- to 21-year study. J Knee Surg 16：21-26, 2003
2) Koshino T, Yoshida T, Ara Y, et al：Fifteen to twenty-eight years' follow-up results of high tibial valgus osteotomy for osteoarthritic knee. Knee 11：439-444,

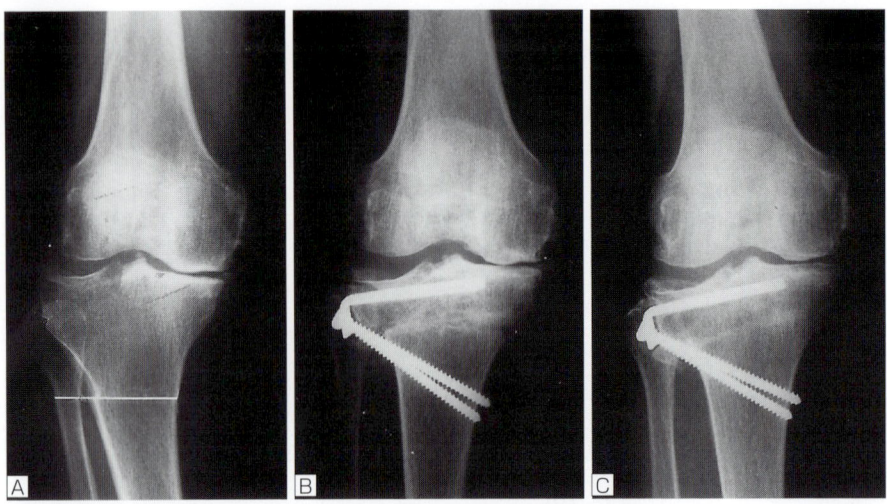

図Ⅵ-136 内固定(Giebel plate screws)を用いたHTO(66歳,女性)

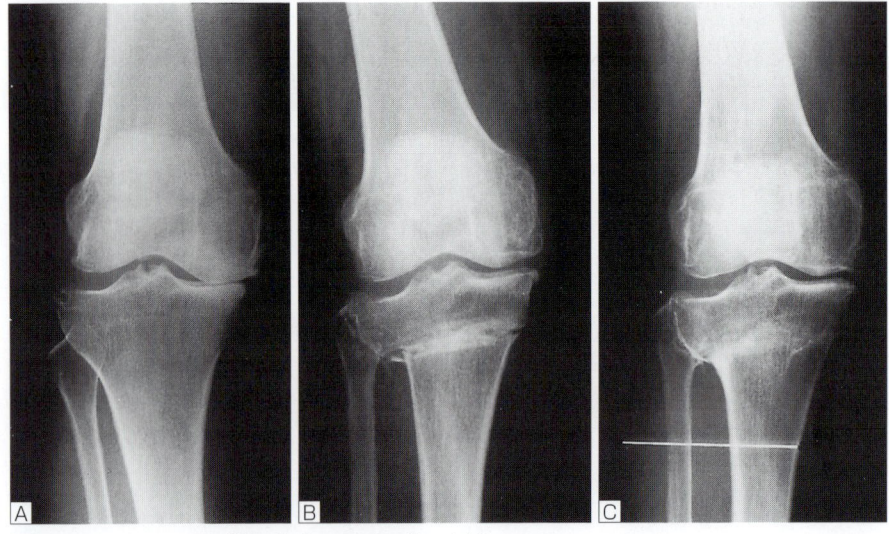

図Ⅵ-137 Conventry法によるHTO(67歳,女性)
A:術前,B:HTO後3か月,C:HTO後2年

2004
3) Matthews LS, Goldstein SA, Malvitz TA, et al：Proximal tibial osteotomy. Factor that influence the duration of satisfactory function. Clin Orthop Relat Res 229：193-200, 1988
4) Miniaci A, Ballmer FT, Ballmer PM, et al：Proximal tibial osteotomy：a new fixation device. Clin Orthop Relat Res 246：250-259, 1989
5) Rudan JF, Simurda MA：Valgus high tibial osteotomy. A long-term follow-up study. Clin Orthop Relat Res 268：151-160, 1991
6) 腰野富久, 和田二郎：変形性膝関節症各型に対する脛骨粗面周辺の骨切り術の適応と術式. 関節外科11：143-154, 1992
7) 緒方公介：高位脛骨骨切り術. 小林　晶(編)：変形性膝関節症, pp101-111, 南江堂, 1992
8) Ogata K, Yoshii I, Kawamura H, et al：Standing radiographs cannot determine the correction in high tibial osteotomy. J Bone Joint Surg 73-B：927-931, 1991
9) Dugdale TW, Noyes FR, Styer D：Preoperative planning for high tibial osteotomy：the effect of lateral tibiofemoral separation and tibiofemoral length. Clin Orthop Relat Res 274：248-264, 1992
10) Lobenhoffer P, Agneskirchner JD：Improvements in surgical technique of valgus high tibial osteotomy.

Knee Surg Sports Traumatol Arthrosc 11：132-138, 2003
11) Amendola A, Fowler PJ, Litchfield R, et al：Opening wedge high tibial osteotomy using a novel technique：early results and complications. J Knee Surg 17：164-169, 2004
12) Coventry MB：Upper tibial osteotomy for osteoarthritis. J Bone Joint Surg 67-A：1136-1140, 1985
13) Maquet P：The treatment of choice in osteoarthritis of the knee. Clin Orthop Relat Res 192：108-112, 1985

〈阿部信寛〉

## c 自家軟骨細胞移植・間葉系幹細胞移植

　変形性膝関節症に対する細胞を利用した治療（cell-based therapy）としては，自家軟骨細胞移植（autologous chondrocyte implantation；ACI）と間葉系幹細胞（mesenchymal stem cell；MSC）移植が挙げられる．しかし，これらの治療法はいまだ発展途上にあり，通常は限局性の軟骨欠損症例に対して限られた施設でのみ実施されている．本項では，現在までに得られた知見をもとに，変形性膝関節症に対するこれら cell-based therapy の治療成績と有効性について概説する．

### 1）自家軟骨細胞移植

　自家軟骨細胞移植（autologous chondrocyte implantation/transplantation；ACI/ACT）は，まず病変のない非荷重部膝関節軟骨から軟骨組織（約500 mg）を採取した後，酵素処理により軟骨細胞を分離し，2〜3週間かけて250万〜1,000万個の細胞数にまで培養・増殖させる．その後，骨膜で被覆した軟骨欠損部に，培養した軟骨細胞を充填する．

#### (1) 第1世代 ACI

　ACI の臨床応用とその成績は，Brittberg らにより最初に報告された[1]．平均年齢27歳の約3 $cm^2$ に及ぶ膝関節軟骨全層欠損23症例（大腿骨顆部16例，膝蓋骨7例）に対して ACI を施行し，その治療成績を調査した．術後2〜3年の再鏡視所見では，80％以上の症例で軟骨欠損部が修復されており，大腿骨顆部軟骨欠損症例における組織学的解析の結果，その73％で硝子様軟骨組織によ

る修復を認めたとしている[1]．また，ACI 術後の臨床成績は，大腿骨顆部症例で88％（膝蓋骨症例では29％）が good もしくは excellent であったと報告している[1]．

#### (2) 第2世代 ACI

　現在，ACI の手法は，上記の第1世代から第2世代 ACI へと改良がなされている．第2世代 ACI は，マトリックス誘導 ACI（matrix-induced ACI；MACI）と称され，軟骨細胞を均一に分布させ，かつ細胞増殖の足場とするためにコラーゲンやヒアルロン酸由来ポリマーなどを併用する[2]．平均年齢33歳の約6 $cm^2$ に及ぶ膝関節骨軟骨欠損91症例に対する前向き無作為研究の結果，第2世代 ACI の臨床成績（modified Cincinnati knee スコア）は第1世代 ACI をやや上回るものの，再鏡視時の International Cartilage Repair Society（ICRS）grade および組織生検による修復軟骨の性状においては同等であったとしている[3]．

#### (3) 次世代 ACI

　これら軟骨修復の技術は，現在第4世代まで基礎研究が進んでいる．第3世代は，①軟骨修復を誘導するマトリックス，②自家細胞ではなく同種細胞，および③機械的刺激を応用した組織工学技術を併用し，軟骨修復の促進を目指す治療法である[4]．一方，第4世代は，①生体適合性の高い scaffold（細胞の足場），②幹細胞，および③遺伝子導入を併用した新しい治療概念である[5]．しかし，これらの報告は限局性の膝関節軟骨欠損に対するものがほとんどであり，変形性膝関節症に対する ACI の有効性には不明の点が多いことから，変形性膝関節症の新しい外科的治療として ACI が普及するには至っていない．

#### (4) 適応

　Bauer らは，平均年齢47歳の内側型変形性膝関節症患者18例に対し，第2世代 ACI（MACI）と高位脛骨骨切り術（high tibial osteotomy；HTO）を併用し，術後5年経過時の Knee Injury and Osteoarthritis Outcome スコア（KOOS）において，疼痛・ADL・スポーツ活動・QOL の項目で有意に改善を認めたとしている[6]．しかし，

MRI評価による移植片生存率および軟骨欠損部充填率は低く[6]，KOOSの改善はHTOによるものである可能性もあり，変形性膝関節症に対する外科的治療として安易にACIのみで症状の改善をはかるべきではない．一般的に，変形性膝関節症では膝関節軟骨の変性と摩耗が広範囲に認められ，その病態は徐々に進行し，また非荷重部関節軟骨がすでに変性している可能性や軟骨組織採取量の限界，および培養期間中に軟骨細胞が脱分化し形質が変化してしまうことなどから，変形性膝関節症に対するACIの適応は現段階では特殊な症例に限られるものと考える．

### 2）間葉系幹細胞移植

間葉系幹細胞（mesenchymal stem cell；MSC）移植とは，間葉系細胞系譜にあたる軟骨・脂肪・骨芽細胞などへの多分化能をもつ幹細胞であり，これまでに骨髄[7]，滑膜[8]，脂肪[9]，靱帯[10]，半月板[11,12]，軟骨[13,14]などの組織中に存在することが報告されている．変形性膝関節症に対するMSC移植は，これら組織由来MSCの多分化能をもって関節軟骨の再生を期待する治療法である[15]．

#### (1) 術後成績

Wakitaniらは，内側型変形性膝関節症患者12例（平均年齢63歳）に対し，I型コラーゲンゲルおよびシートを利用した自家骨髄由来MSC移植とHTOを併用し，その臨床成績，関節鏡所見，組織学的所見を検討した[16]．腸骨骨髄穿刺液10 mLからMSCと考えられる接着細胞を分離・培養し，約3週かけて1,300万個にまで増幅した．二期的にHTOを施行する際，約5 cm$^2$の関節軟骨欠損部をアブレイジョンにより新鮮化した後，MSC混合コラーゲンゲル／シートを移植し，骨膜で被覆した．対照群（12例）は，HTO施行時にMSCを含まないコラーゲンゲル／シートを移植し，同様に骨膜で被覆した．術後平均16か月におけるHospital for Special Surgery Knee-rating Scaleを用いた臨床成績は，両群において疼痛・機能・筋力の項目で有意な改善を認めたが，両群間には有意差を認めなかったとしている[16]．

しかし，術後約10か月時の再鏡視所見および組織学的評価においては，MSC移植群で有意な改善を認めたとし，変形性膝関節症に対するMSC移植の有効性を示唆している[16]．Centenoらは，重度の膝関節軟骨変性を伴う患者（1例）に対して，骨髄由来MSCを培養・増殖後に関節内注入した結果，MRI評価にて関節軟骨・半月板の容量が増加し，注入後6か月時における膝関節の疼痛・機能が改善されたと報告している[17]．その際，20 mLの腸骨骨髄穿刺液から，5回の継代培養でMSCを2,240万個にまで増殖させ，血小板由来成長因子とともに膝関節内へ投与している[17]．一方，Davatchiらは，中等度～重度の変形性膝関節症患者4例（平均年齢58歳）に対して，30 mLの骨髄穿刺液から培養・増殖させたMSC（800万～900万個）を膝関節内へ投与した結果，注入後6か月の時点でVisual Analogue Scale（VAS）による疼痛評価はやや改善されたが，膝関節機能の改善は芳しくなかったと報告している[18]．これらの報告は，いずれも短期間かつ試験的な臨床研究であり，今後の解析が待たれる．

#### (2) 展望

現段階では，骨髄からMSCを採取するのが一般的な手法であるが，約1 mLの骨髄穿刺液（約100万の単核細胞）に含まれるMSCの数は1～10個に満たないとされており[19]，まとまった細胞数にまで培養・増殖させるには数週間の期間を要する．また，脂肪組織は患者から比較的採取しやすいことからMSCの供給源として注目されるが，軟骨細胞系譜への分化能が骨髄・滑膜組織由来のMSCに比べ低いことが報告されており[20]，変形性膝関節症に対する脂肪由来MSC移植の有用性は劣るものと推察される．このような背景から，ACIとMSC移植を融合させたcell-based therapyを臨床応用するべく，①細胞数を補い，②関節軟骨細胞の脱分化を抑制し，③MSCの軟骨細胞系譜への分化を促進する目的で，関節軟骨細胞とMSCの共培養に関する研究が進められている[21,22]．

## 文献

1) Brittberg M, Lindahl A, Nilsson A, et al：Treatment of deep cartilage defects in the knee with autologous chondrocyte transplantation. N Engl J Med 331：889-895, 1994
2) Richter W：Cell-based cartilage repair：illusion or solution for osteoarthritis. Curr Opin Rheumatol 19：451-456, 2007
3) Bartlett W, Skinner JA, Gooding CR, et al：Autologous chondrocyte implantation versus matrix-induced autologous chondrocyte implantation for osteochondral defects of the knee：a prospective, randomised study. J Bone Joint Surg 87-B：640-645, 2005
4) Hettrich CM, Crawford D, Rodeo SA：Cartilage repair：third-generation cell-based technologies — basic science, surgical techniques, clinical outcomes. Sports Med Arthrosc 16：230-235, 2008
5) Kessler MW, Ackerman G, Dines JS, et al：Emerging technologies and fourth generation issues in cartilage repair. Sports Med Arthrosc 16：246-254, 2008
6) Bauer S, Khan RJ, Ebert JR, et al：Knee joint preservation with combined neutralising High Tibial Osteotomy（HTO）and Matrix-induced Autologous Chondrocyte Implantation（MACI）in younger patients with medial knee osteoarthritis：A case series with prospective clinical and MRI follow-up over 5 years. Knee 2011（in press）PMID：21782452
7) Pittenger MF, Mackay AM, Beck SC, et al：Multilineage potential of adult human mesenchymal stem cells. Science 284：143-147, 1999
8) Shirasawa S, Sekiya I, Sakaguchi Y, et al：In vitro chondrogenesis of human synovium-derived mesenchymal stem cells：optimal condition and comparison with bone marrow-derived cells. J Cell Biochem 97：84-97, 2006
9) Zuk PA, Zhu M, Mizuno H, et al：Multilineage cells from human adipose tissue：implications for cell-based therapies. Tissue Eng 7：211-228, 2001
10) Cheng MT, Yang HW, Chen TH, et al：Isolation and characterization of multipotent stem cells from human cruciate ligaments. Cell Prolif 42：448-460, 2009
11) Segawa Y, Muneta T, Makino H, et al：Mesenchymal stem cells derived from synovium, meniscus, anterior cruciate ligament, and articular chondrocytes share similar gene expression profiles. J Orthop Res 27：435-441, 2009
12) Furumatsu T, Kanazawa T, Yokoyama Y, et al：Inner meniscus cells maintain higher chondrogenic phenotype compared with outer meniscus cells. Connect Tissue Res 52：459-465, 2011
13) Alsalameh S, Amin R, Gemba T, et al：Identification of mesenchymal progenitor cells in normal and osteoarthritic human articular cartilage. Arthritis Rheum 50：1522-1532, 2004
14) Pretzel D, Linss S, Rochler S, et al：Relative percentage and zonal distribution of mesenchymal progenitor cells in human osteoarthritic and normal cartilage. Arthritis Res Ther 13：R64, 2011
15) Mobasheri A, Csaki C, Clutterbuck AL, et al：Mesenchymal stem cells in connective tissue engineering and regenerative medicine：applications in cartilage repair and osteoarthritis therapy. Histol Histopathol 24：347-366, 2009
16) Wakitani S, Imoto K, Yamamoto T, et al：Human autologous culture expanded bone marrow mesenchymal cell transplantation for repair of cartilage defects in osteoarthritic knees. Osteoarthritis Cartilage 10：199-206, 2002
17) Centeno CJ, Busse D, Kisiday J, et al：Increased knee cartilage volume in degenerative joint disease using percutaneously implanted, autologous mesenchymal stem cells. Pain Physician 11：343-353, 2008
18) Davatchi F, Abdollahi BS, Mohyeddin M, et al：Mesenchymal stem cell therapy for knee osteoarthritis. Preliminary report of four patients. Int J Rheum Dis 14：211-215, 2011
19) Baksh D, Song L, Tuan RS：Adult mesenchymal stem cells：characterization, differentiation, and application in cell and gene therapy. J Cell Mol Med 8：301-316, 2004
20) Sakaguchi Y, Sekiya I, Yagishita K, et al：Comparison of human stem cells derived from various mesenchymal tissues：superiority of synovium as a cell source. Arthritis Rheum 52：2521-2529, 2005
21) Hildner F, Concaro S, Peterbauer A, et al：Human adipose-derived stem cells contribute to chondrogenesis in coculture with human articular chondrocytes. Tissue Eng Part A 15：3961-3969, 2009
22) Giovannini S, Diaz-Romero J, Aigner T, et al：Micromass co-culture of human articular chondrocytes and human bone marrow mesenchymal stem cells to investigate stable neocartilage tissue formation in vitro. Eur Cell Mater 20：245-259, 2010

〈古松毅之〉

### d 人工膝関節全置換術（TKA）

変形性膝関節症の治療はOAの進行に伴う変形,拘縮,疼痛あるいは骨構築の破壊の程度によりその選択が異なる.保存的治療あるいは骨切り術にて対処できないときには人工膝関節置換術の適応となる.これには人工膝関節全置換術（total knee arthroplasty；TKA）と人工膝関節単顆置換

術(unicompartmental knee arthroplasty；UKA)がある．本法のインプラント機能の進歩は著しく，また手術手技の洗練化によりほぼ満足すべき成績が挙げられている．

TKAは変形性膝関節症や関節リウマチなどの疾患で，内側コンパートメント，外側コンパートメント，膝蓋大腿関節などの破壊された関節をインプラントによって置換し，疼痛の改善と関節機能の再獲得をはかる方法である．関節裂隙の狭小化，骨棘形成，変形などをX線学的に評価し，また膝関節痛，可動域制限，日常生活障害などから手術の必要性を検討する．

## 1)適応
### (1)適応年齢
60歳以上の末期変形性膝関節症に対するTKAの治療成績は良好である．それには日常生活の活動レベルが低下してきていることにある．TKAによる除痛効果は大きいが，正常膝機能を再獲得できるほどには期待できない．TKA術後に得られる活動レベルと患者年齢相応の活動レベルが一致している場合がよい適応年齢となる．したがって，60歳以下の活動レベルが高い患者には手術のタイミングを慎重に決定する必要がある．患者自身の理解が得られない場合にはその期待以上の評価が得られないだけでなく，TKAのゆるみなどで早期に再手術が必要となる可能性がある．また超高齢の場合にも，全身状態に問題なく，手術に対する十分な理解と意欲がある場合には適応となるが，比較的年齢の低い患者と比べて伸展筋力などが弱いため術後リハビリには十分な考慮を要する．

### (2)可動域
日常生活における椅子からの立ち上がりは膝屈曲100°以上，正座になると140°以上は必要である．TKA術後の可動域は術前可動域に影響されることが報告されているが，可動域制限に関しては一定の基準はなく，ほとんど屈曲できない症例でも手術手技によりある程度の屈曲角度は得ることができる．より大きな可動域を得るためには後十字靱帯(posterior cruciate ligament；PCL)を温存する場合よりもPCLを切除するPS型(posterior stabilizer；PS)のほうがよいと報告されている．

### (3)膝関節の障害度
内側，外側，膝蓋大腿(patellofemoral；PF)関節のすべてが障害されているときはTKAの絶対適応となるが，PF関節の障害は少なくても，内外側のコンパートメントがともに障害されているときにはTKAの適応となる．人工関節の主な目的は除痛と機能改善であり，進行例で著明な運動痛，歩行痛があればよいTKAの適応である．疼痛は軽いが頻回のステロイド関節内注入で骨吸収をきたし，そのために側方動揺性などの機能障害が出現する，いわゆるCharcot様関節に対しては，疼痛の点からはTKAの適応からは外れるが，不安定性の立場から拘束性の高い器種によるTKAを施行することがある．絶対的禁忌となるのは感染性関節炎を合併している場合である．急激に骨吸収が生じたりすると感染の可能性が高いので，術前に培養，滑膜生検などの検査をすべきである．また，何十年も前に感染の既往があって，現在は局所，血液検査で異常がない場合には白血球シンチグラフィなどのできる限り術前検査を行い，抗菌薬入りセメントなどを使用してTKAを行う場合もある．

### (4)変形と動揺性
術前内外反変形が強かったり，脛骨内顆あるいは外顆に大きな骨欠損がある例では，骨移植やmetal augmentationを用いてTKAを行う．また，中等度の変形性膝関節症があっても内外反ストレスにより内・外側側副靱帯障害がみられる場合，拘束性の高いTKAの適応となることがある．

## 2)岡山大式TKAの歴史
古くはShear型やGuepar型などの蝶番型の器種が広く使用されていたが，ゆるみ，感染などの問題が多発し，裏面置換型に替わってきた．表面置換型にしても片側置換のものから始まり，多くの器種が開発されてきている．われわれは，1970年から骨セメントを使用しない表面置換型TKA

を開発し，1975年より岡山大式 Mark II として広く使用されてきた．その後，人工関節の初期固定，膝蓋骨処理，PCL 温存などを考慮してきた．そこでそれらの歴史的問題点とその当時の対処方法について述べたい[1,2]．

(1) 骨セメント使用の是非

蝶番型などの制御型 TKA においては骨セメントが使用され，また，表面置換型に変遷しても一般にはセメント固定のものが使用されている．しかし，われわれは当初よりセメントを使用しない方針で TKA を施行してきたが，短期成績は満足のいくものであった．一方，骨セメント使用のものではセメント使用による合併症が問題となり，セメントを使用しない TKA へと開発が進んできた．人工関節の骨との接触面を porous-coating にしたり，beads などをつけて bone ingrowth（骨成長）を期待するものである．bone ingrowth によって人工関節が骨に固着されるには術後6週はかかるといわれており，初期同定に螺子固定を併用する術式も開発された．われわれの方式は press-fit による固定性を期待するものであった．Samuelson[3] らはセメントレス TKA の脛骨板でもペグ周囲の骨形成と体重負荷部分の骨硬化により，十分な固定が得られるとしている．しかし，骨脆弱性の強い場合，十分な初期固定性を得るためにはセメント使用が必要なことも事実である．

(2) 骨欠損に対する処置

変形性膝関節症では特に内反変形で脛骨内顆に骨欠損のある例が多い．この骨欠損への対処には，種々の方法がある．骨移植にて充填する場合，特殊な器種で補う場合，骨セメントで補う方法などがある．一般には骨移植で補う場合が多い．骨移植にしても自家骨（切除骨片の利用，腸骨よりの採骨），同種骨移植または人工骨（ハイドロキシアパタイト）との併用などがあるが，初回手術であれば切除骨片で十分補填しうる．特殊な器種として，われわれは Mark II 型で段違い脛骨板を一時的に対応してきたが，長期経過例で脛骨板の中央部が破損した例があり，脛骨面に対する内外側ストレスの違いによると思われた．移植骨の固定方法として，骨片が小さいときは移植骨を置くだけでよいが，移植骨が大きければ螺子固定を行う．

(3) 後十字靱帯温存

PCL 温存をすべきか切離したほうがよいのかはなお結論が出ていない．われわれは本来 PCL を切離する Mark II 型で PCL を温存してみたところ，より大きな屈曲角度を得ることができた．また，総合点でも高い点数を得ていた．長期の成績をみると，変形性膝関節症では温存例と切離例にゆるみの差がない．また，関節リウマチでは温存例にゆるみが少ないことがわかっている．

(4) 膝蓋骨置換の是非

膝蓋骨関節面の置換に関して，TKA の初期は置換しない形状の器種が多かった．しかし，膝蓋大腿(PF)関節の痛みなどの問題が起こり，最近では置換する術式が普及しつつある．他方，膝蓋骨置換に伴う合併症（脱臼，骨折，metalosis など）の報告は多い[4]．われわれの施設での症例は，TKA 後 PF 関節に軽度の痛みの訴えもあるが，合併症のことを考え Shaving のみにとどめて，置換はしていない（図VI-138）．

(5) 合併症

TKA 後の合併症として，術後感染，神経血管障害，骨折，脱臼，金属アレルギー（metalosis）などがある．しかし，長期成績に関わる最も大切な問題はゆるみである．感染症は抗菌薬の進歩，無菌室での手術などでほとんど生じることはなく，神経血管損傷は術中，術後の注意で避けられる．骨折は術後の転倒などの外傷で起こることがある．PF 関節の脱臼は少ないとはいえ，膝蓋骨置換例で報告されている．また，metalosis は metal back の膝蓋骨インプラントによる置換でみられているが，これも最近では改善されてきている．ゆるみに関しては，一般に脛骨側で起こりやすいとする意見があるが，岡山大式 Mark II ではむしろ大腿骨モールドの側に多く発生している．術後10年での長期成績では約90％が再置換を必要としなかった（図VI-139, 140）．

(6) PCL 温存型 TKA の開発

Mark II の長期成績不良の原因は，初期固定にあると考えられた．セメントレスで bone ingrowth

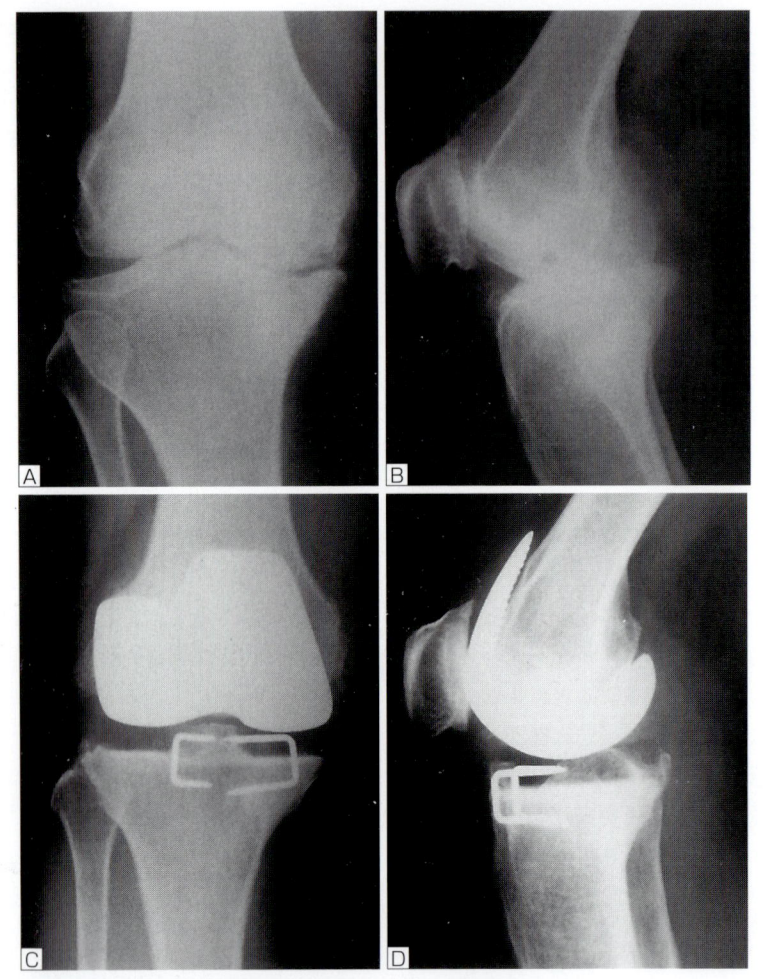

**図Ⅵ-138** 変形性膝関節症に対する Mark Ⅱ型 TKA(54歳, 女性)
A, B：術前
C, D：術後13年, X線上ゆるみはない.

を期待する TKA でも, bone ingrowth による固定までに時間がかかり, 必ずしも初期固定が得られていない. われわれが新たに開発した人工関節では, 骨との接触部の形状を波形にし, また髄腔へのポストによる固定をはかり, より強固な初期固定を得るように改良された. しかし, 骨粗鬆症などで骨質の悪い例ではセメントによる固定を行わざるをえない. また, PCL を温存することにより大きな屈曲角度も獲得できると考えた(図Ⅵ-141, 142).

### 3)TKA の今日の問題点

TKA の手術手技は確立されてきているが, 今なお, (1)長期耐用性, (2)人工膝関節パフォーマンスの向上, (3)早期社会復帰, に関しては議論が尽きない.

#### (1)長期耐用性

TKA の長期の良好な成績を得るためには機能軸に対して垂直に骨切りを行い, インプラントの回旋を考慮し, 適切な靱帯バランスを獲得できるようにインプラントを設置する必要がある. 機能軸に対し3°以上の骨切り面の不正確性はインプラントのルーズニングを生じることが報告され,

**図Ⅵ-139 Mark Ⅱ型 TKA 後の再置換術**(74歳,男性)
再置換時。京セラⅠ型をセメント固定

コンピュータ支援ナビゲーション手術の有効性が報告されている。ナビゲーション手術に関しては他項を参照されたいが(172頁)，その使用により長期成績が向上するかについてはまだ結論が得られていない。また，最も合併症が多い膝蓋大腿関節障害においては大腿骨および脛骨インプラントの回旋設置角度が重要とされている。大腿骨側では上顆軸(transepicondylar axis；TEA)，前後軸(anteroposterior axis；AP axis, whiteside axis)，後顆軸(posterior condylar axis；PCA)より外旋3°，また屈曲/伸展ギャップを考慮し回旋角度を決定することが重要である。脛骨粗面の内側縁から1mm内側の点より脛骨顆間の中点を通る軸である midsulcus line や Akagi line(PCL脛骨付着部中央から脛骨膝蓋腱付着部内側縁へ下ろした線)などを考慮しインプラントを設置する。

(2) 人工膝関節パフォーマンスの向上

われわれ日本人において大きな膝関節可動域を得ることは重要である。良好な可動域を得るために最も影響があることは器種選択である。

現在の器種は岡山大式 Mark Ⅱ に代表される Box 型から解剖学的に構造が反映されるような

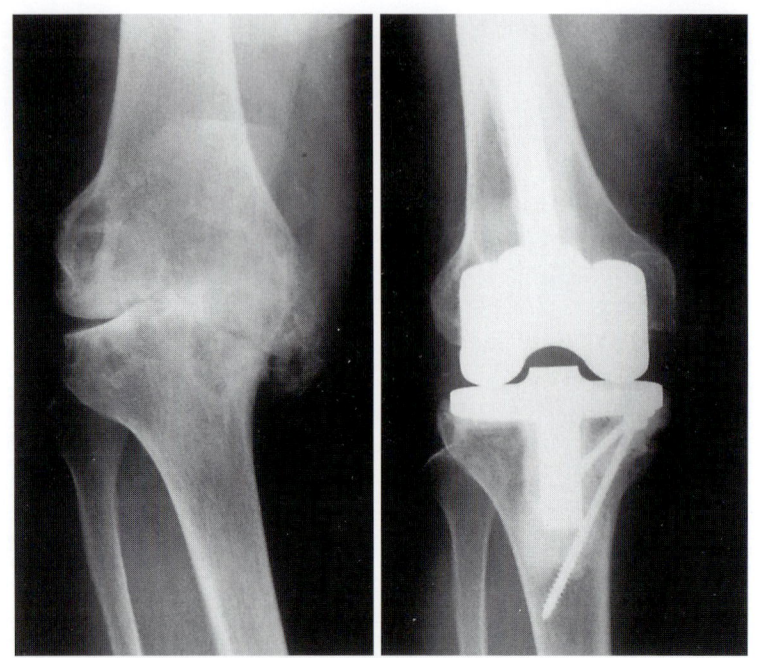

**図Ⅵ-140　ステロイド関節症による大きな骨欠損に対するステム付 TKA**
(70歳，女性)
自家骨移植とセメント固定併用

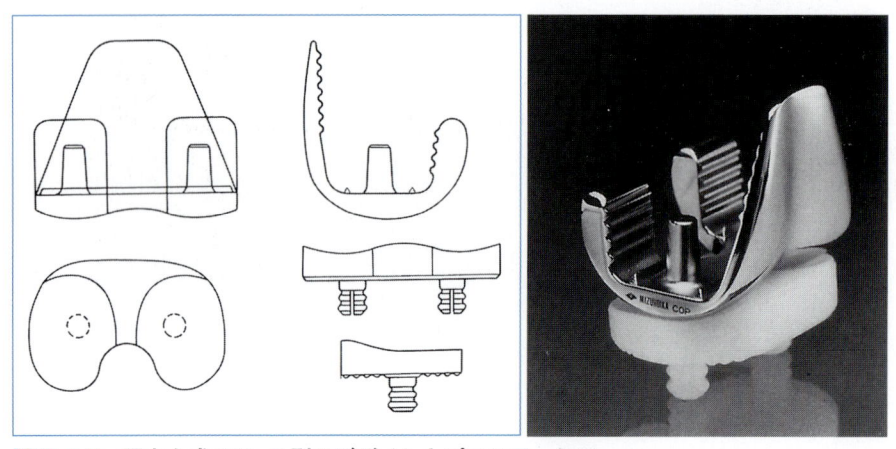

**図Ⅵ-141　岡山大式 PCL-R 型のデザインとプロステーシス**

器種に変わってきた．特に屈曲130°以上と定義される深屈曲では，インプラント後方の骨棘切除や関節包の解離を行い十分な posterior condylar offset を確保する必要がある．また PCL を温存する CR 型(PCL retaining；CR)と比較して PCL の機能を post-cam 機構で代用する PS 型(PCL substitute；PS)のほうが安定した良好な屈曲角度を獲得しやすいことが報告されている[5,6]．この理由として，CR 型では PCL の緊張をコントロールする手技が困難であり成績の再現性に乏しいことや，屈曲に伴う大腿骨に対する脛骨内旋(medial pivot motion)が誘導されにくいことが考えられる[7]．

脛骨インサートが fixed か mobile bearing かによるはっきりとした成績の違いは報告されていない．摩耗の観点からは flat-on-flat 形状になる

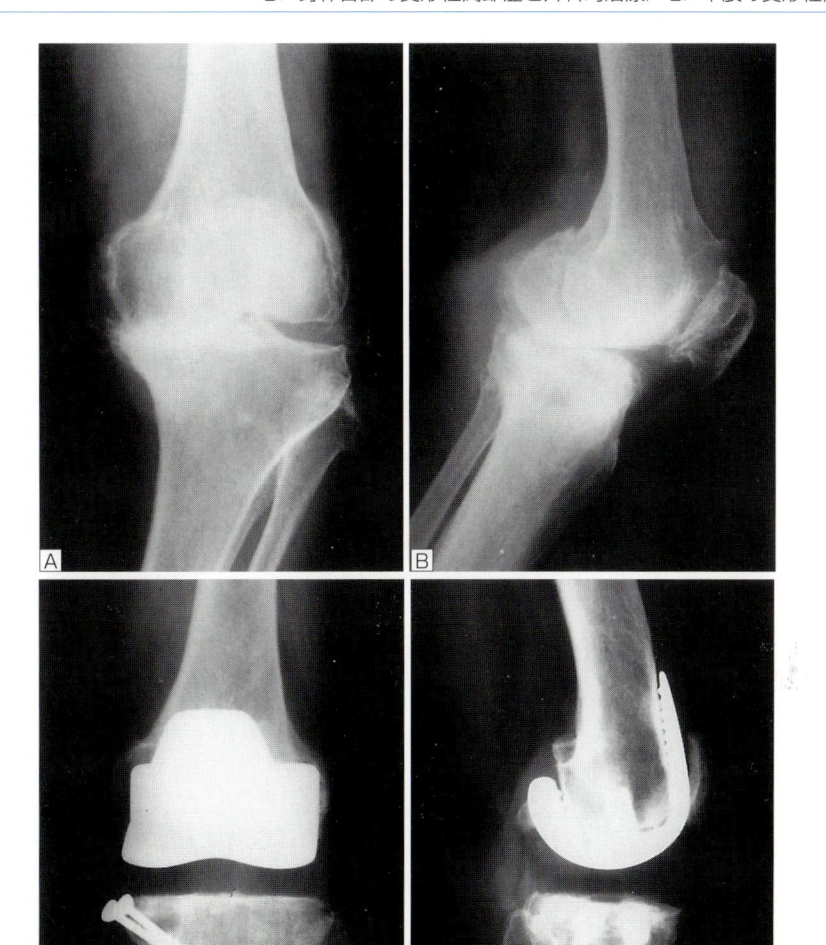

**図Ⅵ-142　岡山大式 PCL-R 型によるセメントレス TKA**(70歳，女性)
A，B：術前
C，D：術後 6 か月。脛骨内顆骨欠損部は自家骨を AO 螺子固定

fixed 型のほうが不利であるとされ，また mobile bearing 型の場合には脛骨トレイの設置に関して malrotation に対応できる self-alignment 機構が働くことによって，膝蓋大腿関節障害の発生が少ないとされる。一方，mobile bearing 型ではインプラントの脱臼である spin-out 現象が生じるため，適切な靱帯バランスを獲得することが必須条件である。

膝蓋骨のインプラント置換に関しては膝蓋骨を置換したほうが膝前部痛(anterior knee pain；AKP)は少なかった。PF の問題点に関しては，特に脛骨側インプラントのルーズニングに関してセメント固定のほうが良好であることが報告されている[4]。

したがって，現在われわれの TKA における器種選択は PS 型の mobile bearing 型であり，膝蓋骨を置換し，すべてのインプラントをセメント固定するように行っている(図Ⅵ-143)。

**(3)早期社会復帰に向けて**

早く疼痛から解放し，良好な膝可動域を取り戻

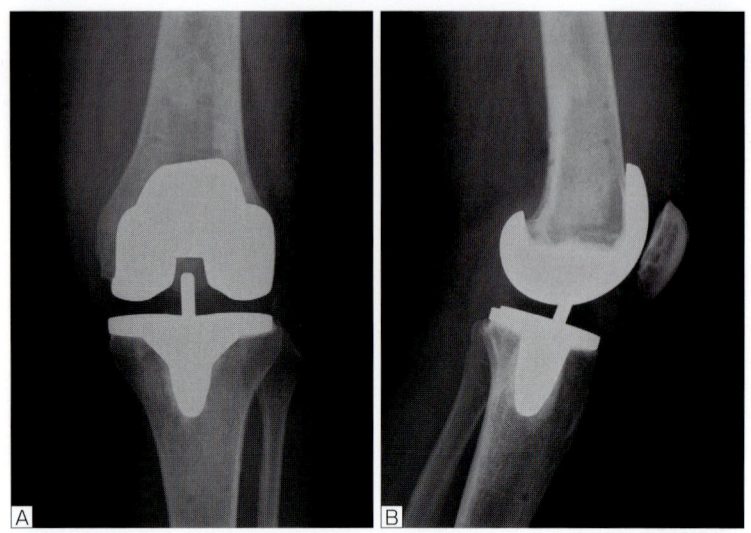

図Ⅵ-143　P. F. C.®Sigma ®RP-F Knee System(DePuy )によるTKA
深屈曲に対応しており，mobile bearing デザインになっている。

すことによってADL(日常生活動作)を改善することは重要である．そのためにできることとして，①低侵襲手術[8-10](minimally invasive surgery；MIS)は大腿四頭筋への侵襲を最小限として伸展筋力を温存すること，②疼痛コントロールとして大腿神経ブロックなどを併用し術後早期の可動域訓練や移動訓練を可能にしたり[11]，③肺血栓塞栓症(pulmonary thromboembolism；PTE)と深部静脈血栓症(deep venous thrombosis；DVT)への対応[12]，がある．方法として，術中操作で骨髄腔への侵襲を避けたり，術後の下肢弾性ストッキングの着用や間欠的空気圧迫法などの機械的予防を行ったり，抗凝固療法を施行する．

### 4)再置換の問題点

TKAも長期間経過するにつれ，ゆるみなどの合併症で再置換の問題が出てくる．再置換においては，その時期，使用器種，手術方法など多くの問題がある．最も大切なことは再置換の時期である．人工関節のゆるみがあっても疼痛がごく軽度なときは，患者も再置換に同意しない．しかし，そのまま放置すると骨欠損が大きくなり，側方動揺性も出てきて，拘束性の高い器種でないと再置換が困難をきたすことが多い．まだ再置換の時期に対して結論は出ていないが，定期的に診察し，患者に十分説明して再置換の時期をあまり遅らせるべきではない．

### 文献

1) 横山良樹, 井上　一, 林　充, 阿部信寛, 西田圭一郎：セメントレスTKA(岡山大式MarkⅡ)15年以上の経過例の検討. 中部整災誌 37：1279-1280, 1990
2) 横山良樹, 井上　一：全人工膝関節置換術について. 整・災外 34：1523-1531, 1991
3) Samuelson K, Nelson L：An all-polyethylene cementless tibial component. A five- to nine-year follow-up study. Clin Orthop Relat Res 260：93-97, 1990
4) 阿部信寛：TKAにおける膝蓋大腿関節の処置—膝蓋骨の処置. 岩本幸英(編)：OA NOW Instruction 人工膝関節置換術—適切なアライメントとバランスの獲得を目指して, pp149-156, メジカルビュー社, 2008
5) Argenson JN, Scuderi GR, Komistek RD, et al：In vivo kinematic evaluation and design considerations related to high flexion in total knee arthroplasty. J Biomech 38：277-284, 2005
6) Insall JN, Lachiewicz PF, Burstein AH：The posterior stabilized condylar prosthesis：a modification of the total condylar design：two to four-year clinical experience. J Bone Joint Surg 64-A：1317-1323, 1982
7) Pagnano MW, Cushner FD, Scott WN：Role of the posterior cruciate ligament in total knee arthroplasty. J Am Acad Orthop Surg 6：176-187, 1998
8) Bonutti PM, Mont MA, Kester MA：Minimally invasive total knee arthroplasty：a 10-feature evolutionary approach. Orthop Clin North Am 35：217-226, 2004
9) Laskin RS, Baksac B, Phongjunakorn A, et al：Mini-

mally invasive total knee replacement through a mini-midvastus incision: an outcome study. Clin Orthop Relat Res 428 : 74-81, 2004
10) Tria AJ, Coon TM : Minimal incision total knee arthroplasty: early experience. Clin Orthop Relat Res 416 : 185-190, 2003
11) 横山裕介, 阿部信寛, 古松毅之, 他：持続大腿神経ブロックが人工膝関節置換術に及ぼす影響. 中部整災誌 53 : 881-882, 2010
12) Yoshitaka T, Abe N, Minagawa H, et al : Disease-specific screening for deep venous thrombosis and pulmonary thromboembolism using plasma D-dimer values after total knee arthroplasty. Mod Rheumatol 18 : 359-365, 2008

(阿部信寛)

## e 人工膝単顆置換術（UKA）

人工膝単顆置換術（unicompartmental knee arthroplasty；UKA）は変形性膝関節症において内側または外側コンパートメント（関節）を置換する方法であり, その歴史は古い. 1971年にGustonがpolycentric knee arthroplastyとして報告して以来, 適応, 手術手技, 治具の改良を加え, 1978年からGoodfellowとO'Conerがmobile bearing UKAを考案し[1], 1980年代から脛骨コンポーネントのmetal backとしてからその治療成績は安定してきたものになってきた. また, 最近では早期社会復帰を目的に低侵襲手術が注目されてきている. 本法は小さな皮切で膝伸展筋群を温存しながら関節の一部をインプラントに置換するため, 良好な可動域が獲得でき, 筋力温存し, 短い後療法で膝関節機能を取り戻すことが可能な手術であり, 活動性の低い高齢患者において, 有効な治療の選択肢になってきている[2,3].

また, UKAによる手術侵襲は少なく骨温存もできることから, 短期間で破綻したとしてもTKAへの再手術が比較的容易であるとする一時的な手術選択肢として考えられていた. しかし, 10年以上の長期治療成績の臨床結果でBergerらが98％[4], Argensonらが96％[5]において人工関節の破綻はなく良好な成績が得られたことを報告している.

UKAにおける手術適応の位置づけとしては, TKAまでの短期間だけに有効な手術方法としてではなく, 長期に良好な成績を獲得することを考えている. したがって, 患者選択や変形の程度, 日常生活活動レベルなどを厳格化する必要がある.

### (1) 疾患, 患者背景

内側または外側の単顆の変性がある関節症が対象となる. 膝蓋大腿関節症の合併についての成績ははっきりと報告はされていないが, われわれは部分的変性に関しては適応除外とはしていない[4]. 膝関節不安定性についての評価は重要であり, 側副靱帯の機能不全がある症例はTKA手術のほうが望ましい. 前十字靱帯（anterior cruciate ligament；ACL）の機能不全を伴う症例ではmobile UKAの適応とはならないが, fixed UKAについての長期成績は不明である. 膝前後の不安定性がないほうがよいと考えるが, 患者の生活レベル, インプラント性能の向上により完全適応除外ではないと考えている. また, 荷重が大きいとインプラントが設置された脛骨骨切り面にかかる負荷も大きくなる. 体重95 kg以上は禁忌とされている. 関節リウマチや全身性エリテマトーデスなどの炎症性疾患を基礎とした変形は対象とはならない. なお, 大腿骨内顆骨壊死に対してもよい適応であるが, 骨質などの要因によりOA症例と比較し成績は劣ると報告されている[6].

### (2) 年齢

適応年齢に関してはUKA後に再手術を必要とすることを前提として若年者に行うのか, 高齢者に対して最終手術となるように考えて行うのかによって異なる. ScottらはUKAの術後成績が15年で低下することを報告し, またCorpやEnghは術後経年的にOAが進行することを考慮すべきとしている[5,7]. 秋月は日本人の平均寿命から, 女性74歳, 男性68歳以上が手術適応の目安となると示している[2]. これには加齢とともに生活活動レベルが低下することも考慮されている. したがって, 活動性がコントロールできるのであれば適応の低年齢化が可能と思われるが, そのような手術適応の拡大には, 手術手技の再確認とインプラントデザインの改良を行うことで, 骨切り面に対する被覆率の向上などによる

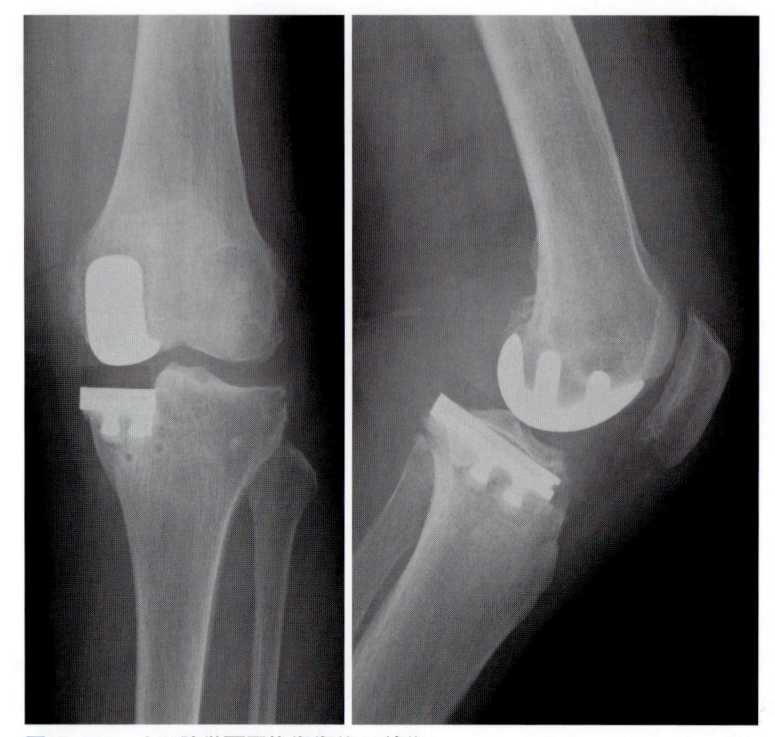

**図Ⅵ-144　人工膝単顆置換術後X線像**
UKA：Zimmer® Unicompartmental High-Flex Knee System

機能の改善をはかり，慎重に行う必要がある。

### (3) 大腿脛骨角とアライメント矯正

　大腿脛骨角（femorotibial angle；FTA）の矯正角度が大きい場合，非置換部位の変性が促進することが秋月によって報告されているが[2]，適切なアライメント矯正角度を定義することは困難である。FTAが4〜6°のやや外反で，機能軸が膝中心よりもやや内側を通過する症例が良好な長期成績が報告されていることから，骨棘などを切除したのちに内側側副靱帯の緊張が適度に残る（2 mmの関節裂隙の確保）アライメントを目標とする。これらのアライメントを得られる術前アライメントとして，①屈曲拘縮が20°以下，②内反膝ではFTAが190°以内，③内反膝外反強制位FTAが175°以下で外反強制時外側関節裂隙が保持される，ものを適応としている。また外反膝では15°以内の変形までとしているが，内側コンパートメントの軟骨や半月変性の評価をMRIや術前関節鏡精査で評価しておくことが必要と考える（図Ⅵ-144）。

### 文献

1) Goodfellow J, Tibrewal SB, Sherman KP, et al：The Oxford meniscal unicompartmental knee. J Knee Surg 15：240-246, 2002
2) 秋月　章：人工膝単顆置換術—最少侵襲手術の紹介と利点．骨・関節・靱帯 15：765-769, 2002
3) 秋月　章：Minimally invasive unicondylar knee arthroplasty—最少侵襲人工膝単顆置換術．岩本幸英（編）：膝関節外科—手術手技のすべて，新OS NOW 24, pp121-127, メジカルビュー社, 2004
4) Berger RA, Della Valle CJ：Unicompartmental knee arthroplasty：indications, techniques, and results. Instr Course Lect 59：47-56, 2010
5) Argenson JN, Chevrol-Benkeddache Y, Aubaniac JM：Modern unicompartmental knee arthroplasty with cement：a three to ten year follow-up study. J Bone Joint Surg 84-A：2235-2239, 2002
6) Parratte S, Argenson JN, Dumas J, et al：Unicompartmental knee arthroplasty for avascular osteonecrosis. Clin Orthop Relat Res 464：7-42, 2007
7) Parratte S, Argenson JN, Pearce O, et al：Medial unicompartmental knee replacement in the under -50s. J Bone Joint Surg 91-B：351-356, 2009

〈阿部信寛〉

## 3 足の変形性関節症

### a Ilizarov による変形矯正

#### 1）概念と病態

明らかな外傷歴がない症例は一次性の変形性足関節症とされるが，X線正面像で内果の遠位部の開大や側面像での脛骨下端関節面での前方開大などが原因となることが指摘されている[1]。一方で内反足の遺残変形，化膿性関節炎，骨系統疾患，外傷や腫瘍などによる下肢アライメント不良がある場合にも二次性に荷重による応力が集中し変形性足関節症を生じる（図Ⅵ-145〜148）。

#### 2）診断

まず疼痛の原因が足関節自体にあることを確認し，それが安静時にも痛みがあるか歩行時痛もしくは荷重時の疼痛であるかで程度を把握する。次いで立位での視診で下腿のアライメントを踵部の外反もしくは内反などの変形を認めるかを確認し，単純 X 線像で荷重時における正面，側面像による評価が必要である。正面像，側面像より変形中心における足関節面と骨幹部との角度を計測する。回旋変形も含めた立体的な認識には 3D 再構築による CT 画像が有用である（図Ⅵ-149）。

#### 3）手術適応

関節弛緩性の強い症例や活動性の低い症例に対しては，ウェッジ足底板や足関節装具による保存的治療が優先される。また，すでに関節症変化の進んだ症例や関節可動域の低下している症例には関節固定術のほうが適応となる。

変形矯正を行う症例は比較的若年で活動性が高く関節症変化の少ないものが適応となる。日常生活で疼痛があること，次に X 線上のアライメント変形の程度で手術が選択される。骨成長終了前での変形矯正手術の施行に対しては再発率が高く，できれば骨成長が止まるまで待機し，手術適応は慎重にすべきである。Ilizarov 法は緩徐な変形矯正と同時に延長も可能である。足関節の変形における一期的矯正においても，遠位部での軟部組織が少ない点や固定力の点において，内固定よりも有利であり適応となる。

#### 4）術式

下腿の周囲径を測定し至適なリング径を決定す

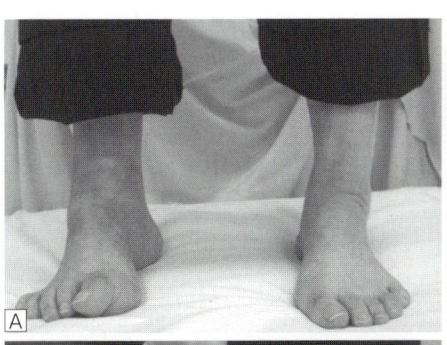

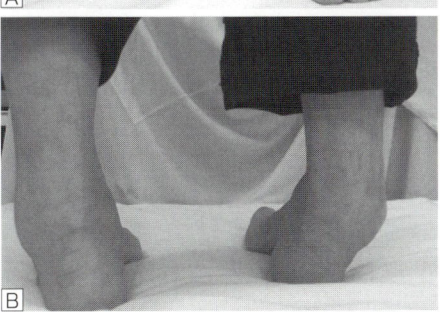

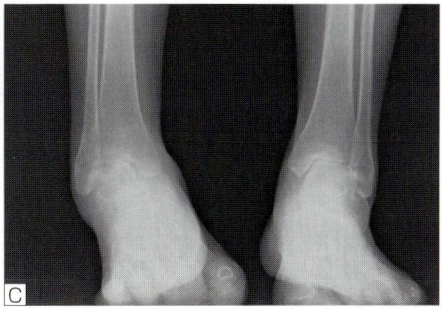

図Ⅵ-145　内反足未治療例

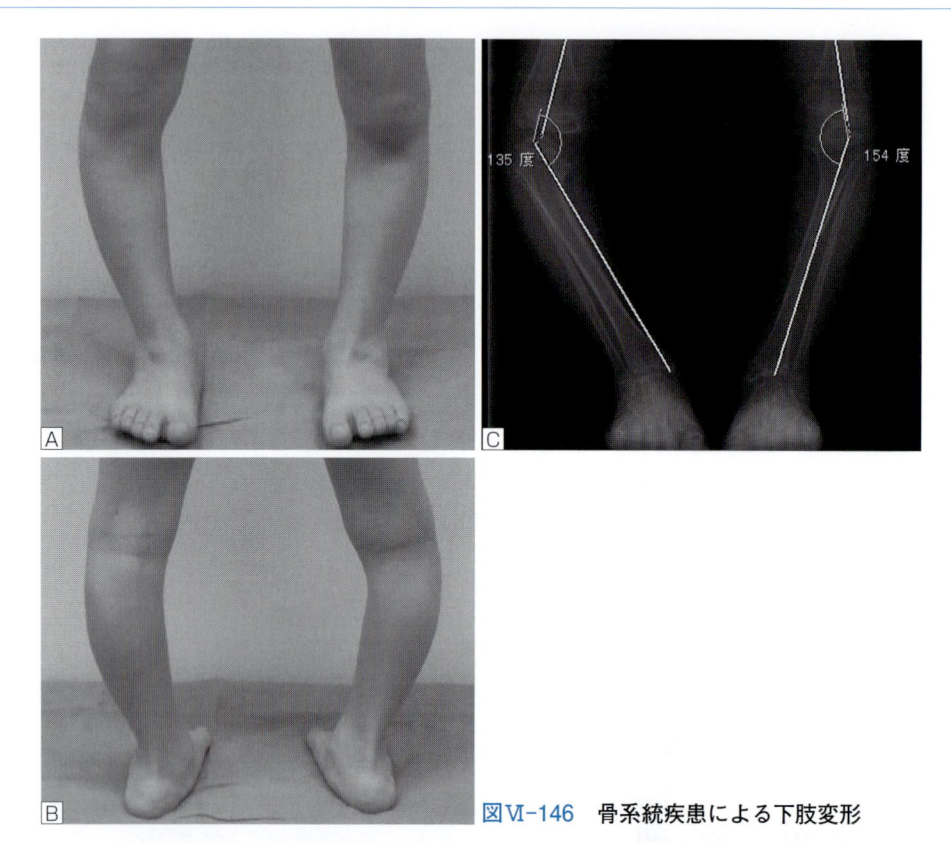

208　VI. 治療

図VI-146　骨系統疾患による下肢変形

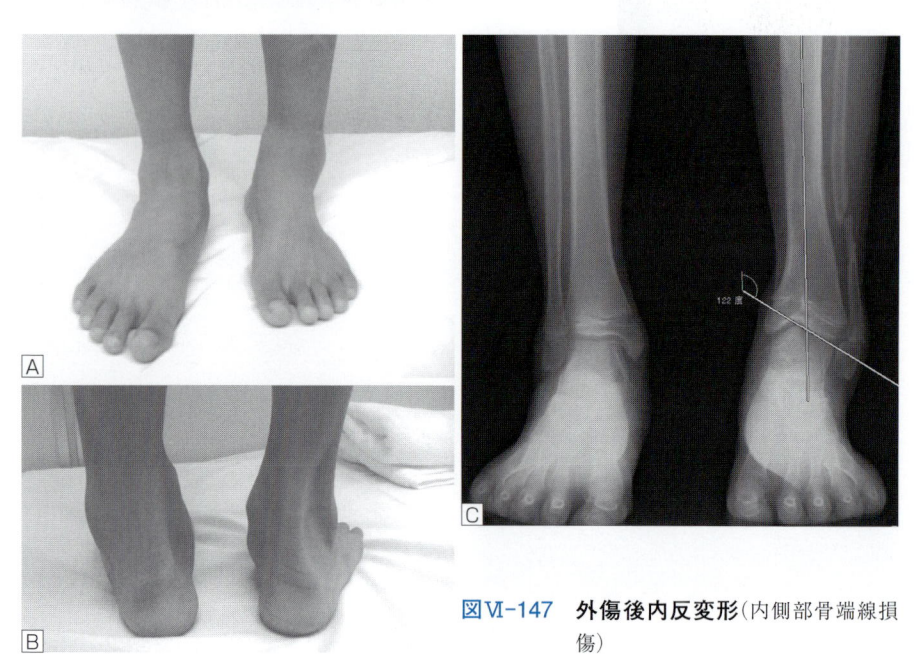

図VI-147　外傷後内反変形（内側部骨端線損傷）

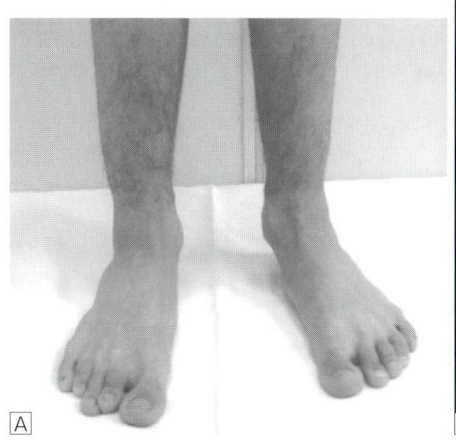

図Ⅵ-148　多発性外骨腫による外反変形

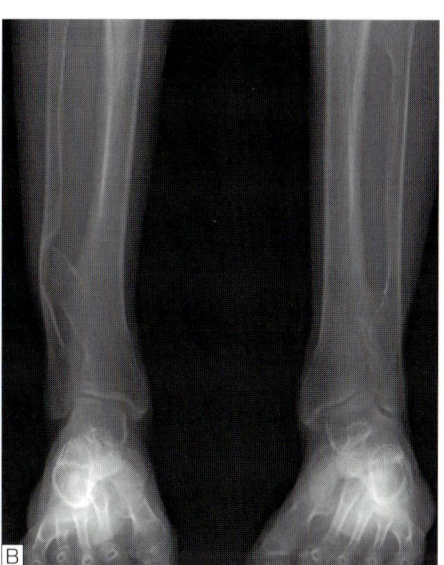

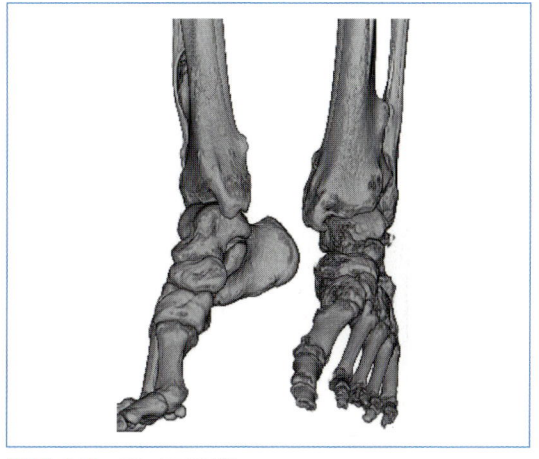

図Ⅵ-149　3D-CT画像

る．変形中心での矯正が望ましいが，実際にはリングとの位置関係により不可能な場合もある．骨切り部とリングの位置関係，ハーフピンの挿入部位や貫通ワイヤーの位置はあらかじめ患者の脚で確認しておく必要がある（図Ⅵ-150A）．手術は仰臥位でX線透視下に施行する．まず膝関節と足関節部にreferenceとなるように関節面に平行にワイヤーを刺入する．リングの中心が関節中心となるように調整し，追加のワイヤーやハーフピンで固定し，次いで予定部位での骨切りを施行する（図Ⅵ-150B）．緩徐な変形矯正を行う場合にはhingeを使用して変形側に延長器をつけて関節面が水平になるまで矯正を行う（図Ⅵ-150C）．

5）症例呈示：多発性外骨腫

18歳の男性で多発性外骨腫のため定期的に外来通院していた．中学生時よりバスケットボールをしていたが，運動後は左足関節に疼痛があった（図Ⅵ-148, 149）．1年前より歩行時にも左足関節痛が生じるようになり，運動制限による経過観察を行ったが症状が残存するため手術を施行した．術前の正面X線像における変形角度は22°であった（図Ⅵ-151）．手術は腓骨を骨切り後に脛骨をドーム状に骨切りし，一期的に矯正しワイヤーでの仮固定を行った．その後，組み立て済みのIlizarov創外固定器を用いて固定を行い外反変形は改善した（図Ⅵ-152）．術後10日に2本松葉杖で自宅退院し，術後3か月時に骨癒合を確認し抜釘を施行した．術後4か月時には歩行時の疼痛は消失し学生生活を送れるようになった（図Ⅵ-153）．

6）治療成績

Takakuraは18例18足の一次性変形性足関節症に対して，脛骨低位での骨切り術とプレート固定を施行し，平均6年の経過観察で15例は良好な臨床結果を得られており，7例では関節鏡所見

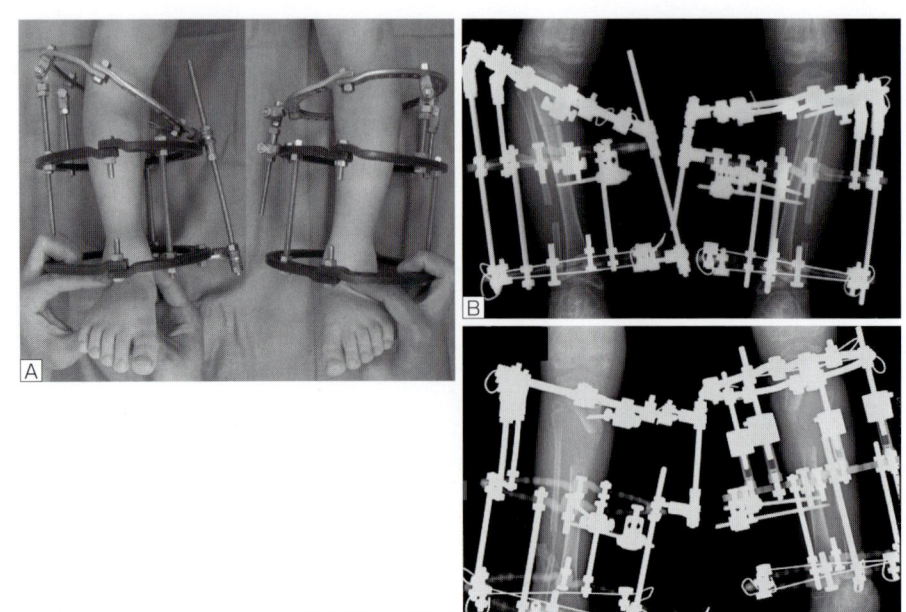

図Ⅵ-150　Ilizarov 法による下肢変形矯正

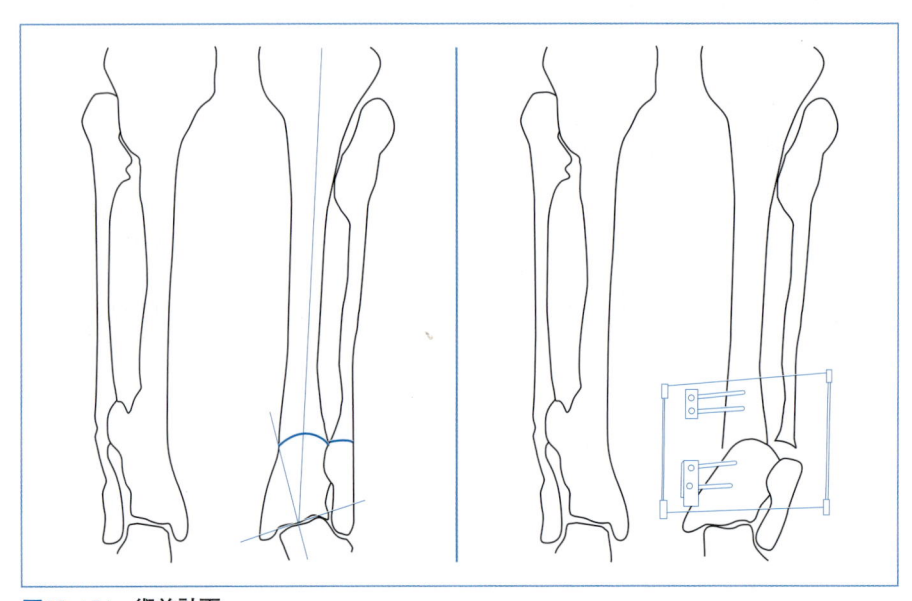

図Ⅵ-151　術前計画

で線維性軟骨による修復が認められたと報告している[1]。一期的な矯正の固定にはプレートが使用されることが多いが，Ilizarov 創外固定器ではより遠位での高度な矯正にも対応できるので同様の結果を得ることが可能である。Valburg らは外傷後の変形性足関節症 11 足に対して Ilizarov 創外固定器により 3 か月間の足関節の牽引治療を行った結果，平均 2 年の経過観察では除痛効果と関節裂隙が保たれていたと報告している[2]。

Ilizarov 法は緩徐な矯正や脚延長，関節牽引などの対応の幅が広いことが魅力であり，多発性外骨腫による変形[3]，内反足の遺残変形などの複雑な足変形に対する矯正[4]や，尖足拘縮に対する変形矯正[5]，骨欠損を伴う外傷症例の関節固定術[6]

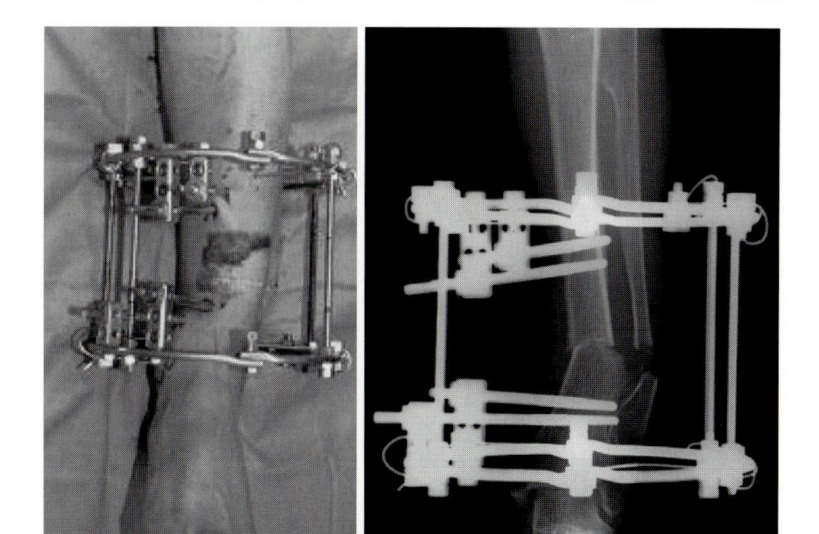

図Ⅵ-152 変形矯正＋Ilizarov 創外固定術後

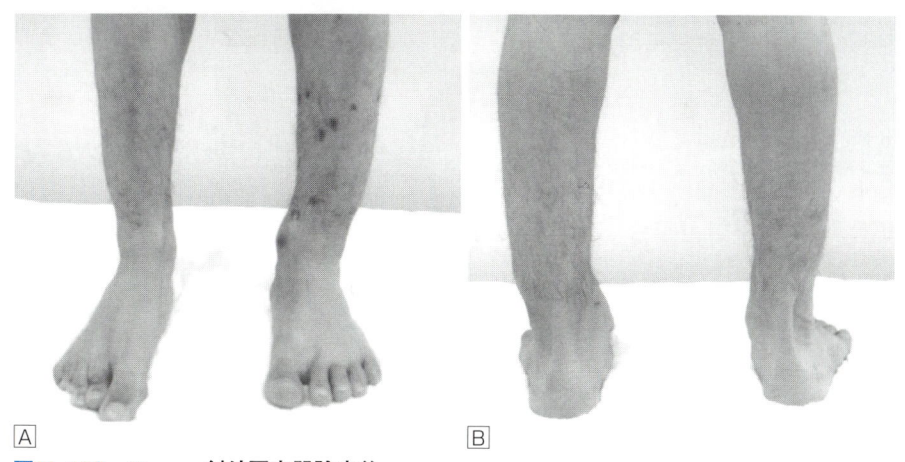

図Ⅵ-153 Ilizarov 創外固定器除去後

にも対応可能で全世界的に施行されている。合併症としてはピン刺入部の表層感染，深部感染，神経損傷（足根洞症候群），ワイヤーの破綻やカットアウトなどが報告されている。最終的に良好な足底接地が可能となることが目標であるが，創外固定期間が長期になると合併症も増加し患者 ADL にも支障をきたす。また変形中心が2つ以上の複雑な変形になると，hinge を接続するジョイントの位置を誤った場合，矯正中にロッドなどへの負担が大きく破綻をきたす原因となる。

近年では航空機のシミュレーション器の土台と同じ構造をもつ Hexapod Ilizarov 創外固定器[7]が報告され，さらに Taylor spatial frame™ が開発され使用されるようになった[8,9]。この創外固定器はリングを関節面に平行に設置すれば6本の支柱が両端のボールジョイント間で伸縮することで三次元な矯正も延長も可能で，かつコンピュータによるシミュレーションが可能な優れた創外固定器である（図Ⅵ-154）。今後はさらに普及すると予想されるが，部品が高額であることやデータ処理が必要であるため，Ilizarov 創外固定が現在も最も汎用される手技である。

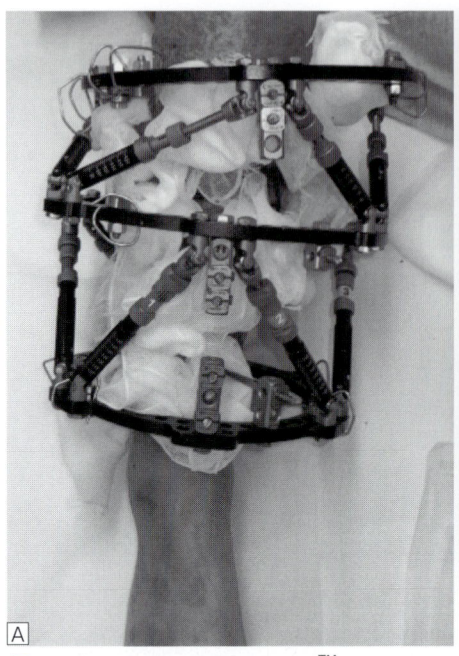

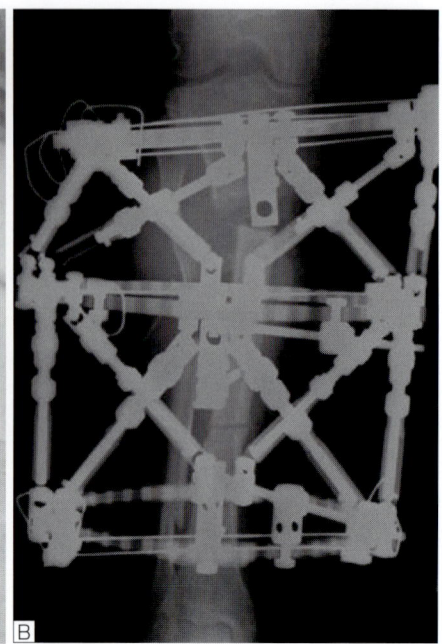

図Ⅵ-154 Taylor spatial frame™

#### 文献

1) Takakura Y, Tanaka Y, Kumai T, et al：Low tibial osteotomy for osteoarthritis of the ankle. J Bone Joint Surg 77-B：50-54, 1995
2) Valburg AA, Roermund PM, Lammens J, et al：Can Ilizarov joint distraction delay the need for an arthrodesis of the ankle? J Bone Joint Surg 77-B：720-725, 1995
3) Ofiram E, Eylon S, Porat S：Correction of knee and ankle valgus in hereditary multiple exostoses using the Ilizarov apparatus. J Orthop Traumatol 9：11-15, 2008
4) Paley D：The correction of complex foot deformities using Ilizarov's distraction osteotomies. Clin Orthop Relat Res 293：97-111, 1993
5) Tsuchiya H, Sakurai K, Uehara K, et al：Gradual closed reduction of equines contracture using the Ilizarov apparatus. J Orthop Sci 8：802-806, 2003
6) Kovoor CC, Padmanabhan V, Bhaskar D, et al：Ankle fusion for bone loss around the ankle joint using the Ilizarov technique. J Bone Joint Surg 91-B：361-366, 2009
7) Seide K, Wolter D, Kortmann HR：Fracture reduction and deformity correction with the hexapod Ilizarov fixator. Clin Orthop Relat Res 363：186-195, 1999
8) 富　雅男：Taylor spatial frame system の使用経験. 関節外科 21（4月増刊号）：167-176, 2002
9) Sluga M, Pfeiffer M, Kotz R, et al：Lower limb deformities in children：two-stage correction using the Taylor spatial frame. J Pediat Orthop 12-B：123-128, 2003

〈遠藤裕介〉

### b 足関節固定術

　距腿関節は脛骨下端の下関節面と内果関節面，および腓骨の外果関節面とが関節窩となり，これに距骨滑車が関節頭として適合する形態であり，主たる関節面は脛骨下端関節面と距骨滑車上関節面である．足関節は骨性の支持機構が堅固で安定性が高く，また近傍に距踵関節やChopart関節が隣接しており外力が緩和されやすいため，荷重関節としての足関節におけるOAの発生頻度は股関節や膝関節に比べて少ない．

　変形性足関節症は，原因となる疾患が明らかでない一次性と，外傷（骨折・脱臼・靱帯損傷など），麻痺性疾患，炎症性疾患，骨系統疾患などに伴う二次性に分類されるが，二次性のものが多くみられる．

　臨床症状は，疼痛（特に運動時，歩行時），腫脹，変形，関節可動域制限などである．初期には歩行開始時の疼痛や歩行後の倦怠感を主訴とすることが多く，進行すると関節可動域制限，跛行，日常生活動作における障害を認めるようになる．X線学的には関節裂隙の狭小化，関節面の不整，

骨棘形成，軟骨下骨の骨硬化像，骨囊胞など，一般的な変形性関節症と同様であり，4期に病期分類されている(表Ⅵ-22)[1]。X線撮影は通常荷重位での正面・側面像を撮影する。また，詳細な病態の把握には，X線断層撮影やCT，MRIなどが有用である。

### 1) 保存的治療

痛みに対して安静，足底装具，足関節固定用装具，湿布，外用薬，消炎鎮痛薬の内服，物理療法などを用いた保存的治療を行う。関節炎の増悪時には，炎症と痛みを和らげるため局所麻酔薬とステロイド薬の関節腔内注射を行うこともある。また，ヒアルロン酸の関節内投与が有効であるとの報告もあるが，わが国では現在のところ保険上認可されていない。

### 2) 外科的治療

変形性足関節症に対する外科的治療としては鏡視下デブリドマン，足関節外側側副靱帯再建術，遠位脛骨骨切り術，足関節固定術，人工足関節置換術などがあり，病態や病期に応じて選択される。ここでは，末期関節症に適応される関節固定術について解説する。

#### (1) 足関節固定術

高度の変形，関節破壊のため，保存的治療に抵抗性の足関節症に対して行われる術式である。固定によって足関節の可動域は消失するが，距踵関節，Chopart関節やLisfranc関節によってある程度の可動域は保たれる。ただし，同時に他の関節の固定を行う場合には術後の関節可動域はかなり減少するため，術前に患者とよく相談しておく必要がある。

手術術式にはさまざまな方法があり，足関節の疼痛部位や術前の画像診断を参考にして，アプローチや固定方法，骨移植の有無などについて，術前に決定する。足関節固定角度は内外旋中間位，内外反中間位で，底背屈は中間位から軽度背屈位で固定する。

患者へのインフォームド・コンセントにおいては，麻酔や深部静脈血栓症などあらゆる手術に共通する内容以外では，関節固定術後の他関節への影響，術後感染，骨癒合不全の可能性について説明しておく。

#### (2) 足関節前方進入法による距腿関節固定術(図Ⅵ-155)

足関節前方でほぼ正中に縦切開を加え，伸筋支帯も縦切。神経血管束を内側へよけて長母趾伸筋腱と長趾伸筋腱の間から距腿関節前方関節包に至る。関節包も縦切し距腿関節へ進入する。

関節内の線維性組織や滑膜を除去した後，脛骨下端関節面と距骨滑車を海綿骨が露出するまでトリミングする。

骨接合面を併せてイメージ下にアライメントを保持しながら中空スクリュー用のガイドワイヤーで仮固定を行い，リーミングを行った後に中空性の海綿骨螺子を距骨下関節直上まで挿入する。スクリューの挿入部は小切開を用いるが，挿入方向は脛骨内側，外側や前方から行い，固定性に応じてスクリューを追加する。洗浄後，伸筋支帯を縫合し創閉鎖する。

#### (3) 髄内釘を用いた，外側進入法による足関節固定術(図Ⅵ-156)

- 距骨下関節にも病変を認める例

右足関節外側へ腓骨直上を通り，足関節外果下端で前方へ弯曲する皮膚切開を加える。骨膜下に腓骨を剝離し，遠位端より7cmの部位から内側に向けて斜めに骨切り，切除。脛骨外側を骨幹膜付着部前縁に沿って骨膜下に剝離する。関節包をそれぞれ切開して，距腿関節および距骨下関節を展開する。各関節の線維性組織や滑膜を除去した後，海綿骨が露出するまでトリミングする。

透視下に距踵関節および距骨下関節を整復

**表Ⅵ-22 足関節OAの病期分類**

| | |
|---|---|
| 1期 | 関節裂隙の狭小化はなく，骨硬化や骨棘が認められるもの |
| 2期 | 関節裂隙の狭小化が認められるもの |
| 3期 | 軟骨下骨組織の接触が認められるもの |
| 4期 | 全体的に裂隙が狭小化して骨組織どうしの接触があるもの |

(高倉義典：変形性足関節症の治療. MB Orthop No. 31：1-10, 1990より引用作成)

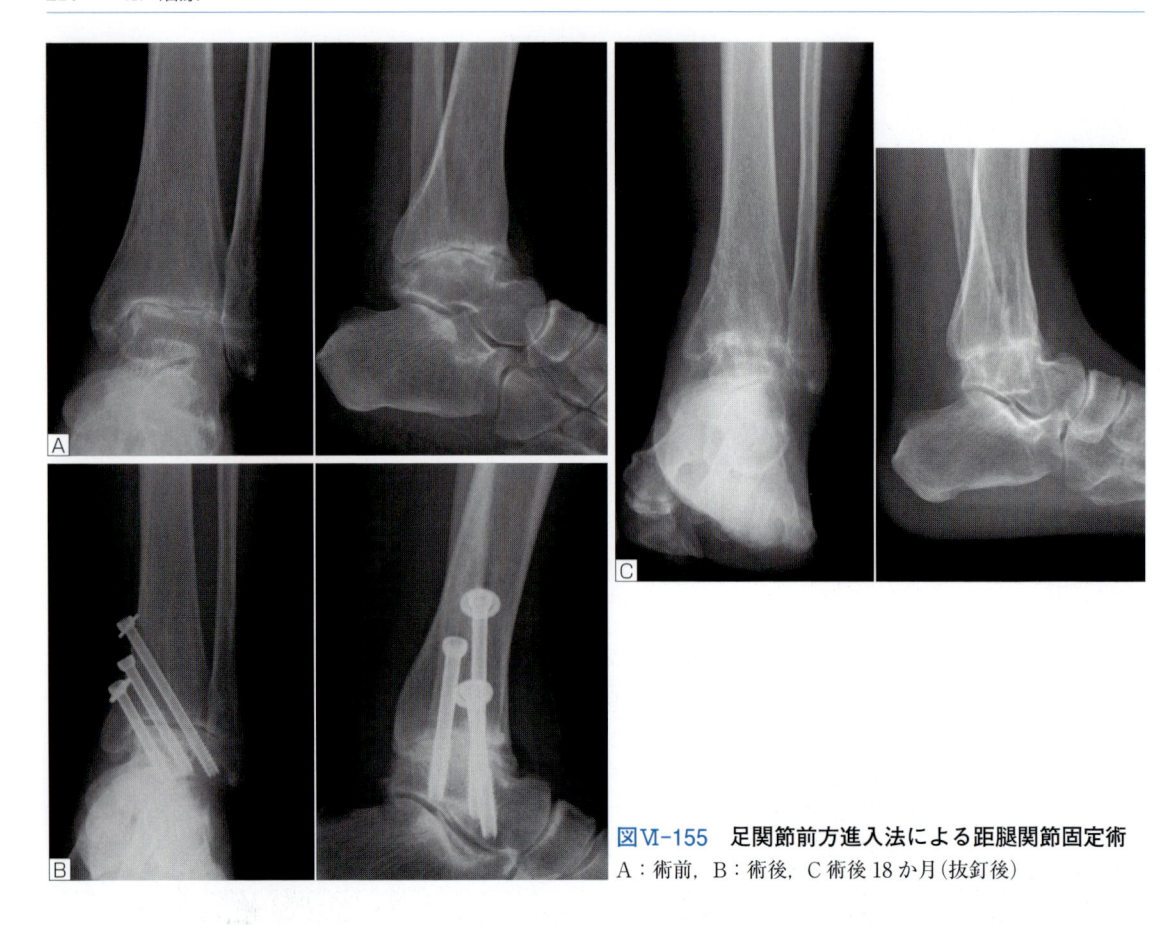

**図Ⅵ-155　足関節前方進入法による距腿関節固定術**
A：術前，B：術後，C 術後 18 か月（抜釘後）

する。ステイプルなどにより固定を行うか，Kirschner 鋼線により一時的な仮固定を行って整復位を保持する。

　足底の小切開をおき，ガイドピンを刺入する。これに沿ってリーミングを行い，髄内釘を挿入する。

　髄内釘に横止めスクリューを，髄内釘の遠位にはセットスクリューを設置する。関節の間隙に摘出した腓骨による骨移植を行う。

　洗浄後，骨膜を修復して外側を修復して創を閉鎖する。

文献
1）高倉義典：変形性足関節症の治療. MB Orthop No. 31：1-10, 1990

（橋詰謙三）

# 4　足趾の変形性関節症

## a　外反母趾手術

### 1）概念と病態

　外反母趾は靴文化の副産物ともいえる疾患であり，わが国でも生活様式が変化し下駄よりも靴がよく履かれるようになってから増加したと報告されている[1]。母趾が中足趾節関節（以下，MTP 関節）で外反回内する変形で，圧倒的に女性に多い。発生要因としてハイヒールなどの先幅が狭く踵の高い靴を履くことによる母趾に対するストレスが挙げられ，また母趾が第 2 趾より長い，いわゆるエジプト型の足などによって生じる。外反母趾変形は関節リウマチでも生じるが，基本的に先行する原疾患がないものを単独で呼称する。

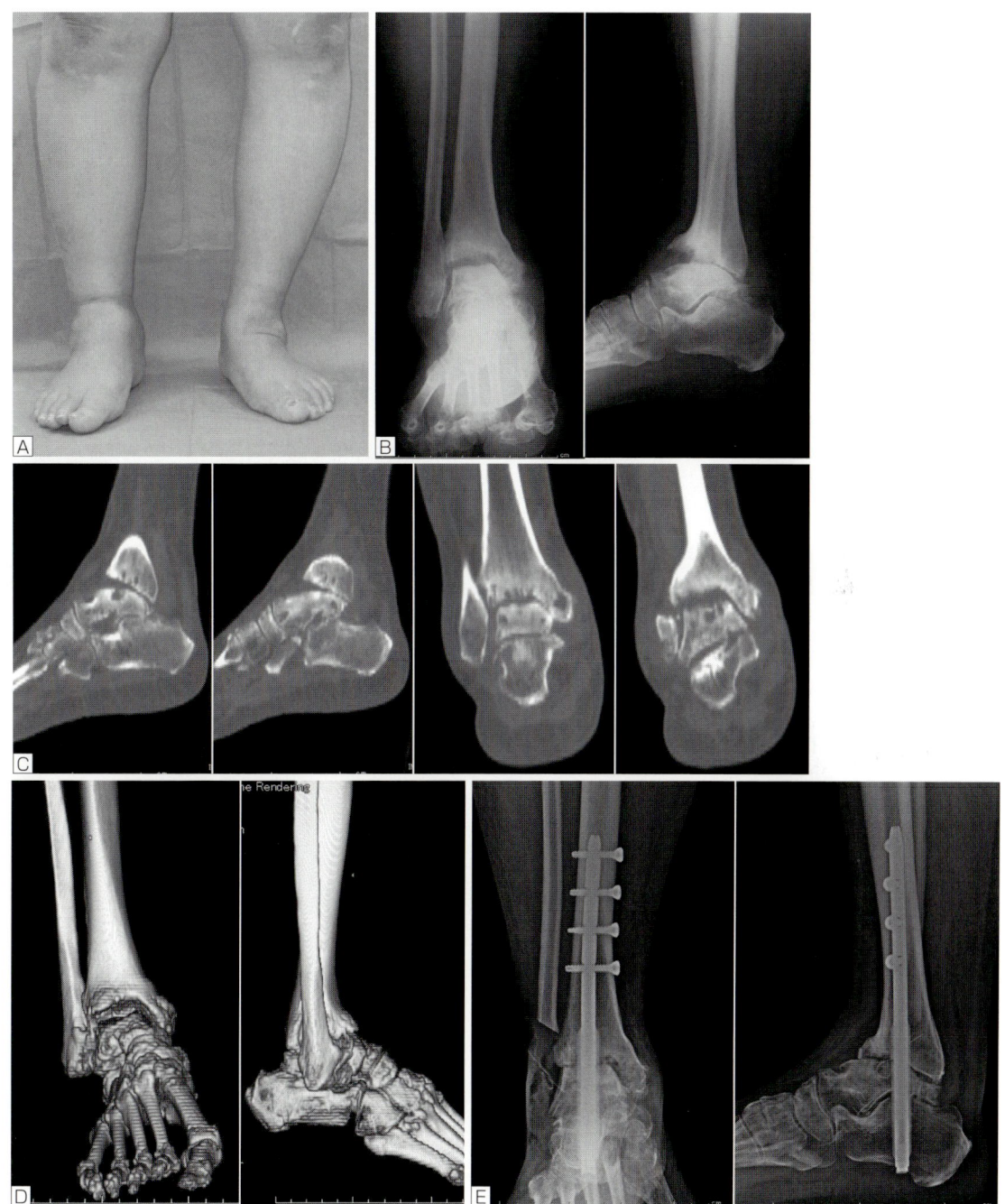

B. 身体各部の変形性関節症と外科的治療／2. 下肢の変形性関節症

**図Ⅵ-156　髄内釘を用いた外側進入法による足関節固定術**
A〜D：術前，E 術後

日常診療でよく遭遇する疾患であるが，変形の程度と歩行時の疼痛は必ずしも相関しない．自発痛を生じる部位としてはMTP関節(metatarsophalangeal joint)の腫脹や発赤が最も多く，赤く膨隆した局所の外観よりラテン語でかぶら(蕪)を意味するbunion(腱膜瘤)と呼称される．進行すると前足部の横アーチの消失により幅が広がり開張足と呼ばれ，第2〜4中足骨骨頭の足底部に胼胝を形成することもある(図Ⅵ-157)．

## 2)診断

視診での上記に挙げた変形を認めることと，単純X線像での荷重時における正面，側面像に加え種子骨撮影が必要である．重症度の判定に客観的な診断として主に外反母趾角(hallux valgus angle；HVA)，第1第2中足骨間角(以下，M1-M2角)が用いられる．正常値はHVAが15°以下，M1-M2角が10°以下とされる(図Ⅵ-158)．

側面像では縦アーチが消失し，種子骨撮影で種子骨の外側への偏位が確認できる(図Ⅵ-159)．重度になると母趾MTP関節の亜脱臼や関節症変化，第1中足骨骨頭の骨性隆起，種子骨の亜脱臼が認められる(図Ⅵ-160)．

## 3)手術適応

先が幅広の靴を履くこと，MTP関節の拘縮を

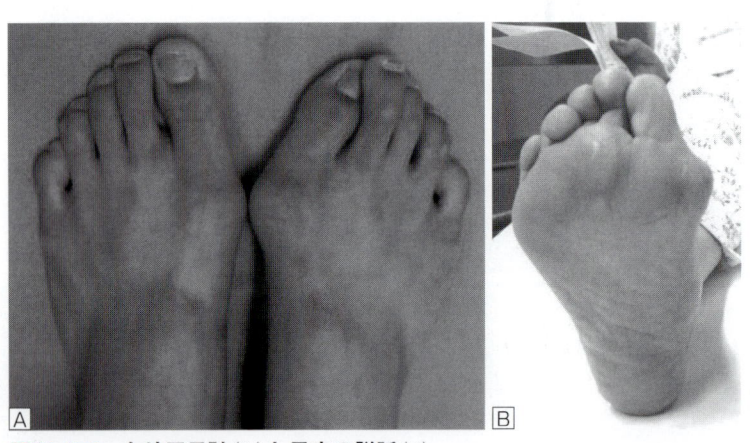

図Ⅵ-157 右外反母趾(A)と足底の胼胝(B)

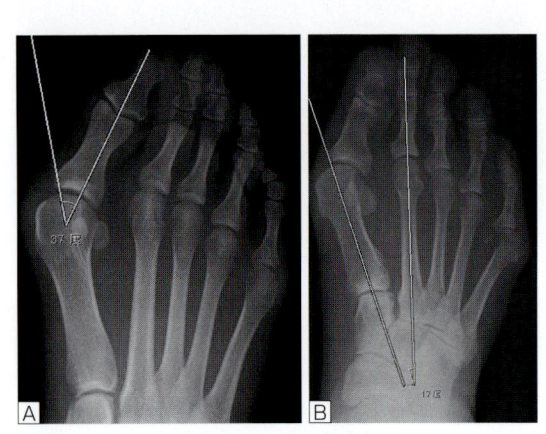

図Ⅵ-158 HVA(A)とM1-M2角(B)

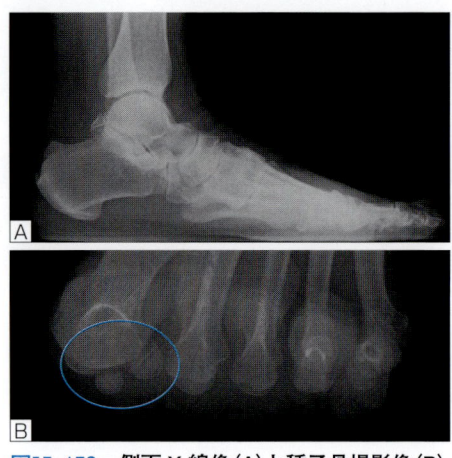

図Ⅵ-159 側面X線像(A)と種子骨撮影像(B)

改善するためのストレッチや運動療法，アーチサポートなどの装具療法といった保存的治療[2]（図Ⅵ-161）を行っても歩行時痛や安静時痛の改善が認められない場合や靴が履けない場合には手術の適応となる．逆に高度の変形を呈していても疼痛が少なく，生活のうえで支障とならない場合には経過観察でもよい．思春期の外反母趾に対しては再発率が高く，骨成長が止まるまで待機し，手術適応は慎重にすべきである．

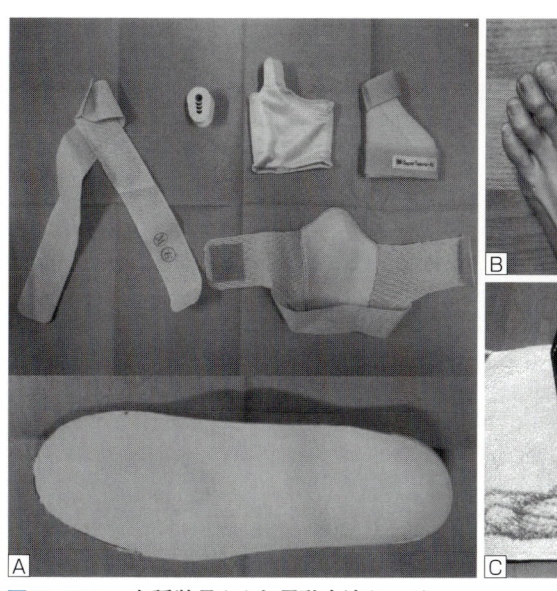

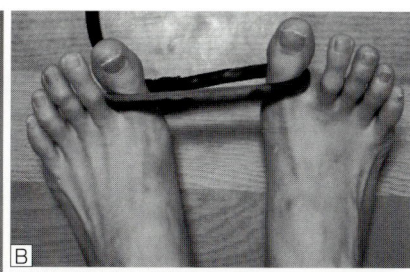

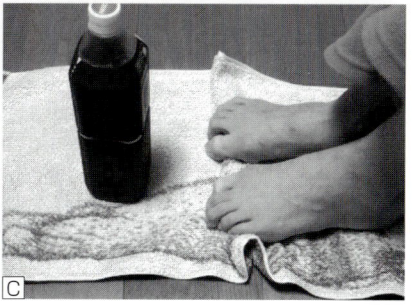

### 4）術式

外反母趾の手術治療には軟部組織のみの手術からbunion部の切除術，中足骨骨切りを伴う手術，関節固定術から人工関節形成術まで各法の組み合わせなど150種類以上の術式が報告されている（図Ⅵ-162）．代表的な手術法としてMitchell法[3]とMann法[4]がある．前者はHVAが30°未満の中等症例に，後者の変法を主に30°以上の重症例に適応とする報告がある[5]．

Mitchell法はMTP関節部の内側を趾神経を損傷しないように皮切を入れ関節包をY字状に切開する（図Ⅵ-163）．ついでbunion部の余剰骨切除後に第1中足骨遠位部を鍵状に骨切りし，遠位骨片を外側底側へとシフトして回外方向に移動させHVAを調整した後に関節包を縫縮する（図Ⅵ-164A）．Mitchell法では第1中足骨の短縮を生じるため，骨切りを楔状にするHammond法など変法がある（図Ⅵ-162D）．

Mann法は第1,2趾間背側を切開し母趾内転筋付着部および横中足靱帯を切離し，種子骨の偏移を矯正する．ついで第1中足骨近位部を背側皮

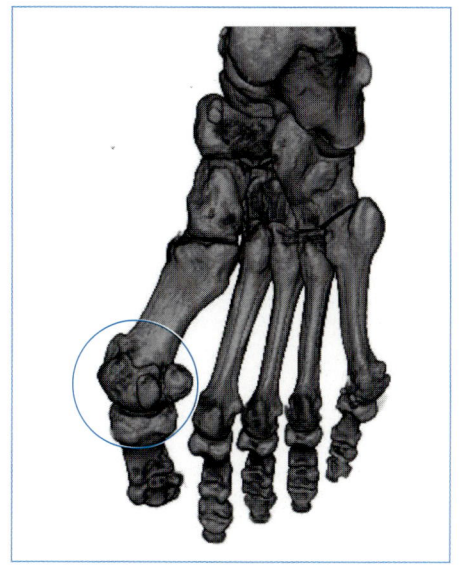

図Ⅵ-160　**3D-CT像**（背底像）

図Ⅵ-161　**各種装具**（A）**と運動療法**（B，C）

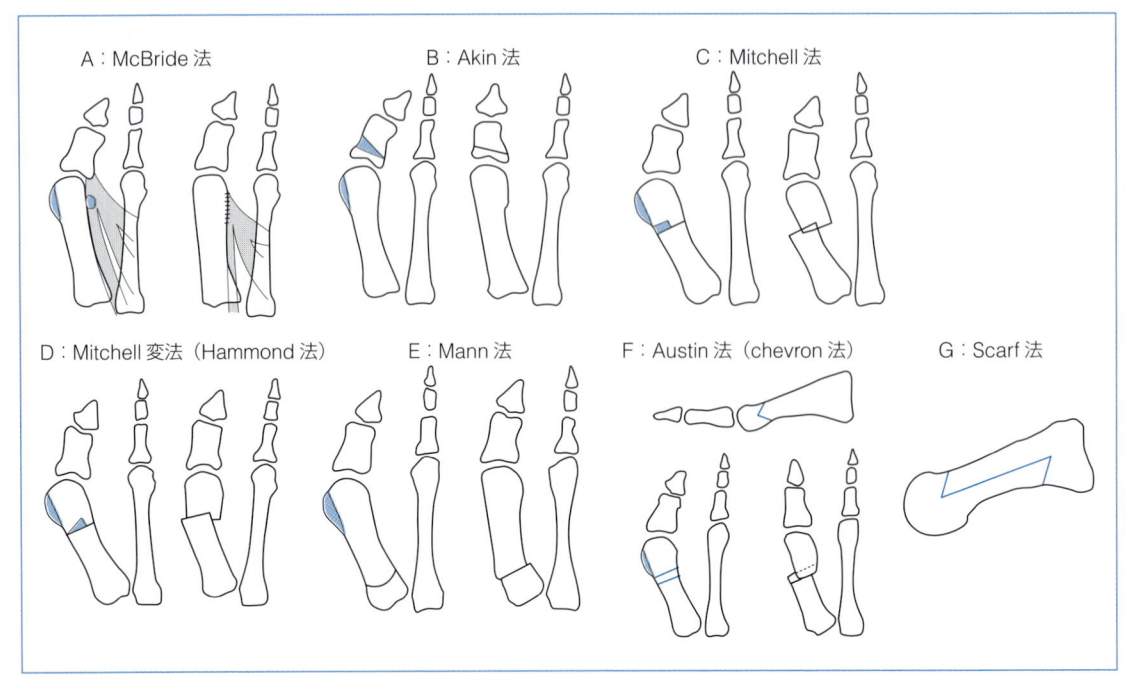

A：McBride法　　B：Akin法　　C：Mitchell法

D：Mitchell変法（Hammond法）　　E：Mann法　　F：Austin法（chevron法）　　G：Scarf法

図Ⅵ-162　外反母趾の手術法

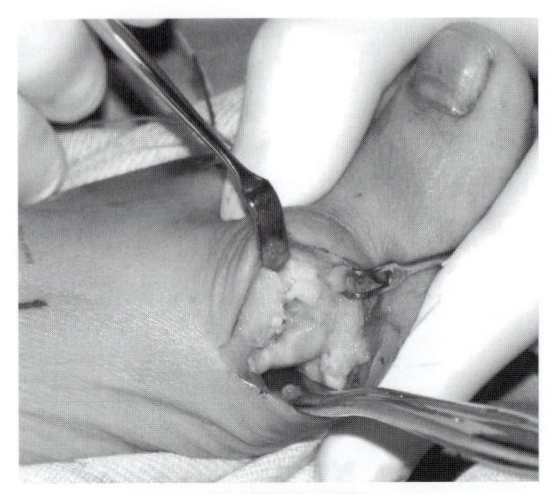

図Ⅵ-163　bunion部の関節包切開後

切で基部を弧状に骨切りし，遠位骨片を外側へと移動しM1-M2角を調整し鋼線などでの固定を行う．母趾内転筋は移行して第1，2MTP関節包とともに縫縮する．最後にMTP関節部の内側皮切よりbunion部の処置と関節包の縫縮を行う（図Ⅵ-164B）．母趾内転筋を第1中足骨頭に貫通させて内側へと移行する方法や骨切りを球状にするなどの変法が存在する．術後は再発防止のため第1，2趾間へ足趾に合わせて形成した装具などを3か月程度装着させる（図Ⅵ-164C）．

いずれの方法も正面での矯正のみでなく側面での縦アーチを意識して骨切り部を固定する．術後に内反母趾を生じると重大な合併症となるので過矯正にならないように注意が必要である．

### 5）治療成績

多数の手術方法が存在し，短期での成績はどの方法でも概ね良好と報告されているが，長期での経過観察を行った報告は少ない．また装具療法に関しても短期での治療効果の報告はあるが，長期には明らかな有効性は認められていない[6]．

MannらはMann法により治療した75症例109足を術後平均2年10か月まで追跡調査し93％の症例で患者の満足が得られていたが，2症例で再発と9症例13足で内反母趾の合併症を認めたと報告している[7]．

Kilmartinらは基節骨のAkin骨切り術と中足骨のScarf骨切り術による回旋矯正を同時に施行した外反母趾症例50例の術後8年以上の長期成績を報告している[8]．96％の症例で術前の疼痛が

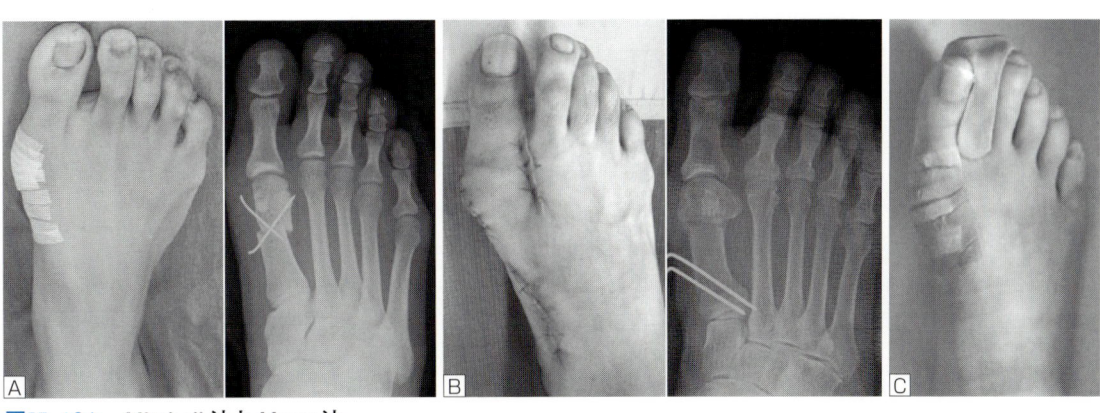

**図Ⅵ-164　Mitchell法とMann法**
A：Mitchell法術後，B：Mann法術後，C：術後の後療法

改善し88％に満足が得られていたが，術後内反母趾変形を3足に生じ不満足の最も大きな原因になっていたと述べている．一方で思春期の外反母趾に対してGeorgeらはScarf骨切り術を施行した13例19足を術後平均3年の経過観察を行った結果，術後6週ではX線上のHVAの改善を得られていたが最終観察時には矯正は損失しており，再発率が高いため手術適応は慎重にするべきであると述べている[9]．

### 文献

1) Kato T, Watanabe S：The etiology of hallux valgus in Japan. Clin Orthop Relat Res 157：78-81, 1981
2) 山本晴康：外反母趾のリハビリテーション．関節外科 14：119-123, 1995
3) Mitchell CL, Fleming JL, Allen R, et al：Osteotomy-bunionectomy for hallux valgus. J Bone Joint Surg 40-A：41-60, 1958
4) Mann RA：Du Vries' Surgery of the Foot, 5th Ed. St. Louis, C.V. Mosby, 1986
5) 田中康仁，高倉義典：Mitchell法とMann変法の術式とその使い分け．関節外科 14：108-116, 1995
6) Ferrari J：Bunions. Clin Evid 3：1112-1132, 2009
7) Mann RA, Rudicel S, Graves SC：Repair of hallux valgus with a distal soft-tissue procedure and proximal metatarsal osteotomy. J Bone Joint Surg 74-A：124-129, 1992
8) Kilmartin TE, O'Kane C：Combined rotation scarf and Akin osteotomies for hallux valgus：a patient focused 9 year follow up of 50 patients. J Foot Ankle Res 3：2-12, 2010
9) George HL, Casaletto J, Unnikrishnan PN, et al：Outcome of the scarf osteotomy in adolescent hallux valgus. J Child Orthop 3：185-190, 2009

〔遠藤裕介〕

## column 変形性関節症の病態究明―ゲノム解析による疾患感受性遺伝子の探索

変形性関節症は，遺伝的要因と環境因子の相互作用により発症する多因子遺伝疾患・生活習慣病である．しかし，約30億塩基対のDNAから構成されるヒトゲノムのなかで，どの遺伝子の，どの領域に，どのような遺伝子変異があり，その遺伝子変異が変形性関節症を引き起こす危険性がどの程度あるかを解析することは，これまで困難であった．ところが，ゲノムプロジェクトの推進により全ゲノム情報が解読され，その0.1%に個人間での塩基配列の違いを認めることが明らかとなった．個人におけるこの塩基配列の相違を「遺伝子多型」といい，なかでも1つの塩基が他の塩基に置換されるものを「一塩基多型（single nucleotide polymorphism；SNP）」という．これらの遺伝子多型は遺伝的な個人差を判定する手がかりとなり，その多くはSNPである．また，これらSNPの網羅的なデータベース化と高速SNPタイピングシステムの開発といった科学技術の進歩により，近年，ゲノムに点在する遺伝子多型およびSNPを利用して，膨大なヒトゲノム情報のなかからある疾患感受性に影響を与える遺伝子を同定することが可能となった．

これまでに，変形性関節症の疾患感受性遺伝子が複数確認されているが（表1），これらは変形性関節症患者と対照集団での遺伝子多型の頻度を比較する「相関解析」という研究手法により同定された．相関解析には，変形性関節症との関連が予想される遺伝子が含まれる領域を重点的に調べる「候補遺伝子相関解析」と，ゲノム全体の遺伝子多型を網羅的に調べる「全ゲノム相関解析」という方法が存在する[1]．変形性関節症の相関解析という分野では，日本の研究グループが世界に先んじており，これまでに6つの疾患感受性遺伝子を発見している．

### 1. 候補遺伝子相関解析による変形性関節症感受性遺伝子の同定

#### a. アスポリン

アスポリンは，small leucine-rich proteoglycan（SLRP）ファミリーに属する細胞外基質構成蛋白で，変形性膝（股）関節症患者の軟骨組織においてアスポリン遺伝子発現が著しく高いことが確認された．このような背景から，アスポリン遺伝子が存在するゲノム領域を解析し，アスパラギン酸繰り返し配列の遺伝子多型が変形性関節症に相関することを解明した[2]．日本人では10～19回のアスパラギン酸繰り返し配列を認める遺伝子多型のなかで，14回の繰り返し配列が変形性関節症の患者集団に有意に多く認められた．この14回繰り返し配列と変形性関節症の相関は，他の人種でも認められる．現在，14回繰り返し配列をもつアスポリンは，成長因子transforming growth factor（TGF）-βの作用を抑制する効果が強いために，軟骨組織の修復メカニズムが十分に働かず，変形性関節症を引き起こすものと考えられている．

#### b. growth / differentiation factor（GDF）-5

GDF-5は，TGF-βスーパーファミリーに属する成長因子で，関節形成や軟骨細胞分化に関与している．また，Gdf-5変異マウスは早期に変形性関節症変化をきたすことから[3]，GDF-5の遺伝子領域を相関解析し，GDF-5遺伝子の5'非翻訳領域に存在するSNPが変形性股（膝）関節症の発症に関与することを明らかにした[4]．このSNPをもつ場合，GDF-5の転写活性が低下することも証明され，GDF-5発現量の低下が変形性関節症の誘因であると考えられる．また，GDF-5非翻訳領域に存在するSNPは，日本人・中国人・欧米人における変形性関節症，およびヨーロッパ人種における椎間板変性とも相関を示すことが明らかとなっている．

#### c. endothelial differentiation gene（EDG）2

EDG2は，G蛋白質共役受容体（G-protein-coupled receptor；GPCR）ファミリーに属するリゾホスファチジン酸（lysophosphatidic acid；LPA）受容体で，リン脂質誘導体であるLPAと結合し，細胞内へシグナルを伝達する．軟骨に発現する複数のGPCRにおいて遺伝子相関解析を行った結果，EDG2遺伝子の転写活性化（プロモーター）領域に存在するSNPが日本人の変形性膝関節症と高い相関を示すことが明らかとなった[5]．このSNPは，EDG2のプロモーター活性を増強し，EDG2の発現を上昇させる．また，EDG2は滑膜細胞にも発現し，LPA刺激によるtumor necrosis factor（TNF）-α，およびインターロイキン（interleukin；IL）-1β，IL-6といった炎症性サイトカインや，マトリックスメタロプロテアーゼ（matrix metalloproteinase；MMP）1, 3, 13な

表1 変形性関節症（OA）感受性遺伝子

| 遺伝子 | シンボル | 疾患感受性 |
| --- | --- | --- |
| Acidic leucine-rich nuclear phosphoprotein 32 | *ANP32A* | 股OA |
| A disintegrin and metalloproteinase domain 12 | *ADAM12* | 膝OA |
| Asporin* | *ASPN* | 股・膝OA |
| Bone morphogenetic protein 2 | *BMP2* | 膝OA |
| Calmodulin1* | *CALM1* | 股OA |
| Calcitonin | *CT* | 膝OA |
| Cartilage intermediate layer protein | *CLIP* | 膝OA |
| Catechol-O-methyltransferase | *COMT* | 股OA（疼痛） |
| Collagen, type II α1 | *COL2A1* | 股OA |
| Collagen, type IX α3 | *COL9A3* | 膝OA |
| Cyclooxygenase 2 | *PTGS2* | 膝・脊椎OA |
| Dual intracellular von Willebrand factor domain A-containing protein* | *DVWA* | 膝OA |
| Endothelial differentiation gene 2* | *EDG2* | 膝OA |
| Estrogen receptor α | *ESR1* | 膝OA |
| Frizzled-related protein | *FRZB* | 股・膝・全身性OA |
| Growth/differentiation factor 5* | *GDF5* | 股・膝OA |
| Human leukocyte antigen class II/III* | *HLA-DQB1/BTNL2* | 膝OA |
| Interleukin 1α・1β・1 receptor antagonist | *IL1A/IL1B/IL1RN* | 股・膝・手OA |
| Interleukin 4 receptor | *IL4R* | 股OA |
| Interleukin 6 | *IL6* | 股・膝・手OA |
| Interleukin 10 | *IL10* | 膝・手OA |
| Iodothyronine deiodinase, type II | *DIO2* | 股・全身性OA |
| Low density lipoprotein receptor-related protein 5 | *LRP5* | 膝OA |
| Matrilin 3 | *MATN3* | 手OA |
| Matrix metalloproteinase 1 | *MMP1* | 膝OA |
| Osteoprotegerin | *OPG* | 膝OA |
| Phospholipase A2, group IVA | *PLA2G4A* | 膝OA |
| Sma- and Mad-related protein 3 | *SMAD3* | 股・膝OA |
| Vitamin D receptor | *VDR* | 膝OA |

（＊本文参照。文献1, 9-13, 15より）

どの細胞外基質分解酵素の産生を促進するため，EDG2プロモーター領域のSNPは軟骨破壊を励起することが示唆された．

## 2. 全ゲノム相関解析による変形性関節症感受性遺伝子の同定

### a. calmodulin 1（CALM1）

ゲノムの遺伝子領域に約400万個存在するとされる遺伝子多型のうち，約10万個のSNPを用いて大規模ゲノム相関解析を行った結果，CALM1のプロモーター領域に存在するSNPが変形性股関節症との相関が高いことが判明した[6]．このSNPが存在するとCALM1の転写発現が低下し，軟骨細胞内のカルシウム-CALM1シグナルが抑制されることから，変形性関節症の発症に寄与するものと考えられる．

### b. dual intracellular von Willebrand factor domain A-containing protein（DVWA）

CALM1と同様に，日本人特有の遺伝子多型データベースで収集された約10万個のSNPを用いて大規模ゲノム相関解析を行い，DVWAに存在するいくつかのSNPが変形性膝関節症と相関を示すことが明らかとなった[7]．これらのSNPのなかでも，特に高い相関を示す2つのミスセンスSNPが規定するDVWAアイソフォーム（アミノ酸が一部変異したDVWA）は，微小管形成を担うβ-チューブリンとの相互作用が低下してしまう．このため，2つのミスセンスSNPが存在

する場合は，DVWA-β-チューブリン複合体の働きが障害され，変形性関節症を誘導するものと考えられる。

c. human leukocyte antigen（HLA）class Ⅱ/Ⅲ領域

ゲノム全体を効率的にカバーする約55万個のSNPを用いて，ケース・コントロール相関解析を行うことにより，組織適合性抗原の1つであるヒト白血球型抗原（HLA）領域内に存在する2つのSNPが，変形性膝関節症と強く相関していることが明らかとなった[8]。また，これら2種類のSNPのうち一方は，ヨーロッパ人種における変形性膝関節症とも相関が強く，このSNPが存在することで変形性関節症を発症するリスクが1.3倍に高まることが判明した。これら2つのSNPは，免疫機能を司るHLA領域に存在するため，変形性関節症の病態に免疫系の異常が関与している可能性が示唆される。

### 3. その他の変形性関節症感受性遺伝子

その他にも，複数の遺伝子が変形性関節症の疾患感受性遺伝子として報告されている（表1）[9-13]。これまでに，IL-1α・1β・1 receptor antagonist（1RN）といった3つの遺伝子を含むIL-1遺伝子クラスターと称される43万塩基対に及ぶ領域，matrilin 3, IL-4受容体, MMP-1, frizzled-related protein（FRZB）, SMAD-3およびa disintegrin and metalloproteinase domain 12（ADAM12）などの遺伝子が変形性関節症の誘因となる可能性が指摘されている[9-13]。一方で，IL-1βおよびIL-1RN遺伝子領域における遺伝子多型は，変形性関節症の危険因子とはならないとする報告も認める[14]。

### 4. 変形性関節症感受性遺伝子解析における今後の展望

変形性関節症の病態においては複数の疾患感受性遺伝子が関与するとともに，その発症においては環境要因が大きな影響をもつことが予想される。これまでに軟骨代謝という観点から，変形性関節症の病態に迫る基礎的研究が多くなされてきたが，今後の遺伝子解析においては，さらに多くのゲノムサンプルと臨床情報を用いて，疾患感受性遺伝子の時間的・空間的な働き（いつ・どこで・どのように作用しているか）を検討するゲノム疫学的なアプローチも重要となる[15]。これらの研究手法により，新たな変形性関節症感受性遺伝子の同定とその機能解析が可能となり，これまでにない変形性関節症に対する治療体系が構築されるものと考える。

### 文献

1) 池川志郎：ゲノム解析による変形性関節症の病態解明. THE BONE 23：31-34, 2009
2) Kizawa H, Kou I, Iida A, et al：An aspartic acid repeat polymorphism in asporin inhibits chondrogenesis and increases susceptibility to osteoarthritis. Nat Genet 37：138-144, 2005
3) Masuya H, Nishida K, Furuichi T, et al：A novel dominant-negative mutation in Gdf5 generated by ENU mutagenesis impairs joint formation and causes osteoarthritis in mice. Hum Mol Genet 16：2366-2375, 2007
4) Miyamoto Y, Mabuchi A, Shi D, et al：A functional polymorphism in the 5' UTR of GDF5 is associated with susceptibility to osteoarthritis. Nat Genet 39：529-533, 2007
5) Mototani H, Iida A, Nakajima M, et al：A functional SNP in EDG2 increases susceptibility to knee osteoarthritis in Japanese. Hum Mol Genet 17：1790-1797, 2008
6) Mototani H, Mabuchi A, Saito S, et al：A functional single nucleotide polymorphism in the core promoter region of CALM1 is associated with hip osteoarthritis in Japanese. Hum Mol Genet 14：1009-1017, 2005
7) Miyamoto Y, Shi D, Nakajima M, et al：Common variants in DVWA on chromosome 3p24.3 are associated with susceptibility to knee osteoarthritis. Nat Genet 40：994-998, 2008
8) Nakajima M, Takahashi A, Kou I, et al：New sequence variants in HLA class Ⅱ/Ⅲ region associated with susceptibility to knee osteoarthritis identified by genome-wide association study. PLoS One 5：e9723, 2010
9) Aigner T, Dudhia J：Genomics of osteoarthritis. Curr Opin Rheumatol 15：634-640, Review, 2003
10) Loughlin J：The genetic epidemiology of human primary osteoarthritis：current status. Expert Rev Mol Med 7：1-12, 2005
11) Valdes AM, Spector TD：The clinical relevance of genetic susceptibility to osteoarthritis. Best Pract Res Clin Rheumatol 24：3-14, Review, 2010
12) Barlas IO, Sezgin M, Erdal ME, et al：Association of（-1607）1G/2G polymorphism of matrix metalloproteinase-1 gene with knee osteoarthritis

metalloproteinase-1 gene with knee osteoarthritis in the Turkish population (knee osteoarthritis and MMPs gene polymorphisms). Rheumatol Int 29：383-388, 2009
13) Valdes AM, Spector TD, Tamm A, et al：Genetic variation in the SMAD3 gene is associated with hip and knee osteoarthritis. Arthritis Rheum 62：2347-2352, 2010
14) Kerkhof HJ, Doherty M, Arden NK, et al：Large-scale meta-analysis of interleukin-1 beta and interleukin-1 receptor antagonist polymorphisms on risk of radiographic hip and knee osteoarthritis and severity of knee osteoarthritis. Osteoarthritis Cartilage 19：265-271, 2011
15) 宮本恵成：OAとゲノム解析. 医学のあゆみ 211：281-284, 2004

〔古松毅之〕

# 3 脊椎の変形性関節症

## 1 頚椎の変形性関節症

### 総論

変形性頚椎症は略して頚椎症ともいわれ，加齢に伴う頚椎の椎間板の変性，さらに椎間裂隙の狭小化，骨棘，すべり，弯曲など形態的変化が出現したものである。頚椎症のなかには，頚椎症神経根症，頚椎症脊髄症，頚椎症筋萎縮症が含まれている。変形性頚椎症の診断はX線写真，CTおよびMRIによる画像診断と臨床症状によってなされ，高度のADL障害をきたすと手術適応となる。

### a 頚椎症性脊髄症

#### 1）成因と病態

本症の成因には脊髄の静的圧迫因子，動的圧迫因子，発育性因子そして循環因子の4つの関与があるとされる。静的因子には椎間板の突出，骨棘，黄色靱帯の肥厚があり，動的圧迫因子には脊椎の不安定性[1]や黄色靱帯のたくれこみ[2]がある（図VI-165）。発育性因子として以前から指摘されているのが，脊柱管の前後径であり，これが12 mm以下を絶対狭窄，13 mm以下を相対狭窄とする[3]。循環因子としては，脳におけるラクナ梗塞のような脊髄の虚血性変化が考えられている[4]。いずれにしても1つの原因だけで脊髄症が生じることは少なく，これらの4つの因子が合わさって症状が出ているとされる。

脊髄の病理学的評価ではOginoらの報告が有名である[5]。それによると病理学的重症度は3段階に分類され，灰白質の変化では扁平化，細胞の希化，空洞形成，白質の変化では側索の限局的脱髄，びまん性脱髄，壊死と，この順に重症化する。基本的には神経学的重症度と病理学的重症度は相関する。MRIを用いた報告でも，術後の成績は術前の脊髄の圧迫の度合いに相関している[6]。

#### 2）年齢，頻度，高位

発症年齢は50歳代が34％と最も多く，次いで40歳代（25％），60歳代（20％）の順である[7]。また性差は男性が女性の約2倍の頻度である[7]。高位

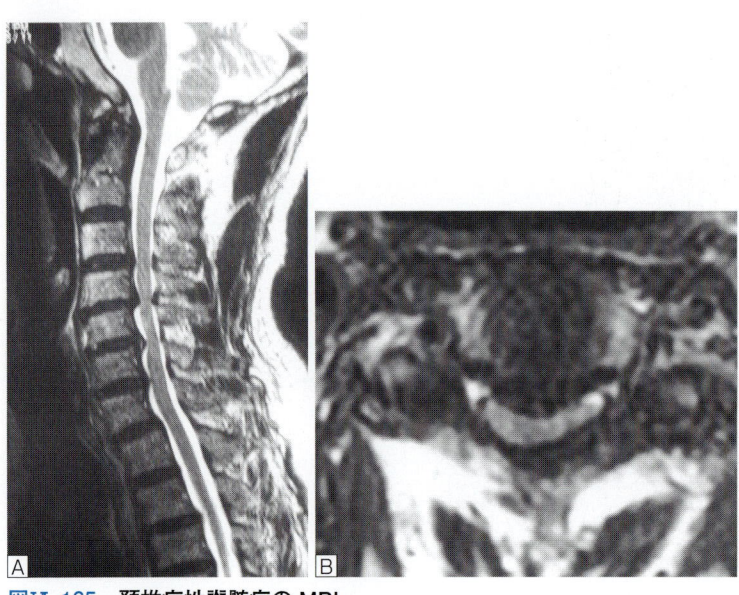

図VI-165　頚椎症性脊髄症のMRI
A：T2強調矢状断像，B：T2強調水平断像

はC5/6が最も多く，次いでC4/5，C3/4，C6/7の順である[8]。

### 3) 診断, 治療, 予後

診断は頚椎MRIによる脊髄の圧迫病変の証明（図Ⅵ-165）と臨床症状によってなされる。脊髄症の典型的な症状は横断性脊髄障害の症状と同じであり，四肢の痙性麻痺を主徴とする。まれに上肢の筋萎縮が高度となり，その場合は頚椎症性筋萎縮症と診断する。

保存的治療は一般的には無効であることが多い。頚椎持続牽引と装具療法は軽症例に対して短期的には有効な治療法である。薬物療法は脊髄症に対してあまり効果はない。手術療法は大きく分けて，前方法[9]と後方法[10, 11]がある。前方法と後方法の適応の違いは，1～2椎間の病変でかつ発育性因子のない場合（脊柱管が13 mm以上）には前方法を，3椎間以上の病変あるいは発育性因子のある場合（脊柱管が12 mm以下）には後方法がよく行われる。術後の成績は比較的良好[12, 13]であるが，予後を悪化させる因子として，①長い罹病期間，②術前重症度，③高齢が指摘されている[13]。

## b 神経根症

### 1) 成因と病理

神経根症の成因も脊髄症とよく似ている。椎間板の突出と骨棘が脊柱管の正中よりも外側に生じて，これにより脊髄神経根が機械的に圧迫されるために症状が出現する（図Ⅵ-166）。また変性椎間板において産生される化学物質によって刺激され，神経根が炎症を生じて，しびれ感，痛み，運動麻痺を惹起させる。

### 2) 年齢, 頻度, 高位

発症年齢は頚椎症性脊髄症に比較して若年であることが多く，50歳未満が多い[14]。また性差では男性が女性よりやや多い[14]。高位はC6/7が最も多く，次いでC5/6，C7/T1，C4/5の順である[15]。

### 3) 診断, 治療, 予後

神経根症の画像診断はMRIだけでは困難な場合が多い。圧迫自体が比較的小さいために，その描出は困難で脊髄造影，脊髄造影後CT，神経根造影，神経根ブロックなどの画像診断を総合して判断する（図Ⅵ-166）。症状は典型的には罹患神経

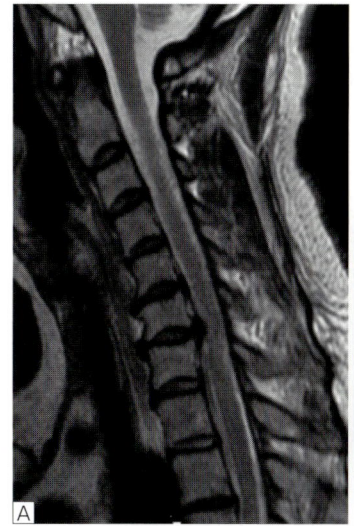

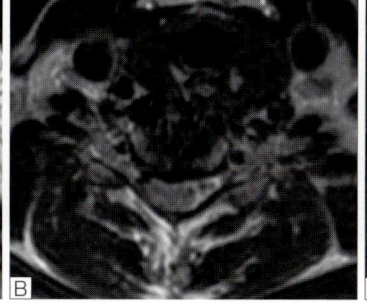

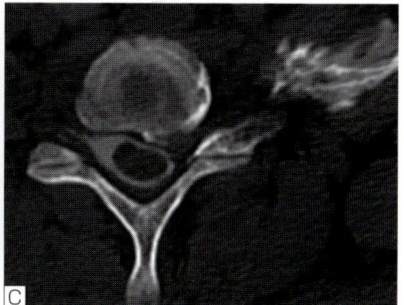

**図Ⅵ-166 頚椎症性神経根症の画像診断**
A：T2強調矢状断像，B：T2強調水平断像，C：脊髄造影後CT

根の支配領域のしびれ感，知覚低下，運動麻痺であるが，必ずしもすべてがそろってはいない。

治療としては以前から前方固定術が積極的に行われていたが，現在では後方から顕微鏡や内視鏡を用いて神経根の除圧を行う頚椎神経根除圧術(foraminotomy)[16]が主流になりつつある。

## c その他

Brain[17]は頚椎症患者においてめまいや失神発作などの椎骨脳底動脈循環不全を疑う症状が出現していることを報告した。これは頚性めまいとして注目されたが，現在ではこの症状に対して積極的に手術を行うことはない。

このなかにはBarré-Lieou症候群[18]である，頚椎症による頭痛，めまい，耳鳴り，悪心などの頚部交感神経障害が含まれる。

また，狭心症候群(cervical angina)[19]もこの範疇に入るとされるが，これは頚椎症に伴う狭心症様の痛みを生じさせる。本症候群の原因は左の第6頚髄神経根症状とされている。環軸関節の変化で後頭部に激しい痛みを生じることがあり，cervical migraine[20]とも呼ばれる。

### 文献

1) Hayashi H, Okada K, Hashimoto J, et al：Cervical spondylotic myelopathy in the aged patient. A radiographic evaluation of the aging changes in the cervical spine and etiologic factors of myelopathy. Spine 13：618-625, 1998
2) Penning L：Some aspects of plain radiography of the cervical spine in chronic myelography. Neurology 12：513-519, 1962
3) 馬場久敏，古沢修章，内田研造：頚椎症，単純X線像およびCT．越智隆弘，菊地臣一（編）：頚椎症, New Mook 整形外科 No. 6, pp48-59, 金原出版, 1999
4) Turnbell IM：Microvasculature of the human spinal cord. J Neurosurg 35：141-147, 1971
5) Ogino H, Tada K, Okada K, et al：Canal diameter, anteroposterior compression ratio and spondylotic myelopathy of the cervical spine. Spine 8：1-15, 1983
6) Bucciero A, Vizioli L, Carangelo B, et al：MR signal enhancement in cervical spondylotic myelopathy. Correlation with surgical results in 35 cases. J Neurosurg Sci 37：217-222, 1993
7) Lees F, Turner JR：Natural history and prognosis of cervical spondylosis. Br Med J 2：1607-1610, 1963
8) Kokubun S, Sato T, Ishii Y, et al：Cervical myelopathy in the Japanese. Clin Orthop 323：129-138, 1996
9) Baba H, Furusawa N, Imura S, et al：Late radiographic findings after anterior cervical fusion for spondylotic myeloradiculopathy. Spine 18：2167-2173, 1993
10) 平林 洌：頚髄症に対する後方除圧法として片開き式頚部脊柱管拡大術について．手術 32：1159-1163, 1978
11) 黒川高秀, 津山直一, 田中弘美：頚椎症性脊髄症に対する棘突起縦割法脊柱管拡大術. 臨整外 19：483-490, 1980
12) Handa Y, Kubota T, Ishii H, et al：Evaluation of prognostic factors and clinical outcome in elderly patients in whom expansive laminoplasty is performed for cervical myelopathy due to multisegmental spondylotic canal stenosis. A retrospective comparison with younger patients. J Neurosurg 96：173-179, 2002
13) Yonenobu K：Cervical radiculopathy and myelopathy：when and what can surgery contribute to treatment? Eur Spine J 9：1-7, 2000
14) Tanaka Y, Kokubun S, Sato T：Cervical radiculopathy and its unsolved problems. Curr Orthop 12：1-6, 1988
15) Radhakrishnan K, Litchy WJ, O'Fallon WM, et al：Epidemiology of cervical radiculopathy. A population-based study from Rochester, Minnesota, 1976 through 1990. Brain 117：325-335, 1994
16) Holly LT, Moftakhar P, Khoo LT, et al：Minimally invasive 2-level posterior cervical foraminotomy：preliminary clinical results. J Spinal Disord Tech 20：20-24, 2007
17) Brain WR：Some unsolved problems in cervical spondylosis. Br Med J 1：771-777, 1963
18) Barré JA：Sur un syndrome sympathique cervical postérieur et sa cause frequente, l'arthrite cervicale. Revue Neurologique Paris 1：1246-1248, 1926
19) Nachalas IW：Pseudoangina pectoris originating in the cervical spine. JAMA 103：323-325, 1934
20) Amiri M, Jull G, Bullock-Saxton J, et al：Cervical musculoskeletal impairment in frequent intermittent headache. Part 2：subjects with concurrent headache types. Cephalalgia 27：891-898, 2007

〈田中雅人〉

## 治療各論

### a 頚椎の除圧術と固定術

頚椎症が進行すると、脊髄（中枢神経）や神経根（末梢神経）が圧迫を受ける。保存的治療に抵抗性の進行性麻痺、耐えがたい疼痛の持続、箸使いやボタン掛けなどの巧緻性運動障害、痙性歩行、直腸膀胱障害などを有する症例が手術適応となる[1]。特に、脊髄は損傷を受けると回復しにくい性質があるため、神経障害が高度になる前に治療することが重要である。しかし、軽症例に対して、転倒などの外傷による重篤な頚髄損傷を未然に防ぐために予防的手術を行う明確な基準は存在しない。

手術の目的は神経組織の除圧であり、脊髄の前方から圧迫を除去する方法（前方法）と後方から圧迫を除去する方法（後方法）がある。

#### 1) 頚椎前方除圧・固定術

前方法では、脊髄を前方から圧迫する因子（椎間板や骨棘）を取り除くことが可能である。通常は、1〜2椎間の除圧と固定を行うのが一般的であり、それ以上の椎間に圧迫がある場合は後方法の適応となる。また、脊柱管が全体的に狭い症例（発育性脊柱管狭窄：developmental spinal canal stenosis）では、固定隣接部に将来的な狭窄が発生する可能性があるので、後方法を併用する。頚椎の前方からアプローチして、椎間板や骨棘を切除した後に、骨切除を行った高さに相当する腸骨を移植する。除圧だけを行うのは一般的ではなく、通常は除圧と固定をセットで行う。

術中および術後の合併症として、採骨部の痛み、移植骨の脱転、移植した骨が癒合しない状態（偽関節）、固定隣接椎間病変の出現、反回神経麻痺、食道損傷、硬膜損傷、感染などが挙げられる。術後の出血が多くなると、気道閉塞や硬膜外血腫による脊髄麻痺を生じる可能性があるので、必ずドレーンを留置する。稀ではあるが、術後に

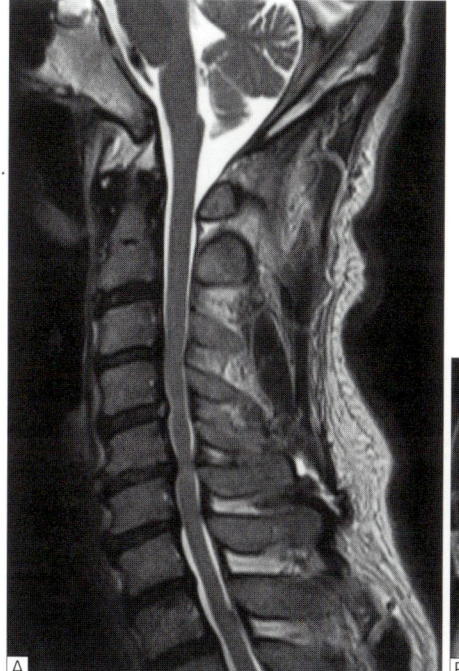

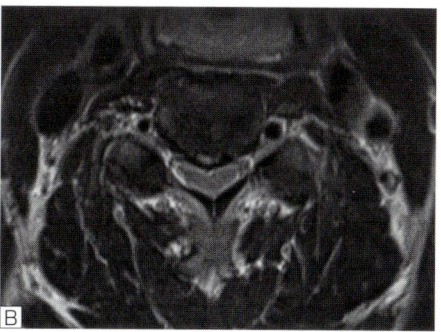

**図Ⅵ-167 頚椎症性脊髄症患者のMRI像**（T2強調画像）
A：多椎間に脊柱管狭窄を認める。
B：C4/5椎間において、脊髄の扁平化を認める。

C5神経根が支配する筋肉に麻痺を生じることがある(C5麻痺)。C5麻痺を生じると,肩の挙上や肘の屈曲が困難になるが,自然経過で回復することが多い。

### 2) 頚椎脊柱管拡大術(椎弓形成術)

頚椎症性脊髄症に対する後方法として,最も一般的な術式である。椎弓切除術を行うと,頚椎後方の支持性低下により,一部の症例で術後に後弯変形を生じるため,一般的には椎弓形成術が行われる。後方法で,脊髄前方の圧迫を取り除くことは不可能である。つまり,後方法の目的は,脊髄背側にある椎弓を形成することで,脊髄を後方に移動させ,間接的な除圧を行うことである。

頚椎症性脊髄症で多椎間(3椎間以上)に圧迫を有する症例や発育性脊柱管狭窄を伴う症例が適応となる(図Ⅵ-167)。神経根の圧迫を取り除くために,椎間孔拡大術(foraminotomy)を併用することも可能である。片開き式と両開き式の椎弓形成術が行われている。片開き式では,椎弓の両端の骨を削り,片側をヒンジとして椎弓の形成を行う(図Ⅵ-168)。一方両開き式では,椎弓の両端に溝を作成し,正中は骨を切離する。その後に,両側をヒンジとして椎弓の形成を行う。術中および術後の合併症として,硬膜外血腫による脊髄麻痺,硬膜損傷,感染,術後の頚椎後弯変形などが挙げられる。椎弓形成術の術後にも,C5麻痺を生じることがあるが,自然経過で回復することが多い[2]。術後に,頚部から肩や背部にかけて疼痛(軸性疼痛)を訴える症例も多い。

#### 文献

1) Kokubun S, Sato T, Ishii Y, et al : Cervical myelopathy in the Japanese. Clin Orthop Relat Res 323 : 129-138, 1996
2) Imagama S, Matsuyama Y, Yukawa Y, et al : C5 palsy after cervical laminoplasty : a multicentre study. J Bone Joint Surg 92-B : 393-400, 2010

(杉本佳久)

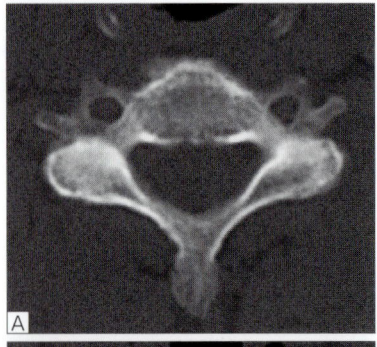

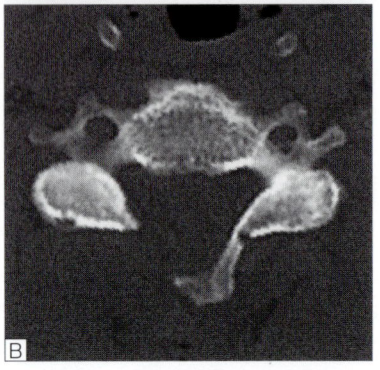

**図Ⅵ-168 片開き式椎弓形成術(CT)**
A:術前,B:術後

## 2 腰椎の変形性関節症

### 総論

わが国も高齢化社会となってはや数十年が過ぎようとしている。高齢者の増加に伴って,下肢のしびれ感,麻痺,間欠跛行を主訴として来院する患者も増えてきている。腰椎疾患に伴うしびれが糖尿病性神経障害と誤解されていたり,腰部脊柱管狭窄症による間欠跛行が単なる年のせいとして見逃されていたりすることも少なくはない。

変形性腰椎症は腰痛の主たる原因であるが,下肢の症状をきたした場合は腰部脊柱管狭窄症と診断するほうが一般的である。腰部脊柱管狭窄症は高齢者の日常の診療で,間欠跛行を訴える患者の約3/4を占める疾患である。下肢の血行障害によって生じる阻血性間欠跛行が内科医や外科医に認知度が高い反面,腰部脊柱管狭窄症で生じる馬尾神経性間欠跛行は最近になってやっと注目され

るようになってきているのが現状である。

## a 変形性腰椎症（腰部脊柱管狭窄症）

### 1）成因と病理

歴史的には1954年のVerbiest[1]の報告が腰部脊柱管狭窄症の概念を確立させた。本症の原因としては大きく先天性と後天性に分類され，国際分類（表Ⅵ-23）[2]がよく使用される。先天性狭窄は軟骨低形成症や広範脊柱管狭窄症などを含んでいる。若年で発症し中心性狭窄が主体で，日常診療では非常に稀である。一方，後天性狭窄はその頻度は高く，外側部狭窄が主体である。その原因は加齢に伴う腰椎の退行変性で，椎間板の変性から始まるとされる。次いで椎間関節，黄色靱帯や後縦靱帯の肥厚，椎体の骨棘形成などが生じて，最終的に神経の狭窄を生じて症状が出現してくる。脊柱管内の神経や馬尾は静的，動的な機械的圧迫を受けて，阻血やうっ血により血流不全の状態を生じる。症状からみた分類は菊地の分類がよく使われる（表Ⅵ-24）[3]。

### 2）年齢，性差，高位

当院の227例の手術症例では男女比は1.6：1で男性に多く，手術時年齢は平均69歳であった。狭窄の発生頻度はL4/5（80％）が最多であり，次いでL3/4（52％），L2/3（20％），L5/S1（9.4％）の順であった[4]。

### 3）症状

症状は主として，変性した椎間板由来の腰痛，間欠性跛行，脊椎不撓性である。脊椎不撓性として特徴的なのは，腰部椎間板ヘルニアが屈曲制限（椎間板の膨隆による神経の圧迫）であるのに対して，腰部脊柱管狭窄症では伸展制限（黄色靱帯や椎間関節の圧迫）を訴えることである。下肢症状としての下肢痛は馬尾や神経根の圧迫により生じるが，L2-4では大腿神経痛，L4-S1では坐骨神経痛，S2以下では会陰部痛となる。知覚障害は障害神経根のデルマトームの分布に従ったものとなるが，狭窄症では単神経根障害型はむしろ少な

表Ⅵ-23　腰部脊柱管狭窄症の国際分類

| Ⅰ　先天性，発育性狭窄 |
|---|
| A）特発性 |
| B）軟骨形成不全性 |
| Ⅱ　後天性狭窄 |
| A）変性性 |
| 　Ⅰ）中心性 |
| 　Ⅱ）外側性 |
| 　Ⅲ）変性すべり |
| B）混合性 |
| 　先天性，発育性，変性性とヘルニアの組み合わせ |
| C）分離すべり症 |
| D）医原性 |
| 　Ⅰ）椎弓切除術後 |
| 　Ⅱ）固定術後 |
| 　Ⅲ）化学的髄核摘出術後 |
| E）外傷後 |
| F）その他 |
| 　Ⅰ）Paget病 |
| 　Ⅱ）フッ素障害 |

（Arnoldi CC, Brodsky AE, Cauchoix J, et al：Lumbar spinal stenosis and nerve root entrapment syndrome：Definition and classification. Clin Orthop 115：4-5, 1976 より一部改変）

表Ⅵ-24　腰部脊柱管狭窄症の菊地の分類

| 分類 | 自覚症状 | 神経障害 |
|---|---|---|
| 馬尾性 | 下肢しびれ，異常感覚 | 多根性障害 |
| 根性 | 下肢痛 | 単根性障害 |
| 混合性 | 下肢痛，しびれ | 多根性障害 |

（菊地臣一：いわゆる馬尾性間欠跛行．日整会誌 62：567-575, 1988 より）

い。運動麻痺は軽度の筋力低下が最も多いが，全く麻痺のないものから下垂足などの完全麻痺までさまざまな程度のものがある。

間欠跛行は本症に非常に特徴的な症状であり，一定時間の歩行をすると下肢のしびれや痛みが出現して歩行できなくなり，数分間の休憩で再び歩行が可能となる現象をいう。下肢の血行障害によって生じる阻血性間欠跛行が直立位で休むことで症状が軽快するのに対して，腰部脊柱管狭窄症では腰椎を前屈位にしないと軽快しないことが鑑別のポイントである[5]。患者は自転車や老人車歩行時には間欠跛行を訴えない。これは起立時には腰椎の生理的前弯が増強して黄色靱帯が脊柱管内

### 4) 診断

問診では間欠性跛行の有無を聞くことが大切であり，本症に特徴的な前屈位での症状の軽減が確認できればほぼ診断が確定する．最近では診断サポートツールがある(表Ⅵ-25)[6]．理学所見ではまず視診で腰椎に階段状変形や側弯，後弯などの変形の有無を，触診では狭窄部に圧痛や場合によっては叩打痛を認める．L4/5 の単椎間での単神経根障害が比較的多いため，L5 神経根症状である下腿外側の知覚障害や長母趾伸筋の筋力低下に注意する．

画像診断では，本症を疑った場合，X 線写真の次に MRI を施行する．MRI の正中矢状断像では硬膜管の圧迫，椎間板の膨隆，黄色靱帯の肥厚が観察でき，中心性狭窄の評価が可能である(図Ⅵ-169)．傍矢状断像では椎間孔の形態，椎間孔狭窄を観察する．脊髄造影の前後像，側面像，脊髄造影後 CT は砂時計様の狭窄像を呈することが多い(図Ⅵ-170)．

**表Ⅵ-25 腰部脊柱管狭窄症のサポートツール**
対象：下肢(殿部を含む)に愁訴・症状のある患者

| 評価項目 | | 判定(スコア) |
|---|---|---|
| ・病歴 | 年齢 | □60歳未満<br>□60〜70歳(1)<br>□71歳以上(2) |
| | 糖尿病の既往 | □あり □なし(1) |
| ・問診 | 間欠跛行 | □あり(3) □なし |
| | 立位で下肢症状が悪化 | □あり(2) □なし |
| | 前屈で下肢症状が軽快 | □あり(3) □なし |
| ・身体所見 | 前屈による症状出現 | □あり(-1) □なし |
| | 後屈による症状出現 | □あり(1) □なし |
| | ABI 0.9 | □以上(3) □未満 |
| | ATR 低下・消失 | □あり(1) □正常 |
| | SLR テスト | □陽性(-2) □陰性 |

該当するものをチェックし，わりあてられたスコアを合計する(マイナスの数値は減算)．
7点以上の場合は，腰部脊柱管狭窄症である可能性が高いといえます．専門医へ紹介し，診断を確定してください．
ABI：上腕血圧/足関節血圧比．ABI 0.9 未満は末梢動脈の血流障害が存在することを示し，末梢動脈疾患を疑う必要がある．
ATR：アキレス腱反射．馬尾障害では両側性に低下または消失する．
SLR テスト：仰向けの状態で膝を伸ばしたまま下肢を挙上するテスト．痛みのために挙上が困難な場合，椎間板ヘルニアの可能性が高い．
(Konno S, Hayashino Y, Fukuhara S, et al：Development of a clinical diagnosis support tool to identify patients with lumbar spinal stenosis. Eur Spine J 16：1951-1957, 2007 より)

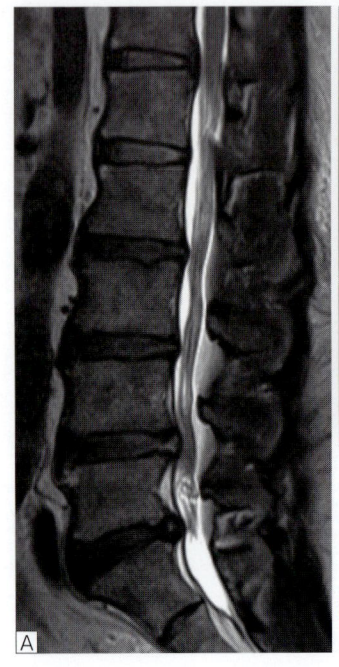

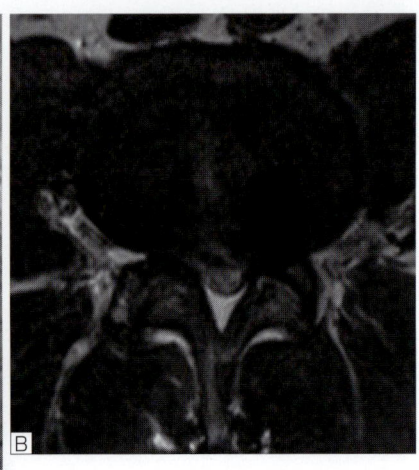

**図Ⅵ-169 腰部脊柱管狭窄症の MRI**
A：T2 強調矢状断像，B：T2 強調水平断像

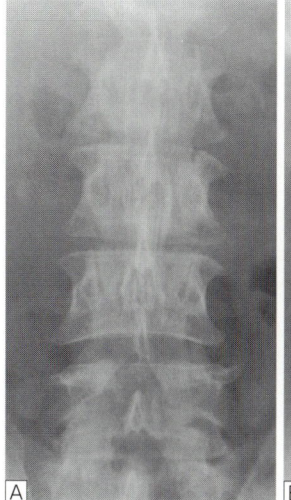

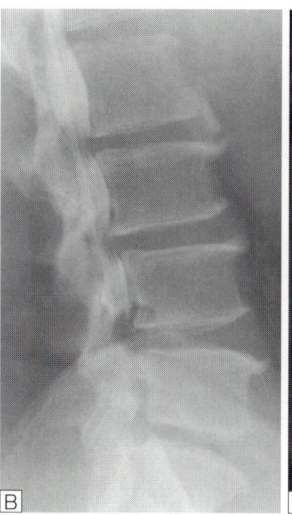

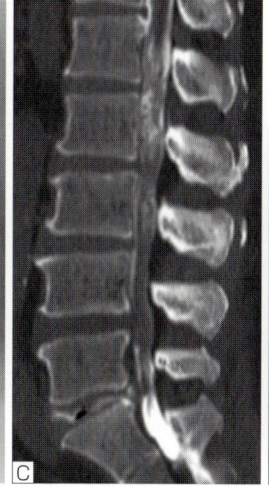

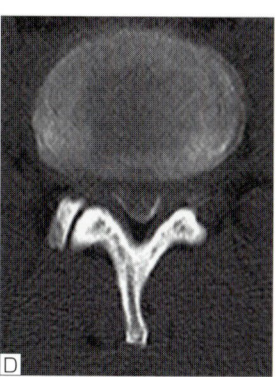

**図Ⅵ-170　腰部脊柱管狭窄症の脊髄造影**
A：正面像，B：側面像，C：矢状断CT，D：水平断CT

## 5）治療，予後

軽症には保存的治療として，しびれに対してPGE$_1$（プロスタグランジンE$_1$）などの血管拡張薬，下肢痛に対して抗けいれん薬などが有効である．しかし症状が重症になれば手術により後方から骨性および靱帯性の圧迫を除去する椎弓切除術を施行することが一般的である[7]．最近は内視鏡を用いた手術が多くの施設で行われている[8]．また不安定性の高度な症例には固定術が適応とされ，経皮的椎弓根スクリューを使用した最小侵襲の固定術がなされている．

一般的に，適切な時期に手術を行った場合の予後は良好とされるが，術前に下垂足や排尿障害を呈している重症例の症状改善はよくない．

変形性腰椎症による腰部脊柱管狭窄症の特徴的な症状は間欠跛行であり，われわれの施設ではその距離が200m以下になると手術を考慮するようにしている．

### 文献

1) Verbiest H：A radicular syndrome from developmental narrowing of the lumbar vertebral canal. J Bone Joint Surg 36-B：230-237, 1954
2) Arnoldi CC, Brodsky AE, Cauchoix J, et al：Lumbar spinal stenosis and nerve root entrapment syndrome：Definition and classification. Clin Orthop 115：4-5, 1976
3) 菊地臣一：いわゆる馬尾性間欠跛行. 日整会誌 62：567-575, 1988
4) 中原進之介，田中雅人：単椎間障害—狭窄症. 鈴木信正，野原　裕，中原進之介（編）：腰椎変性疾患—基本知識とチェックポイント, pp78-84, メジカルビュー社, 2004
5) 若松英吉, 日下部明, 小林　力, 他：Lumbar spinal stenosis について. 整形外科 21：1-7, 1970
6) Konno S, Hayashino Y, Fukuhara S, et al：Development of a clinical diagnosis support tool to identify patients with lumbar spinal stenosis. Eur Spine J 16：1951-1957, 2007
7) Epstein JA：Diagnosis and treatment of neurological disorders caused by spondylosis of the lumbar spine. J Neurosurg 17：991-1001, 1960
8) Guiot BH, Khoo LT, Fessler RG：A minimally invasive technique for decompression of the lumbar spine. Spine 27：432-438, 2002

〔田中雅人〕

### 治療各論

## a 腰椎の除圧術と固定術

### 1）術式の選択について

腰椎の変性変化により腰部脊柱管狭窄症，すべり症や側弯症をきたし保存的治療で十分な効果が

得られない場合，手術療法の適応となる．腰椎の手術適応を考えるうえで，患者の症状や臨床所見と画像所見を照らし合わせ判断を行う．神経痛や筋力低下などは圧迫高位により比較的特徴的な症状を訴えるため責任病巣を絞り込みやすいが，腰痛については椎間板や椎間関節の変性のほかにも，筋筋膜性，姿勢性，精神的，社会的などさまざまな要因が複雑に絡み合っており原因の絞り込みが困難である．判断が難しい場合，責任病巣と思われる部位へ局所麻酔薬を注射し痛みの軽快をみるリドカインテストが有用な場合がある．しかし，多くの場合変性変化は多部位にわたることが多く，手術を行う範囲については慎重に検討を行う必要がある．

手術の方法については，神経の圧迫部位に対しては除圧術を行う．また，不安定性や変性，除圧術により腰椎の不安定性が起こるような場合には固定術を行う．除圧術と除圧固定術については，それぞれ長所と短所があり，どちらの術式を選択するかについては議論の分かれるところである．

除圧術は，固定術を併用する手術に比べ手術侵襲が軽度であり，腰椎可動椎間の減少は起こらない．施行後に不安定性やすべりの悪化をきたすこと[1,2]が知られており，除圧した椎間は数年以上除圧効果が維持されるが，さらに長期になると再度狭窄をきたすことがある[3]．

除圧固定術の長所としては，動的な圧迫要因の排除と固定を行うため十分な除圧が行いやすい点，固定を行うことで脊柱のアライメントの是正が可能であり，固定範囲については再狭窄やすべりの進行を防ぐことができる点，不安定性に起因する腰痛の改善が得られやすい点が挙げられる[4]．短所としては，腰椎の可動椎間が減り，隣接椎間の変性を加速させることがある[5]．

除圧術，除圧固定術の適応について明確な線引きは存在せず，術者間で議論の分かれるところであるが，それぞれの長所，短所を十分に考慮し，除圧範囲，固定の有無を決定すべきである．

## 2）除圧術

除圧術の適応については，腰部脊柱管狭窄症など症状の主因子が馬尾または神経根に対する静的な圧迫による場合である．手術のアプローチとしては，ほとんどの場合後方から行われる．黄色靱帯の肥厚，椎間板の突出や椎間関節の肥厚，骨棘なども圧迫要因となるが，これらの操作は後方から可能である（図Ⅵ-171）．

除圧術を行う際には，除圧操作により脊椎の安定性が損なわれる可能性があることに注意が必要である．特に椎間関節の全切除は他の靱帯が温存されていても不安定性の原因となると報告されており[6]，除圧操作時には注意が必要である．椎間関節は上位になるにつれ角度が立っていくため除圧操作で椎間関節が損傷される危険性が大きくなる．

近年，小侵襲の手術を目的とし内視鏡，顕微鏡などを使用した除圧術[7,8]が行われるようになってきているが，脊柱管内の操作は同様である．このような小侵襲の手術は術後創痛が少なく，離床，在院日数の短縮など利点も多いが，手技の難易度が高くなり合併症の可能性が高くなるという報告[9]もあり，十分なトレーニングが必要となる．

## 3）固定術（図Ⅵ-172）

固定術の方法は，内固定具の進歩により変化してきている．内固定を行うことで骨癒合率は上昇し，安静臥床期間を短縮することができる．

腰椎の固定方法はアプローチにより前方法と後方法がある．

前方法は後腹膜腔経由で椎体の側面に到達し，椎間板や椎体の処理を行い骨移植および内固定を行う．前方法の利点として椎体間のスペースに十分な骨移植母床がある点，椎間板や椎体の操作でアライメントのコントロールがしやすい点などが挙げられる．

後方固定はペディクルスクリューを用いた方法が汎用されている．ペディクルスクリューを使用することで骨癒合は飛躍的に上昇し[10]，同時に除圧術を行うことも容易である．後方から椎間板を掻爬し，椎体間固定を行うこと（後方腰椎椎体間固定術）も可能である（図Ⅵ-172）．後方法の限界

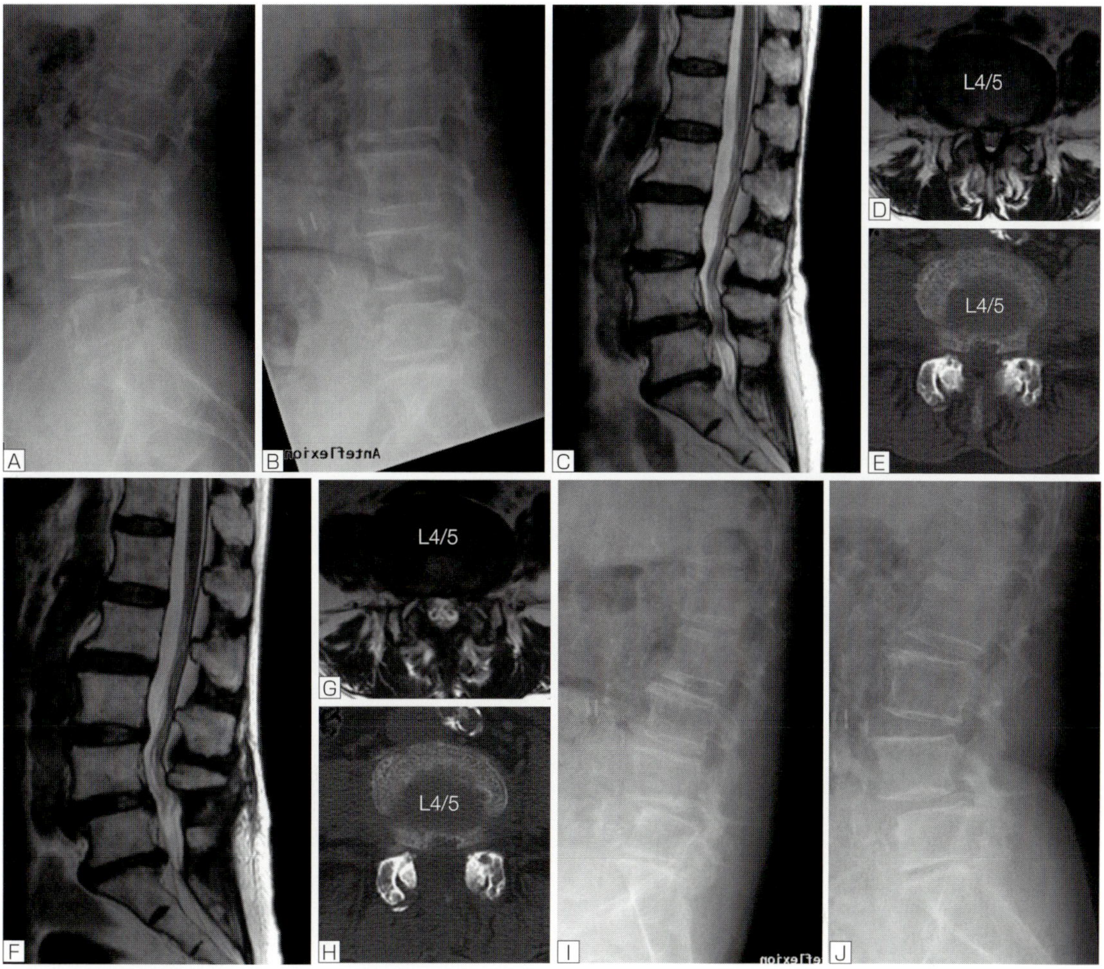

**図Ⅵ-171　症例1**(74歳,女性,主訴:間欠跛行)

前後屈のX線像でL4/5に軽度の不安定性を認めた(A, B)。MRI, CTでL4/5レベルの狭窄と椎間関節の変性,黄色靱帯の肥厚を認めた(C, D, E)。手術はL4/5の除圧術を施行した。術後のMRI, CTではL4/5の狭窄が解除されている(F, G, H)。術後3年のX線像でL4/5の不安定性が増悪しすべりが出てきているが,臨床経過は非常に良好である(I, J)。

として,前方の操作,支柱再建には制約があり,特に骨破壊が高度な症例などでは前方と後方の両方の手術を必要とすることもある。

### 文献

1) Herkowitz HN, Kurz LT : Degenerative lumbar spondylolisthesis with spinal stenosis. A prospective study comparing decompression with decompression and intertransverse process arthrodesis. J Bone Joint Surg 73-A : 802-808, 1991
2) Hopp E, Tsou OM : Postdecompression lumbar instability. Clin Orthop Relat Res 227 : 1010-1014, 1988
3) Scholz M, Firsching R, Lanksch WR : Long-term follow up in lumbar spinal stenosis. Spinal Cord 36 : 200-204, 1998
4) Deyo RA, Weinstein JN : Low back pain. N Engl J Med 344 : 363-370, 2001
5) Eck JC, Humphreys SC, Hodges S : Adjacent-segment degeneration after lumbar fusion : a review of clinical, biomechanical, and radiologic studies. Am J Orthop 28 : 336-340, 1999
6) Abumi K, Panjabi MM, Kramer KM : Biomechanical evaluation of lumbar spinal stability after graded facetectomies. Spine 15 : 1142-1147, 1990
7) Caspar W : A new surgical procedure for lumbar disc herniation causing less tissue damage through a microsurgical approach. Adv Neurosurg : 74-77, 1977
8) Perez-Cruet MJ, Foley KT, Isaacs RE : Micro endoscopic lumbar discectomy : technical note. Neurosur-

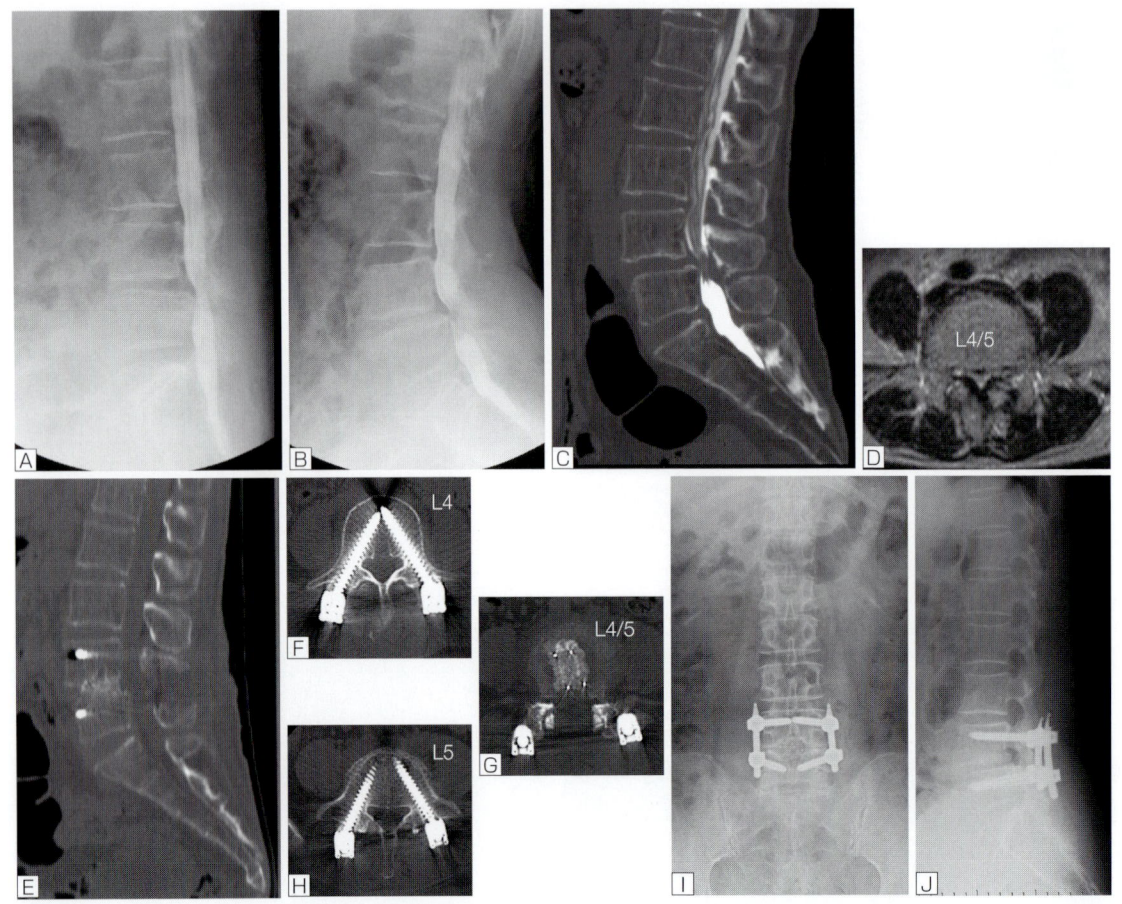

**図 Ⅵ-172　症例 2**(66歳，女性，主訴：腰痛と間欠跛行)
脊髄造影で L4/5 レベルに後屈で硬膜嚢の圧排を認める．L4 の前方すべりと L4/5 の不安定性を認めた(A，B)．脊髄造影後 CT(C) と MRI(D) で L4/5 レベルの狭窄を認めた．腰痛と不安定性があるため L4/5 の後方腰椎椎体間固定術を施行した．術後の CT では L4 のすべりは軽減しており，ペディクルスクリューは適切な位置に挿入されている(E，F，G，H)．術後 4 年の X 線像で骨癒合は完成しており，現時点で上位椎間障害を認めない(I，J)．術後腰痛，間欠跛行とも消失し臨床経過は非常に良好である．

gery 51：S129-S136, 2002
9) Teli M, Lovi A, Brayda-Bruno M：Higher risk of dural tears and recurrent herniation with lumbar micro-endoscopic discectomy. Eur Spine J 19：443-450, 2010
10) Fischgrund JS, Mackay M, Herkowitz HN：1997 Volvo Award winner in clinical studies. Degenerative lumbar spondylolisthesis with spinal stenosis：a prospective, randomized study comparing decompressive laminectomy and arthrodesis with and without spinal instrumentation. Spine 22：2807-2812, 1997

〔三澤治夫〕

# 4 スポーツと変形性関節症

## 1 肩のスポーツ外傷・障害と変形性肩関節症

スポーツ選手における変形性肩関節症(glenohumeral arthritis)は，比較的稀であるが治療に難渋する疾患である．通常の変形性肩関節症に関してはすでに別項(110頁)で述べているため，本項では主にスポーツに起因する変形性関節症の診断および治療法について述べる．

### a 発生要因

スポーツ選手に発生する変形性肩関節症は，その発生要因によって4つに分類される[1]．通常の変形性肩関節症と同様に高齢者に起こるもの，肩関節の外傷後に発生するもの，肩関節の不安定性や拘縮に起因するもの，腱板断裂に伴って発生する腱板断裂性関節症(cuff tear arthropathy；CTA)の4つである．これらのうちスポーツが原因となるのは，主に外傷に伴って発生するものと不安定性・拘縮に起因するものである．サッカーやバスケットボール，ラグビー，アメリカンフットボールなどのコンタクトスポーツにおいては，肩関節の骨折，骨軟骨損傷や肩関節脱臼などが多くみられ，将来的に変形性肩関節症を発生する原因となる．野球，テニス，水泳，バレーボールなどのオーバーヘッドスポーツにおいては，投球動作，スパイク動作の反復によって肩関節の骨軟骨障害や腱・靱帯障害が起こり，その結果として肩関節の前後方向への不安定性や拘縮が現れ，肩関節の関節症性変化を引き起こす．また，これらの不安定性に対して手術(Bankart修復術など)を行った肩関節においても，少なからず変形性肩関節症が起こることが報告されており[2]，スポーツ選手のなかでも特に肩関節不安定症を有する症例については，変形性肩関節症の発生にも注意して経過をみる必要がある．

### b 臨床症状

スポーツ選手における変形性肩関節症の臨床症状は，高齢者の変形性肩関節症の症状と同じく，肩甲上腕関節に限局した，特に夜間に多いズキズキした痛み，関節可動域制限や，関節内の遊離体によるひっかかり感やロッキング症状などである．それらは，骨棘や骨軟骨の遊離片，滑膜炎，関節包の拘縮などにより起こる．高いパフォーマンスを要求されるスポーツ選手においては，高齢者では全く問題とならないわずかな可動域制限であってもパフォーマンス低下につながり，診断・治療が遅れた場合には骨軟骨障害や腱板の損傷が進行し，最悪の場合には選手生命が終わることもあるため注意が必要である．

### c 画像評価

肩関節単純X線検査は，肩関節正面像，軸射像，肩甲骨Y撮影の3方向撮影が基本である．変形性肩関節症の所見は，関節裂隙の狭小化，軟骨下骨の骨硬化像，骨嚢胞，関節窩下縁と上腕骨頭下縁の骨棘などである．単純X線における重症度分類としてはSamilsonらの分類[3]が多く用いられている．さらに，スポーツ選手においてはゼロポジション撮影も病態の把握に有用である．ゼロポジション撮影において肩甲棘軸に対する上腕骨軸のslippingがみられた場合，肩甲上腕関節の不安定性の存在が疑われる．スポーツ外傷に続発して起こる肩鎖関節の変形性関節症，鎖骨遠位端骨融解症についても注意する必要があり，必要に応じて肩鎖関節撮影も追加する．

単純X線検査に加えて，関節造影検査やCT，MRIなども有用である．CTでは関節窩前縁および後縁の骨摩耗や関節内の遊離骨片などを評価する．特に関節窩後方の骨欠損の評価は重要であり，CTを用いたWalshらの分類は全人工肩関

節置換術の術前計画において関節窩側コンポーネントの設置角度を決定するための指標となる[4]。MRIでは関節唇や関節軟骨の損傷，腱板断裂，滑膜炎の有無，骨挫傷などを評価する。

### d 保存療法

一般に変形性肩関節症に対しては，経口での消炎鎮痛薬として non-steroidal anti-inflammatory drugs(NSAIDs)が最も多く使用される。局所麻酔薬，ステロイド，ヒアルロン酸の局所注射，関節内注射も有効とされているが，ステロイドについては頻回の使用は控えるべきである[5]。

変形性肩関節症の発症直後には安静期間をとることで症状の改善が得られるが，筋萎縮や関節の拘縮がある症例については，リハビリテーションを開始する。リハビリテーションでは関節可動域訓練，筋力強化訓練を主に行うが，特に腱板筋力強化および肩甲骨周囲筋の筋力強化が重要である。腱板筋群と肩甲骨周囲筋を上手に使うことによって肩関節は安定化し，不安定性が原因で起こる痛みや変形性関節症の進行を抑制することができる。さらに，下肢・体幹へのアプローチや各競技特性に応じたトレーニングの指導を行い，スポーツ復帰へと向けていく。

これらの保存療法を行っても症状が改善しない場合には，競技やライフスタイルを変更するか，もしくは手術療法を選択することとなる。

### e 手術療法

変形性肩関節症に対する手術としては，一般に鏡視下デブリドマン，人工骨頭置換術，および人工肩関節全置換術(total shoulder arthroplasty；TSA)が行われている。鏡視下デブリドマンの適応は，骨頭の偏位がない，骨棘形成が少ない，軟骨下骨の硬化や嚢胞形成が少ない，などのいわゆる初期の変形性関節症症例である。また，下垂位外旋が20°以上あることを条件にする報告もある[6]。オーバーヘッドスポーツ競技の選手においては，肩関節内だけではなく隣接する肩峰下滑液包にも障害が起こることが多いため，鏡視下デブリドマンに追加して肩峰下除圧術(arthroscopic subacromial decompression；ASD)も行われることが多い。さらに，関節包の拘縮に対する解離や鎖骨遠位端切除も同時に行うこともある。これらの追加処置を含めた鏡視下デブリドマンの術後成績は比較的良好であるが，関節症性変化が進行した症例では術後成績が悪いため，人工骨頭置換術やTSAが選択される。高度変形性肩関節症の症例では，いずれの手術方法においても競技レベルのスポーツへの復帰は難しいのが現状である。特に，50歳以下でTSAを受けた症例においては，ほぼ半数の症例で満足度が低いという報告もあり[7]，成績向上に向けた新たな治療法の開発が必要である。

### まとめ

スポーツ選手における変形性肩関節症の病態および治療について概説した。治療法についてはいまだ発展途上であり，今後の発展が期待される。

文献

1) Elkousy H, Gartsman G：Arthroscopic management of glenohumeral arthritis in the athlete. Oper Tech Sports Med 16：9-13, 2008
2) Hovelius L, Saeboe M：Arthropathy after primary anterior shoulder dislocation-223 shoulders prospectively followed up for twenty-five years. J Shoulder Elbow Surg 18：339-347, 2009
3) Samilson RL, Prieto V：Dislocation arthropathy of the shoulder. J Bone Joint Surg 65-A：456-460, 1983
4) Walsh G, Badet R, Boulahia A, et al：Morphologic study of the glenoid in primary glenohumeral osteoarthritis. J Arthroplasty 14：756-760, 1999
5) Williams MD, Edwards TB：Glenohumeral arthritis in the athlete：evaluation and algorithm for management. Oper Tech Sports Med 16：2-8, 2008
6) Reineck JR, Krishnan SG, Burkhead WZ：Early glenohumeral arthritis in the competing athlete. Clin Sports Med 27：803-819, 2008
7) Sperling JW, Cofield RH, Rowland CM：Neer hemiarthroplasty and neer total shoulder arthroplasty in patients fifty years old or less. J Bone Joint Surg 80-A：464-473, 1998

（迫間巧将）

## 2 肘のスポーツ外傷・障害と変形性肘関節症

スポーツにおける肘の変形性関節症は，野球をはじめバレーボールや投擲競技など，オーバーヘッドアスリートや体操選手に生じることが多い。主な成因としてはオーバーユースによるところが大きいと考えられるが，フォームや個人のもつ関節の特性にも影響される。本項ではスポーツにおける主な肘関節障害と，それらが進行することで生じる変形性関節症について述べる。

### a 肘内側側副靱帯（MCL）損傷

肘関節の安定性は上腕骨と尺骨および橈骨の適合性，内・外側の靱帯構造により得られており，蝶番関節として機能する。また肘は男性で平均8.5°，女性で12.5°の外偏角（carrying angle）を呈しているため[1])，投球などにより過度な外反強制力が繰り返されることによる肘内側の伸延ストレスのため内（尺）側側副靱帯が損傷されることがある。軽いキャッチボール程度でも肘内側に痛みが生じることもあれば，投球数が多くなると次第に痛みが増強してくるような場合もある。しかし慢性期になれば安静時には無症状のことがほとんどで，また靱帯の損傷程度と呈する症状が解離することも多々みられ，診断に苦慮することもある。

画像検査では，靱帯実質部の損傷のみではX線所見で異常を示さないが，症例によっては内側上顆の不整や膨隆がみられることがあり，これらは過去の内側裂離骨折を示唆するものである。MRI検査では実質部の断裂が判明しやすく，その多くは近位部での損傷である（図Ⅵ-173)。近年，超音波装置（エコー）の解像度ならびに簡易性が向上し，外反ストレスをかけながら肘内側を観察すると関節裂隙の開大を確認することも可能である。なお，肘関節造影検査で肘内側に造影剤の漏出を認めることもあるが，多くの症例は陳旧性であるため，診断を下すに十分な価値を認めないことが多い。

多くの場合は保存治療を行う。すなわち手指・手関節屈筋群の強化や，場合によっては肘内側に負担のかかりにくいフォームへの変更であったり，股関節・脊柱・肩関節周囲のストレッチングも有用である。以上のようなリハビリテーション

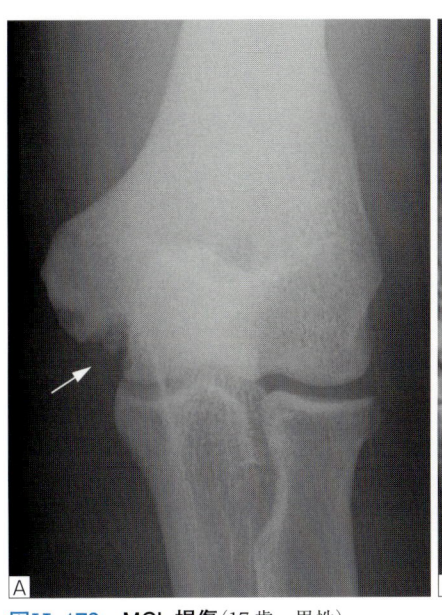

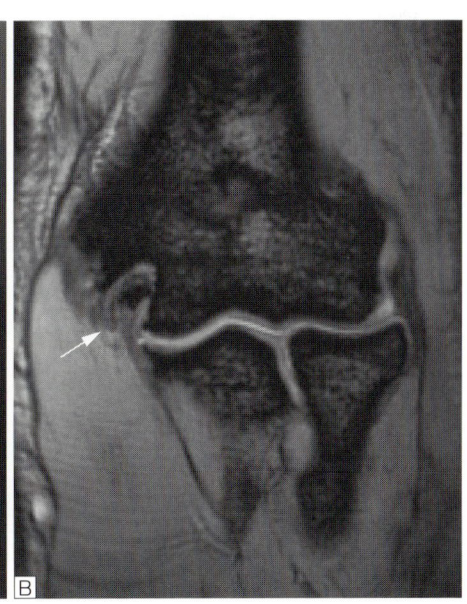

図Ⅵ-173　**MCL 損傷**（17歳，男性）
A：内側裂離痕，B：MCL の菲薄化

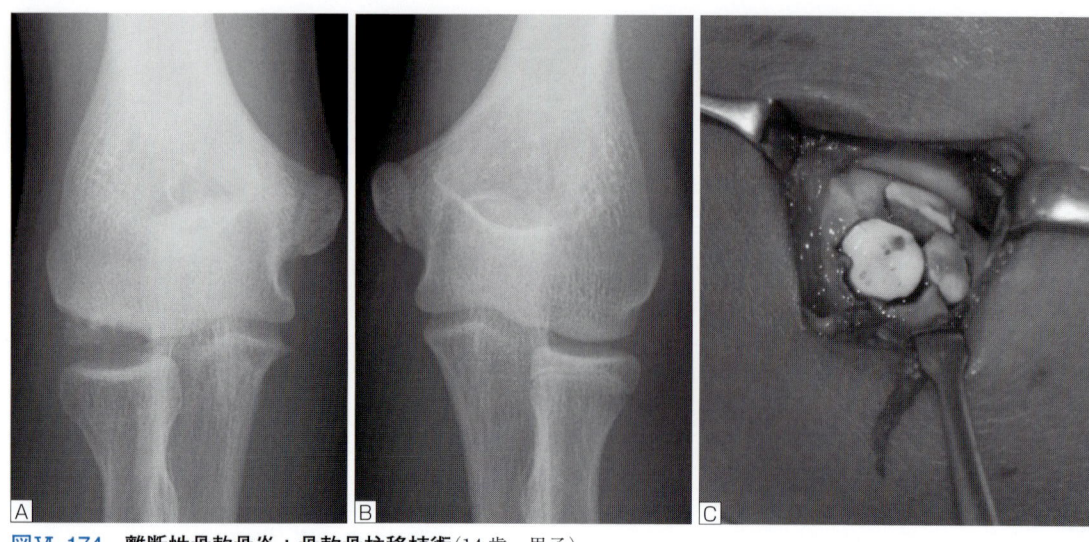

図Ⅵ-174　離断性骨軟骨炎：骨軟骨柱移植術(14歳，男子)
A：患側，B：健側，C：骨軟骨柱移植

を行っても症状が残存し，かつ競技レベルでのスポーツ活動を切望する選手に対して移植腱（主に長掌筋腱）を使用して肘内側側副靱帯再建術を行う[2]。これにより安定した肘の安定性が得られるが，一方で競技への本格的復帰まで6～9か月間を要し，その間も厳密なリハビリメニューに取り組む必要がある。また最初にも述べたが，本障害は通常の生活には何ら支障を及ぼさず，変形性関節症に進行することも稀なため，慎重な手術適応を要する。

### b 離断性骨軟骨炎（OCD）（図Ⅵ-174）

上腕骨小頭離断性骨軟骨炎（osteochondritis dissecans；OCD）の病因には諸説あるが，最も考えられるのは投球動作で肘外反を加えながらの屈曲伸展，さらには回内外を繰り返すことで腕橈関節が圧迫剪断される機械的ストレスであろう。

本障害で厄介なのは病態に比較してはっきりとした自覚症状に乏しいということである。つまり初期の状態では自覚症状に乏しく，あっても投球後の軽い肘痛程度で，翌日には軽快していることが多い。したがって医療機関を受診するに至ったときには病態が進行していることが多く，松浦によると約7割で進行期から終末期であるとされる[3]。一方，検診群で発見されるOCDはその9割以上が初期の病態で，保存治療により後遺障害も少なく治癒しやすい。

上腕骨小頭OCDの病期分類としては三浪のX線分類[4]，MRIを用いたNelson分類[5]に加え，関節面から観察した病態での分類のICRS（International Cartilage Research Society）分類などが広く用いられている。

治療方針としては初期であれば保存療法を行い，終末期になれば手術治療が必要となる場合が多い。保存療法では特にギプス固定まで行う必要は少ないが，投球禁止とともに肘に負担のかかる日常生活動作も避けるよう指導する。これにより多くの場合は病巣部に骨新生が生じ，症状も軽快することが多い。しかし，病態が進行期から終末期に及んでしまうと病巣軟骨が母床から不安定になっているため，手術療法が適応となる。すなわち分離した軟骨を母床に固定する骨接合術，腕橈関節面の除圧を目的とした上腕骨楔状骨切り術[6]，軟骨面のリモデリングを期待した病巣掻爬形成術，大きな病巣に対しても良好な関節面を再建可能な骨軟骨柱移植術（mosaicplasty）や肋軟骨を利用した骨軟骨移植術などさまざまな方法が存在する。

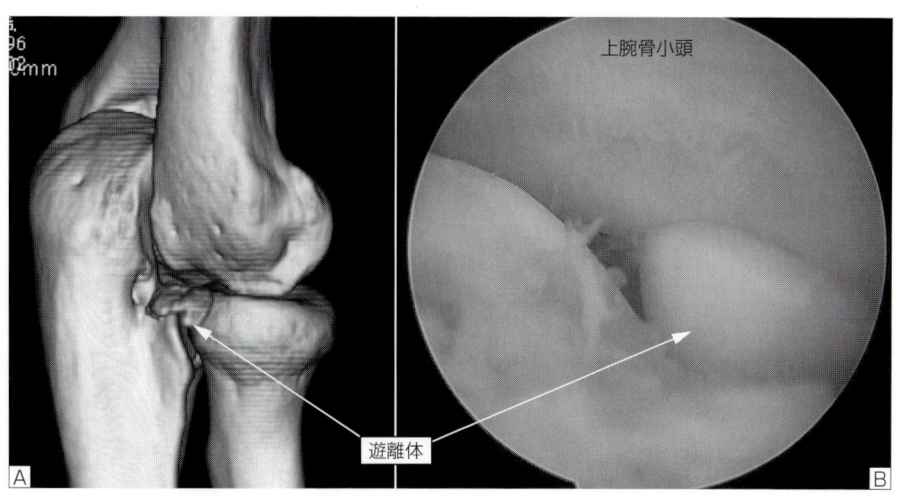

図Ⅵ-175　関節内遊離体（ネズミ）(14歳，男子)

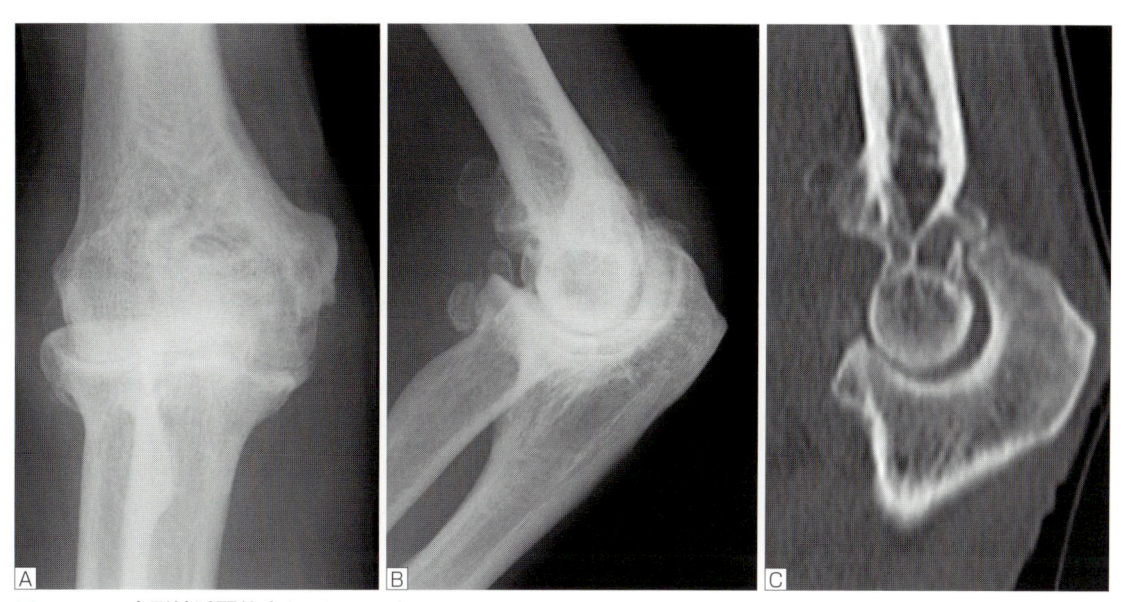

図Ⅵ-176　変形性肘関節症(44歳，男性)

　無治療症例，もしくは不幸にも手術が奏効しない場合には腕橈関節のみならず腕尺関節にまでOA変化が生じてくることがあり，進行すると慢性的な痛みや可動域制限が生じる（後述）。

### c 肘関節内遊離体（関節ネズミ）
（図Ⅵ-175）

　若年者ではOCDによる小軟骨骨片が，高齢者であればOA変化による骨棘などが肘関節内に遊離することによりロッキングを生じる場合がある。特に肘頭窩や腕橈関節後方に嵌頓した場合には強い痛みとともに肘の伸展制限を生じ，スポーツ活動のみならず日常生活が制限される場合もある。遊離体が骨化している場合はX線画像でも確認できるが，造影検査やCT，超音波による精密検査が必要になることも少なくない。高度の可動域制限・痛みを生じている場合やスポーツ活動に支障がある症例では関節鏡視下もしくは小切開による摘出手術が行われる。

## d 変形性肘関節症（図Ⅵ-176）

前述した肘 MCL 損傷による肘不安定性や OCD が進行した場合，または肘関節に強い負荷がかかる競技の選手に生じやすい。

症状としては運動時痛と可動域制限が特徴的であるが，進行例では安静時痛がみられることもあり日常生活にも支障を及ぼす。また前述した関節内遊離体が嵌頓し肘関節のロッキングを生じたり，骨棘形成により肘部管症候群を呈することもある。

画像所見では他の関節と同様に関節裂隙の狭小化，骨棘形成，骨硬化などがみられ，症例によっては上腕骨小頭と橈骨頭の肥大を認めることもある。

## おわりに

治療に関して，特にスポーツ選手の場合は個々のニーズに応じた対応が必要となる。痛みが強い選手では安静および抗炎症薬による保存加療を行い，腫脹が強い場合は関節穿刺ならびにステロイド注入が有効なこともある。痛みの軽減により肘関節可動域まで改善することもあるが，骨棘形成が激しい場合はその限りではない。可動域制限が主訴となる症例では骨棘切除や関節授動術を行うが，競技を続行することで骨棘が再発し可動域制限の悪化がみられる場合もある。

### 文献

1) 金谷文則：肘関節機能解剖．中村利孝，松野丈夫，井樋栄二，他（編）：標準整形外科学，第11版，pp425-427，医学書院，2008
2) 伊藤恵康：肘関節外科の実際—私のアプローチ．pp215-291，南江堂，2011
3) 松浦哲也：児童・生徒のスポーツ傷害の実態とその背景．武藤芳照，柏口新二，内尾祐司（編）：学校における運動器検診ハンドブック—発育期のスポーツ傷害の予防，pp25-29，南江堂，2007
4) 三浪三千男，中下 健，石井清一，他：肘関節に発生した離断性骨軟骨炎25例の検討．臨整外 14：805-810，1979
5) Nelson DW, DiPaola J, Colville M, et al：Osteochondritis dissecans of the talus and knee：prospective comparison of MR and arthroscopic classifications. J Comput Assist Tomogr 14：804-808, 1990
6) 吉津孝衛：野球肘に伴う上腕骨小頭離断性骨軟骨炎に対する外顆楔状骨切り術．手術 40：131-136, 1986

（島村安則）

# 3 膝のスポーツ外傷・障害と変形性膝関節症

近年のスポーツ活動の普及に伴い，膝関節外傷の頻度が増加傾向である。特に靱帯損傷，半月板損傷は膝関節外傷の中でも代表的であり，不適切な治療から障害を残すことも少なくない。本項では二次性関節症を生じる可能性のある前十字靱帯（anterior cruciate ligament；ACL）損傷と半月板損傷について述べる。

## a ACL 損傷

ACL 損傷はスポーツ外傷のなかで発生頻度が高く，手術療法を要することが多い。その理由は ACL が関節内にあるため，自己治癒能力が低く，保存療法によって完全に治癒する確率が低いためであり，結果として十分な膝安定性を得ることが困難となる。日常生活において活動レベルが低く，膝装具による安定化で支障をきたさない症例については保存加療で対応可能である。しかし患者の大半がスポーツ愛好家であると考えられるため，保存療法では受傷前のスポーツ活動レベルまでに復帰することが困難であり，膝の不安定性が持続する場合は膝の安定性に関与している半月板や軟骨の損傷や変性をきたしてくる可能性があるため手術での加療が必要となる[1]。

### 1）ACL の役割

ACL は大腿骨外側顆の内壁後方から起こり，脛骨顆間隆起およびその前方に扇状に広がりながら付着する。滑膜により覆われた線維性構造物で長さは 30〜40 mm，中央部での太さは直径約 10 mm である。形態学的には前内側線維束（anteromedial bundle；AMB），後外側線維束（posterolateral bundle；PLB）とこれらの間に位置する中間束（intermidiate bundle）に分けられる。それぞれが独立して存在するのではなく線維束間の強固な結合組織を介して互いにねじれるように走行している。膝関節可動域で常にすべての線維が緊張を保っているのではなく，各線維が機能を分担し，全体として全可動域で緊張し膝の安定性を保つように働いている。すなわち膝の伸展時にはAMBが緊張し，また屈曲時にはPLBが緊張するという効率よい機能分担が行われることによって，脛骨の前方への移動を抑制し，回旋不安定性を制御する役割を果たしている[2]。

### 2）受傷機転

ACL損傷は80〜90％がスポーツ活動中に発生する。その損傷形態としては，ラグビーなどのタックル動作によって大きな外力を受け損傷する「接触損傷」とジャンプの着地時やストップ，カット，ターン動作などでバランスを崩した際に損傷する「非接触損傷」に分けられる。非接触損傷のほうが約70％と多いが，その割合はスポーツ種目により異なる。接触損傷はラグビーやアメリカンフットボールなどのように，コンタクトプレーが多いスポーツではその損傷比率が増加する。また，非接触損傷ではバスケットボールでの着地時での損傷や，サッカーでのターン動作時の受傷が挙げられる。ほかには膝過伸展によるものなどが報告されている。性別からみたACL損傷の発生率は女性のほうが多く，男性の2〜8倍と報告されている[3,4]。

### 3）臨床症状

受傷時には断裂音（pop音），giving way（膝くずれ感），関節腫脹（関節内血腫）を感じることが多く，スポーツ活動時の受傷では疼痛などのため競技の続行が不可能となる。受傷後数時間で関節腫脹や可動域制限が増悪する。また，半月板損傷の合併によりロッキングを呈することもある。陳旧例になると，階段昇降時，走行時やジャンプ着地時などの軽微な外力でもgiving wayや不安定感を自覚するようになる。関節不安定性を抱えたままスポーツ活動を続けることにより，二次性半月板損傷や軟骨損傷などによる疼痛，関節水腫症などをきたす。長期放置例ではスポーツ活動の継続が困難となるばかりでなく，徐々に関節機能が低下していき数年で関節症に至る場合もある。

### 4）診断方法

ACL損傷によって生じる膝の前方不安定性は徒手的に評価することができる。前方不安定性を評価するLachman testや回旋不安定性を評価するpivot shift testは重要であり，その診断確定率も高い。Lachman testは仰臥位で膝を20〜30°屈曲させて行う前方引き出しテストである。手技のポイントは足部をベッドと検者の体で挟んで固定することが重要である。そのうえで大腿骨と脛骨を把持し，脛骨を前方に引き出し前方移動量と終点の抵抗感（end point）を評価する。ACL不全断裂で連続性が残存している場合や完全断裂で断端部が本来の起始部ではない部位に癒着している場合などは，脛骨が前方に引き出された後にhard end pointとなることがある。pivot shift testは仰臥位で膝関節伸展位から膝外反，下腿内旋および軸圧ストレスを加えつつ屈曲していくと，約30〜40°屈曲位で亜脱臼位になり，また伸展で膝が弾発的に整復される。この検査は動的前外側回旋不安定性を再現したものである。すなわちACL損傷膝において，膝関節が屈曲30°から完全伸展する際に，脛骨外側顆は内側側副靱帯を軸にして内旋するように前方に亜脱臼し，その際大腿骨外側顆が脛骨外側顆の凸部を乗り越えるときの弾発現象をさす。

単純X線では靱帯損傷自体の評価はできないが，裂離骨折の有無に留意する必要がある。回旋外力による受傷を示唆する脛骨外側の関節包付着部の裂離骨折（Segond骨折）は高率にACL損傷を合併しているので診断上重要な所見である。また，前方引き出しストレス撮影ではダイナミックな膝不安定性の評価が可能であるが，受傷時には疼痛による関節緊張が生じるために正確な評価が困難なことがある。

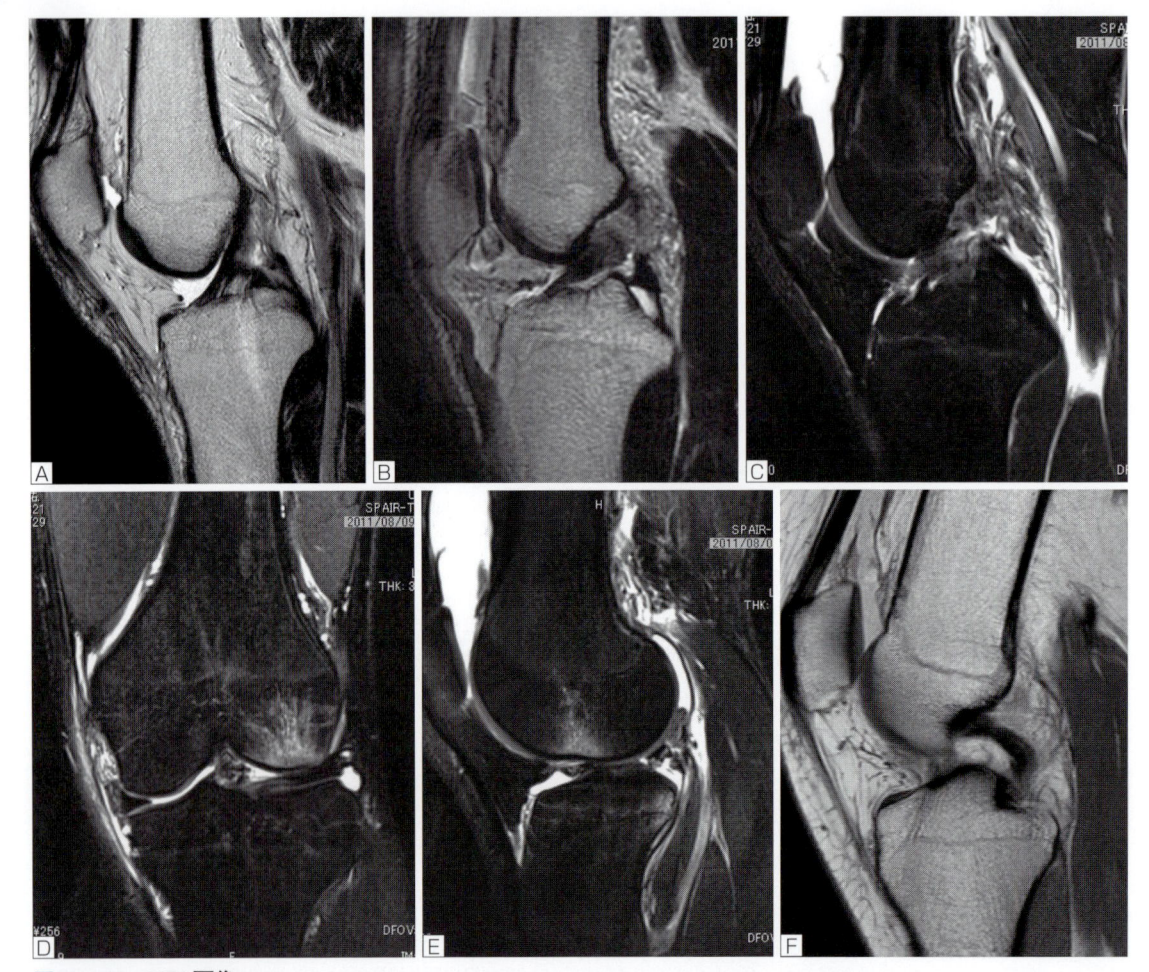

**図Ⅵ-177　MRI画像**
A：正常ACL。B：損傷ACL，ACLは膨化している。C：損傷ACL，ACLの連続性を認めない。
D：大腿骨外側顆の骨挫傷所見。E：大腿骨外側顆の切痕像。F：脛骨の前方偏位によるPCLの弯曲化

　MRI検査はACL損傷だけでなく，合併する複合靱帯損傷，半月板損傷や骨軟骨損傷の有無を同時に評価できる非侵襲性の検査であり非常に有用である。急性期は靱帯実質内の浮腫や出血などを伴い膨化し，高輝度に描出される。さらに，線維走行の途絶や不整が確認できれば診断は可能である。ほかに大腿骨外側顆と脛骨後外側部の骨挫傷所見や大腿骨外側顆の深い切痕像，および脛骨の前方変位によるPCLの弯曲化などが補助診断的指標となる（図Ⅵ-177）[5]。

### 5）治療方法

　膝装具を用いた保存療法である程度膝関節が安定化するため，日常生活において活動レベルが低い人は対応が可能である。しかし，スポーツ愛好家などは膝の不安定感が持続するため，保存療法では受傷前の活動レベルまで復帰できないことがある。膝の不安定性が持続している場合，膝関節の安定性にも関与している半月や軟骨の損傷や変性をきたすため手術加療が必要となる。長期的にみれば保存療法では膝関節の不安定性は認めるが，手術を要する変形性膝関節症の発生の報告はない。

　手術は，受傷後早期に行うと術後に膝関節の拘縮が生じる可能性があるため，受傷後2～3週以降に膝の可動域がほぼ完全に回復してから行うの

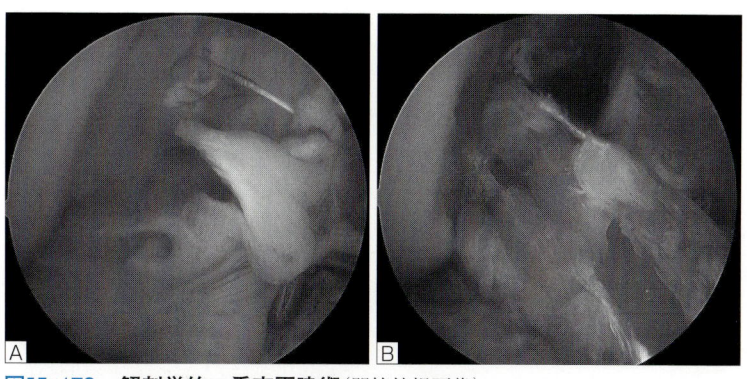

**図Ⅵ-178　解剖学的二重束再建術**(関節鏡視画像)
A：断裂 ACL。B：ハムストリング腱を用いた解剖学的二重束再建術

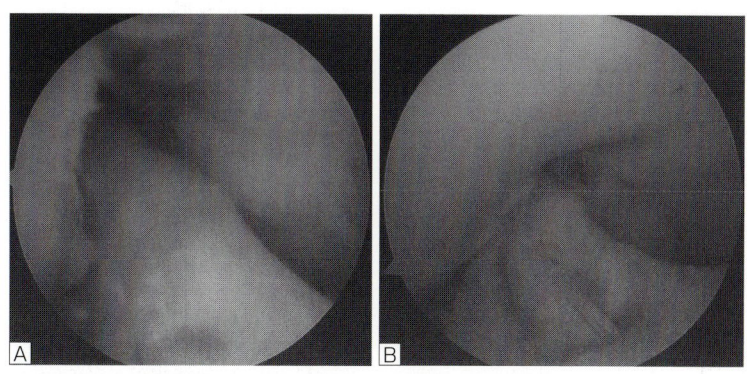

**図Ⅵ-179　遺残組織を温存した ACL 補強術**(関節鏡視画像)
A：ACL の遺残組織。B：遺残組織を温存した ACL 補強術

が望ましい。治癒能力が低い ACL 自身を修復しても良好な成績を得ることは困難であるため，自家腱を用いた靱帯再建術が一般的である。自家腱としてはハムストリング腱と骨付き膝蓋腱が主に用いられている。以前は ACL を 1 本の靱帯として再建する手術が行われてきたが，最近ではより解剖学的に正常に近い二重束再建術を行っている（図Ⅵ-178）。また，ACL 損傷後にも ACL の遺残組織が多くの例で残っており，この組織を温存した ACL 補強術も行われるようになってきている（図Ⅵ-179）[6]。

### 6）リハビリテーション

移植腱と骨孔との固着に期間が必要となるため，経時的なリハビリテーション（以下リハビリ）療法を要する。特に再建 ACL に負担がかからないよう，リハビリ時の脛骨前方移動を避ける動作が必要とされる。具体的には術後 1～2 週間の患肢固定を行い，その後装具を装着し可動域訓練を行う。荷重歩行訓練は術後 2～3 週より開始し，術後 2 か月より自転車，術後 3 か月でジョギング，以後徐々に活動レベルを上げていき，術後 6 か月からジャンプ，術後 7～8 か月で術前スポーツレベルに復帰するように指導している。われわれの手術結果において，関節可動域の正常化，自覚的および他覚的な不安定性の改善，受傷前レベルのスポーツ復帰をすべて可能とするのは 90％程度である。

## b 半月板損傷

### 1）半月板の役割

半月板の機能については，1948 年に Fairback が半月板切除後に X 線上の膝関節変形が高度に

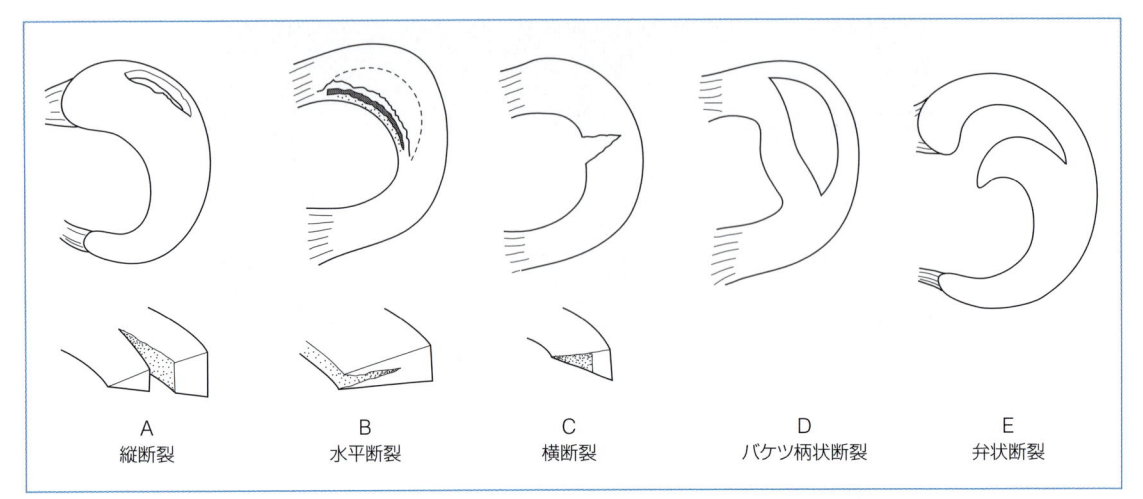

**図Ⅵ-180　半月板断裂の損傷形態**

A　縦断裂
B　水平断裂
C　横断裂
D　バケツ柄状断裂
E　弁状断裂

認められることから，半月板の荷重分散機能について報告したのが最初である．現在までのところ，半月板の機能としては，荷重分散機能，関節安定性の関与，関節潤滑および関節軟骨への栄養供給などが指摘されている．半月板は膝関節の運動に伴い前後左右に移動することで大腿骨顆部の受け皿となり，接触面積を増大させることで荷重分散が生じ接触圧を減少させている．また，膝関節は顆状関節であり，骨性の安定性は良好とはいえない．そのため前・後十字靱帯や内外側の側副靱帯が発達し関節の安定性を維持している．しかし，靱帯断裂や変性などで靱帯機能が低下した場合は stabilizer として関節安定性に関与していると考えられている．

## 2）受傷機転

体重が負荷された状態で屈曲した膝関節に異常な回旋力が加わることで半月板の一部が大腿骨と脛骨の間に挟まり損傷を受ける．運動中に膝を捻った際に損傷を受けやすい．スポーツ外傷で多い前十字靱帯損傷に続発し損傷を受ける場合もある．この場合，新鮮例では外側半月板後角の横断裂を生じ，陳旧例では半月辺縁部の縦断裂を生じることが多い．半月板断裂はその損傷形態から，縦断裂，水平断裂，横断裂，バケツ柄状断裂や弁状断裂などに分類される（図Ⅵ-180）．

## 3）臨床症状

受傷直後から半月の損傷側に一致した関節裂隙に疼痛が生じる．損傷が半月辺縁に及んでいる場合は関節血腫を認めることがあるが，前十字靱帯損傷と比べると血腫は軽度である．辺縁部の縦断裂では断裂した半月板が顆間部に嵌頓し，膝が屈曲したまま伸展不能となることがある．この現象をロッキングと呼ぶ（図Ⅵ-181）．また，階段昇降やしゃがみ込み動作などの際に疼痛を自覚することが多く，膝関節運動時にはひっかかり感（catching）やクリックを自覚することもあり，膝のねじり動作が困難となる．膝関節の可動域制限を生じることが多く，過伸展や正座が困難となる[7]．

## 4）診断方法

ほとんどの症例で半月板の断裂した関節裂隙に圧痛を認め，膝関節の過伸展や過屈曲を強制すると損傷部付近に疼痛が誘発される．半月板損傷に特異的な徒手検査としては McMurray test と Apley test などが挙げられる．いずれの方法も断裂した半月板にねじりを加えたり，関節間に挟み込むことによって疼痛やクリックを誘発する検査である．McMurray test は膝を最大屈曲位にして内外側の関節裂隙に手指を当て，下腿に回旋ストレスを加えながら伸展させる検査である．外側半月板損傷では下腿を内旋し膝を伸展させる際

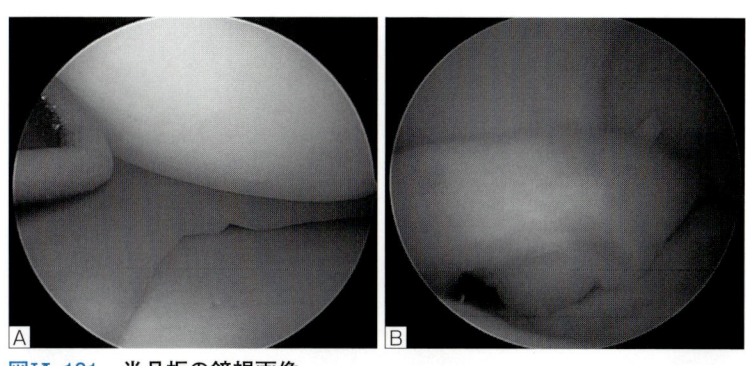

**図Ⅵ-181　半月板の鏡視画像**
A：正常半月板。B：断裂しロッキングした半月板

に，また内側半月板損傷では下腿を外旋し膝を伸展させる際に疼痛が誘発され，関節裂隙にクリックを感じる。Apley test は膝関節の疼痛や腫脹などのために最大屈曲が困難な場合にも施行できる検査である。方法は腹臥位で膝を 90°屈曲し大腿部を検者の膝で固定する。まず，患者の下腿を上方に引っ張り上げると患側に疼痛が誘発される。次に足部を押さえて膝を圧迫しながら下腿を回旋させると患側の関節裂隙に疼痛が誘発される。

単純 X 線では通常異常所見を認めることはない。完全型の円板状半月の場合は関節裂隙の拡大や大腿骨関節面の平坦化がみられることがある。MRI 検査は半月板の断裂形態だけでなく変性所見についても評価することができ，また合併する靱帯損傷などについても評価が可能であり，非常に有用な方法である。関節鏡を行うことで半月板損傷の診断は確定的となるが，通常は麻酔などの手術侵襲を伴うため鏡視下手術の前提として行われることが多い[8]。

### 5）治療方法

半月板損傷に対する治療方法には，保存治療の他に手術方法として縫合術，ラスピングや，切除術が挙げられる。

スポーツ外傷による半月板損傷であれば，原則として半月板縫合を行う。半月板摘出術を行うと，術後数年で関節症変化をきたすといわれており安易に切除すべきではない。また，半月板の部分切除と亜全切除を比較すると，亜全切除を行っ

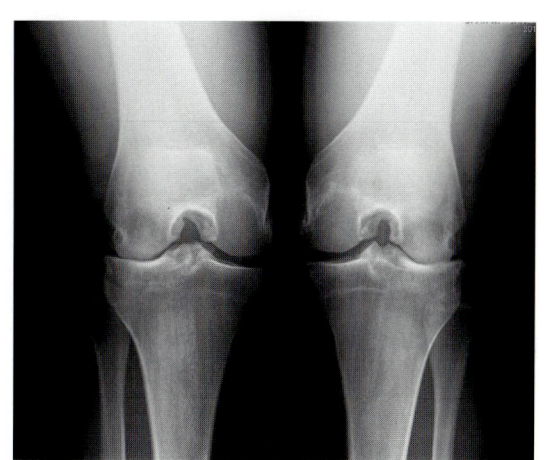

**図Ⅵ-182　半月板切除後に関節症性変化をきたした膝関節単純 X 線**（25歳，男性，プロスポーツ選手）

た症例では術後関節症性変化が著明にみられることが報告されている（図Ⅵ-182）。特に ACL 損傷に合併した半月板損傷については切除すれば，X 線学的に関節症性変化が進行することが報告されている[9]。その理由は，半月板には関節軟骨の接触面積を増大させ，接触圧を減少させる機能があるので，半月板切除を行うと接触面積が減少し，それにより接触圧が増大するためである。半月板切除後の接触圧の増大は外側半月板切除後に多いため，外側半月板切除のほうが術後成績は不良である。

#### (1) 保存療法

半月板損傷のうち断裂部に血行がある場合は自然治癒する可能性があり，半月板単独損傷では保

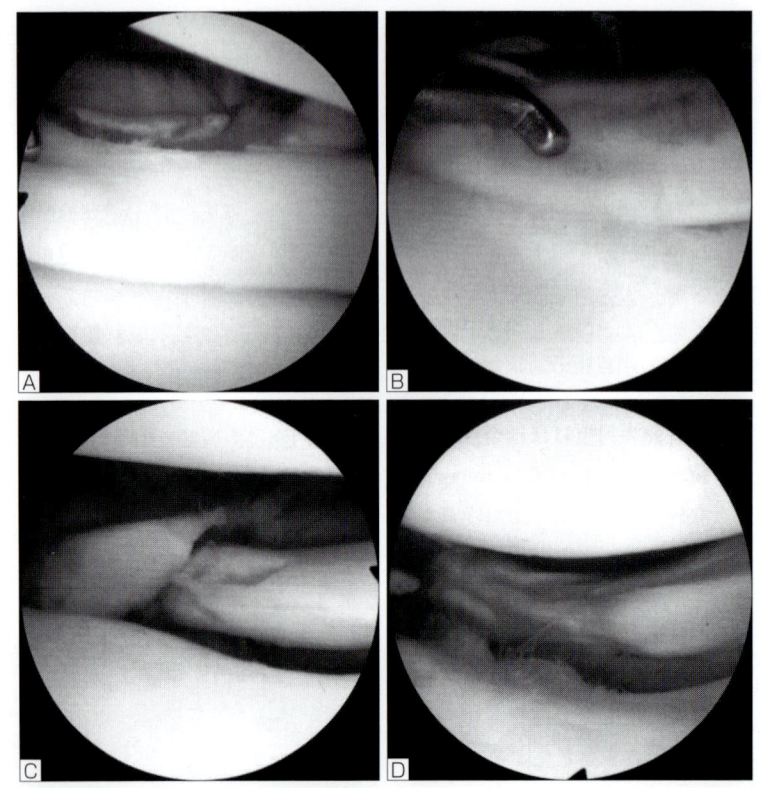

図Ⅵ-183 半月板損傷の自然治癒（鏡視画像）
A：内側半月板縦断裂，B：自然治癒後
C：外側半月板横断裂，D：自然治癒後

存療法での治癒が期待できる。特に半月板内縁から周縁に向かう横断裂や後角での損傷の場合には自然治癒する可能性がある。実際ACL損傷に合併した半月板損傷についてはACL再建時に自然治癒している症例が存在した（図Ⅵ-183）。

### (2) 手術療法

半月板縫合術はスポーツ外傷による症例であれば第1選択となる。縫合の方法はoutside-in法，inside-out法，all-inside法が挙げられるが，損傷部位や損傷形態によって適応が分けられる。

outside-in法での縫合術の適応は内外側半月板後角付近を除くほぼすべての損傷が適応となる。特にinside-out法による縫合が困難な前節部損傷が最もよい適応である。後角付近の損傷に対してはポータルを膝後方に設置するのに限界があることと，損傷部に対して針・縫合糸が斜めにかかるため本法は推奨されない。

inside-out法での縫合術は血行野である付着部1/3にあって不安定性のある長さ1cm以上の縦断裂で，半月板の変性が軽度な例が適応である。そのなかでも半月板中節から後節にある断裂が最もよい適応である。神経損傷，特に腓骨神経損傷や血管損傷に注意する必要がある。

all-inside法による半月板縫合は手術創が少なく美容的に優れている。2005年秋よりわが国でも，比較的容易で強固な縫合術が施行可能であるFasT-Fixが使用可能となり半月板縫合術が一般化されつつある。本法を用いることで手術時間が大幅に短縮されることが期待できる。簡便であり使用しやすいが刺入を失敗するとダメージが大きいため，その手技に熟練する必要がある。適応はinside-out法と同様であるが，1～2針の縫合で完了する半月板小断裂が最もよい適応である。縦断裂以外の断裂にも適応が拡大されつつある[10]。

ラスピングによる半月板治療はプロービングで不安定性のない半月板血行野での縦断裂がよい適応である．1cm 未満の断裂であればラスピングのみで修復される可能性が高い．特に ACL 損傷に合併する小損傷の場合は癒合率が高く，非常によい適応である．

半月板切除術は半月板変性の強い症例やプロレベルのスポーツ選手で早期復帰を強く希望する症例に対し施行される．切除量により関節不安定性が増し，将来的に変形性関節症となる可能性があるため，その適応については慎重に検討する必要がある．

### 6）リハビリテーション

半月板縫合を行った場合は断裂の大きさにもよるが 1～2 週の外固定を行い，その後，可動域訓練を行う．荷重については可動域訓練施行後 1 週で部分荷重を行い，その後 2 週程度で全荷重を許可している．

#### 文献
1) 阿部信寛：前十字靱帯損傷．岡山医学会雑誌 123：53-55, 2011
2) 大森俊行, 丸毛啓史：ACL 損傷の診断．MB Orthop 22：1-8, 2009
3) 日本整形外科学会診療ガイドライン委員会 ACL 損傷ガイドライン策定委員会（編）：前十字靱帯（ACL）損傷診療ガイドライン．南江堂, 2006
4) 王寺享弘：膝の外傷．MB Orthop 23：109-118, 2010
5) 黒坂昌弘：膝の靱帯損傷，捻挫．中村利孝, 松野丈夫, 井樋栄二, 他（編）：標準整形外科学, 第 11 版, pp629-635, 医学書院, 2011
6) 中前敦雄, 越智光夫：膝関節外科．関節外科 30（4 月増刊号）：128-136, 2011
7) 黒坂昌弘（編）：特集 半月板損傷の治療と実際．関節外科 26：2007
8) 黒坂昌弘：半月（半月板）損傷．中村利孝, 松野丈夫, 井樋栄二, 他（編）：標準整形外科学, 第 11 版, pp626-629, 医学書院, 2011
9) 浅野浩司：前十字靱帯再建術後の軟骨障害とその背景．MB Orthop 15：134-139, 2002
10) 古松毅之, 阿部信寛, 伊達宏和, 他：FasT-Fix を用いた all-inside 半月縫合術．スポーツ傷害 14：24-26, 2009

〈宮澤慎一, 阿部信寛〉

## 4 足のスポーツ外傷・障害と変形性足関節症

足関節のスポーツ外傷のなかで最も頻度が高いものが，靱帯損傷を含んだ捻挫である．捻挫はスポーツ活動に重大な障害をきたすわけではないため，テーピングなどを行うことで，ある程度のパフォーマンスを発揮することができる．そのため，足関節の不安定性が残存したまま競技を続けている選手も少なくない．受傷から長期にわたり足関節の不安定性が残存すると関節軟骨損傷が発生し，この病態は距骨滑車骨軟骨障害と呼ばれる．足関節の不安定性が変形性関節症発症に大きく関与しており，捻挫後に関節症になることがあるため適切な治療が必要である．

本項では足関節の靱帯損傷とそれに続発すると考えられる距骨滑車骨軟骨障害について述べる．

### a 足関節靱帯損傷

足関節靱帯損傷（捻挫）は受傷頻度が最も高く，適切な治療がなされないと競技のパフォーマンスが低下するだけでなく，選手生命にも直結する．また受傷後も歩行可能な場合が多いため軽視されがちな外傷である．症例ごとの背景，重症度などを理解し，治療にかけられる時間や方法を検討したうえで，個々の症例に最も適した治療を行っていくべきである．適切な治療が行われない場合，将来的に変形性足関節症へと進行する可能性があるため注意を要する[1]．

#### 1）足関節の靱帯

足関節外側の靱帯は前距腓靱帯（anterior talofibular ligament；ATFL），後距腓靱帯（posterior talofibular ligament；PTFL）と踵腓靱帯（calcaneofibular ligament；CFL）の 3 靱帯である．ATFL の主な役割は前方および底屈への動きを制動するものである．足関節底屈位で緊張し，背屈位では弛緩する．CFL は距腿関節だけでなく，距骨下関節の安定性にも関与している．ATFL とは逆

に背屈位で緊張し，底屈位では弛緩する．PTFLは3つの靱帯のなかで最も強靱な靱帯であり，CFLと同様に背屈位で緊張し，底屈位では弛緩する．

足関節内側の靱帯は三角靱帯といわれ，前脛距靱帯，脛舟靱帯，脛踵靱帯，後脛距靱帯の4つの靱帯から構成される[2,3]．

### 2）受傷機転

足関節の靱帯損傷は足関節底屈での足部の内反（いわゆる内がえし）で受傷することが最も多い．バスケットボールやバレーボールなどの跳躍型のスポーツでは他のプレーヤーの足の上に着地して受傷しやすく，サッカー，ラグビー，野球などの疾走型スポーツではほかのプレーヤーとの接触で受傷するものが多い．屋外のスポーツではグラウンドの凹凸で足を捻り受傷することも少なくない．これにより足関節外側部が損傷を受ける．ATFLが最初に損傷され，次いでCFL，PTFLが損傷を受ける．損傷が大きくなると前後の動揺性に内反不安定性が加わる．

足関節の外反（外がえし）捻挫は内反捻挫に比べると頻度が低く，この場合に損傷を受ける三角靱帯は強靱な靱帯であるため，むしろ足関節の内果骨折の形をとることが多い．三角靱帯の損傷は足関節の外果骨折に合併することが多い．

### 3）臨床症状

急性期には局所の腫脹と疼痛が主体であり，運動痛により跛行がみられることも多い．損傷の程度が強いと，荷重歩行が困難となる．陳旧例では足関節の不安定感や骨軟骨障害に伴う足関節部の疼痛を訴えることがある．

### 4）診断方法

問診，視診，触診に適切な画像診断を用いて正確な診断を行うことが重要である．

#### (1) 問診，視診，触診

問診では詳細な受傷肢位から損傷部位を絞ることができ，受傷後の歩行状況は重傷度の診断に役立つ．スポーツ外傷であれば，受傷後プレーが続行可能であったかどうかは重傷度の判断に非常に役に立つ有用な所見である．治療方針を考えていくうえで大事なことは患者の背景を理解することである．スポーツの種目やポジション，競技レベルだけでなく，大会までの期間なども治療法を決めていくうえで大切である．また，初回捻挫か陳旧例の再捻挫かによっても治療方針が異なってくるため，足関節捻挫の治療歴や受傷前の不安定感については聞いておく必要がある．

視診では診察室に入ってくる歩行様式からよく観察をする．重症例では荷重歩行が困難な場合が多く，疼痛回避歩行，片足跳びや車いすで診察室へ入ってくることがある．そのほかに腫脹や皮下出血の部位・程度を観察する．

触診では丁寧に圧痛部位を確かめていく必要がある．例えば，足関節外側側副靱帯損傷では足関節外果の前下方から遠位に向かい圧痛を認める．外側だけでなく内側部の圧痛の有無についても調べておく必要がある．内果前方の関節裂隙の圧痛は距骨滑車部の骨軟骨障害を疑わせる所見である．

足関節の不安定性を評価する徒手検査としては，前方引き出しテストが挙げられる．このテストは患者に坐位をとらせ，膝関節を90°屈曲させた後，足関節を中間位から軽度底屈位で一方の手で下腿遠位を把持し踵部に手をあて前方に引き出すようにする．ATFL断裂時には健側と比べ足関節の前方への亜脱臼感をより強く認める．しかし，疼痛による筋性防御により偽陰性となることがあるので注意を要する[4]．

#### (2) 画像診断法

画像診断法として単純X線，ストレスX線，超音波検査，CT，MRIが挙げられる．

単純X線では骨折の有無を確認する必要がある．小学生以下の小児では靱帯付着部の裂離骨折をきたすことが多いため，足関節正面・側面の2方向撮影のみでなく斜位像の撮影も必要である．一般に外側側副靱帯損傷では骨傷を伴うことは少ないが，距骨滑車部の骨軟骨障害を合併することがあり注意が必要である．また，三角靱帯損傷では腓骨近位部での骨折を合併していることがある

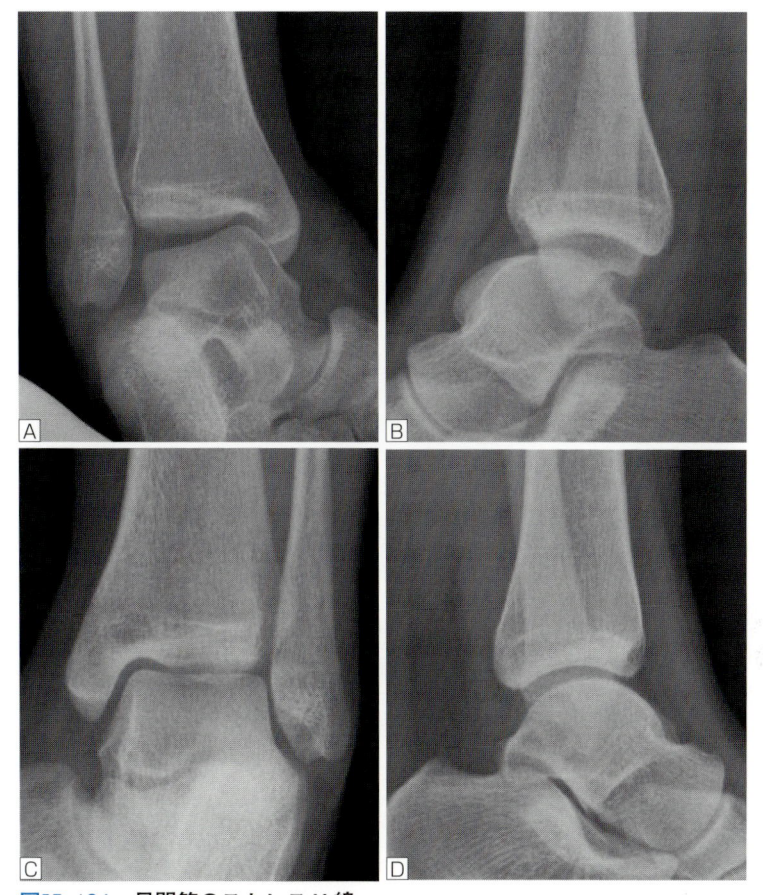

**図Ⅵ-184　足関節のストレスX線**
A：患側ストレスX線正面；距骨傾斜角15°
B：患側ストレスX線側面；前方引き出し距離12 mm
C：健側ストレスX線正面；距骨傾斜角3°
D：健側ストレスX線側面；前方引き出し距離5 mm

ため下腿部のX線評価が必要となることがある。

ストレスX線検査は足関節外側側副靱帯損傷を診断するうえで必要な検査である。方法は足関節軽度底屈位で内反ストレス，前方引き出しのストレスをかけ撮影する。ストレス負荷を標準化する装置（Telos社製）も有用である。また，疼痛のため下腿筋群の力が抜けていないと偽陰性となることがある。そのため，足関節内に麻酔薬を関節内注射しストレス撮影を行っている。関節弛緩性には個人差があるため，健側のストレス撮影も行い患健側差で評価を行う必要がある。内反ストレス検査は足関節の外側不安定性を評価する検査法であり，内反ストレス下での足関節正面像から距骨傾斜角を計測する。距骨傾斜角10°以上，あるいは健側差5°以上を靱帯の完全断裂としている。前方引き出しストレス検査は足関節の前方不安定性，特に前距腓靱帯の機能を評価する検査法である。前方引き出しストレス下での足関節側面像から前方引き出し距離か前方引き出し率を計測する方法が一般によく用いられる。前方引き出し距離が6〜8 mm以上（健側差4 mm以上）を陽性としている（図Ⅵ-184）。

超音波検査は非侵襲的な検査法であり，ATFL損傷の有無は比較的容易に把握できる。しかしCFLの描出が難しく，また不安定性の定量的評価ができないことが欠点である。

表Ⅵ-26　足関節外側側副靱帯損傷の分類

| | 解剖学的損傷度 | 理学所見 | 画像所見 |
|---|---|---|---|
| Grade Ⅰ | ATFLまたはCFLの部分断裂 | 前方動揺性(−)<br>圧痛(+) | ADD(−)<br>TTA(−) |
| Grade Ⅱ | ATFLの完全断裂<br>(CFL正常 or 部分断裂) | 前方動揺性(+) | ADD(+)<br>TTA(−) |
| Grade Ⅲ | ATFLおよびCFLの完全断裂 | 前方動揺性(++) | ADD(+)<br>TTA(+) |

ADD：anterior drawer distance，4mm以上かつ健側より大を(+)
TTA：talar tilt angle，5°以上かつ健側より大を(+)
(Broström L：Sprained ankles. V. Treatment and prognosis in recent ligament ruptures. Acta Chir Scand 132：537-550, 1966 より)

　CT検査はATFL付着部の裂離骨折を疑う場合や距骨滑車骨軟骨障害を疑う場合には単純X線よりも診断率は高い．三次元CTでは病変部の位置や形状を理解するのが容易となる．
　MRI検査は距骨滑車骨軟骨障害の有無の診断やATFLやCFLの連続性についても判定可能である[5-8]．

### 5) 治療方法

　足関節外側側副靱帯損傷の新鮮例についてはその重傷度 (表Ⅵ-26) によって治療を分けて考える必要がある[9]．Grade Ⅰ，Ⅱについては保存療法での加療を行っている．具体的には腫脹と疼痛が軽減する1〜2週間程度ギプスやギプスシーネでの外固定を行い，その後足関節装具を用いて治療している．装具は3か月間装着するよう指導し，受傷後8週からジョギングなどを開始し，受傷後12週でのスポーツ復帰を目標としている．Grade Ⅲに対する治療法についてはいまだに多くの議論がなされている．しかし保存療法では不安定性が残存し，陳旧性外側側副靱帯損傷に移行する可能性があると考え，手術による修復術を行っている．
　陳旧性損傷に起因する外側不安定性のために捻挫を繰り返したり，足関節の疼痛や不安感のために日常生活動作やスポーツに障害をきたすものについては靱帯再建術の適応である．自家組織 (薄筋腱，腓骨筋腱，半腱様筋腱，骨付き膝蓋腱，長掌筋腱など) や人工靱帯を用いてさまざまな方法で再建術が行われている．
　裂離骨折の場合は転位がごく軽度のものについてはギプス固定での保存治療で対応が可能であるが，転位があるものについては骨接合術などの手術治療が必要となる[10-12]．

### b 距骨滑車骨軟骨障害

　本障害の発生機序については外傷が関与していると考えられている．荷重時の足関節に底屈・内がえしが強制されることにより距骨滑車の内側後方が脛骨天蓋面と衝突し，あるいは背屈・内がえしが強制されることにより滑車の外側前方が外果の内側関節面と衝突し，その剪断力に骨軟骨骨折が生じると考えられている．足関節の内がえし損傷が発生に関与しているといえ，一般に足関節捻挫の2〜6%に発症するといわれている．関節症変化出現の予防のためにも適切な治療を行っていく必要がある[13]．

### 1) 臨床症状

　運動時の足関節内の違和感，疼痛，腫脹などがみられ，ひっかかり感を訴えるものもある．捻挫などの外傷後やスポーツ選手などに慢性的に続く足関節痛として，受診することが多い．局所安静により症状が一時軽快するため，そのまま放置されることもあり，治療開始が遅れることがある．

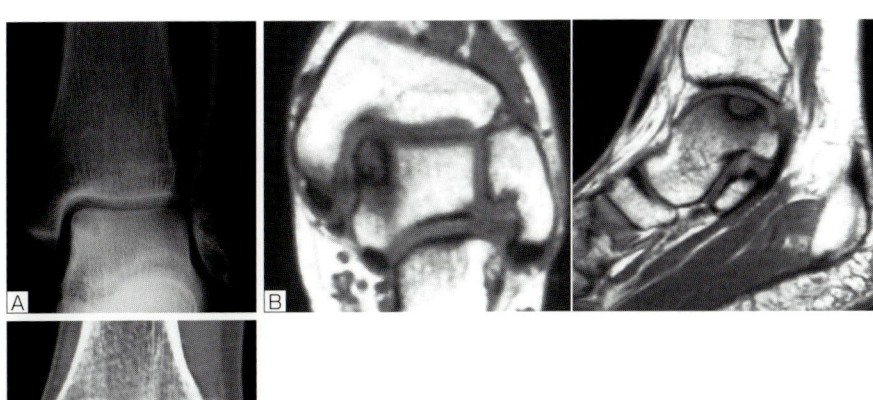

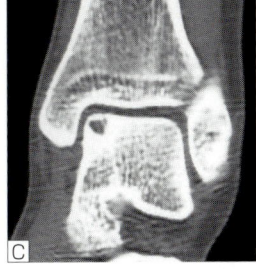

**図Ⅵ-185　距骨滑車骨軟骨障害**
A：単純X線。距骨内側に骨透亮像を認める。
B：MRI。病変部の信号変化が認められる。
C：CT。内側に軟骨下骨骨嚢腫を伴う病変が認められる。

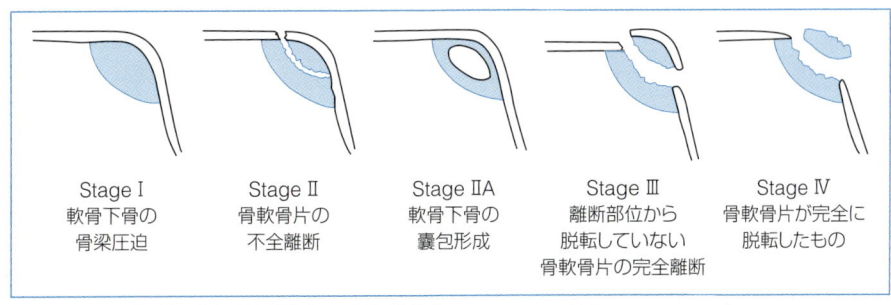

**図Ⅵ-186　距骨滑車骨軟骨障害の病期分類**(Andersonの分類)

Stage Ⅰ　軟骨下骨の骨梁圧迫
Stage Ⅱ　骨軟骨片の不全離断
Stage ⅡA　軟骨下骨の嚢包形成
Stage Ⅲ　離断部位から脱転していない骨軟骨片の完全離断
Stage Ⅳ　骨軟骨片が完全に脱転したもの

(Anderson IF, Crichton KJ, Grattan-Smith T, et al : Osteochondral fractures of the dome of the talus. J Bone Joint Surg 71-A：1143-1152, 1989 より一部改変)

## 2) 診断方法

単純X線では疼痛部位に一致して内側後方あるいは外側前方に骨透亮像がみられる(図Ⅵ-185)。内側病変は足関節底屈位での正面像で明らかになることがある。また，慢性の経過をたどっている症例ではストレスX線撮影を行い足関節不安定性の評価も行う。いったん単純X線で病変が確認できれば，さらにCTやMRIで病変の拡がりなど病期分類(図Ⅵ-186)などを行う[14]。CTでは病変の位置，拡がり，形状について有用な情報が得られる。軟骨下骨嚢腫や母床の骨硬化像などの骨内病変について評価が可能である。MRIの有用性は非常に高く，病態を把握するうえで最も有効な画像診断法である。臨床症状からは本症を疑うが，単純X線では病変が確認できない初期診断として，あるいは骨軟骨病変の安定性を判断する方法として有効とされる。骨軟骨片と距骨母床部との間に形成される信号帯を評価することで骨軟骨片の安定性に関する情報を得ることができ，T2強調画像で高信号を呈する症例では病変は不安定なことが多い[15]。

## 3) 治療方法

受傷直後に発見された骨軟骨骨折では保存的に治療が可能であるが，ほとんどの症例は陳旧例であるため何らかの手術療法が必要となることがある。

保存療法はギプス固定と免荷での治療である

が，早期の競技復帰を望むスポーツ選手の場合，長期間の保存療法では筋力低下などが問題となるため早期からの手術療法を行うこともある．また，ヒアルロン酸の関節内注射で症状の改善が得られたとの報告もある．

　手術療法は病期によって方法が異なってくる．骨軟骨片に高輝度な層がない Stage I では鏡視下に吸収ピンでの固定を行っている．不安定性が明らかな Stage II や III では病変部を展開し，母床をドリリングし，骨片を新鮮化下後に骨釘か吸収ピンで固定する方法や骨軟骨柱移植などが適応となる．Stage IV では鏡視下に骨軟骨片を摘出して母床からの線維軟骨再生を期待し，micro-fracture 法が行われる[15-19]．

### 4) リハビリテーション

　保存療法でも手術療法でも 6 週程度の免荷期間は必要である．6 週から部分荷重を行い，12 週程度で全荷重歩行を許可している．

#### 文献

1) 篠原靖司：変形性足関節症．関節外科 28：33-41, 2009
2) 田中康仁：足関節と足の疾患．中村利孝，松野丈夫，井樋栄二，他（編）：標準整形外科学，第 11 版，pp659-675, 医学書院, 2011
3) 熊井　司, 高倉義典：足関節捻挫の病態．MB Orthop 18：1-9, 2005
4) 大関　覚：足関節外科．関節外科 30（4 月増刊号）：137-152, 2011
5) 中嶋耕平, 増島　篤：下肢の捻挫（靱帯損傷）．MB Orthop 23：13-21, 2010
6) 杉本和也：足関節靱帯損傷．MB Orthop 20：77-84, 2007
7) 森川潤一：新鮮足関節外側靱帯損傷の診断と治療．MB Orthop 18：19-29, 2005
8) 野口昌彦：陳旧性足関節外側靱帯損傷の診断と治療．MB Orthop 18：30-38, 2005
9) Broström L：Sprained ankles. V. Treatment and prognosis in recent ligament ruptures. Acta Chir Scand 132：537-550, 1966
10) 高尾昌人：陳旧性足関節外側靱帯損傷に対する靱帯再建術．関節外科 29：90-98, 2010
11) 林　宏治, 熊井　司：新鮮足関節外側靱帯損傷に対する靱帯再建術．関節外科 29：100-106, 2010
12) 阿部信寛, 史野根生, 濱田雅之, 他：足関節外側靱帯 III 度損傷に対する保存的治療―その有用性と限界．臨床スポーツ医学 14：557-560, 1997
13) 熊井　司：足関節・足の障害．MB Orthop 23：141-153, 2010
14) Anderson IF, Crichton KJ, Grattan-Smith T, et al：Osteochondral fractures of the dome of the talus. J Bone Joint Surg 71-A：1143-1152, 1989
15) 宇佐見則夫：距骨離断性骨軟骨炎．MB Orthop 20：85-90, 2007
16) 大関　覚：足関節・足の外傷．MB Orthop 23：133-140, 2010
17) 長谷川惇：足関節捻挫に伴う関節内病変の診断と治療．MB Orthop 18：61-69, 2005
18) 阿部信寛, 壇浦生日, 内田陽一郎, 他：距骨骨軟骨障害に対する足関節鏡視下手術．中国・四国整形外科学会雑誌 15：1-7, 2003
19) 高尾昌人：距骨滑車骨軟骨損傷．整形外科 57：1106-1112, 2006

〔宮澤慎一, 阿部信寛〕

# 5 外傷と変形性関節症

変形性関節症(OA)は高齢者に多く発症するが,発症したすべての世代において,疼痛ならびに活動性低下,さらにはそれらによりもたらされる経済生産性の低下を引き起こす主要な疾患の1つである。特に若年者や青壮年世代におけるOAと外傷は密接に関連しており,骨折を含む骨軟骨損傷や靱帯・半月損傷などの軟部組織損傷をはじめ関節近傍のさまざまなタイプの外傷が,受傷または治療後に進行する外傷性変形性関節症(post-traumatic osteoarthritis；PTOA)の原因となりうる。OA全体の約12％が関節近傍の外傷から二次性にOAに至ったものと報告されており[1],また近年の重度関節近傍の外傷に対する治療の進歩にもかかわらず,そのような下肢外傷の20～50％にPTOAとなるリスクが存在するとされる[2]。より大きな負荷や荷重を支えるため上肢よりも下肢のほうが発症しやすい。

PTOAを発症する外傷を様態別に分類すると,①関節内骨折による関節面不整,軟骨損傷,②骨折後のアライメント変形,③靱帯損傷による関節不安定性,④半月損傷・半月切除後,などが挙げられる[3]が,本項では①および②の骨折を主因とするPTOAにつき詳細に述べる。なお③と④はスポーツ障害として他項を参照されたい(「膝のスポーツ外傷・障害と変形性関節症」⇒240頁)。

## 1 関節内骨折による関節面不整,軟骨損傷

転位した関節内骨折が,その転位を残したまま癒合すると関節面不適合をきたし,関節軟骨の圧力不均衡を生じる。これが関節軟骨の損傷や摩耗を引き起こし,関節拘縮や術後疼痛の原因となって,長期的にみるとPTOAへと進行していく。そのため関節内骨折における手術治療の最大目標は関節面の解剖学的再建と早期運動訓練に耐えうる強固な内固定の獲得である。これらが達成されれば良好な長期成績が期待できるとされ,一般的にはstep-off, gapとも2mm以内を目指すべきとされる。しかしながら各関節により転位の許容度は異なり,また予後も大きく異なる部位があるなど解明すべき点は多い。

さらには明らかな骨折の有無に関係なく,関節面に非常に大きな軸圧がかかると関節軟骨が損傷され,軟骨細胞が修復不能となる。脛骨遠位部のピロン骨折の重度損傷例が代表的であるが,骨折の解剖学的整復と内固定がうまくなされても,このような場合にはPTOAが進行する。

現在までに知見の得られている主な関節における特徴につき述べる。

### a 橈骨遠位端骨折

高齢者に多く発症する骨粗鬆性骨折の代表的骨折の1つであるが,青壮年者における高エネルギー損傷によっても生じ,その場合には関節面の高度の粉砕を伴うことも少なくない。関節面の2mm以上のstep-off, gap残存はX線写真上で明らかに早期のPTOA変化をもたらすとされる。しかしながらこれらX線写真上の変化が長期成績や手関節機能に与える影響については5年経過時の評価でも明らかになっておらずさらなる検討が必要である[4]。

### b 寛骨臼骨折,股関節脱臼または股関節脱臼骨折

股関節を形成する寛骨臼蓋の骨折が寛骨臼骨折であり,臼蓋荷重面の解剖学的整復の成否が臨床成績に強く影響し(図Ⅵ-187),1mmもしくは2mm以内の関節面整復が必要とされる[4,5]。その他の成績不良因子としては寛骨臼後壁骨折,大腿骨頭軟骨損傷,軟部組織損傷の有無や術者の経験などが挙げられる。

股関節脱臼については単純脱臼よりも,寛骨臼後壁骨折や大腿骨頭骨折を代表とする脱臼骨折

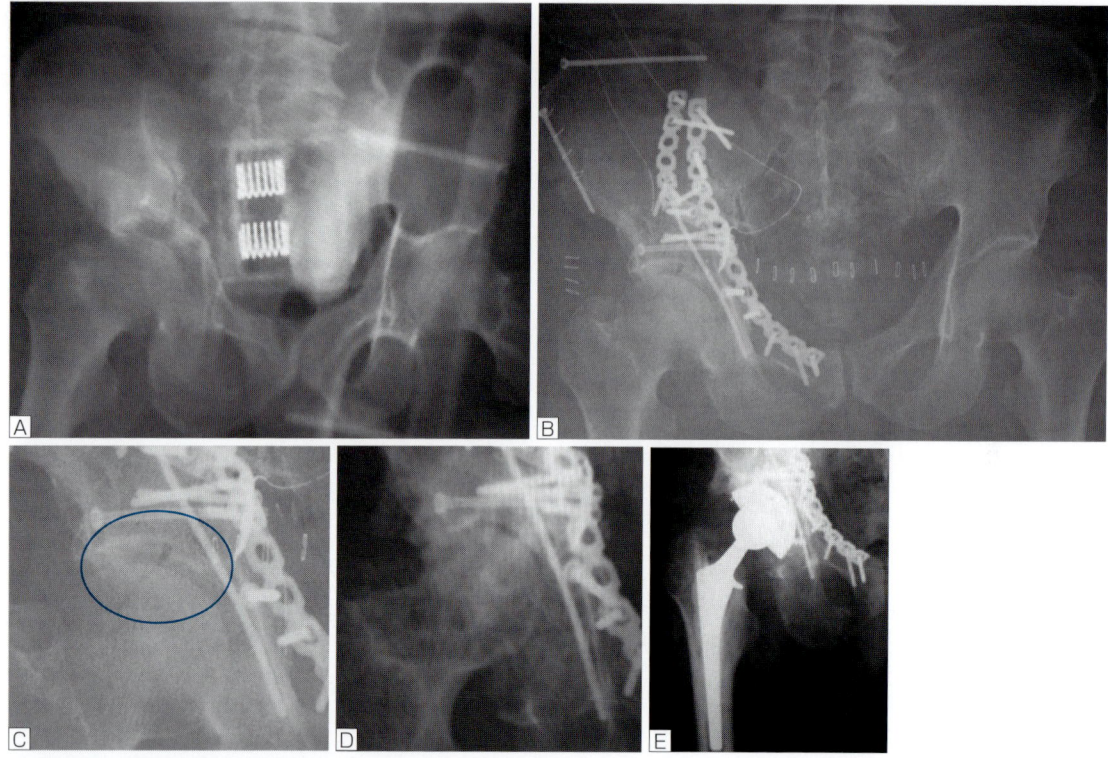

**図Ⅵ-187　寛骨臼骨折(両柱骨折)**(62歳, 男性, 転落受傷)

A：受傷時
B：前方アプローチによる観血的整復内固定術直後
C：Bの拡大像。臼蓋荷重面の step off, gap を認める(白線囲み部分)。
D：術後2年8か月。末期OAとなった。関節裂隙は消失し骨頭変形も著明であった。骨頭軟骨自体の損傷が関与している可能性もうかがわれた。
E：術後2年11か月で人工股関節全置換術(THA)を施行した。

や大腿骨頚部骨折など複合損傷を伴う脱臼でPTOA発症のリスクが高くなる。その他の股関節脱臼に伴う合併症としては大腿骨頭壊死や坐骨神経麻痺などが挙げられる。

### c 大腿骨遠位部骨折

大腿骨遠位部骨折における関節面整復の正確性と臨床成績を検討した報告はなく, 動物モデルによる検討が過去になされている。一般的に軟骨の厚みを超える step-off のリモデリングは期待できないが, 軟骨の厚み以下の step-off はよくリモデリングするとされる。大腿骨顆部ならびに次に述べる脛骨顆部, すなわち膝関節は他の関節に比べ軟骨が厚く step-off に対する耐容性が高い[4]。靱帯不安定性や半月損傷の合併がPTOAの進行により影響を与える。

### d 脛骨近位部骨折

脛骨近位部骨折における手術適応は step-off に関して, 2〜10 mm までとさまざまで議論の残るところ意見の一致をみていない[4,6]。手術による整復目標は step-off 2 mm 以内とされるが, 前述したように step-off に対する耐容性は特に外側プラトー骨折などで高い。よりPTOA進行に影響する要因は, 膝不安定性, 内外反アライメント不良, 半月切除が挙げられる。

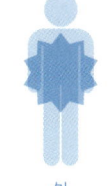

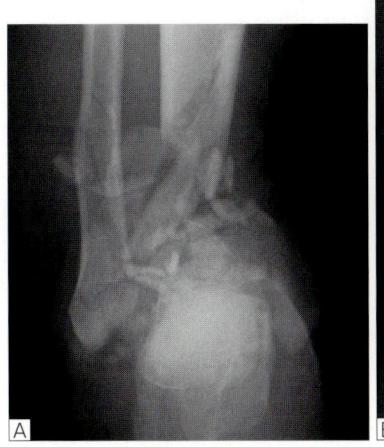

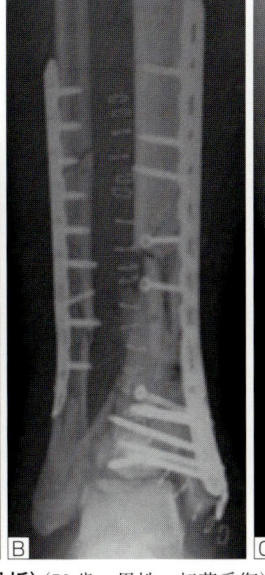

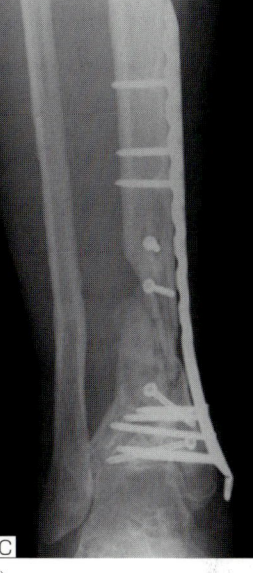

図Ⅵ-188　下腿遠位部骨折（ピロン骨折）（50歳, 男性, 転落受傷）
A：受傷時。粉砕高度な完全関節内骨折
B：観血的整復内固定術直後
C：術後1年7か月。関節裂隙は消失し, 骨幹端部の偽関節も認めた。

### e 脛骨遠位部骨折（ピロン骨折）

　本骨折でも step-off 1 mm もしくは 2 mm 以内の解剖学的整復固定を目標とすべきであるが, 低エネルギー損傷の脛骨遠位部骨折は良好な整復固定により好成績が期待できる一方で, 高エネルギー損傷の脛骨遠位部骨折（ピロン骨折）は良好な整復固定であっても2年以内にPTOAが進行する症例が多数存在する。ましてや高度粉砕例では関節面再建自体が非常に困難である（図Ⅵ-188）。高エネルギー損傷例においては受傷時の軟骨そのものに対する損傷が高頻度に発生しており1〜2年程度の短期間で他の関節に比べ早期にPTOAへと進行する[7]。また, 例えば前方関節面の整復不良などに起因する前方への不安定性残存など, 関節安定性の低下や内外反変形もPTOA進行に影響する。

## 2 骨折後のアライメント変形

　骨折後のアライメント変形は長期的にPTOAを惹起する。上肢のアライメント変形は荷重関節である下肢に比べて, PTOAの症状が出現し問題となるPTOAは少ないとされ, 鎖骨や上腕骨などの長管骨は許容度が大きい。しかしながら円滑な回内外運動に関与し関節内骨折と同様に治療すべきとされる前腕骨折における橈尺骨いずれかの骨短縮や彎曲の喪失は重篤な機能障害を引き起こすため, 初回治療時には正確な解剖学的整復固定が重要である。また, 橈骨遠位端骨折の変形短縮治癒により尺骨突き上げ症候群とPTOAが引き起こされる（図Ⅵ-189）。
　下肢においては大腿-下腿のアライメント不良が膝関節のPTOAのリスクを高めることはよく知られているが, 長管骨変形癒合とPTOAの関連を示す報告は少ない。初期治療の整復目標は一般的に前額面, 矢状面アライメントとも5°以内

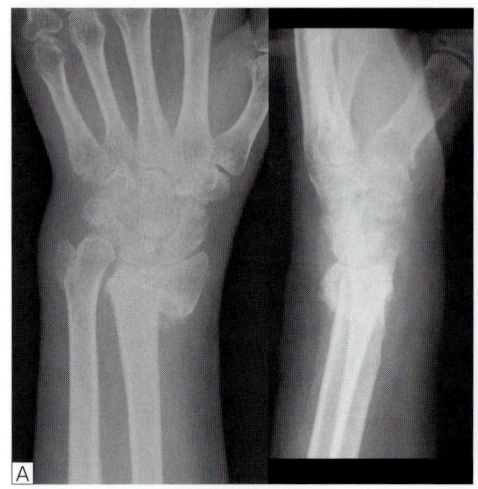

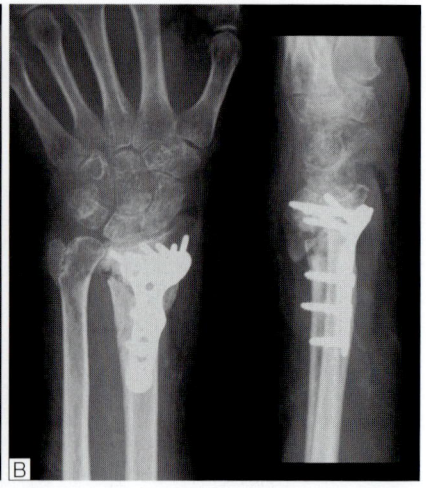

**図Ⅵ-189　橈骨遠位端骨折変形癒合**(65歳，女性)
A：当院初診時。橈骨の変形短縮癒合にて，関節裂隙は軽度狭小化，尺骨突き上げ症候群を認めた。
B：橈骨の矯正骨切りと骨移植術を施行した。掌側プレート固定。遠位橈尺関節のアライメントは正常に復した。

とされている。大腿骨に関しては大腿骨骨幹部骨折65例の平均22年follow-upで，前額面の変形平均が5°，変形癒合と臨床成績やX線評価との関連を見出せなったものの，多くの症例で膝関節痛やこわばりを認めたためさらなる経過観察が必要とする報告がある[8]。下腿に関しては，脛骨骨幹部骨折164例の平均30年のfollow-upで，中等度以上の膝関節痛が15%，足関節痛が6%にありX線評価においても関節裂隙狭小化を認めたものの，臨床成績は良好で，関連を見出せなかったとする報告がある[9]。しかしこの報告のなかでも述べられているように，下肢の内反アライメント不良はしばしば内側型変形性膝関節症を引き起こすため注意を要する(図Ⅵ-190)。

## 3 変形癒合，PTOAの治療

### a 保存的療法

変形が軽度な症例や高齢者で手術の適応が困難な症例に対しては，薬物療法，運動療法，装具療法，関節内注入療法などを組み合わせた各種保存的治療を行う。変形が前述した初期治療における整復許容範囲を超える症例においてPTOAへの進行が危惧される変形癒合症例や有症状のPTOAに対しては各種手術治療を検討する。

### b 矯正骨切り術

変形癒合してまだ早期の症例や隣接関節裂隙がよく保たれている症例(初期〜中等症PTOA)では矯正骨切り術を適応する。橈骨遠位部(図Ⅵ-189)，前腕骨幹部，大腿骨骨幹部，大腿骨遠位部，脛骨近位部，脛骨骨幹部などで広く適応される。関節面不適合も骨切り面が複雑でなく矯正骨切り可能な症例は関節内骨切りも適応となる。脛骨近位部の内反変形治癒によるPTOAで外側の関節裂隙が保たれている症例には高位脛骨骨切り術も適応される(図Ⅵ-191)。いずれの部位も解剖学的矯正を目標とするが，内側関節裂隙狭小化を認める高位脛骨骨切り術では軽度の過矯正を行う。矯正骨切り術の固定法は骨幹部では髄内釘かプレート，骨幹端部を含めた関節近傍ではプレートが使用されることが多いが，軟部組織不良症例，感染既往のある症例，神経麻痺回避のため緩徐矯正の必要性がある症例などでは創外固定も使用される。

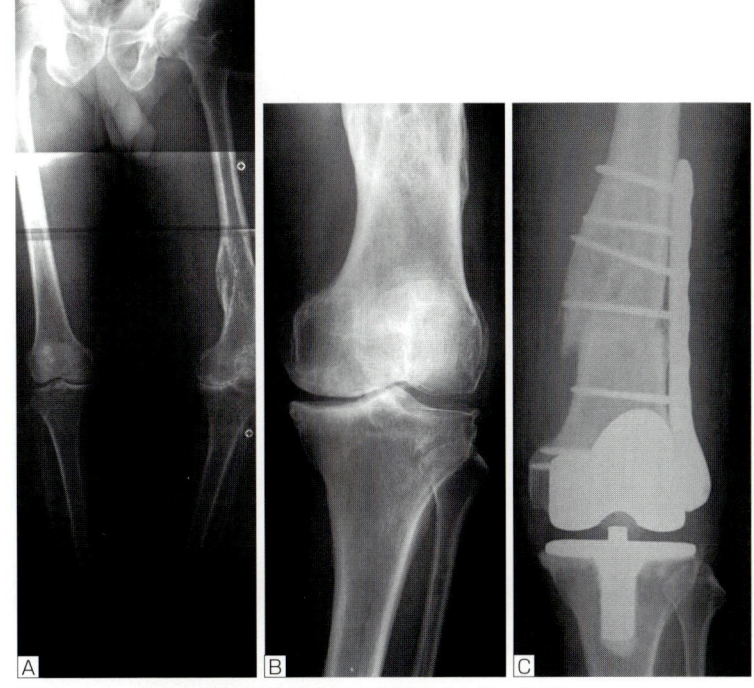

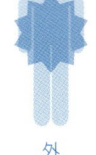

**図Ⅵ-190 大腿骨骨幹部骨折内反変形癒合**(70歳, 男性)
アライメント不良のまま約20年経過した症例
A：両下肢立位正面X線像。左膝内側関節裂隙は消失している。
B：膝関節正面X線像
C：大腿骨骨幹部の矯正骨切り術と人工膝関節全置換術を施行した。

### c 関節固定術

進行期～末期で有症状のPTOAに対して適応されるが，固定関節の可動性消失という欠点もあり，人工関節が適応されにくい部位がよい適応である。部位としては手関節や足関節(図Ⅵ-192)が代表的である。また人工関節の長期耐用性が問題となる若年者の股関節や膝関節に対しても適応されることがある。部位や軟部組織状態により固定法は選択され，プレート，創外固定，髄内釘が使用される。

### d 人工関節置換術

進行期～末期で有症状のPTOAに対して適応される。部位としては肩関節，肘関節，股関節(図Ⅵ-187)，膝関節が挙げられる。年齢に関して，青壮年への適応は長期耐用性の面からも慎重を要する。高度変形により正常なアライメント獲得が困難，あるいは靱帯バランスが調整困難な場合は矯正骨切り術の併用も考慮される(図Ⅵ-190)。

### 文献

1) Brown TD, Johnston JC, Saltzman CL, et al：Post-traumatic osteoarthritis：a first estimate of incidence, prevalence, and burden of disease. J Orthop Trauma 20：739-744, 2006
2) Dirschl DR, Marsh JL, Buckwalter JA, et al：Articular fractures. J Am Acad Orthop Surg 12：416-423, 2004
3) Anderson DD, Chubinskaya S, Guilak F, et al：Post-traumatic osteoarthritis：Improved understanding and opportunities for early intervention. J Orthop Res 29：802-809, 2011
4) Giannoudis PV, Tzioupis C, Papathanassopoulos A, et al：Articular step-off and risk of post-traumatic os-

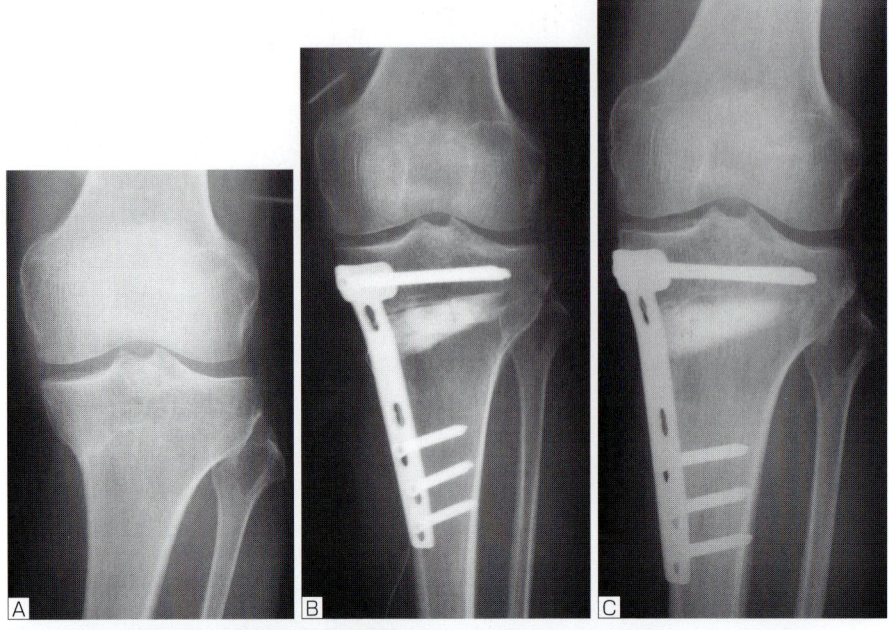

**図Ⅵ-191　脛骨近位部骨折内反変形癒合**(53歳，男性)
A：脛骨近位部内反変形癒合。関節面不整は認めないものの膝関節内側関節裂隙の疼痛を訴えた。
B：ロッキングプレート(TomoFix®, Synthes社製)による高位脛骨骨切り術(open wedge osteotomy)を施行した。OA症状もあり軽度の過矯正とした。
C：骨癒合後(術後6か月)。OA症状は軽快した。

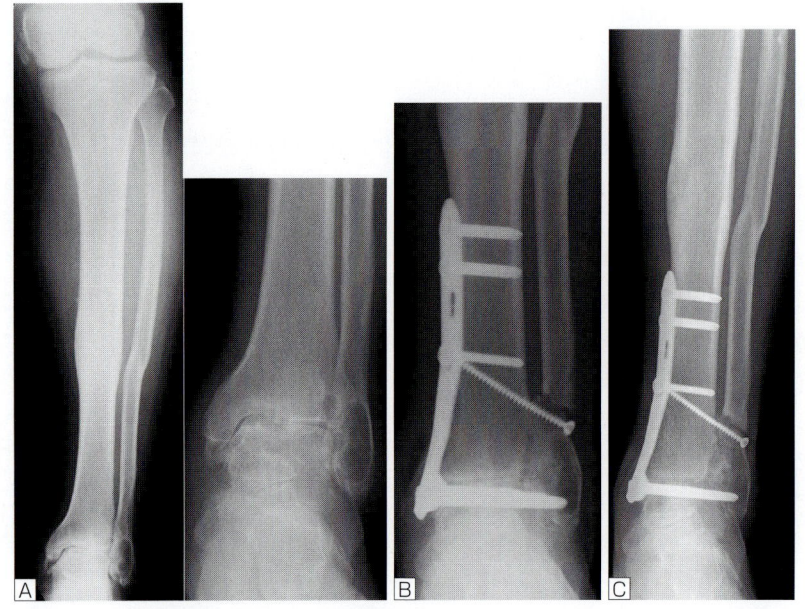

**図Ⅵ-192　48年前の下腿骨幹部骨折の内反変形癒合による変形性足関節症**(69歳，男性)
A：下腿骨幹部の内反変形癒合。左足関節は関節裂隙消失
B：距踵関節は関節裂隙もよく保たれており，距腿関節のみ関節固定術(ロッキングプレート固定)を施行した。
C：術後9か月。骨癒合し，疼痛は消失した。

teoarthritis. Evidence today. Injury 41 : 986-995, 2010
5) Laird A, Keating JF : Acetabular fractures : a 16-year prospective epidemiological study. J Bone Joint Surg 87-B : 969-973, 2005
6) Weigel DP, Marsh JL : High-energy fractures of the tibial plateau. Knee function after longer follow-up. J Bone Joint Surg 84-A : 1541-1551, 2002
7) Marsh JL, Weigel DP, Dirschl DR : Tibial plafond fractures. How do these ankles function over time? J Bone Joint Surg 85-A : 287-295, 2003
8) Phillips JRA, Trezies AJH, Davis TRC : Long-term follow-up of femoral shaft fracture : Relevance of malunion and malalignment for the development of knee arthritis. Injury 42 : 156-161, 2011
9) Milner SA, Davis TRC, Muir KR, et al : Long-term outcome after tibial shaft fracture : is malunion important? J Bone Joint Surg 84-A : 971-980, 2002

（野田知之）

## column　メカニカルストレスと軟骨細胞

### 1. 軟骨代謝とメカニカルストレス

　正常な軟骨代謝のためには，荷重や関節運動による適度な力学的負荷（メカニカルストレス）が軟骨組織にかかることが必須であり，軟骨細胞は関節運動によって組織から出入りする関節液によってのみ栄養を受ける．臨床的に，加齢，異常なメカニカルストレス，遺伝的素因は軟骨変性の重要な risk factor である．異常なメカニカルストレスは，関節の形態の先天的・後天的異常，靱帯断裂などの外傷，体重増加，職業，生活様式などの因子によって引き起こされ，変形性関節症（OA）の原因あるいは悪化因子となる．加齢は軟骨組織に対するこれらのダメージの蓄積の時間と考えてもよい．

　早期 OA 軟骨組織ではグリコサミノグリカン（glycosaminoglycan；GAG）集合体であるアグリカンの減少が重要な所見の1つであり，軟骨基質の保水性が減少することでⅡ型コラーゲン線維は力学的負荷にさらされることになり，コラーゲン線維構築の破綻により軟骨の力学的強度は著しく損なわれる．アグリカンの分解は当初マトリックスメタロプロテアーゼ（matrix metalloproteinase；MMP）のうち MMP-3 が主役と考えられていたが，MMP によるものとは異なる部位でのアグリカンのコア蛋白の切断端の増加がみられることから，アグリカンを分解する酵素の探索が進められ，アグリカナーゼ-1[1]およびアグリカナーゼ-2 がこの部位での切断に関与する酵素としてクローニングされ，後に a disintegrin and metalloproteinase with thorombospondin motifs（ADAMTS）family に属する ADAMTS-4 および -5 であることがわかった．さらに，複数ある基質のアグリカンコア蛋白質の切断箇所のなかでも，N末端側の IGD（interglobular domain）ドメインでの切断が決定的に重要とされたが，ヒト OA の病態形成においてどのアグリカナーゼが最も重要であるかはいまだ不明であり，また軟骨細胞におけるアグリカナーゼ発現とメカニカルストレスの関連についてもほとんど報告がない[2]．

### 2. メカニカルストレスによる遺伝子発現変化

　これまでに，OA 軟骨破壊に主要な役割を果たすとされる MMP-13 は転写レベルで RUNX（Runt-related transcription factor）2 の制御を受けていること[3]，アグリカン分解に重要とされる ADAMTS-5 遺伝子のプロモーター領域には RUNX2 結合領域が存在することが判明している．われわれは OA 発症における軟骨細胞に対するメカニカルストレスのターゲット転写因子として RUNX2 に注目し，さらに MMP-3, MMP-13 などのマトリックスメタロプロテアーゼ，ADAMTS-4, -5, -9 といったアグリカナーゼが軟骨細胞においてメカニカルストレスによって遺伝子発現が調節される遺伝子であるかどうかを検討した[4]．

　まず，ヒト軟骨細胞様細胞（SW 1353）を5日間単層培養後，ST140（STREX 社）を用いて30分間の周期的伸展負荷（cyclic tensile strain；CTS）（0.5 Hz, 10%）を加えた．転写因子 RUNX2 および MMP-13, ADAMTS-1, 4, 5, 9 mRNA 発現に与える影響を RT-PCR, real-time RT-PCR により経時的に検討した．また，RUNX2 の過剰発現および siRUNX2 の導入による影響を検討した．その結果，CTS により RUNX2 mRNA は1時間後をピークとして約4.5倍に，MMP-13, ADAMTS-4, 9 は RUNX2 より遅れて24時間後より約3倍に発現が亢進した．ADAMTS-5 は2峰性に発現が亢進した．RUNX2 の過剰発現により MMP-13, ADAMTS-5 の発現が亢進し，siRUNX2 の導入により MMP-13, ADAMTS-5 の発現が抑制された．

　次にメカニカルストレスがシグナル伝達に与える影響を検討するため，CTS 負荷後の p38, ERK, JNK のリン酸化に与える影響を Western blot で検討したところ，CTS により p38 MAPK のリン酸化の亢進が認められた．p38 MAPK の阻害剤である SB203580 によって CTS によって誘導された RUNX-2, ADAMTS-5 の発現は抑制された．一方，p44/42 MAPK および JNK MAPK の関連は認められなかった（図1）．

### 3. 軟骨細胞はどうやってメカニカルストレスを感知するか？

　インテグリンは細胞外基質の主成分であるフィブロネクチン，コラーゲン，ラミニンなどに対する細胞表面レセプター（あるいは細胞接着分子）である．われわれは，単層培養したヒト軟骨細胞に，0.33 Hz, 16 kPa の伸張負荷をかけると約20

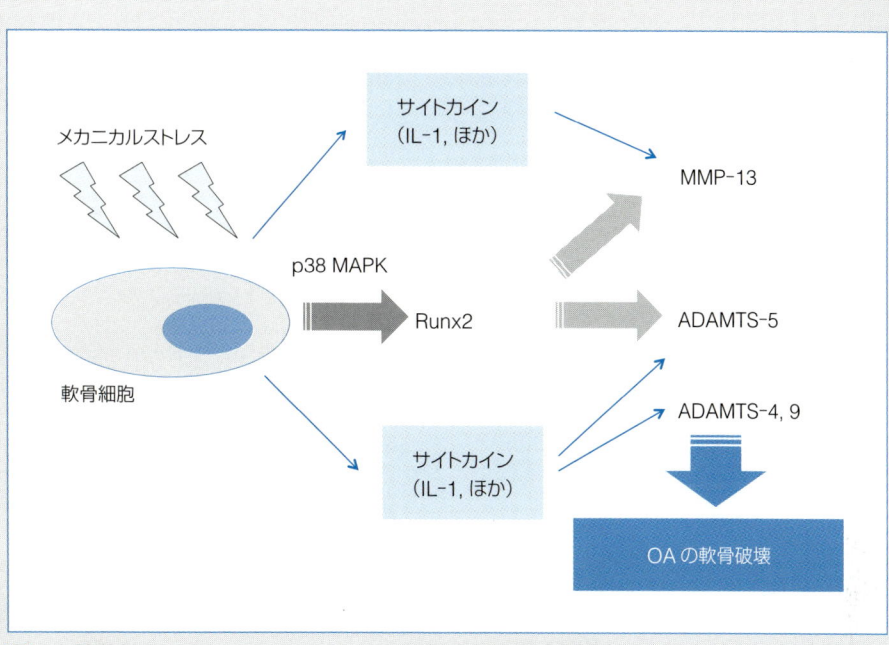

**図1** 過剰なメカニカルストレスによる軟骨基質破壊の機序

分間で細胞膜の過分極が生じること，これが細胞膜上の「古典的フィブロネクチン受容体」である$α_5β_1$インテグリンを介したものであることを見出し，これが軟骨細胞のメカノレセプターの1つであると報告した[5]。伸張負荷という機械的刺激は細胞外基質-インテグリンを介して細胞に伝播され，多くの細胞内化学伝達物質や細胞骨格関連蛋白が関与するシグナルカスケードを形成することも判明した[6]。さらに，メカノレセプターを介するシグナル伝達には軟骨細胞自身が分泌するIL(interleukin)-4が関与することが明らかとなった[7]。

### 4. IL-4関節内投与による実験的OAモデルラットの治療

IL-4は抗炎症性サイトカインとして知られ，軟骨細胞においては，サイトカイン抑制のほか，MMPの産生阻害，MMPの阻害蛋白であるTIMP(tissue inhibitor metalloproteinase)の発現亢進，一酸化窒素(NO)を介したプロテオグリカン合成抑制の阻害などを介して軟骨保護的に働くことが知られている[8-10]。われわれはラット実験的OAモデルを用いて，IL-4の関節内投与が軟骨破壊を抑制することを報告した[11]。投与開始後4, 6週の組織学的スコアは無治療群に比して有意に抑制されていた。興味深いことに，IL-4投与群では無治療群と比較して，関節炎発症後早期においてAggrecan-Neo(アグリカナーゼによるアグリカンコア蛋白の切断によって生じるネオエピトープ)の発現抑制が認められ，アグリカンの切断が阻害されていた。

### 5. 今後の展開

われわれの研究では，軟骨マトリックスの破壊に重要であるMMP-13，あるいはADAMTS-4, -5, -9といったアグリカナーゼが軟骨細胞においてメカニカルストレスによって遺伝子発現が調節される遺伝子であること，メカニカルストレスによる基質破壊に転写因子RUNX2が深く関与し，変形性関節症発症の治療ターゲットとなることが判明した。前述のCTSの系にIL-4を添加し，CTS負荷後の転写因子RUNX2およびMMP-13, ADAMTS-1, 4, 5, 9 mRNA発現に与える影響をRT-PCR, real-time RT-PCRにより経時的に検討すると，IL-4はCTSによって発現が亢進するRUNX2, MMP-13, ADAMTS-5の発現を抑制す

る。現段階では硝子軟骨はいったん破壊されると修復不能である。関節リウマチ同様，早期に治療介入する window of opportunity が OA にも存在するのであれば，アグリカン分解抑制が鍵となるであろう。

## 文献

1) Tortorella MD, Burn TC, Pratta MA, et al：Purification and cloning of aggrecanase-1：a member of the ADAMTS family of proteins. Science 284 (5420)：1664-1666, 1999
2) Fitzgerald JB, Jin M, Dean D, et al：Mechanical compression of cartilage explants induces multiple time-dependent gene expression patterns and involves intracellular calcium and cyclic AMP. J Biol Chem 279：19502-19511, 2004
3) Tetsunaga T, Nishida K, Furumatsu T, et al：Regulation of mechanical stress-induced MMP-13 and ADAMTS-5 expression by RUNX-2 transcriptional factor in SW1353 chondrocyte-like cells. Osteoarthritis Cartilage 19：222-232, 2010
4) Kamekura S, Kawasaki Y, Hoshi K, et al：Contribution of runt-related transcription factor to the pathogenesis of osteoarthritis in mice after induction of knee joint instability. Arthritis Rheum 54：2462-2470, 2006
5) Wright MO, Nishida K, Bavington C, et al：Hyperpolarisation of cultured human chondrocytes following cyclical pressure-induced strain：evidence of a role for alpha 5 beta 1 integrin as a chondrocyte mechanoreceptor. J Orthop Res 15：742-747, 1997
6) Millward-Sadler SJ, Wright MO, Lee H, et al：Integrin-regulated secretion of interleukin 4：A novel pathway of mechanotransduction in human articular chondrocytes. J Cell Biol 145：183-189, 1999
7) Salter DM, Millward-Sadler SJ, Nuki G, et al：Integrin-interleukin-4 mechanotransduction pathways in human chondrocytes. Clin Orthop 391：49-60, 2001
8) Doi H, Nishida K, Yorimitsu M, et al：Interleukin-4 downregulates the cyclic tensile stress-induced matrix metalloproteinases-13 and cathepsin B expression by rat normal chondrocytes. Acta Med Okayama 62(2)：119-126, 2008
9) Yeh LA, Augustine AJ, Lee P, et al：Interleukin-4, an inhibitor of cartilage breakdown in bovine articular cartilage explants. J Rheumatol 22：1740-1746, 1995
10) Nemoto O, Yamada H, Kikuchi T, et al：Suppression of matrix metalloproteinase-3 synthesis by interleukin-4 in human articular chondrocytes. J Rheumatol 24：1774-1779, 1997
11) Yorimitsu M, Nishida K, Shimizu A, et al：Intra-articular injection of interleukin-4 decreases nitric oxide production by chondrocytes and ameliorates subsequent destruction of cartilage in instability-induced osteoarthritis in rat knee joints. Osteoarthritis Cartilage 16：764-771, 2008

〔西田圭一郎〕

# 変形性関節症の診断と治療の今後

　老化すれば，ヒトは誰しも変形性関節症の発症を避けることはできない．近年，わが国において変形性膝関節症だけでも潜在的患者数は2,500万人程度と報告されている．人体は多数の関節を有しているため，各関節を考えれば変形性関節症の罹患数や罹患率は非常に高いものとなる．わが国では少子高齢化が急速に進んでおり，2011年9月現在，全人口に占める65歳以上の人口割合は23％を超えている．今後しばらく続く高齢化率の上昇を考えると，変形性関節症の罹患者数はますます増え続けることが予想される．この変形性関節症は，最近特に注目されている高齢者の運動器全体の衰えでもあるロコモティブシンドロームの一因ともなり，発症予防や治療などの対策は人類の健康維持上，大変重要な課題である．

## ■ 診断の現状と今後

　近年，変形性関節症の関連遺伝子の研究が徐々に進んでいる．変形性関節症に罹患しやすい遺伝子型をもっている人の発症前診断が可能となり，発症の予防がより重要になる日も近いと思われる．

　従来，変形性関節症の画像診断は単純X線によるものが中心であった．しかし，画像診断技術の進歩により罹患した軟骨の状態がさらに鮮明にわかるようになり，形態的な診断だけでなく質的な診断も可能になっている．この分野は，画像技術の進歩とともに今後も進歩し続けることであろう．

## ■ 治療の現状と今後

　今後，分子生物学的手法を用いた解析から，変形性関節症の病態を反映するような新たなバイオマーカーを指標にした治療，近年の関節リウマチの治療における生物学的製剤のような，発症メカニズムの重要なポイントを押さえるような薬品ができないものだろうか．変形性関節症のような，命を脅かすのではなくQOLに関係する疾患においては，副作用の少ない薬品の開発が大変重要となる．より有効な関節内注射製剤の開発や改良などは比較的実現しやすいと思う．また，再生医療もさらに進歩し，広く臨床応用されることであろう．

　一方，従来の手術方法の進歩も期待できる．まず低侵襲である鏡視下手術の適応が，ますます広がることが予想される．しかし，末期的な関節症になるとやはり人工関節は避けられない．人工関節に関しては生体親和性があり，より耐久性のある素材の開発や，関節面の摩耗を防ぐ方法の研究が継続され，さらに各症例にあったオーダーメイド人工関節も実用可能となると思われる．また術後感染を防ぐためには，抗菌加工され，しかも骨との親和性の良好な素材などの開発が期待できる．正確な骨切りやインプラントの設置の正確さを追求する点から，ナビゲーション手術の普及も考えられるし，ロボット手術の発展も挙げられる．最少の人数で手術室に入室し，室外からロボットを操作するような非常に清

浄度の高い状態での手術も可能になるかもしれない。このようなハイテク技術を用いた手術は，今後も普及し有用な手術方法となると思われる。しかし，使用方法を誤ったり，操作や情報入力を間違うと，逆に危険な道具となる。やはり個々の整形外科医の地道な手術技術の熟練がまず最優先されるべきで，その技術の正確性をさらに高める道具として，これらの先端的なテクニックが位置づけられるべきである。

　変形性関節症で苦しむ患者さんが少しでも減るように，そして罹患しても満足のいく治療や機能回復が可能になるように祈っている。

尾﨑敏文

# 索引

## 和文

### あ

アウトリガー型動的装具 88
アグリカナーゼ 22
アグリカン 16, 260
アグリカン成分 37
アスピリン喘息 66
アスポリン 220
アブレイジョン(搔爬関節形成) 189
アボカド大豆不鹸化物 108
アメリカリウマチ学会基準，変股症 142
アライメント変形，骨折後の 255
アルカプトン尿症 8
アンダーソン・土肥の基準 78
赤堀分類 118
足関節固定術 212, 213
足関節靱帯損傷(捻挫) 247
足関節装具 89
足関節のスポーツ外傷・障害 247
足痛風 2
足の変形性関節症 207
足趾の変形性関節症 214
圧痛 183

### い

インテグリン 260
遺伝子多型 220
遺伝子変異マウス 59
一塩基多型 220
一次性(変形性)股関節症 144, 151
一次性変形性関節症 6

### う

運動器不安定症 96
運動療法 78
——，慢性腰痛に対する 83
——のEBM 83

### え

疫学調査 12
炎症性サイトカイン 24

### お

オッペンハイマー型装具 88
オピオイド 66
岡山大式PCL-R型 202
岡山大式TKA 198
温熱療法 84

### か

カップ設置 175
下肢伸展挙上エクササイズ 80
下肢装具 89
化膿性関節炎 8, 56
加圧トレーニング 80
可動域制限，膝関節の 184
家屋改造 87
画像診断 30
改訂長谷川式簡易知能評価スケール 76
開眼片脚立ち時間 75
外傷性手指関節症 135
外傷性変形性関節症 253
外側ウェッジ 91
外側膝蓋上穿刺法 101
外側進入法 213
外反捻挫 248
外反母趾角 216
外反母趾手術 214
外皮用剤 65
片脚起立練習 82
肩外転装具 88
肩のスポーツ外傷・障害 235
肩の変形性関節症 110
滑膜骨軟骨腫症 54
患者立脚肩関節評価法 43
間欠跛行 229
間葉系幹細胞移植 196
寒冷療法 85
寛骨臼移動術 162
寛骨臼回転骨切り術 161
寛骨臼骨折 253
感染性関節炎 8, 56
関節液穿刺吸引 102
関節学 2

関節滑膜 24
関節可動域エクササイズ 78
関節可動域の評価 68
関節鏡下形成術 138
関節鏡下アブレイジョン 189
関節鏡下骨髄刺激 186
関節鏡下膝蓋支帯解離術 186
関節鏡下手術，変股症 146
関節鏡下デブリドマン 110, 123, 236
——，変形性膝関節症に対する 185
関節形成術 122
関節固定術 257
関節腫脹 183
関節穿刺法 101
関節内骨折 253
関節内ステロイド注入療法 104
関節内注入療法 101
関節内ヒアルロン酸注入療法 103
関節軟骨 16, 179
関節ネズミ(肘関節内遊離体) 239
関節マーカー 37
関節リウマチ 8
環指知覚分離 117
簡易膝装具 89
鑑別診断 51

### き

キャッツクロー 108
基本的ADL 76
輝板 16
機能的電気刺激法 85
偽性副甲状腺機能亢進症 9
偽痛風 9, 51
臼蓋用トラッカー 174
距骨滑車骨軟骨障害 250
距腿関節固定術，足関節前方進入法による 213
京セラI型TEA 127
狭心症候群 226
強直 68
強直性脊椎炎 2
矯正骨切り術 124, 256
鏡視下→関節鏡下をみよ
近位手根列切除 133

# 索引

筋力維持・強化エクササイズ 79

## ● く

クラスター形成 20
クリック 244
クリニカルパス 94
グルコサミン 108
靴装具 91

## ● け

脛骨遠位部骨折(ピロン骨折) 255
脛骨近位部骨折 254
経皮的電気刺激療法 85
頚性めまい 226
頚椎カラー 91
頚椎症性筋萎縮症 225
頚椎症性神経根症 225
頚椎症性脊髄症 224
頚椎神経根除圧術 226
頚椎脊柱管拡大術(椎弓形成術) 228
頚椎前方除圧・固定術 227
頚椎の変形性関節症 224
頚部脊髄症評価質問票 45
結核性関節炎 58
結晶誘発性関節炎 9
肩甲上腕関節固定術 113
肩峰下除圧術 236
腱球移植(置換)術 133
腱鞘 2
腱板断裂性関節症 235
原発性副甲状腺機能亢進症 8

## ● こ

コックアップ装具 88
コラーゲン 16
コンドロイチン 108
コンドロカルシン 38
コンピュータ支援手術 172
古典的フィブロネクチン受容体 261
固定術 232
股関節鏡 146
股関節症の病期分類 142
股関節唇損傷の分類 149
股関節装具 89
光線療法 85
更衣動作 86
更生用装具 87
拘縮 68
後距腓靱帯 247
後十字靱帯温存 199
後方インピンジメントテスト 151
高位脛骨骨切り術 190, 256
高度架橋ポリエチレン 169

候補遺伝子相関解析 220
構造型COX(COX-1) 64
極超短波療法 84
骨棘 21
骨切り術,二次性変形性股関節症に対する 159
骨欠損 199
骨性強直 68
骨接合術 238
骨セメント 199
骨頭径 170
骨軟骨移植術 238
骨軟骨柱移植術 238

## ● さ

サーフェイスマッチング法 175
サプリメント 107
作業療法 85
坐剤 64
細胞外基質 16, 179
三角巾 248

## ● し

シクロオキシゲナーゼ 64
自家軟骨細胞移植 195
自助具 86
色素性絨毛結節性滑膜炎 56
疾患感受性遺伝子 220
膝蓋跳動 184
膝蓋軟骨軟化症 7
膝関節単純X線撮影法 31
膝内外反アライメント 178
尺側かぎ爪指変形 118
尺骨神経前方筋層下移行術 119
尺骨神経前方皮下移行術 119
尺骨突き上げ症候群 255
手関節駆動式把持装具 88
手関節症 130
手段的ADL 76
舟状骨偽関節 131
舟状大菱形小菱形骨間関節症 137
除圧固定術 232
除圧術 232
小切開Osborne法 119
踵腓靱帯 247
上肢装具 87
上皮小体機能亢進症 8
上腕骨小頭離断性骨軟骨炎 238
上腕骨楔状骨切り術 238
食事動作 86
神経根症 225
神経障害性関節症 54
神経病性関節症 54
神経病性疾患 9
神中法 160

侵食性変形性関節症 7
深層 17
深達性温熱療法 84
深部静脈血栓症 94
進入法 162
診断基準 9
人工肩関節(全)置換術 113, 236
人工股関節全置換術 167
人工骨頭置換術 113
人工膝関節全置換術 197
人工膝(関節)単顆置換術 197, 205
人工肘関節置換術 126

## ● す

ストレスX線検査 249
スラスト現象,内反膝における 178

## ● せ

セメントTHA 168
セメントレスTHA 169
セラミックオンセラミックTHA 170
ゼロポジション撮影 235
石灰化層 18
切除関節形成術 113
接触損傷 241
先端巨大症 8
浅層 17
全ゲノム相関解析 220
全身性変形性関節症 7
前距腓靱帯 247
前十字靱帯損傷 240
前方インピンジメントテスト 151
前方引き出しストレス検査 249
前方引き出しテスト 248

## ● そ

ソフトカラー 91
組織性メタロプロテアーゼ阻害因子 38
相関解析 220
装具療法 87
掻爬関節形成 189
足関節固定術 212, 213
足関節靱帯損傷(捻挫) 247
足関節装具 89
足関節のスポーツ外傷・障害 247
足趾の変形性関節症 214
足底板 91
続発性副甲状腺機能亢進症 9
続発性変形性関節症 8

## 索引　267

### ● た

ダーメンコルセット　92
ダイナミックフラミンゴ療法（片脚起立練習）　82
田川法　161
他動的運動痛　183
太極拳　82
体幹装具　91
大腿脛骨角　206
大腿骨遠位部骨折　254
大腿骨骨切り術　160
大腿骨頭壊死　52
大腿骨内顆骨壊死　53
大腿四頭筋 setting　80
第1第2中足骨間角　216
棚形成術　160
単純X線　30
短下肢装具　89

### ● ち

治療的電気刺激法　85
治療用装具　87
遅発性尺骨神経麻痺　119
中間層　17
肘関節内遊離体（関節ネズミ）　239
肘部管症候群　117
長下肢装具　89
長・短対立装具　88
超音波診断　33
超音波プローブ　33
超音波療法　84
超高分子量ポリエチレン　167
超短波療法（超短波ジアテルミー療法）　84

### ● つ

津下法　123
椎弓形成術（頚椎脊柱管拡大術）　228

### ● て

デブリドマン，関節鏡視下　110, 123, 236
手関節駆動式把持装具　88
手関節症　130
手の変形性関節症　129
手の装具　87
低周波パルス電流　85
低出力レーザー　85
電気刺激療法　85

### ● と

トイレ動作　87
トーマス型懸垂装具　88
ドリリング　186
徒手筋力テスト　68
疼痛回避性歩行　182
等運動性筋力増強訓練　80
等尺性筋力増強訓練　80
等張性筋力増強訓練　80
橈骨遠位部骨折後変形治癒　132
橈骨遠位端骨折　253
特発性骨壊死（症）　8, 52
特発性大腿骨頭壊死　8
特発性変形性関節症　7

### ● な

ナックルベンダ　88
ナビゲーションシステム　172
内外反変形，膝の　184
内上顆部分切除術　119
内反ストレス検査　249
内反膝におけるスラスト現象　178
内反捻挫　248
軟骨オリゴマトリックス蛋白　38
軟骨下骨嚢胞　21
軟骨下骨の微小骨折説　18
軟骨合成　38
軟骨細胞　179, 260
軟骨石灰化症　51
軟骨軟化　20
軟骨破壊　37
軟骨表層損傷説　18

### ● に

二次性滑膜炎　24
二次性（変形性）股関節症　144, 151
二次性変形性関節症　8
── の股関節鏡学的病期分類　149
二重束再建術　243
日本版変形性膝関節症患者機能評価表（JKOM）　41, 78
西尾式寛骨臼移動術　163
入浴エクササイズ　81
入浴動作　87

### ● ね

粘液嚢　2
捻挫（足関節靱帯損傷）　247

### ● は

ハイブリッドトレーニング　81
ハローベスト　91
バランスエクササイズ　82
バランスボール　82
パラフィン浴　84
パワードプラモード　33
肺塞栓　94
発育性股関節形成不全　8
発育性脊柱管狭窄　227
半月板損傷　243
半月板縫合術　246

### ● ひ

ヒアルロン酸　101
ヒト軟骨グリコプロテイン　38
ピロリン酸カルシウム2水和物　51
ピロン骨折（脛骨遠位部骨折）　255
ひっかかり感　244
びまん性特発性骨増殖症　7
非ステロイド性抗炎症薬　64
非接触損傷　241
膝関節単純X線撮影法　31
膝関節の可動域制限　184
膝装具　89, 242
膝のスポーツ外傷・障害　240
膝の内外反変形　184
膝の変形性関節症　177
肘関節内遊離体（関節ネズミ）　239
肘内側側副靱帯損傷　237
表在性温熱療法　84
病巣掻爬形成術　238

### ● ふ

フィラデルフィア型　91
フェイススケール　75
フルオロマッチング法　173, 174
プラスチック製短下肢装具　89
プロスタグランジン　66
不安定板による練習　82
副甲状腺（上皮小体）機能亢進症　8
物理療法　84

### ● へ

ペディクルスクリュー　232
変形性足関節症　207
──，スポーツに起因する　247
変形性肩関節症　110
──，スポーツに起因する　235
変形性関節症　3, 6
変形性頚椎症　224
変形性股関節症（変股症）　142
──，スポーツに起因する　235
変形性脊椎症　7
変形性手関節症　129
変形性膝関節症　177

変形性膝関節症
　　——，スポーツに起因する　240
　　——に対する運動療法　84
変形性肘関節症　115
　　——，スポーツに起因する　240
変形性腰椎症　229
偏心性寛骨臼回転骨切り術　162

● ほ

ホットパック　84
ポリエチレン　169
母指 CM 関節（症）　130, 137

● ま

マイクロ RNA-140　59
マイクロウェーブ療法（極超短波療法）　84
マイクロフラクチャー　186
マトリックスメタロプロテアーゼ　38, 260
マトリックス誘導 ACI　195
股の変形性関節症　142
松葉杖　92
慢性腰痛に対する運動療法　83

● み・む

水治療法　85

無腐性骨壊死　52

● め・も

メカニカルストレス　260
メタルオンメタル THA　170
モールド型硬性コルセット　92

● や・ゆ

薬物療法　64
誘導型 COX（COX-2）　64
指駆動式把持装具　88
指粘液嚢腫　135

● よ

腰椎の変形性関節症　228
腰痛評価質問票　45
腰部脊柱管狭窄症　229

● ら

ラスピング　247
ランドマークマッチング法　173, 174
螺旋型装具　88

● り

リウマチ　2
リドカインテスト　232
リハビリテーション同意書　94
リング型装具　88
理学療法　78
離断性骨軟骨炎　238
両側支柱付き装具　89

● れ

レジストレーション　173, 174
轢音，関節運動時の　183

● ろ

ロコモティブシンドローム（ロコモ）　97
ロッキング　244
ロボット手術　175
老研式活動能力指標　76

# 欧文

## 数字・ギリシア文字

Ⅱ型コラーゲンC末端架橋テロペプチド　37
3 m Timed Up and Go Test　75
4点歩行　92

$α_5β_1$ インテグリン　261

## A

a disintegrin and metalloproteinase domain 12（ADAM12）　222
a disintegrin and metalloproteinase with thorombospondin motifs（ADAMTS）　260
abrasion arthroplasty　189
acetabular-head index（AHI）　144
acetabular roof obliquity（ARO）　144
ACR基準，変股症　142
ADL障害に対する作業療法　86
adverse reaction to metal debris（ARMD）　170
Aggrecan-Neo　261
all-inside法　246
American Orthopaedic Foot and Ankle Society（AOFAS）Ankle-Hindfoot Scale　42
Andersonの分類　251
ankylosing spondylitis（AS）　2
antalgic gait　182
anterior cruciate ligament（ACL）
　── 損傷　240
　── 補強術　243
anterior talofibular ligament（ATFL）　247
Apley test　244
Arthritis Impact Measuring Scales（AIMS2）　77
arthrology　2
arthroscopic subacromial decompression（ASD）　236
articular cartilage　179
aseptic lymphocyte-dominated vasculitis-associated lesions（ALVAL）　170
autologous chondrocyte implantation/transplantation（ACI/ACT）　195
avascular necrosis　110

## B

B-モード　33
balanced forearm orthosis（BFO）　88
ballotment of patella　184
Barré-Lieou症候群　226
Barthel Index　76
basic ADL　76
Bouchard結節　7, 130, 135
brace　87
Burton法　137

## C

C-telopeptide of type Ⅱ collagen（CTX-Ⅱ）　37
C5麻痺　228
calca-neofibular ligament（CFL）　247
calcified layer　18
calcium pyrophosphate dihydrate（CPPD）　51
calmodulin 1（CALM1）　221
capsulorrhaphy arthropathy　110
cartilage oligomeric matrix protein（COMP）　38
catching　244
cell-based therapy　195
center-edge angle（CE角）　144
cervical angina　226
cervical migraine　226
Charcot関節　9, 54
Charnley型人工股関節　167
Chiari骨盤骨切り術　163
chondrocyte　179
chondrocytic chondrolysis　22
chondromalacia　20
chondromalacia patellae（CMP）　7
Closed Kinetic Chain（CKC）Exercise　81
CMバンド　137
Conventry法　194
coxa profunda　153
CPPD結晶沈着症　51
cross over sign　152
CTフリーナビゲーション　173
CTベースナビゲーション　172
cuff tear arthropathy（CTA）　110, 235
curved priacetabular osteotomy　163
cyclooxygenase（COX）　64

## D

débridement　185
deep layer　17
deep vein thrombosis（DVT）　94
developmental dysplasia of the hip（DDH）　8
developmental spinal canal stenosis　227
dGEMRIC　32
diffuse idiopathic skeletal hyperostosis（DISH）　7
digital mucous cyst　135
digital nodes　2
DIP関節　129
Disabilities of the Arm, Shoulder and Hand（DASH）　42, 78
dome tibial osteotomy　193
drilling　186
dual intracellular von Willebrand factor domain A-containing protein（DVWA）　221
Duke Simpson装具　89

## E

Eaton分類　131, 137
EBM，運動療法の　83
electron dense body　21
endothelial differentiation gene（EDG）2　220
erosive osteoarthritis（EOA）　7
EuroQol-5D　41
extracellular matrix（ECM）　16, 179

## F

femoroacetabular impingement（FAI）　146, 151
femorotibial angle（FTA）　206
fissure　20
floating patella　184
foraminotomy　226
four corner fusion　133
frizzled-related protein（FRZB）　222
Froment徴候　117
functional brace　88
functional electrical stimulation（FES）　85
Functional Independence Measure（FIM）　76
Functional Reach Test　76

### G

generalized osteoarthritis(GOA)　　7
Giebel plate screws　194
glenohumeral arthritis　235
growth / differentiation factor (GDF)-5　220
Guyon 管症候群　117

### H

hallux valgus angle(HVA)　216
Hammond 法　217
HDS-R　76
Heberden　3
Heberden 結節　7, 129, 135
hemiarthroplasty(HA)　113
herniation pit　154
Hexapod Ilizarov 創外固定器　211
highly cross-linked polyethylene　169
Histologic Histochemical Grading System (HHGS)　47
human leukocyte antigen(HLA)　222

### I

IL-1 遺伝子クラスター　222
Ilizarov 法　207
inside-out 法　246
instrumental ADL　76
interleukin(IL)-4　261
―― 受容体　222
Inter-national Cartilage Research Society(ICRS)分類　238
interposition arthroplasty　137
isokinetic exercise　80
isometric exercise　80
isotonic exercise　80

### J

J-alumina ceramic elbow(JACE)型人工関節　127
Japan Low-back pain Evaluation Questionaire(JLEQ)　78
Japanese Knee Osteoarthritis Measure(JKOM)　41, 78
JOA Back Pain Evaluation Questionnaire(JOABPEQ)　45
JOA Cervical Myelopathy Evaluation Questionnaire (JOACMEQ)　45

### K

Kellgren-Lawrence 分類　30
Kienböck 病　132
Knee Outcome Survey(KOS)　41
Kudo elbow　127

### L

Lachman test　241
lamina splendens　16
Lance 法　160
lateral closing tibial wedge osteotomy　193
lateral retinacular release　186
lateral thrust　184
lateral transmuscular アプローチ　173
Lequesne Index　41
linked type，人工肘関節置換術　127
Lord 型人工股関節　169
lubricin　16

### M

M1-M2 角　216
Mann 法　217
manual muscle testing(MMT)　68
marrow stimulation　186
matrilin 3　222
matrix-induced ACI(MACI)　195
matrix metalloproteinase(MMP)　38, 260
MCL 損傷　237
McMurray test　244
medial opening tibial wedge osteotomy　192
mesenchymal stem cell(MSC)移植　196
microfracture　186
middle layer　17
Mitchell 法　217
MOS 36-item Short Form Health Survey(SF-36™)　40, 76
mosaicplasty　238
MRI　32

### N

neuropathic arthropathy　54
non-steroidal anti-inflammatory drugs(NSAIDs)　64, 236
NY Ex.　81

### O

Open Kinetic Chain(OKC)Exercise　81
Open 切除充填形成術　137
Orthopilot　173
orthosis　87
Osteoarthritis Research Society International(OARSI)　47
osteoarthritis(OA)　3, 6
osteoarthrosis(OA)　6
osteochondritis dissecans(OCD)　238
osteonecrosis　52
osteophyte　21
Oswestry Disability Index(ODI)　44
Outerbridge-柏木法　124
outside-in 法　246

### P

palmer oblique ligament　130
patella tendon bearing(PTB)装具　89
Patient-Rated Wrist Evaluation (PRWE)　44
PCL 温存　199
PD モード　33
periacetabular osteotomy　163
pigmented villonodular synovitis (PVNS)　56
PIP 関節　130
pistol grip deformity　153
pivot shift test　241
podagra　2
post-traumatic osteoarthritis (PTOA)　253
posterior talofibular ligament (PTFL)　247
PRIS sign　153
PROSNAP 型人工肘関節　127
protrusio acetabuli　153
pseudogout　51
pulmonary embolism(PE)　94

### Q・R

QOL の評価　76

radial layer　17
range of motion(ROM)の評価　68
reverse total shoulder arthroplasty (RTSA)　113
rheumatism　2
rheumatoid arthritis(RA)　8

ring finger sensory splitting 117
ROBODOC® 175
Roland-Morris Disability Questionnaire(RDQ) 44, 77
rotational acetabular osteotomy (RAO) 161
RUNX2 179, 260

### S

Samilson らの分類 235
Sauvé-Kapandji 法 133
scapho-lunate advanced collapse (SLAC) wrist 130
scaphoid nonunion advanced collapse(SNAC) wrist 130, 132
Segond 骨折 241
SF-36® 40, 76
Sharp 角 144
shelf operation 160
Shoulder 36 43
single nucleotide polymorphism (SNP) 220
Spitzy 法 160
Sry-type HMG box (Sox) 9 179
Staheli 法 160
starting pain 182

straight leg raising(SLR) 80
STT 関節症 137
subchondral bone cyst 21
superficial layer 17
surgical dislocation 155
synovia 2
synovial osteochondromatosis 54

### T

T2 mapping 32
tangential layer 17
Taylor spatial frame™ 211
therapeutic electrical stimulation (TES) 85
tidemark 17
Timed Up and Go Test 75
tissue inhibitor of metalloproteinase (TIMP) 38
Tönnis 骨切り術 163
total elbow arthroplasty(TEA) 126
total hip arthroplasty(THA) 167
total knee arthroplasty(TKA) 197
total shoulder arthroplasty(TSA) 113, 236

transcutaneous electrical nerve stimulation(TENS) 85
transitional layer 17
trochanter flip osteotomy 156

### U

ulnar claw finger deformity 118
ultra-high molecular weight polyethylene(UHMWPE) 168
unicompartmental knee arthroplasty(UKA) 198, 205
unlinked type, 人工肘関節置換術 127

### V

Vector Vision® Hip 173
Visual Analogue Scale(VAS) 75

### W

Western Ontario and McMaster Universities Osteoarthritis Index (WOMAC®) 41, 76
Wilson 病 8